系統看護学講座

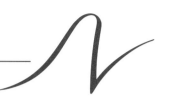

専門分野

アレルギー 膠原病 感染症

成人看護学 11

岩田健太郎　神戸大学大学院教授

川口　鎮司　東京女子医科大学臨床教授

山口　正雄　帝京大学ちば総合医療センター教授

岩渕千太郎　前東京都立墨東病院感染症科医長

大路　　剛　神戸大学大学院准教授

岡　　秀昭　埼玉医科大学教授

上山　伸也　川西市立総合医療センター感染症科医長

滝口　智子　亀田リハビリテーション病院看護師長

角田こずえ　帝京大学講師

土井　朝子　神戸市立医療センター中央市民病院総合内科・感染症科医長

古谷　直子　亀田総合病院地域感染症疫学・予防センター副センター長

古屋　洋子　帝京大学准教授

細川　直登　亀田総合病院感染症科部長

馬原美保子　前東京女子医科大学病院看護師長

南川　雅子　帝京大学教授

山本　舜悟　大阪大学大学院寄附講座准教授

山本　未央　日本赤十字看護大学さいたま看護学部助教

医学書院

発行履歴

1968 年 3 月 25 日	第 1 版第 1 刷	1992 年 1 月 6 日	第 8 版第 1 刷
1969 年 8 月 15 日	第 1 版第 3 刷	1994 年 2 月 1 日	第 8 版第 3 刷
1970 年 1 月 1 日	第 2 版第 1 刷	1995 年 2 月 15 日	第 9 版第 1 刷
1972 年 9 月 1 日	第 2 版第 4 刷	1998 年 2 月 1 日	第 9 版第 5 刷
1973 年 1 月 15 日	第 3 版第 1 刷	1999 年 1 月 6 日	第 10 版第 1 刷
1976 年 2 月 1 日	第 3 版第 4 刷	2002 年 2 月 1 日	第 10 版第 5 刷
1977 年 2 月 1 日	第 4 版第 1 刷	2003 年 1 月 15 日	第 11 版第 1 刷
1978 年 2 月 1 日	第 4 版第 3 刷	2007 年 10 月 15 日	第 11 版第 8 刷
1979 年 2 月 1 日	第 5 版第 1 刷	2008 年 2 月 1 日	第 12 版第 1 刷
1982 年 2 月 1 日	第 5 版第 5 刷	2011 年 2 月 1 日	第 12 版第 7 刷
1983 年 1 月 6 日	第 6 版第 1 刷	2012 年 1 月 6 日	第 13 版第 1 刷
1986 年 2 月 1 日	第 6 版第 4 刷	2015 年 2 月 1 日	第 13 版第 4 刷
1987 年 1 月 6 日	第 7 版第 1 刷	2016 年 1 月 6 日	第 14 版第 1 刷
1991 年 9 月 1 日	第 7 版第 6 刷	2019 年 2 月 1 日	第 14 版第 4 刷

系統看護学講座　専門分野

成人看護学[11]　アレルギー　膠原病　感染症

| 発　　　行 | 2020 年 1 月 6 日　第 15 版第 1 刷© |
| | 2024 年 2 月 1 日　第 15 版第 5 刷 |

著者代表　　岩田健太郎

発 行 者　　株式会社　医学書院

　　　　　　代表取締役　金原　俊

　　　　　　〒113-8719　東京都文京区本郷 1-28-23

　　　　　　電話　03-3817-5600（社内案内）

　　　　　　　　　03-3817-5657（販売部）

印刷・製本　　アイワード

ISBN978-4-260-03858-4

はしがき

発刊の趣旨▶ 1967年から1968年にかけて行われた看護学校教育課程の改正に伴って，新しく「成人看護学」という科目が設けられた。

　本教科のねらいとするところは，「看護の基礎理論としての知識・技術・態度を理解し，これを応用することによって，病気をもつ人の世話あるいは健康の維持・増進を実践・指導し，看護の対象であるあらゆる人の，あらゆる状態に対応していくことができる」という，看護の基本的な理念を土台として，「成人」という枠組みの対象に対する看護を学ぶことにある。

　したがって，看護を，従来のように診療における看護といった狭い立場からではなく，保健医療という幅広い視野のなかで健康の保持・増進という視点においてとらえ，一方，疾患をもった患者に対しては，それぞれの患者が最も必要としている援助を行うという看護本来のあり方に立脚して学習しなければならない。

　本書「成人看護学」は，以上のような考え方を基礎として編集されたものである。

　まず「成人看護学総論」においては，成人各期の特徴を学び，対象である成人が，どのような状態のもとで正常から異常へと移行していくのか，またそれを予防し健康を維持していくためには，いかなる方策が必要であるかを学習し，成人の全体像と成人看護の特質をつかむことをねらいとしている。

　以下，「成人看護学」の各巻においては，成人というものの概念を把握したうえで，人間の各臓器の身体的あるいは精神的な障害がおこった場合に，その患者がいかなる状態におかれるかを理解し，そのときの患者のニーズを満たすためにはどのようにすればよいかを，それぞれの系統にそって学習することをねらいとしている。

　したがって，「成人看護学」の学習にあたっては，従来のように診療科別に疾病に関する知識を断片的に習得するのではなく，種々の障害をあわせもつ可能性のある1人ひとりの人間，すなわち看護の対象としての人間のあらゆる変化に対応できる知識・技術・態度を学びとっていただきたい。

　このような意味において，学習者は対象の健康生活上の目標達成のために，より有効な援助ができるような知識・技術を養い，つねに研鑽を続けていかなければならない。

　以上の趣旨のもとに，金子光・小林冨美栄・大塚寛子によって編集された「成人看護学」であるが，日進月歩をとげる医療のなかで，本書が看護学の確立に向けて役だつことを期待するものである。

カリキュラムの▶ 改正

わが国の看護・医療を取り巻く環境は，急速な少子高齢化の進展や，慢性疾患の増加などの疾病構造の変化，医療技術の進歩，看護業務の複雑・多様化，医療安全に関する意識の向上など，大きく変化してきた。それに対応するために，看護教育のカリキュラムは，1967〜1968 年の改正ののち，1989 年に全面的な改正が行われ，1996 年には 3 年課程，1998 年には 2 年課程が改正された。さらに 2008 年にも大きく改正され，看護基礎教育の充実がはかられるとともに，臨床実践能力の強化が盛り込まれている。

改訂の趣旨▶

今回の「成人看護学」の改訂では，カリキュラム改正の意図を吟味するとともに，1999 年に発表され，直近では 2017 年に改定された「看護師国家試験出題基準」の内容をも視野に入れ，内容の刷新・強化をはかった。また，日々変化する実際の臨床に即し，各系統において統合的・発展的な学習がともに可能となるように配慮した。

序章「この本で学ぶこと」では，事例を用いて，これから学ぶ疾患をかかえた患者の姿を示した。また，本書で扱われている内容およびそれぞれの項目どうしの関係性が一見して把握できるように，「本書の構成マップ」を設けている。

第 1 章「看護を学ぶにあたって」では，系統別の医療の動向と看護を概観したあと，患者の身体的，心理・社会的特徴を明確にし，看護上の問題とその特質に基づいて，看護の目的と機能が具体的に示されている。

第 2〜5 章では，疾患とその医学的対応という視点から，看護の展開に必要とされる医学的な基礎知識が選択的に示されている。既習知識の統合化と臨床医学の系統的な学習のために，最新の知見に基づいて解説されている。

第 6 章「患者の看護」では，第 1〜5 章の学習に基づいて，経過別，症状別，検査および治療・処置別，疾患別に看護の実際が提示されている。これらを看護過程に基づいて展開することにより，患者の有する問題が論理的・総合的に理解できるように配慮されている。今改訂で新設した「A. 疾患をもつ患者の経過と看護」では，事例を用いて患者の姿と看護を経過別に示すとともに，関連する項目を明示し，経過ごとの看護と，疾患の看護などとの関係を整理した。

第 7 章「事例による看護過程の展開」では，1〜3 つの事例を取り上げ，看護過程に基づいて看護の実際を展開している。患者の有するさまざまな問題を提示し，看護の広がりと問題解決の過程を具体的に学習できるようにしている。

また，巻末には適宜付録を設け，各系統別に必要となる知識を整理し，学習の利便性の向上をはかった。

今回の改訂によって看護の学習がより効果的に行われ，看護実践能力の向上，ひいては看護の質的向上に資することをせつに望むものである。ご活用いただき，読者の皆さんの忌憚のないご意見をいただければ幸いである。

2019 年 11 月

著者ら

目次

第3章 診断・検査と治療
山口正雄

第4章 症状と疾患の理解
山口正雄

第5章 患者の看護

古屋洋子・角田こずえ

第6章 事例による看護過程の展開 山本未央

｜膠原病

序章 この本で学ぶこと 馬原美保子

第1章 膠原病患者の看護を 学ぶにあたって 馬原美保子・川口鎮司

第5章 疾患の理解

川口鎮司

第6章 患者の看護

馬原美保子・川口鎮司

第7章 事例による看護過程の展開

馬原美保子・川口鎮司

感染症

序章 この本で学ぶこと

岩田健太郎

第 **4** 章 **治療**　　　　　　　　　　　　　　　　　　山本舜悟

第5章 疾患の理解

山本舜悟・岩渕千太郎・大路剛・上山伸也

第**6**章 **患者の看護** 　　　　　　　　古谷直子・岡秀昭

第7章 事例による看護過程の展開　　滝口智子・古谷直子

アレルギー

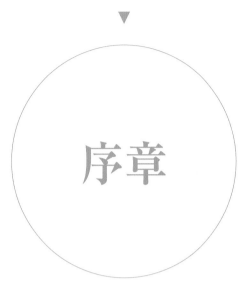

アレルギー

序章

この本で学ぶこと

アレルギー疾患をもつ患者の姿

　ここでは，アレルギー疾患をもつ患者の看護を学んでいく。アレルギー疾患をもつ患者とは，どのような人なのだろうか。

　Aさんは，21歳女性，看護学校の３年生で，ひとり暮らしをしている。講義のほかに学内演習や課題が増え，友人たちも神経質になっている。週に３日アルバイトを行っており，睡眠不足の日々が続いている。

　ある日Aさんは，学内演習で，使い捨てのゴム手袋を着用した。演習中，少しかゆみを感じたが，そのまま着用を続けた。授業後，手背から手首までの発赤と軽度のかゆみがあったが，家に帰るころには消失していた。

　臨地実習が始まると，Aさんの生活はさらに不規則になった。ある日，実習中にゴム手袋を着用して，患者さんのケアをしている途中で息苦しくなった。同じグループの学生が異変に気づいて声をかけたが，その場に倒れこみ，しだいに応答が鈍くなり，そのまま救急外来へ搬送された。

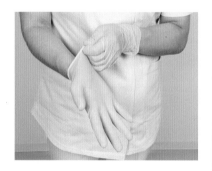

　問診の過程で，小児科病棟の実習でゴム風船をふくらませたときに口唇がはれあがったこと，幼少のころから食物アレルギーやアトピー性皮膚炎があったことを話した。また，ひとり暮らしを始めてから食事管理が不十分であったこと，とくに今年になってからは多忙で部屋の掃除が十分に行えていなかったことが判明した。

　その後，検査の結果，ラテックスアレルギーと診断された。また，ハウスダストおよびダニにもアレルギー反応があることがわかった。医師から退院後の生活について，服薬の継続，休息を十分にとること，アレルゲンを回避した生活を行うことについて説明を受けた。

　Aさんは，このようなアレルギー症状をもっており，医療者であれば誰しも使っているゴム手袋を使えないままで，看護師を目ざしていくことが可能なのか，今後の進路選択に悩んでいた。さらに，また同じような症状があらわれるのではないかと心配をしていた。

　皆さんが看護師になったとき，Ａさんのような後輩に出会うことがあるかもしれない。そのとき，看護師としてなにができるだろうか。さらに，皆さんがＡさんの立場だとしたら，どのようなことを考えるだろうか。

●Ａさんに対して，看護師はなにをすることができるのだろうか。

> ▶Ａさんや家族が症状や治療について理解し，正しい知識をもてるように援助する。
> ▶アレルゲンと増悪因子を避け，再発を予防するための日常生活習慣の改善や，退院後に外来通院を続けることができるように支援する。
> ▶Ａさんの職業選択のための支援をする。
> ▶Ａさんだけでなく，家族の不安も軽減できるように援助する。

●Ａさんが看護師として働くためには，なにが必要だろうか。

> ▶症状や治療についての正しい知識をもつ。
> ▶発症時の正しい対処法を習得する。
> ▶アレルゲンを知り，発症の予防に必要な日常生活習慣を習得する。
> ▶看護師という職業を選択した場合，なにがアレルゲンになるのか，どのように回避したらよいのかを知る。

　Ａさんのように，アレルギー疾患をもつ患者に適切な看護を実践していくためには，以下の項目をはじめとする，さまざまな知識や考え方を身につけていくことが大切である。

> ⓅⓄⒾⓃⓉ
> ▶アレルギー疾患の理解
> ▶アレルギー症状の理解
> ▶アレルギー疾患患者に行われる検査や治療
> ▶アレルギー疾患をもつ患者のアセスメント
> ▶アレルギー疾患患者に必要な看護技術

　医療の標準化が進み，確立された検査や治療が行われる一方で，それぞれの患者は異なる背景をもっている。看護師は，それぞれの患者の個別性をふまえた看護を行っていく必要がある。

▶▶▶ 本書の構成マップ

第1章　アレルギー疾患患者の看護を学ぶにあたって
A 医療の動向と看護　B 患者の特徴と看護の役割

第2章　免疫のしくみとアレルギー
A 免疫反応と疾患
B 免疫担当細胞と伝達物質
C アレルギーのしくみ

第3章　診断・検査と治療
A 診察の流れ
B 検査
C 治療

第4章　症状と疾患の理解
A 気管支喘息
B アレルギー性鼻炎・結膜炎
C 食物アレルギー
D アナフィラキシー
E アトピー性皮膚炎
F 蕁麻疹
G 接触皮膚炎
H 薬物アレルギー
I ラテックスアレルギー
J 職業性アレルギー
K ペット・昆虫アレルギー
L 化学物質過敏症
M 血清病

第5章　患者の看護

A 疾患をもつ患者の経過と看護
　①急性期の患者の看護
　②回復期の患者の看護
　③慢性期の患者の看護
　④患者の経過と看護のまとめ

B 症状に対する看護
　①呼吸器症状がある患者の看護
　②消化器症状がある患者の看護
　③皮膚症状がある患者の看護
　④眼症状がある患者の看護
　⑤循環器症状（アナフィラキシーショック）がある
　　患者の看護

C 診察・検査を受ける患者の看護

D 治療を受ける患者の看護
　①日常生活の改善（アレルゲンの回避・除去）
　②薬物療法を受ける患者の看護
　③アレルゲン免疫療法を受ける患者の看護

E 疾患をもつ患者の看護
　①気管支喘息患者の看護
　②アレルギー性鼻炎・花粉症患者の看護
　③アトピー性皮膚炎患者の看護
　④アナフィラキシー患者（回復期から慢性期）の看護
　⑤食物アレルギー患者の看護
　⑥薬物アレルギー患者の看護
　⑦ラテックスアレルギー患者の看護

第6章　事例による看護過程の展開
A 気管支喘息患者の看護

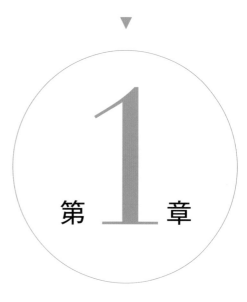

アレルギー

第 1 章

アレルギー疾患患者の看護を学ぶにあたって

本章で学ぶこと	□アレルギー疾患の動向と，疾患の原因・症状・経過の特徴を知る。 □アレルギー疾患患者の身体的特徴と心理・社会的特徴を考慮した支援の重要性を考える。

A 医療の動向と看護

① 医療の動向

1 アレルギー疾患の患者数と有病率

　アレルギー疾患は，気管支喘息，アレルギー性鼻炎，アトピー性皮膚炎，アレルギー性結膜炎，花粉症，アナフィラキシー，食物アレルギー，薬物アレルギーなど，病態が非常に多様である。また，乳幼児から小児，成人，高齢者まで，幅広い世代にわたって罹患する。

患者数・有病率▶　アレルギー疾患は，症状の軽重がさまざまで季節変動も大きいため，正確な患者数の把握は困難だが，医療機関を受診する患者数は，増加傾向にある。

　アレルギー性鼻炎の有病率に関する全国調査[1]によると，有病率は全体で49.2%（スギ花粉症で 38.8%）で，年々増加傾向にある。わが国で花粉症患者が増加した背景には，高度経済成長期の 1950 年代に，建築資材として大量にスギやヒノキが植林され，それらが成長したものの，安価な輸入木材におされて伐採されないまま，大量の花粉を飛散しはじめたことにある。

　食物アレルギーの患者も世界的に増加しつつある。学校生活における健康管理に関する調査事業報告書[2]によると，2004（平成 16）年に 2.6% であった有病率は 2013 年には 4.5% となっている。年齢別では，乳児で約 5〜10%，幼児で約 5%，学童期が 1.5〜3% と推定され[3]，成人の有病率については正確な数値はないが，学童期とほぼ同様と推測されている。

死亡者数▶　一方で，アレルギー疾患に関連した死亡者数は減少傾向にある。気管支喘息においては，患者数は増加しているものの，診療ガイドラインの普及と吸入ス

---

1) 松原篤ほか：鼻アレルギーの全国疫学調査 2019（1998 年，2008 年との比較）：速報——耳鼻咽喉科医およびその家族を対象として．日本耳鼻咽喉科学会会報，123(6)：485-490，2020．
2) 日本学校保健会：平成 25 年度学校生活における健康管理に関する調査事業報告書．（https://www.gakkohoken.jp/books/archives/159）（参照 2021-09-21）
3) 今井孝成ほか：消費者庁「食物アレルギーに関連する食品表示に関する調査研究事業」平成 23 年即時型食物アレルギー全国モニタリング調査結果報告．アレルギー 65(7)：942-946，2016．

テロイド薬などによる治療法の進歩により，死亡者数は大幅に減少している。喘息で亡くなる患者の大部分は，ステロイド吸入薬を適切に吸入できない高齢者であり，このことは患者のセルフケアの重要性を示唆している。

　また，アナフィラキシーショックによる死亡の原因として最も多いのはハチ刺傷および薬物によるものであり，食物アレルギーに伴うアナフィラキシーショックによる死亡者数は年間0〜5人で推移している（▶46ページ，表4-2）。

2 アレルギー疾患の治療の進歩

▶アレルギー疾患の対症療法

　これまでのアレルギー疾患に対する治療は，アレルゲンの除去と回避，ならびに鼻水や瘙痒感といった症状を軽減するための対症療法が中心に行われてきた。症状を悪化させないためには，アレルゲンの除去などの生活環境の改善と，内服薬・吸入薬・軟膏などによる薬物療法を，正しく継続して行うことが重要となる。2011年には，アナフィラキシーショックに備えて，患者自身がみずから投与できるアドレナリン注射液（エピペン®）が保険適用となり，患者のより一層のセルフケアが求められるようになった。

▶アレルゲン免疫療法

　近年，アレルゲン免疫療法によるアレルギーの根治療法が注目を浴びている。アレルゲン抽出物を皮下注射することにより反応を弱める手法は以前から行われていたが，頻繁な通院の必要や重篤な副作用の問題があった。副作用の少ない舌下投与の内服薬が開発され，スギ花粉症とダニアレルギー性鼻炎に対する舌下アレルゲン免疫療法が保険適用となって，この治療法が着実に広がりつつある。

▶食物アレルギーについての新しい考え方

　食物アレルギーについての考え方は，近年，大きな転換を迎えた。かつては食物アレルギーの発症予防には，アレルギーをおこしやすい鶏卵や牛乳，小麦，落花生といった食物は，食べはじめる時期を乳児期に遅らせるとよいと考えられていた。しかし最近，離乳早期からこうした食品の摂取を開始することが，将来的に食物アレルギーの発症予防につながるとの報告が国内外で相ついでなされた。これを受けて，日本小児アレルギー学会は，アトピー性皮膚炎のある児は湿疹を治療したうえで，生後6か月から少量の鶏卵を食べはじめることが鶏卵アレルギーの発症予防に効果があると提言している。

▶情報リテラシー

　通信機器の普及により，健康・医療情報に簡単にアクセスできるようになり，新しい治療法や医療機関・専門医など，患者にとって有益な情報が得やすくなった。一方で，不確かな情報や，科学的根拠に乏しい治療法に接する機会も増えてきた。アレルギー疾患患者は，こうしたさまざまな情報にまどわされ，適切な診断に基づいた標準治療にたどりつくまでに時間がかかることも問題となっている。アレルギー疾患の病態はいまだ解明されていないことも多く，今後も新たなエビデンスが発見されて予防や治療の考え方が転換していくことが予測される。そのため，正確な情報を得て活用する能力，すなわち患者の情報リテラシーの向上が求められている。

3 アレルギー疾患対策の現状

　日本人の約2人に1人がなんらかのアレルギー疾患に罹患しており，アレルギーはもはや「国民病」となった。アレルギー疾患は，一度発症すると治癒することなく一生涯治療が必要となることも少なくない。

アレルギー疾患▶
対策基本法
　すべての国民がどこにいても良質なアレルギー医療が受けられるよう，2014(平成26)年に「アレルギー疾患対策基本法」が制定された。2017(平成29)年には，アレルギー医療を充実させるとともに，アレルギー疾患患者の生活の質を維持・向上するための「アレルギー疾患対策の推進に関する基本的な指針」が策定された。また，2015(平成27)年からは，「改正児童福祉法」に基づいた「小児慢性特定疾病制度」が開始となった。アレルギー疾患は小児期に発症して，成人期に継続するものも少なくない。同年に開始された「小児慢性特定疾病児童成人移行期医療支援モデル事業」では，必要なケアが中断されることなく，成人期につながっていくことを目標とした移行期医療(トランジション)の体制整備が進められている。

支援専門職▶
の養成
　アレルギー疾患患者への長期にわたる専門的な支援のため，「小児アレルギーエデュケーター」(日本小児臨床アレルギー学会)や「食物アレルギー管理栄養士・栄養士」(特定分野認定制度，日本栄養士会)などの専門職の養成も行われている。小児アレルギーエデュケーターは，看護師も認定を受けることができる制度であり，活動のおもな対象は，患児とその親である。

② 看護

　アレルギー疾患患者の看護には，小児期から成人期までの長期的な病状コントロールの視点をもつことが重要である。長い療養生活のなかで，患者は進学・就職・結婚などの人生における重要な節目(ふしめ)を迎える。新しい生活や仕事，環境により，ストレスや疲労といったアレルギーの増悪因子は変化しつづけ，また患者が曝露(ばくろ)されるアレルゲンも変化する。看護師は，そのときの患者の病状やおかれている状況を的確に把握し，対応していくことが大切である。

　近年，注目されているアレルゲン免疫療法は，長期にわたって正しく治療を続けながら，アレルゲンの除去・回避などの日常生活習慣の改善と対症療法をあわせて行う必要がある。そのため看護師は，患者や家族のセルフマネジメント能力の向上にはたらきかけることが大切である。

　喘息の重積発作やアナフィラキシーなどの急性状態は，呼吸不全や血圧低下，意識障害を引きおこし，場合によっては発症から数時間で死にいたる。そのため看護師は，緊急時の対処法を身につけておく必要がある。退院時には，アナフィラキシーを回避するための生活上の注意点や，患者や家族にできる対処法について説明し，再発・重症化を予防することが重要となる。

　また，長期にわたる疾患の経過のなかで，患者や家族がかかえやすい心理・社会的問題にも注意をはらい，心のケアを行っていくことが大切である。外来受診時には，限られた時間のなかで効率的に情報を収集し，問題点を整理したうえで，患者や家族のセルフマネジメント能力に見合った援助を行っていく。

B 患者の特徴と看護の役割

① 患者の特徴

1 身体的な特徴

おもな症状▶　アレルギー疾患は，喘息や花粉症，アレルギー性鼻炎，アナフィラキシーなどのさまざまな病態として認識され，症状も瘙痒感やくしゃみなどの軽症なものから，呼吸困難や血圧低下，意識消失などの重篤なものまで幅広い。

アレルギーマーチ▶　もともとアレルギーをおこしやすい体質(アトピー素因)の子どもは，乳児期にアトピー性皮膚炎を発症し，成長とともに食物アレルギー，気管支喘息，アレルギー性鼻炎と，次々と異なるアレルギー疾患に罹患していく現象(アレルギーマーチ，▶29ページ)がみられることもあり，治療は長期化する。

成長による変化▶　アレルゲンへの感受性は臓器や免疫機構の発達・成熟に応じて変化しやすく，成長による行動範囲の広がりや生活環境，習慣，食事の嗜好(しこう)の変化に伴って，曝露するアレルゲンの種類も増大する。大気汚染や衛生状態，天候，運動，喫煙，化学物質，ストレスなどの増悪因子が加わると，さらに発症しやすくなる。

　このようにアレルギー疾患は，複数の要因が複雑にからみ合って発症するため根治がむずかしく，患者は発症してから長期にわたって，皮膚症状・呼吸器症状・消化器症状などの全身におよぶ複数の疾患に苦しむこととなる。

2 心理的な特徴

　気管支喘息の重積発作やアナフィラキシーでは，重篤な全身症状がおこり，生命の危険にさらされる。患者は，「死んでしまうのではないか」という命の危険を感じて緊張していることがある。また一度発作(増悪)(ぞうあく)をおこした経験があると，「また発作(増悪)がおきるのではないか」という不安やストレスが加わり，必要以上に運動や食事を制限したり，外食や友人との付き合いなどの社会生活を制限したりすることがある。

　皮膚症状を伴うアレルギー疾患患者は，瘙痒感による身体的な不快感に加え，イライラやストレスなどを自覚しやすく，日常生活にも影響が及ぶことがある。皮膚症状による外見の変化はボディイメージに直結し，自信の喪失につながり，患者の社会生活に大きな影響を及ぼすこともある。

3　社会的な特徴

　アレルギー疾患は，小児期に発症し，治療が奏効しないまま，またはかたちをかえて成人に移行することも少なくない。患者の成長に伴い，ケアの主体も親から患者本人に移行する。発作がひとたび生じると，学校や仕事を欠席しなければならず，学習や業務の遅れ，進路やキャリアに関する問題が深刻化することがある。そのため患者は，治療と学業・仕事を両立するために，周囲の理解や通院時間の確保，学校・職場環境の改善など，療養生活を取り巻く社会的環境をマネジメントする必要がある。

　また昨今は，根拠に乏しい治療法がメディアにセンセーショナルに取り上げられることも少なくない。同じ疾患，同じ症状でも，年齢や体質の違いにより治療効果や対処方法は異なる。そのため患者には，正しい情報を選択し，より自分にあった治療法を見きわめる力が必要となる。

②　看護の役割

　アレルギー疾患患者の看護目標は，① アレルゲンや増悪因子を除去・回避できること，② 急性状態に対応できること，③ 確実な服薬を継続できることである。とくに，疾患に伴うさまざまな症状と折り合いをつけながら療養生活を続けていく必要がある。そのため，患者自身が自分の病気を管理するセルフマネジメント能力を向上させることが必要となる。

　看護師は，① 患者自身が必要な療養行動を日常生活に取り入れて症状を管理し(症状のマネジメント)，② 患者自身が社会生活を管理し(社会生活のマネジメント)，③ 自分の感情を管理(感情のマネジメント)できるように支援する。

1　症状のマネジメントの支援

◉アレルゲンや増悪因子の除去・回避

　生活環境や習慣を整える具体的な方法を検討し，実践できることが大切である。アレルゲンが食物であれば，原因食材の除去に努める必要があるが，除去は必要最低限の原因食物のみとし，代用できる食物を取り入れるなどして，栄養バランスのよい食事を心がけることも重要である。また，タバコの煙への長期的な曝露は，アレルギー症状を悪化させる。看護師は，患者が医師の指導のもとで適切にアレルゲンの回避および禁煙ができるように調整する。

◉急性状態への対応

　気管支喘息の重積発作やアナフィラキシーなどの急性状態の出現時のために，患者や家族自身が緊急時の対処法を身につけておくことが重要である。看護師は，具体的な行動計画(アクションプラン)を示して，患者や家族が確実に実施できるように説明する。また，患者がアレルゲン負荷試験やアレルゲン免疫療

法を行う場合には，看護師は患者が医師の指導のもとで，安全に安心して検査や治療が受けられるよう支援する。

◉ 治療の継続

薬物療法で最大の効果をあげるためには，処方された治療薬の作用や副作用を正しく理解し，医師の指示による用法・用量をまもって使用することが重要である。看護師は，患者が治療方針について医師とよく話し合い，納得して治療を進めることができるよう支援する。アレルギー治療に用いられる薬物は多用で，剤形や投与経路も多岐にわたる。医師や薬剤師から治療薬の種類や投与法に関する十分な説明が受けられるよう調整したり，服薬時の生活上の注意点や副作用の予防法を指導することも看護師の役割として重要である。

長期にわたる薬物療法では，副作用の出現時の対応や自己中断による症状の悪化などを十分に説明し，患者や家族が確実に安全に治療を継続できるよう，薬物治療のアドヒアランスを維持するための支援を行うことも大切である。

アドヒアランスの▶ アレルギー疾患患者のアドヒアランスを高める条件として，① 疾患の重大
向上 性を認識させること，② 治療による将来の見通しを示すこと，③ 自己効力感を高めて治療行動を強化することがあげられる。

①疾患の重大性の認識 症状があらわれず安定していると，服薬は必要ないのではないかと，患者は感じるかもしれない。しかし，薬物の効果により症状がおさまっているだけであることを伝え，症状がないからといって服薬を中断しないよう十分に説明し，治療を継続してもらうことが大切である。

②治療による将来の見通し 治療効果が見えにくい場合，患者はいらだちやあせり，先の見えない長い治療に不安をいだくことがある。そのため，症状の改善にはどのくらいの期間を要するのか，治療がもたらす効果はどのようなものなのか，良好な状態を維持することは将来の悪化予防につながるか，といった将来の見通しを，患者と医療者の間で共有する必要がある。目標の共有により，治療へのモチベーションが高まる。

③自己効力感の向上 患者は，治療の効果が実感できると治療行動が強化される。たとえば，定期的な吸入により喘息がおさまっていることに対して，肯定的なフィードバックが繰り返されると，徐々に自信(自己効力感)を高めていける。自己効力感の高まりは，治療行動を続けていくための大きなモチベーションとなる。

2 社会生活のマネジメントの支援

社会生活のマネジメントとは，病気とうまく付き合いながら，学業や仕事，家事などの役割が遂行できるように対処することである。病気をもちながら社会生活を送るうえで大切なことは，治療の管理だけではない。患者は仕事や家事，育児，介護，友人との付き合いなど，病気になっても続けなくてはならないことや続けたいことがある。患者自身が生きたいと思える人生を自由に求め

られるように，社会生活をマネジメントする力を強化する必要がある。

そのためにはまず，患者が自分の病状をよく知り，セルフケアで解決できることとできないことを理解し，受け入れていく必要がある。解決できないことについては，適切な相手を選び，支援を求める必要がある。看護師は，必要な情報を提供し，ときに相談相手になり，患者が自分で自分の社会生活をマネジメントできるように促すことが大切である。

3 感情のマネジメントの支援

感情のマネジメントとは，病気であるために感じる不安やイライラ，落ち込みなどの感情と向き合い，対処することである。アレルギー疾患患者やその家族は，アレルゲンの除去・回避やセルフケアを続けることに負担感や拘束感をつのらせ，ストレスを感じていることがある。

患者や家族がかかえる不安やストレスを解消するために，感情の発散や気分転換も一時的には効果がある。しかし，長期的な心の健康状態を保つためには，いまおかれている状況を現実的にとらえ直してみたり，ものの見方やとらえ方をかえてみたり，問題解決のためにどのような行動ができるかを考えてみたりするなど，現実に即した思考をはたらかせることが大切である。

そのために看護師は，患者や家族の話を支持的な態度でよく聴き，気持ちを受けとめて，よきパートナーシップを築く必要がある。患者自身や家族が，ネガティブな感情を引きおこしている原因と向き合い，問題解決のための実現可能な方法を選び，対処できるように支援する。

また，共通する悩みや経験をもつ者どうしのコミュニティは大変心強く，患者や家族のニーズに即した実用的な情報が得られることも期待できるため，看護師は患者会や患者支援団体などを適宜紹介する。必要があれば，精神科医師，看護師，臨床心理士などからなるリエゾンチームといった専門的な指導や支援が得られるよう調整することも看護の役割である。

ゼミナール

復習と課題

❶ アレルギー疾患患者がかかえうる身体的特徴はなにか。
❷ アレルギー疾患患者がかかえうる心理・社会的特徴はなにか。

参考文献 1)日本アレルギー学会喘息ガイドライン専門部会：喘息予防・管理ガイドライン 2021. 協和企画，2021.
2)日本アレルギー学会：アレルギー総合ガイドライン 2022. 協和企画，2022.

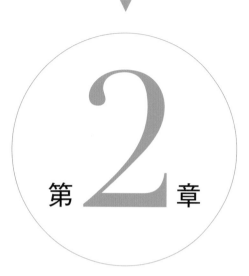

アレルギー

第2章

免疫のしくみ
とアレルギー

本章で学ぶこと	□免疫反応は病原微生物や異物からからだをまもるはたらきをしている。
	□からだをまもるはずの免疫反応が，生体を傷害する反応をおこしてしまうことをアレルギーとよぶ。
	□免疫反応を引きおこす原因物質（生体にとっての異物）を一般に抗原とよぶが，アレルギー反応においてはアレルゲンとよぶ。
	□アレルギー反応は4つの型に分類されている。そのうちⅠ型アレルギー反応では，B細胞が産生したIgE抗体がアレルギー反応を引きおこす。

A 免疫反応と疾患

① 生体防御のしくみ

1 体表面の防御

生体のまわりには，さまざまな病原微生物（病原体）や異物が存在している。生体は，それらの侵入を防ぐしくみを，つねに作動させている。

体表面，粘膜▶
による防御

皮膚の角質層や気道粘膜の上皮細胞，消化管粘膜の上皮細胞などは，バリア（防御）機能をもっており，外界から体内への異物侵入を防ぐとともに，生体の水分やタンパク質などの成分が体外にもれ出ないようにしている（▶図2-1）。

また，臓器によっては独自の生理的防御機能を備えているものもある。たとえば気道では，喀痰や咳嗽により異物を体外へ排出している。消化管では，胃酸による強い酸性環境下での殺菌作用や，下痢による排出を通じて，生体をま

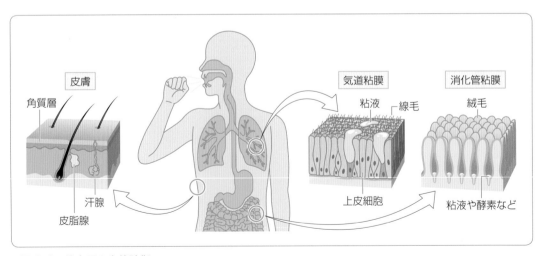

▶図2-1 体表面の生体防御

もうとする。

常在細菌叢▶
による防御
　皮膚表面や腸管内に常在しているさまざまな細菌群(常在細菌叢, ▶236ペー
ジ)は, 生体の恒常性(ホメオスタシス)の維持にかかわるとともに, 病原微生
物が生体に定着するのを防ぐことに貢献している。

2　自然免疫と獲得免疫

　体内には, 侵入してきた異物や細菌, ウイルスなどから, 生体をまもるため
の免疫能が備わっている。免疫により侵入物を体外へ排除したり, 体内で破壊
したりして処理する。このような免疫のしくみには, 大きく**自然免疫** innate
immunity と**獲得免疫** acquired immunity の2つがある(▶図2-2)。

● 自然免疫

　自然免疫は, おおまかに(非特異的に)異物を認識して, すみやかに反応する
性質をもつ。マクロファージや好中球といった免疫にかかわる細胞(▶20ページ,
図2-4)は, 細胞表面のさまざまな受容体を用いて病原微生物や異物を細胞内に
取り込み(**貪食**), 酵素のはたらきで分解・処理する。また, 侵入してきた微
生物や異物に抗体(後述)が結合すると, マクロファージや好中球の貪食作用が
促進されて, 処理がさらに進みやすくなる。このように, 抗体が結合すること
により貪食細胞による処理が速まることを, **オプソニン化**とよぶ。

● 獲得免疫

　獲得免疫は, 初回の侵入ではすみやかな反応ができないものの, ある種の免
疫細胞が異物の特徴を記憶しておき, 2度目の侵入以降は特異的により速く強
い反応を行うようになる。獲得免疫を誘導する物質を, **抗原**とよぶ。獲得免疫
には**液性免疫**と**細胞性免疫**がある。

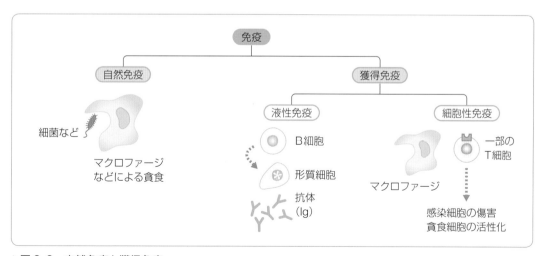

▶図2-2　自然免疫と獲得免疫

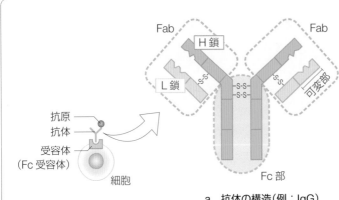

Fab　　　　　　　　Fab

H鎖

L鎖

可変部

抗原
抗体
受容体
（Fc受容体）

細胞

Fc部

抗体は2本の長いH鎖と2本の短いL鎖からなり，Y字型の構造をとる。抗原と結合するのは，Fabとよばれる可変部であり，抗原特異性がある。
細胞の受容体（Fc受容体）と結合するのは，Fc部である。
Fcには補体と結合する領域も存在する。

a. 抗体の構造(例：IgG)

クラス	IgM	IgG	IgA	IgE	IgD
形状			分泌成分		
血清中濃度 (mg/dL)	男性：33～190 女性：46～260	870～1,700	110～410	0.03	9.0
アレルギー反応	Ⅱ型，Ⅲ型	Ⅱ型，Ⅲ型	—	Ⅰ型	—
特徴	●五量体を形成。 ●感染初期に増加。 ●赤血球や細菌を凝集させる作用が強い。	●血中で最も多い。 ●感染後，IgMに遅れて増加。 ●唯一，胎盤を通過する。	●二量体を形成。 ●血清中のほか，母乳や唾液などの分泌液や粘液に含まれて生体防御を行う。	●マスト細胞や好塩基球のFc受容体に結合し，Ⅰ型アレルギーを引きおこす。 ●寄生虫感染で増加。	●機能不明

b. 抗体の分類（クラス）と特徴

▶図2-3　抗体の構造・分類・特徴

液性免疫▶　液性免疫では，抗原特異的なB細胞が形質細胞に分化して，**抗体**（免疫グロブリンimmunoglobulin〔Ig〕）を産生する（▶図2-3-a）。抗体により抗原が排除される。液性免疫において，B細胞から産生される抗体は，IgM，IgG，IgA，IgE，IgDの5種類のクラスに大別される[1]（▶図2-3-b）。抗原と，その抗原に特異的な抗体が結合することを**抗原抗体反応**とよぶ。

細胞性免疫▶　細胞性免疫では，マクロファージやキラーT細胞といった免疫担当細胞（▶20ページ，図2-4）により抗原が排除あるいは処理される。

　　　獲得免疫は，生体が本来もっている物質(自己)に対しては反応せず，異物

1) たとえば，IgGは「アイジージー」，IgEは「アイジーイー」と読む。

（非自己）だけを認識して反応するよう巧妙なしくみとなっており，T細胞が異物の分子構造を見分ける役目を担っている（▶124ページ，図2-1）。

② 免疫と疾患

生体の防御機構が正常にはたらかない場合，疾病につながることになる。たとえば，咳反射が低下すると肺炎をおこしやすくなる。免疫能が低下すると易感染状態となる。アレルギーや自己免疫疾患は，免疫が過剰に反応することにより生じる。

感染症・易感染▶ 感染症をおこす病原微生物に対して，生体では液性免疫や細胞性免疫によって対抗して感染症をくいとめようとする。たとえば麻疹ウイルスに一度感染すると，生体は抗体を産生して感染症の悪化を防ぐとともに，抗体の作用により二度と同じウイルスに感染しないようになる。ワクチン接種は，重篤な感染症を引きおこすことなく，生体に抗体を産生させる効果がある（▶361ページ）。

免疫能が低下した状態は，からだが弱っていたり低栄養であったりする場合のほかに，遺伝や副腎皮質ステロイド薬の長期投与によっても引きおこされる。このような**易感染**状態では，抗体産生量の低下によりウイルス感染症がおきやすくなるとともに，細胞性免疫の低下により結核などの感染症が誘発されやすくなる。免疫能の低下により，正常時には問題とならないような微生物による感染症（日和見感染症）をおこしやすくなる（▶236ページ）。

アレルギー▶ 免疫反応が異物を認識して排除する過程は，通常は知らないうちに生体が行っているものであるが，排除する反応が強すぎて，逆に生体を傷害してしまうのが**アレルギー**である。代表的なアレルギー疾患として，花粉症やアレルギー性鼻炎，気管支喘息，食物アレルギー，接触皮膚炎，アナフィラキシーなどがある。

なお，**過敏症**という用語がアレルギーと同義に使用されることが多いが，過敏症は厳密にはアレルギーだけでなく，光線過敏症など，免疫機構とは無関係に生じる反応も含む。

自己免疫疾患▶ 本来は反応しないはずの自己の組織や分子に対して免疫反応がおきてしまい，あたかも異物に対するようにみずからの細胞や組織が攻撃されることがある。これを**自己免疫疾患**といい，関節リウマチや全身性エリテマトーデスに代表される**膠原病**のほか，バセドウ病や重症筋無力症など，さまざまな疾患が知られている（▶125ページ）。

腫瘍免疫▶ 腫瘍（がん）は生体の免疫系により攻撃・破壊されないための巧妙なシステムを備えている。生体の免疫系は腫瘍細胞を異常と認識するものの，そこから先の段階，つまり異常細胞を攻撃するステージに進むことができず，免疫反応がとまってしまう。免疫チェックポイント阻害薬は，そのブレーキを解除することにより，免疫細胞が腫瘍細胞を攻撃できるようにした医薬品である。

B 免疫担当細胞と伝達物質

① 免疫担当細胞

免疫にかかわる細胞を**免疫担当細胞**とよぶ。免疫担当細胞の多くは**白血球**がもとになっている。

白血球と総称される血液細胞は、その分化の過程から、リンパ球系の細胞と、顆粒球・単球系の細胞に分けられる（▶図 2-4）。

1 リンパ球

T細胞とB細胞▶　リンパ球は**T細胞**（Tリンパ球）と**B細胞**（Bリンパ球）に大別され、さらに、T細胞は**ヘルパーT細胞**（Th）と**キラーT細胞**（Tc, 細胞傷害性T細胞）などに分化する。ヘルパーT細胞には複数の種類が存在する。Th1は、細胞性免疫にかかわるさまざまな細胞を活性化する。Th2は液性免疫にかかわり、B細胞を刺激して形質細胞への分化を促し、IgEを産生することによりアレルギー疾患の発病にも関与する。

NK細胞▶　リンパ球のなかには、獲得免疫ではなく自然免疫ではたらくものがいくつかある（▶22ページ）。そのうち、早くから知られていたのが**ナチュラルキラー細胞**（NK細胞）である。NK細胞は、ウイルス感染細胞や、抗体が結合した異常細胞（腫瘍細胞など）を傷害する。

抗原特異性▶　T細胞やB細胞は、1つ1つの細胞が、ある決まった分子構造のみを認識で

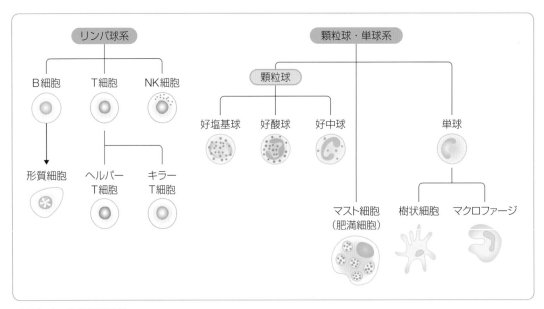

▶図 2-4　免疫担当細胞

きるようになっている。この抗原を特異的に認識する性質を**抗原特異性**とよぶ。多様に分化したこれらの細胞により，あらゆる異物に対応することができる。

免疫の制御 ▶ 　免疫系は，異物を完全に排除するまで強力にはたらきつづけ，排除後も抗原を記憶しておき，同じ異物が侵入するとすみやかに排除機構をはたらかせる。このしくみは重要であるが，自己免疫疾患にもつながりやすい。**制御性T細胞(Treg)**は，免疫反応が過剰にならないよう調節する機能をもっており，免疫寛容(免疫トレランス，▶123ページ)を促し，自己免疫疾患だけでなく炎症やアレルギーを抑える作用を発揮する。

細胞表面分子 ▶ 　それぞれの免疫担当細胞は，特有の**細胞表面分子**(CD番号により表示され（CD）る)をもっているため，細胞の識別が可能である。たとえばヘルパーT細胞はCD4分子を表面にもつ。後天性免疫不全症候群(AIDS)では，血液中のCD4陽性T細胞が減少して免疫不全を生じる。B細胞はCD19やCD20をもつ。CD20を標的としたB細胞リンパ腫の治療薬が臨床現場で使われている。

2 抗原提示細胞

　樹状細胞や**マクロファージ**は，自然免疫で貪食を行うだけでなく，異物を細かく分解して，異物の小片分子を細胞表面に提示する。これを**抗原提示**とよぶ(▶図2-5)。樹状細胞やマクロファージは**抗原提示細胞**とよばれる。血液中の単球が組織に移行して，樹状細胞やマクロファージに分化する(▶図2-4)。

　これらの細胞により抗原提示がされた結果，T細胞のうち，提示された小片に結合する細胞だけが選ばれて活性化される。キラーT細胞が直接異物を攻撃する場合と，ヘルパーT細胞が特定のB細胞を選んで活性化して抗体を産生させる場合がある。

3 マスト細胞(肥満細胞)，好塩基球

　マスト細胞(肥満細胞)と**好塩基球**は，いずれの細胞も細胞質中に顆粒をたくさん有している。この顆粒中には**ヒスタミン**という物質がたくわえられている。細胞の表面にはIgEを結合するFc受容体を有し，IgEを細胞に結合した状態で体内に存在している。異物が到来して細胞表面のIgEにまたがって結合(架

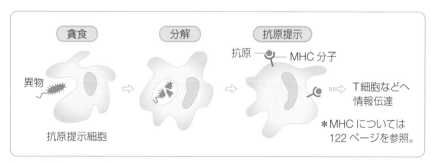

▶図2-5 抗原提示

橋)すると，細胞は活性化されて，ヒスタミンなどの顆粒の内容物を細胞外に放出する(脱顆粒)とともに，プロスタグランジンやロイコトリエンなどの化学伝達物質を産生してアレルギー反応を引きおこす(▶25ページ，図2-6)。

　好塩基球は血液中に存在するのに対し，マスト細胞は未分化の細胞として血液を通過したのち，組織に到達してから分化する。

4　好中球

　好中球は白血球のなかで最も多い細胞であり，細菌感染の際に組織に集まってほかの免疫担当細胞とともに細菌を攻撃したり，細菌を貪食して分解するはたらきをもつ。細胞質の顆粒には異物を処理するためのさまざまな酵素が格納されている。細菌感染症では血液中の好中球が増加する。抗がん薬投与により血液中の好中球が減少すると，細菌感染や敗血症がおきやすくなる(▶240ページ)。

5　好酸球

　好酸球は喘息などのアレルギー疾患や寄生虫感染(▶324ページ)において血液中で増加する。局所の組織では顆粒にたくわえられた組織傷害性の酵素を放出する。寄生虫に対しては殺虫・排除するのに役だつが，アレルギー疾患においては組織を傷害して疾病を悪化させる。

6　自然リンパ球

　近年，自然免疫にかかわるリンパ球(自然リンパ球)の存在がわかってきた。自然リンパ球は，大部分のリンパ球がもっている抗原特異性をもたない。ウイルスなどにより組織が傷害されることを感知して，すみやかに伝達物質を産生・放出して組織の炎症を引きおこす。自然リンパ球は，NK細胞のほかにも複数存在し，疾病への関与が研究されている。

② 化学伝達物質とサイトカイン

　細胞と細胞どうしの情報伝達を仲介する物質には，化学伝達物質(ケミカルメディエーター)やサイトカイン・ケモカインがある。

1　ヒスタミン

　ヒスタミンは，アレルギー反応で最も重要な化学伝達物質である。アミノ酸の一種であるヒスチジンから合成される。組織ではマスト細胞が，血中では好塩基球が貯蔵しており，細胞が活性化されると脱顆粒により細胞外に放出される(▶25ページ，図2-6)。

　組織を構成する細胞のヒスタミン受容体に結合し，すみやかに血管拡張，血

管透過性亢進，気道平滑筋収縮を引きおこす。組織中に放出されたヒスタミンは，作用を発揮したのち，すみやかに分解される。

2 ロイコトリエン(LT)，プロスタグランジン(PG)

ロイコトリエン leukotriene(LT)とプロスタグランジン prostaglandin(PG)は，細胞膜や細胞の内部構造を構成する脂質の一種であるアラキドン酸をもとに合成され，細胞外に放出される化学伝達物質である。**脂質メディエーター**ともよばれ，産生細胞として，マスト細胞，好塩基球，好酸球が重要である。

アレルギー反応においては，とくにロイコトリエン(そのなかでも LTC_4，LTD_4，LTE_4)が重要であり，気道平滑筋の収縮や好酸球の遊走を強力に引きおこす。抗ロイコトリエン薬は喘息やアレルギー性鼻炎の治療に用いられる。

プロスタグランジンには PGD_2，PGE_2 などさまざまな種類があり，平滑筋収縮や末梢血管拡張などの作用をもち，炎症反応に重要なはたらきをするが，からだの正常な活動の維持にもかかわっている。

ロイコトリエン，プロスタグランジンのほか，血小板活性化因子 platelet activating factor(PAF)も脂質メディエーターの 1 つである。

3 サイトカインとケモカイン

サイトカインとケモカインはタンパク質であり，ヒスタミンやロイコトリエン，プロスタグランジンとは異なる物質群である。サイトカインやケモカインはいずれも，正常な状態でも生命活動の調節にかかわっているものが多く，からだ全体の調節にかかわるものと，局所の組織で周辺の細胞にだけはたらくものがある。T細胞，マクロファージ，樹状細胞，マスト細胞，上皮細胞，線維芽細胞などが，おもな産生細胞である。

▶サイトカインの分類　サイトカインは数百種類が知られているが，次のように分類される。

[1] **インターロイキン(IL)**　インターロイキン interleukin はおもにリンパ球から分泌され，リンパ球をはじめとしてさまざまな細胞の増殖・分化や機能を促進する。

[2] **インターフェロン(IFN)**　インターフェロン interferon は，病原微生物(とくにウイルス)の増殖抑制や，マクロファージの活性化などにはたらく。

[3] **腫瘍壊死因子(TNF)**　腫瘍壊死因子 tumor necrosis factor はおもにマクロファージから分泌され，腫瘍細胞のアポトーシスや炎症反応に関与する。

[4] **コロニー刺激因子(CSF)**　コロニー刺激因子 colony stimulating factor は，免疫担当細胞の増殖・分化に関与する。

花粉症やアナフィラキシーなどの I 型アレルギー反応(▶24 ページ)に関与するサイトカインとしては，IgE の産生を誘導する IL-4 や IL-13 と，好酸球を増加させ機能を強める IL-5 が重要である。関節リウマチでみられる関節炎には IL-6 や TNF-α が重要である(▶127 ページ，表 2-3)。IL-1，IL-6，TNF-α

などは炎症を強めたり全身的には発熱をおこさせる作用があるため，**炎症性サイトカイン**ともよばれ，肝臓に対して CRP（C 反応性タンパク質）などの炎症反応物質の産生を誘導する。これらのサイトカインのはたらきを抑える抗体製剤は，関節リウマチや喘息，アトピー性皮膚炎などの治療に用いられている。

ケモカイン▶　ケモカインは，サイトカインのうちでも比較的分子量が小さく特徴的な分子構造をもっており，細胞の遊走活性をおもな作用とするタンパク質のグループをさす。好酸球に対してとくに強い遊走活性をもつエオタキシン，好中球の遊走活性をもつ IL-8，ヘルパー T 細胞 2（Th2）の遊走活性をもつ TARC（▶49 ページ）をはじめとして，約 50 種類のケモカインが知られている。

C｜アレルギーのしくみ

喘息やアナフィラキシーといった病態は紀元前から存在したことがわかっているが，「アレルギー」という言葉や考え方は 1900 年以降に形成されてきたものである。からだをまもるはずの免疫反応が，過剰にはたらいてからだを傷害し，ときには致命的となることもある。

① アレルギー反応の分類

アレルギー反応は，まず，体内に異物がはじめて侵入して，抗原提示細胞やリンパ球が反応し，抗体が産生されるところから始まる。この，免疫系が異物を抗原として認識する段階を**感作**とよび，この時点では一般的にアレルギー症状はみられない。多くの場合，抗原として認識された異物が次回以降に侵入した際，アレルギー反応がおこる。アレルギー反応の原因となる抗原をとくに，**アレルゲン**とよぶ。

アレルギー反応は，1963 年にクームスとゲルにより，Ⅰ〜Ⅳ型の 4 つの分類が提唱され，現在も用いられている。この分類は，感作のあと，組織の傷害とアレルギーの症状が生じるメカニズムに着目して作成されている。実際の疾患においては，複数の型が合わさっておこることも多い。

1 Ⅰ型アレルギー

Ⅰ型アレルギーは即時型アレルギー，またはアナフィラキシー型アレルギーともよばれ，抗体である **IgE** が重要なはたらきをする。マスト細胞と好塩基球の表面には高親和性 IgE 受容体が存在し，生体内では細胞表面に IgE を多数結合させた状態で存在している（▶図 2-6）。

IgE が細胞表面に結合しているだけではとくに不都合はない。しかし，抗原

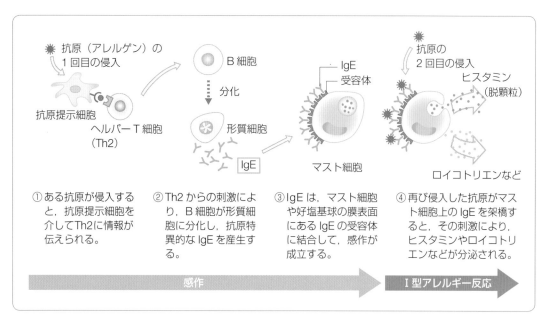

抗原（アレルゲン）の
1回目の侵入

抗原提示細胞

ヘルパーT細胞
（Th2）

B細胞

分化

形質細胞

IgE

IgE
受容体

マスト細胞

抗原の
2回目の侵入

ヒスタミン
（脱顆粒）

ロイコトリエンなど

①ある抗原が侵入すると，抗原提示細胞を介してTh2に情報が伝えられる。

②Th2からの刺激により，B細胞が形質細胞に分化し，抗原特異的なIgEを産生する。

③IgEは，マスト細胞や好塩基球の膜表面にあるIgEの受容体に結合して，感作が成立する。

④再び侵入した抗原がマスト細胞上のIgEを架橋すると，その刺激により，ヒスタミンやロイコトリエンなどが分泌される。

感作

Ⅰ型アレルギー反応

▶図2-6　Ⅰ型アレルギー

（アレルゲン）が複数のIgEにまたがって結合し，IgE架橋がおきると，細胞が刺激されて脱顆粒によりヒスタミンの遊離がおこり，さらにロイコトリエンやサイトカインの産生が始まる。ヒスタミンはただちに末梢血管拡張，血管透過性亢進をおこし，鼻においてはくしゃみや鼻汁が，皮膚においては15〜20分後に局所の発赤と腫脹(即時型皮膚反応)が生じる。

喘息や花粉症，アレルギー性鼻炎，急性蕁麻疹，アナフィラキシー，食物アレルギーなどがⅠ型アレルギーの例であり，一般に「アレルギー疾患」とよぶ場合は，Ⅰ型アレルギーをさすことが多い。

遅発反応▶　刺激されたマスト細胞が産生するロイコトリエンやサイトカインは，好酸球やT細胞を徐々に局所組織によび込んで活性化させるため，4〜8時間後から再び局所反応があらわれたり，アナフィラキシーの場合は全身症状が生じることがある。これは遅発反応とよばれる。

抗ヒスタミン薬と▶
アドレナリン　抗ヒスタミン薬(▶37ページ)を内服しているとⅠ型アレルギー反応はおこりにくい。これに対し，アナフィラキシーで病院を受診した患者は，ヒスタミンが体内の酵素により分解されても，その作用による血管拡張や血管透過性亢進が遷延して続いている状態のため，抗ヒスタミン薬の効果は弱く，血管収縮作用のあるアドレナリン投与が優先される。

2　Ⅱ型アレルギー

Ⅱ型アレルギーは，抗体であるIgGあるいはIgMが標的細胞上の抗原と結合して，細胞傷害と細胞融解を生じるため，細胞傷害型あるいは細胞融解型アレルギーともよばれる。自己細胞の細胞膜表面の物質が抗原となることが多い。

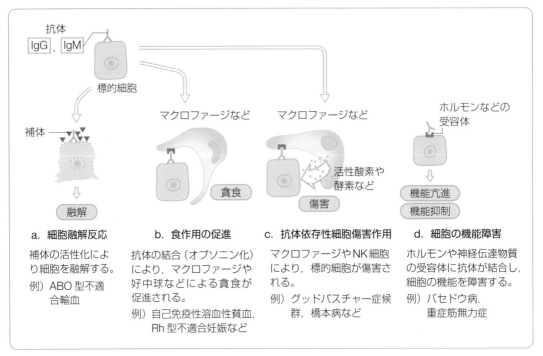

抗体
IgG , IgM

標的細胞

補体

融解

a. 細胞融解反応

補体の活性化により細胞を融解する。

例）ABO型不適合輸血

マクロファージなど

貪食

b. 食作用の促進

抗体の結合（オプソニン化）により，マクロファージや好中球などによる貪食が促進される。

例）自己免疫性溶血性貧血，Rh型不適合妊娠など

マクロファージなど

活性酸素や酵素など

傷害

c. 抗体依存性細胞傷害作用

マクロファージやNK細胞により，標的細胞が傷害される。

例）グッドパスチャー症候群，橋本病など

ホルモンなどの受容体

機能亢進
機能抑制

d. 細胞の機能障害

ホルモンや神経伝達物質の受容体に抗体が結合し，細胞の機能を障害する。

例）バセドウ病，重症筋無力症

▶図2-7　Ⅱ型アレルギー

　抗体および，抗体のはたらきを補助する**補体**[1]complement が活性化されることにより細胞融解が引きおこされる（細胞融解反応，▶図2-7-a）。また，抗原に対する抗体の結合（オプソニン化）をきっかけとして，マクロファージや好中球による貪食が促進される（▶図2-7-b）。抗体が結合した標的細胞や異物が大きくて貪食できない場合には，マクロファージなどの細胞内にあるリソソームから活性酸素や酵素が放出され，標的を破壊して融解する（抗体依存性細胞傷害作用，▶図2-7-c）。

　自己細胞に対する抗体により，細胞の機能が障害されることもある（▶図2-7-d）。バセドウ病では，自己の甲状腺刺激ホルモン受容体に対する抗体が生じ，慢性的に甲状腺が刺激される。重症筋無力症は，自己細胞のアセチルコリン受容体に対する抗体が生じることにより，神経伝達が遮断され，筋力低下がもたらされる。

3 Ⅲ型アレルギー

　Ⅲ型アレルギーは，抗体であるIgGあるいはIgMが抗原と混ざりあって結合して免疫複合体（**抗原抗体複合体**）を形成し，組織や細胞に結合して補体を活性化し，組織傷害を引きおこす（▶図2-8）。血清病や糸球体腎炎が代表的な疾

---

1) 補体は，20種類以上からなる一群のタンパク質で，血清中に含まれる。抗体と結合することにより活性化され，細胞膜に付着して穴をあけるなどして，細胞を破壊する。

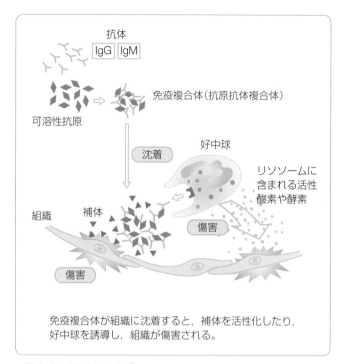

▶図2-8　Ⅲ型アレルギー

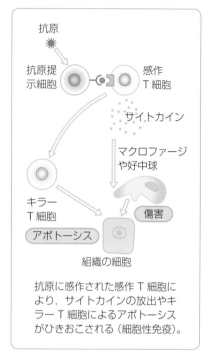

▶図2-9　Ⅳ型アレルギー

患である。

4 Ⅳ型アレルギー

　Ⅰ～Ⅲ型アレルギーはおもに抗体が関与する液性免疫による反応だが，Ⅳ型アレルギーは細胞性免疫であり，抗体が関与せず，T細胞により引きおこされる（▶図2-9）。抗原到来後，1～3日たってから生じる反応であるため，遅延型アレルギーともよばれる。キラーT細胞が活性化されることにより，組織が直接傷害される。炎症が長期化すると，マクロファージは類上皮細胞へと変化し，融合してラングハンス巨細胞となり，肉芽腫を形成する。

　結核検査に用いられるツベルクリン反応や，接触皮膚炎が代表例である。また，臓器移植の際にみられる移植片対宿主病（GVHD）は，Ⅳ型アレルギーによる機序で発症する。

② アレルゲンの種類

　アレルギー疾患の原因となる**アレルゲン**にはさまざまなものがある。また，1つのアレルゲンが複数のアレルギー疾患を引きおこすことも多い（▶表2-1）。

交差反応性▶　ダニどうし，あるいは同じ種に属する植物の花粉どうしはタンパク質が類似しており，1つのタンパク質に反応する体質をもつ人は同種の生物のタンパク質にも反応することが多い。これを**交差反応性**とよぶ。

▶表2-1　各アレルギー疾患におけるおもなアレルゲン

アレルゲン	気管支喘息	アレルギー性鼻炎	アレルギー性結膜炎	アトピー性皮膚炎	食物アレルギー
チリダニ	○	○	○	○	
空中に浮遊する真菌	○	○	○		
ネコ皮屑	○	○	○	△	
イヌ皮屑	○	○	○	△	
ほかのペット，昆虫	○	○	○	△	
スギ・ヒノキ科花粉	△	○	○	△	
イネ科花粉	△	○	○	△	
食物抗原 　卵 　牛乳 　小麦	△			△	○ ○ ○ ○
その他	職業性喘息における吸入物質	キク科，クワ科の花粉	キク科，クワ科の花粉	接触抗原	甲殻類，果実，魚介類，ゼラチン，ラテックス

(日本アレルギー学会：アレルギー総合ガイドライン2019. p.7, 協和企画，2019による，一部改変)

吸入抗原▶　気道を通って侵入してくる吸入性の抗原には，ダニ，花粉，真菌，動物の毛や皮屑などがある。

　　　　　ダニは，気管支喘息や通年性アレルギー性鼻炎，アレルギー性結膜炎の原因として最も重要である。アレルゲンとなるダニはヒョウヒダニという種類で，ヒトの皮膚に付着して吸血する種類のダニとは別種である。じゅうたんや畳，寝具の中にひそんでおり，糞や死んだ虫体は家屋のチリやホコリ(ハウスダスト)の主要成分である。

　　　　　アレルゲンとなる花粉にはスギ，ブタクサ，カモガヤ(イネ科)，ヨモギ(キク科)，シラカンバなどがあり，花粉症の原因となる。

食物抗原▶　食物抗原は食物アレルギーやアナフィラキシーの原因となり，小児では牛乳や卵，成人では小麦や果物，エビ，ソバ，ナッツ類がおもなアレルゲンとなる。

皮膚から侵入する▶
アレルゲン　皮膚から侵入する抗原としては，金属，ウルシ，化粧品，白髪染め，ラテックス(天然ゴム)，ハチ毒などがある。湿疹があると抗原分子は皮膚から侵入しやすくなる。

薬物▶　薬物も抗原となりうる。ペニシリンなどの抗生物質，ワクチン，血液製剤を投与するうちに感作が成立し，アレルギー反応をおこすことがある。

③ アレルギーの経過

　　　　　アレルギー疾患は外界と接する臓器，つまり，鼻(アレルギー性鼻炎)，眼

（アレルギー性結膜炎），気道や肺（気管支喘息），消化管（食物アレルギー），皮膚（アトピー性皮膚炎や急性蕁麻疹）に生じやすい。食物アレルギーは，アレルゲンが吸収されるのは消化管であるが，吐きけ・嘔吐，下痢，腹痛といった消化器症状とともに，湿疹などの皮膚症状も引きおこす。また，循環器症状を含めて全身に反応がおこるアナフィラキシーもアレルギー疾患に含まれる。

アトピー素因▶　おもに I 型アレルギーについて，遺伝的に特定の抗原（アレルゲン）に対して IgE を産生しやすい体質を，**アトピー素因**（いわゆるアレルギー体質）という。アトピー素因があるとアレルギー疾患を発症しやすく，一卵性双生児の一方が喘息をもっていると，もう一方も喘息をもつ可能性が高い。しかし，一卵性双生児でも発症率が 100％ 一致するわけではなく，アレルギーの発症には，遺伝的な素因に加えて，環境因子も関与することがわかっている。

アレルギーマーチ▶　1 人のからだのなかでアレルギー疾患は 1 つだけ生じるというわけではなく，とくにアトピー素因の人においては，複数のアレルギー疾患が生じやすい。このような患者では，成長過程においてアレルギー疾患が発症する順番は大まかに決まっている（▶図 2-10）。

まず乳児期に湿疹や下痢が生じ，幼児期にはアトピー性皮膚炎や気管支喘息，食物アレルギーがおきやすく，学童期以降ではアレルギー性鼻炎・結膜炎を発症しやすくなる。このように，年代ごとにアレルギー疾患の様相が変化し，成長するにしたがってさまざまなアレルギー疾患を発症していくことを，**アレルギーマーチ**とよぶ。

乳幼児や小児期に発症したアレルギーは，学童期にはある程度落ち着く場合もあるが，成人においても引きつづきアレルギー疾患に悩まされる患者も少な

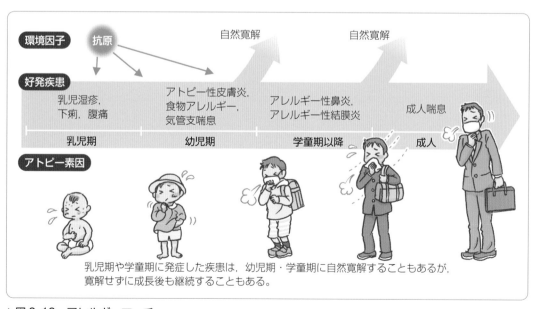

乳児期や学童期に発症した疾患は，幼児期・学童期に自然寛解することもあるが，寛解せずに成長後も継続することもある。

▶図 2-10　アレルギーマーチ

くない。また，いったんアレルギー症状が落ち着いたあと，数年〜数十年たったのち，環境などの変化により再びアレルギー疾患が出現することもある。成人になってもアレルギー疾患が続く場合，あるいは成人ではじめてアレルギー疾患を発症する場合には，長期にわたってアレルギー体質が続くことが多い。

ゼミナール
復習と課題

❶ Ⅰ型，Ⅱ型，Ⅲ型，Ⅳ型のアレルギー反応について説明しなさい。
❷ 吸入抗原と食物抗原について，どのようなものがあるか，まとめなさい。
❸ アトピー素因について説明しなさい。
❹ アレルギーマーチについて説明しなさい。

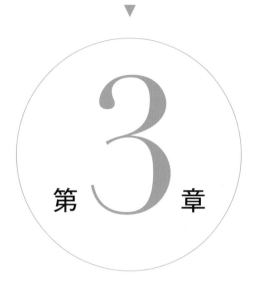

第3章

診断・検査と治療

A 診察の流れ

① 問診

　アレルギー疾患を診断するためには，まず詳細な問診により病態を正確に把握することが重要である。問診が不十分だと，その後の診察や検査は的外れなものとなり，正確な診断に到達できない。アレルギー専門施設において，問診を最初から取り直し，診察や検査をやり直すということもおこりうる。

　問診ではアレルギー症状の詳細と，症状が出現する前の食生活や行動の時間経過をまず聞くようにする。そして，症状出現前のできごとが，ふだんの生活と異なっていたかどうかについてもあわせて聞く。症状が以前にも出現したことがあるなら，その症状が出現する直前の情報も詳細に把握する。

　たとえば，春先に鼻炎と結膜炎症状が出現しはじめた場合には，まずスギ花粉症を考えるが，前年に症状がなかったのであれば，春限定の花粉症の症状なのか，ダニによる通年性のアレルギー症状かは決められない。また，地域が北海道であれば，スギ花粉ではなくほかの植物(シラカンバなど)の花粉を考慮する必要がある。

　食事内容については，食事の数時間後にアレルギー症状が生じることもあるため，症状出現の直前だけでなく半日ほどさかのぼって問診する。ふだんの内服薬，臨時の内服薬(かぜ薬など)，サプリメント，喫煙歴も問診する。

② 診察・検査

診察▶　診察では，アレルギー症状を訴える部位の所見を把握するとともに，症状のない部位についても問題がないか確認する。たとえば，喘鳴（ぜんめい）を訴える場合には，気道だけではなく，鼻腔や咽頭・喉頭，心臓の状態や下肢のむくみも確認し，顔面の湿疹を訴える場合には，顔面以外の皮膚の状態についても確認する。この情報は，接触皮膚炎などのように，症状が限局する疾患の診断や，喘息（ぜんそく）とうっ血性心不全のように症状が似ている疾患の鑑別診断に有用である。

検査▶　臓器の状態を確認する検査と，アレルゲンを調べる検査(IgE 検査や皮膚テスト)が行われる。

　喘息患者における呼吸機能検査などの臓器の検査は，定期的あるいは状態が変化したときにはそのつど行う。アレルゲンの検査は，一度調べておけばその後すぐに結果がかわることはないが，数か月あるいは数年後に変化を確認するため再検査することはありうる。

診断▶　問診からしぼりこまれる診断名と，診察および検査の結果を照合して診断が決まってくる。アレルゲン検査では，複数のものが陽性となることもめずらし

くない。たとえば，喘息患者でダニと動物の毛が陽性であったり，食物アレルギーの小児で卵白と牛乳が陽性であったりする。

ただし，血液検査や皮膚テストで陽性であっても，大量にアレルゲンが体内に侵入した場合にはアレルギー反応が生じる体質であることを示しているだけで，ことさら避ける必要もない場面も多い。よって，検査結果を絶対視してはならない。症状の経過(問診)が重要であり，検査は問診を補助する情報であるという優先順位をまもることが大切である。

B 検査

アレルギー検査には，血液などの検体を用いる検査と，生体に対して行う検査がある。生体に抗原を負荷して反応をみる検査(皮膚テストや誘発試験)は，通常，専門施設で行われる。

① 抗原特異的 IgE および総 IgE

抗原特異的 IgE▶　ダニや花粉などの特定の抗原に対して生体が産生した IgE(抗原特異的 IgE)は，微量ではあるが血清濃度を測定することができ，アレルゲンを調べるための検査として汎用されている。この検査で陽性であるということだけで疾病の原因となるアレルゲンと決めつけてはいけない。乳幼児では，卵や牛乳の特異的 IgE の数値が高いほど，摂取した際のアナフィラキシー誘発の確率が高まることがわかっている。

総 IgE▶　さまざまな抗原に特異的な IgE の総和を測定したものが，総 IgE である。アレルゲンを調べる検査ではなく，アトピー素因を推定するための検査であり，一部の疾患では病勢を敏感に反映することが知られている。スギ花粉症のみを発症する患者においては，総 IgE 値は上昇しないことが多い。

抗原特異的 IgE や総 IgE の測定には，以前は放射性同位元素を用いる RAST

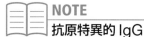

NOTE
抗原特異的 IgG

抗原特異的 IgG は，真菌や鳥の糞を原因とする一部の疾患(過敏性肺炎)でのみ有用である。また，スギ花粉アレルギーやダニアレルギーに対するアレルゲン免疫療法(▶38 ページ)による体質変化を確認する目的で，IgG のサブクラスのうち IgG4 を限定して測定することがあるが，まだ研究段階である。食品やその他のさまざまな物質に対する IgG 測定検査を推奨・宣伝しているメーカーや医療機関はあるが，意義はなく保険適用もされていない。

法などが行われていたが，現在は放射性同位元素を使わない測定法(CAP法など)が主流となっている。

② 白血球検査

　アレルギー疾患において，末梢血の白血球数は正常範囲であることが多い。しかし，気管支喘息やアトピー性皮膚炎，湿疹などでは，白血球のうち好酸球の増加がみられる。好酸球は，アレルギー性鼻炎患者の鼻汁や，気管支喘息患者の喀痰でも増加する。副腎皮質ステロイド薬の全身投与を行うと，好酸球数はすみやかに減少する。

③ リンパ球刺激試験(LST)

　血液中のリンパ球を抗原とともに培養すると，抗原に感作されているリンパ球が増殖する。細胞増殖の際にDNAに取り込まれる物質(チミジン)を放射性同位元素で標識して培養液に加えておき，増殖後の細胞から放出される放射線量を測定することにより増殖率を判定することができる。この検査を，**リンパ球刺激試験** lymphocyte stimulation test(LST，リンパ球芽球化試験，リンパ球幼若化試験)とよぶ。

　LSTは，薬疹の原因薬剤を調べる検査として保険適用されており，抗原として薬剤を加えるので，**薬剤誘発リンパ球刺激試験** drug-induced lymphocyte stimulation test(DLST)とよばれることもある。

④ 皮膚テスト

　皮膚テストには，Ⅰ型アレルギーの検査として即時型皮膚反応を利用したプリックテストと皮内テストがあり，Ⅳ型(遅延型)アレルギーの検査としてパッチテストがある。各種花粉や食物など，アレルゲンとなる物質の検査用試薬

NOTE
プリックプリックテスト

　私たちの身近にある食物すべてに関してアレルゲン液が製品化されているわけではない。アレルゲン液はないが，アレルギー反応をおこした原因食物は手もとにあるという場合には，プリックプリックテスト prick to prick test が行われる。試したい食物に針を刺し，ただちにその針を使って皮膚を浅く刺す。プリックテストと同様，15～20分後に判定する。刺激性のある物質の場合は正常でも皮膚反応をおこすことがあるので，健常対象者でもテストする。その際には，当然ではあるが新しい針を用いる。また，感染性のある食物を用いた検査は行わない。

(アレルゲン液, 抗原液)が薬品メーカーから販売されている。

[1] **プリックテスト**　背部や前腕屈側の皮膚にアレルゲン液を滴下して針を浅く刺す。15〜20分後に発赤(紅斑)および腫脹(膨疹)の径を測定する。また, 針先で2〜3 mmの傷をつけてアレルゲン液の反応をみる**スクラッチテスト**が行われることもある。

[2] **皮内テスト**　アレルゲン液を0.02 mL皮内注射し, 15〜20分後に発赤(紅斑)と腫脹(膨疹)の径を測定する。プリックテストよりも皮膚に入る液量が多いので, 反応が強く生じることがあるので, 注意する。

[3] **パッチテスト**　接触皮膚炎の検査として有用である。専用の絆創膏(ばんそうこう)を用いてアレルゲン(液状でも固形の小片でもよい)を貼付し, 48時間後にはがして皮膚反応を判定する。なお, はがしたあとも数日間反応を観察する。

⑤ その他の検査

1 呼吸機能および呼気に関する検査

喘息では, 医療機関で呼吸機能検査により気道狭窄の程度を調べることができる。ピークフローメータを用いると, 自宅でも最大瞬間呼気流量(ピークフロー, PEFR)を測定し, 喘息日誌に記録しておくことができる。また, 呼気一酸化窒素(呼気NO)は, 専用の機器に10秒程度息を一定速度で吹きこむことで測定でき, アレルギー性気道炎症の程度を知るのに有用である。

2 誘発試験・除去試験

誘発試験▶　アレルゲンが実際にアレルギー症状を引きおこすかを証明する**誘発試験**は, 専門施設に限定して行われる。食物アレルギーでは, 患者に少量の原因食物を摂取してもらい, 症状の発現をみる**食物経口負荷試験**が行われる。喘息では, アレルゲン液を用いた吸入誘発試験が行われることがある。アレルギー性鼻炎では, アレルゲンをしみこませたディスクを鼻粘膜に貼付する。アレルギー性結膜炎では, アレルゲン液を下眼瞼(がんけん)に滴下して症状を誘発する。

除去試験▶　食物アレルギーに対しては, アレルゲンを含むと考えられる食品を除去して症状の改善をみる**除去試験**も行われる。

C 治療

① 生活習慣の改善

不規則な生活やストレスの多い生活では, アレルギー症状は悪化しやすいの

で，まずは規則正しい生活を心がけるようにすることが大切である。

アレルゲンの除去▶　アレルギー疾患は，身のまわりのアレルゲンが生体の免疫機構を活性化させた結果，生体にとってわずらわしい症状が生ずるものである。したがって，寝具を洗ったり，ていねいに掃除機をかけたりしてダニを減らしたり，マスクをしてスギ花粉の吸い込みを減らしたり，有毛動物のペットを飼わないなど，アレルゲンの曝露を極力減らすことが重要である(▶77ページ，表5-2)。

アレルギー反応の▶　喘息やアトピー性皮膚炎においては，免疫機構がつねに活性化状態のまま持
調節　続しており，アレルゲン回避だけでは症状が消滅することはない。これらの疾患の治療の中心は，薬物療法などによりアレルギー反応を調節することである。

禁煙▶　アレルギー疾患全般にとくに悪影響を及ぼすのは喫煙である。本人の喫煙だけでなく，間接喫煙も問題となる。喫煙は喘息の発症リスクを高め，喘息患者に対しては重症化因子となり，最も重要な治療薬であるステロイド吸入薬の臨床効果を打ち消す。よって，禁煙が望ましい。

大気汚染物質▶　大気汚染物質，とくにPM 2.5(径2.5 μm 以下の粒子状物質)も，タバコと同様に上・下気道や眼結膜の症状を悪化させるので，気象予報にはふだんから気をつけておく。

② 薬物療法

1 副腎皮質ステロイド薬

副腎皮質ステロイド薬は，抗炎症作用，抗アレルギー作用，免疫抑制作用をもち，アレルギー治療において最も重要な治療薬の1つである。細胞質の受容体に結合して核内に移動し，さまざまな炎症性メディエーターやサイトカインの産生を抑制する。

全身投与の副作用▶　副腎皮質ステロイド薬を長期間内服した場合には，さまざまな副作用がおこ
と局所投与　る(▶表3-1)。副作用が重篤な場合には，減量・中止を必要とすることがある。

副腎皮質ステロイド薬は，局所投与に限定することにより，全身性の副作用を心配せずに，良好な臨床効果を得ることができる。たとえば，喘息においては吸入薬，アトピー性皮膚炎では軟膏・クリーム・ローションなどの外用薬，アレルギー性鼻炎では点鼻薬が汎用される。

喘息の発作(増悪)やアナフィラキシー症状が遷延する場合には，副腎皮質ス

▶表3-1　副腎皮質ステロイド薬の全身性の副作用

• 糖尿病	• 精神症状(不穏，不眠，錯乱)	• 高血圧	• 多毛
• 消化器潰瘍		• 脂質異常症	• ざ瘡
• 肥満	• 無菌性骨壊死	• 白内障	• 満月様顔貌
• 骨粗鬆症	• 筋萎縮	• 緑内障	• 皮下うっ血
• 易感染性			• 紫斑　など

テロイド薬の全身投与が行われる。全身投与により症状を早く改善させたい場合には，少量から使い始めて増量するのではなく，効果が十分に期待できる量で開始し，症状の改善とともに減量・中止していく。

ステロイド治療の▶
拒否の問題

　一部のマスコミの誤った報道を信じ込んだ結果，副腎皮質ステロイド薬の使用を一切拒否し，不適切な民間療法(アトピービジネスとよばれる)にゆだねる患者の存在は現在でも問題となっている。副腎皮質ステロイド薬に対する誤った偏見を修正していくには根気強い説明が必要となる。

2 抗ヒスタミン薬

　マスト細胞(肥満細胞)から放出されるヒスタミンは，体内で複数の受容体に結合してさまざまな機能を発揮する。ヒスタミン H_1 受容体が刺激されると，気管支収縮や血管拡張，血管透過性亢進を引きおこすほか，神経細胞の興奮も引きおこす。ヒスタミン H_2 受容体は胃酸分泌亢進，ヒスタミン H_3 受容体は中枢神経の活動に関与している。

　アレルギーの治療に使われる**抗ヒスタミン薬**は H_1 受容体の拮抗薬である。蕁麻疹や瘙痒感を伴う皮膚疾患，アレルギー性鼻炎・結膜炎に対して，内服あるいは局所薬として広く用いられる。第2世代抗ヒスタミン薬は，脳への移行が少なく副作用である眠けが少ないため，現在主流となっている。

3 抗ロイコトリエン薬

　マスト細胞や好酸球などが活性化されると，脂質メディエーターが産生されて放出される。そのなかで最も重要なのが，ロイコトリエンである LTC_4，LTD_4，LTE_4 である。これらのロイコトリエンは，システインを含むことからシステイニルロイコトリエンともよばれる。

　ロイコトリエンは，ヒスタミンと類似した作用(平滑筋収縮や血管透過性亢進)を発揮するが，喘息においては，気管支収縮や気道粘膜の浮腫・炎症をおこす原因物質として，ヒスタミンよりも重視されている。**抗ロイコトリエン薬**は，喘息や，とくに鼻閉を有するアレルギー性鼻炎に対して用いられる。

4 アドレナリン

　アドレナリンは，副腎髄質ホルモンの一種であり，通常は強心薬，ショック治療薬として用いられている。エピネフリンともよばれる。

　アナフィラキシーショックにおいては，末梢血管拡張や血管透過性亢進による循環動態の悪化を阻止する目的で用いられ，第1選択薬と位置づけられている。筋肉内注射で投与される。自己注射用のアドレナリン注射液(エピペン®)が保険適用されており，患者自身が携帯して使用する(▶88ページ，図5-3)。

　喘息の発作(増悪)では皮下注射で投与され，気管支平滑筋収縮を解除させる目的で用いられる。

投与量は疾患ごとに厳格に決められており，過量投与は重篤な副作用を生じうることに注意を要する。

5　生物学的製剤

重症のアレルギー患者に対しては，抗体製剤(生物学的製剤)を選択することがある。アトピー性皮膚炎に対しては抗 IL-4 受容体抗体や抗 IL-31 受容体抗体，喘息に対しては抗 IgE 抗体，抗 IL-5 抗体，抗 IL-5 受容体抗体，抗 IL-4 受容体抗体，抗 TSLP 抗体，花粉症に対しては抗 IgE 抗体が用いられる。高価な薬剤であるため，通常の治療では症状がおさまらない重症患者が対象となる。

③ アレルゲン免疫療法

アレルゲン免疫療法は，アレルゲンを少量から開始して増量しながら投与して慣れさせていき，症状の軽減をはかる治療法である。以前は減感作療法とよばれていた。アレルゲンを誤って多量に投与すると，アナフィラキシーショックにより生命の危機に陥る危険性もあるので，専門の医師のもとで慎重に行われる。免疫寛容(▶123 ページ)の誘導や，アレルゲンを中和する IgG4 の産生，制御性 T 細胞の誘導などの作用により，体質改善の効果を発揮する。

舌下療法▶　現在広まっている治療は，ダニおよびスギ花粉アレルゲンの**舌下療法**である(舌下アレルゲン免疫療法)。毎日 1 回舌下投与を行い，最低 3 年は続ける必要がある。

皮下注射法▶　**皮下注射法**は古くから行われているが，体調によってはまれに全身アレルギー症状やアナフィラキシーをおこすことがあるので，新規に導入することは減っている。ハチ毒については保険適用となる薬剤はなく，一部の専門施設において注射法が選択されている。

経口免疫療法▶　食物アレルギーの小児において，卵や牛乳の**経口免疫療法**が注目されているが一部の専門施設に限定して行われる研究段階の治療法である。

ゼミナール
復習と課題

❶ アレルゲン特定のための検査についてまとめなさい。
❷ アレルギー疾患の薬物療法で用いられる薬物についてまとめなさい。
❸ アレルゲン免疫療法について説明しなさい。

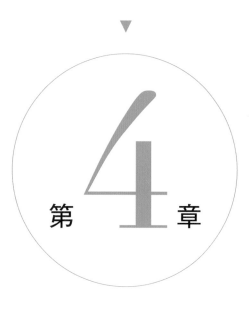

アレルギー

第 **4** 章

症状と疾患の理解

本章で学ぶこと	□外界と接する部位におこるさまざまなアレルギー疾患の特徴を学ぶ。
	□各疾患でとくに重要なアレルゲンを学ぶ。
	□アナフィラキシーの症状と対処法を学ぶ。
	□医療従事者に発症しやすいアレルギー疾患とその対処法を学ぶ。

　　アレルギー疾患は，臓器ごとにおもなアレルゲンや発症様式が決まっているため，病名には気管支喘息，アレルギー性鼻炎・結膜炎，アトピー性皮膚炎といったように，おもな症状があらわれる部位を明記したものが多い。近年では病態の理解が進み，「食物アレルギー」や「花粉症」といった，特有のアレルゲンに着目した診断名も普及している。さらに最近では，単一の臓器あるいは単一のアレルゲンの枠にはおさまらない病態がいくつも明らかとなり，「花粉・食物アレルギー症候群」や，「食物依存性運動誘発アナフィラキシー」といった複雑な名称も登場してきている。全身に急速にアレルギー症状が生じるアナフィラキシー anaphylaxis は，「防御機構 phylaxis」と「反して ana」を意味するギリシャ語を語源とする造語で，1900 年代初頭につくられた。

A｜気管支喘息

病態▶　気管支喘息は，気管支が発作性に収縮することにより，気道が狭窄して喘鳴や呼吸困難を生じる疾患である。気管支が拡張している間は症状はないため，症状の変動がみられる。本態は気道のアレルギー性炎症であり，症状はなくとも炎症は持続していて，特性として気道過敏性の亢進がある。そのため，健常者では反応しない程度の弱い刺激でも，喘息患者では気道収縮反応がおこる。

疫学▶　わが国の喘息有病率は，『喘息予防・管理ガイドライン 2021』（日本アレルギー学会）によると，2000 年ごろの調査では，小児で約 7%，成人で約 4% と高く，近年では増加傾向である。一方で，厚生労働省人口動態統計によると，喘息による死亡者数は，1990 年代半ばまでは年間 6 千人であったが，2010 年には約 2 千人，2021 年には 1,030 人あまりと減少傾向にあり，治療の進歩と普及が要因と考えられる。

分類▶　気管支喘息は**アトピー型**と**非アトピー型**に分けられる。アトピー型（アレルギー性）は，ダニや真菌，動物の毛などがアレルゲンとなり，血液検査ではこれらに対する特異的 IgE が陽性となる。一方，アレルゲンが確認できないものは非アトピー型に分類される。小児の喘息のほとんどはアトピー型である。
　　また，アスピリンなどの非ステロイド性抗炎症薬（NSAID）の内服により喘

息の発作(増悪[1])が誘発されるものは**アスピリン喘息**とよばれ，成人の喘息患者の 1 割ほどでみられる。アスピリン喘息患者には，アスピリンやそのほかの NSAID の投与はできないが，残り 9 割の患者では問題なく使用できる。

病因▶ アトピー型喘息の気道粘膜においては，アレルゲンによるマスト細胞(肥満細胞)の活性化により，ヒスタミン・ロイコトリエン・サイトカインが放出される。このような I 型アレルギー反応は病態に重要ではあるが，そのほかにも気道のウイルス感染，タバコの煙，気候変化，運動，ストレスなどのさまざまな要因が加わって気道の炎症が持続し，気道過敏性亢進と相まって喘息の発作(増悪)につながる。また，遺伝的要因も一部で関係している。

症状▶ 症状が生じないときと，生じるときがあり，症状に変動がみられる。さまざまな要因に敏感に反応して気道狭窄がおこり，呼息時の喘鳴，呼息延長，胸苦しさ，咳，呼吸困難が生じる。夜間や早朝に症状が出現しやすい。臥位よりも起き上がっているほうが，横隔膜の位置が下がって肺および気管支が広がりやすくなるため，臥位を避けるようになる(**起座呼吸**)。気道における粘液の産生も増加し，粘稠な痰を伴う。

コントロールがわるいと，ふだんでも症状が続くようになる。症状がとくに悪化するときは，外来あるいは入院で発作(増悪)の治療を要する。長期間にわたって気道炎症と症状が続くと，気道のリモデリング[2]により気道狭窄が継続し，正常な気流に回復することができなくなる。

検査・診断▶ 喘息は診断基準が定まっておらず，症状や変動する気道狭窄，気道過敏性の亢進などをもとに臨床診断を行う。

(1) 喘鳴，呼吸困難，咳嗽：診察では呼息時の喘鳴を聴取する。症状のないときの呼吸音は正常である。ちょっとしたきっかけで症状が誘発される気道過敏性の亢進を確認する。

(2) 気道狭窄：気道狭窄は変動することが特徴である。症状のあるときの呼吸機能検査(スパイログラム)で 1 秒量低下，あるいはピークフロー値で 20％をこえる低下を確認する。気管支拡張薬の吸入といった速効性の治療により喘鳴や呼吸困難が改善したり，1 秒量が増加したりすることも，気道狭窄の変動(可逆性)を示す重要な所見である。

(3) 呼気一酸化窒素(呼気 NO)，好酸球数：呼気 NO 値の上昇や，血液および喀痰中の好酸球数の増加は参考となる。

(4) 特異的 IgE：アレルゲンを調べるには，血清中の特異的 IgE の測定が役だつ。国内の喘息において最も陽性率が高いのはハウスダストおよびその主

---

1) 喘息の状態が急に悪化することをこれまで「発作」とよんでいたが，最近は学術的な用語の「増悪」を用いることが増えつつある。

2) 炎症が続くことにより，気道平滑筋の増加や基底膜部の肥厚，粘膜下浮腫などが引きおこされ，気道が組織的に変化してずっと持続することを気道リモデリングとよぶ。とくに平滑筋の増加により気道狭窄が固定したまま治らないことが問題となる。

成分である屋内塵性ダニ(ヤケヒョウヒダニ，コナヒョウヒダニ)である。

(5) 胸部X線：ふだんは異常はみられない。発作(増悪)時は正常のこともあるが，肺の過膨張がみられることもある。

　なお，喘息患者の一部で，喘鳴を呈さない咳喘息とよばれる病型がある。咳喘息では，呼吸機能検査を行っても1秒量・1秒率の低下がみられないが，気管支拡張薬の吸入により，咳症状の改善がみとめられる。

病理学的所見▶　気道粘膜の生検組織では，気道上皮の剝離や杯細胞の増加，粘膜上皮下の基底膜部の肥厚，粘膜上皮下の好酸球浸潤，気道平滑筋の肥厚・増生と収縮，気道内腔の粘液がみられる。剝離した気道上皮細胞が集塊となって喀痰中にみられる。アスピリン喘息では，好酸球を豊富に含む鼻茸をみとめる。

治療▶　軽症から重症まで，ステロイド吸入薬が最も重要な治療薬であり，重症例には高用量を用いる。これに加えて，気管支拡張薬吸入，抗ロイコトリエン薬，気管支拡張作用をもつ徐放性テオフィリンを，重症度に応じて追加する。とくに重症な患者に対しては生物学的製剤や経口ステロイド薬を用いることがある。

　発作(増悪)時は即効性の気管支拡張薬をまず吸入し，ステロイド薬やアミノフィリン水和物の点滴静注，アドレナリン皮下注を重症度に応じて追加する。

B｜アレルギー性鼻炎・結膜炎

症状▶　アレルギー性鼻炎は，Ⅰ型アレルギー反応により鼻粘膜に炎症と症状(くしゃみ，鼻漏，鼻閉)が生じる。なお，一般に鼻水とよばれているものは医学的には鼻漏に相当し，鼻腔に貯留している液体が鼻汁である。

　アレルギー性結膜炎は，アレルギー性鼻炎と同様の原因・メカニズムで，眼結膜の炎症と症状(流涙，眼の瘙痒感)が生じる。鼻炎症状と結膜炎症状がそろって生じる場合は，アレルギー性であることが多い。

病因▶　通年性アレルギー性鼻炎は，ダニアレルゲンを主成分とするハウスダストが原因である。季節性アレルギー性鼻炎は花粉がおもな原因であり(花粉症)，春であればスギやヒノキ，一部の患者ではハンノキやシラカンバも原因となる。初夏から秋にかけて，イネ科の雑草，秋にはブタクサ，ヨモギ，カナムグラの花粉が原因となることが多い。

病態▶　ダニや花粉アレルゲンに対する特異的IgEは，鼻粘膜や結膜のマスト細胞に結合している。アレルゲンが鼻腔や結膜に到達して，マスト細胞上のIgEに結合して架橋すると，マスト細胞からヒスタミンなどのケミカルメディエーターが放出される(▶25ページ，図2-6)。ヒスタミンは局所の感覚神経終末を刺激して脳の中枢にはたらき，くしゃみを引きおこすとともに，分泌腺を刺激して鼻漏・流涙を誘発する。ロイコトリエンなどの化学伝達物質は血管透過性を

亢進させ, 鼻粘膜の浮腫により鼻閉症状を生じる。

検査・診断▶　血清中のアレルゲン特異的 IgE あるいは皮膚テストが陽性で, アレルゲンに曝露されて症状が生じるという病歴から診断する。耳鼻科医は, 鼻腔粘膜の観察と, 鼻汁検査による好酸球の確認, 鼻粘膜誘発試験を必要に応じて行う。アレルギー反応とは関係なく同じような症状を生じる疾患が複数あり, アレルゲンがはっきりしないときは専門医の診察が望ましい。

鼻炎の治療▶　アレルゲンの除去や回避に努めるとともに, 抗ヒスタミン薬の内服, ステロイド点鼻薬のいずれか, または両方を用いる。鼻閉が強い場合は抗ロイコトリエン薬の内服や即効性の血管収縮薬の点鼻を行う。血管収縮薬の点鼻は長期の連用で粘膜の萎縮を生じるので, 2 週間以内の使用にとどめる。とくに重症な季節性アレルギー性鼻炎では生物学的製剤を用いることがある。

　ダニやスギ花粉に関しては, アレルゲン免疫療法の舌下療法(▶38 ページ)も有効だが, 即効性はない。薬剤治療で改善しない場合は手術療法も行われる。

結膜炎の治療▶　アレルギー性鼻炎と共通の内服抗ヒスタミン薬と点眼薬を用いる。点眼薬は, 抗アレルギー薬や抗ヒスタミン薬をまず使用する。ステロイド点眼薬は, 眼圧上昇作用があるため, 症状の強いときに限定して, 眼圧を確認しながら用いるのが望ましい。

C 食物アレルギー

　食物アレルギーは, 食物アレルゲンによってアレルギー反応が引きおこされて生じる症状をさす。経口摂取により生じるのどのかゆみや消化器症状, アナフィラキシーを食物アレルギーとすることが多いが, 広義には, 食物アレルゲンが皮膚に接触して蕁麻疹や接触皮膚炎を生じたり, 食物アレルゲンの吸入により喘息症状がおこる病態も, 食物アレルギーに含まれる。

分類と病型・病因▶　よく知られている病型は, 特異的 IgE が関与し, 摂取時に蕁麻疹やアナフィラキシーといった即時症状を生じるものである。小児では卵や牛乳, 成人ではエビ, カニ, そば, ピーナッツなどがアレルゲンとなる(▶91 ページ, 表5-3)。そのほかに, 新生児や乳児において牛乳のタンパク質を原因として嘔吐や血便, 下痢などの消化管のアレルギー症状を生じる病態があるが, これには IgE が関与しない。また, 乳児期に卵や牛乳などを摂取するとアトピー性皮膚炎の湿疹が悪化する病態があり, これには IgE が関与している。

検査・診断▶　さまざまな病型のどれに該当するのかを考え, 特異的 IgE が関与する病型の場合は, 血液検査により疑わしいアレルゲンに対する特異的 IgE を測定する。アレルゲン液を用いた即時型皮膚反応テスト(プリックテストや皮内テスト)も有用である。

　　特異的 IgE は，症状が発現する閾値(カットオフ値)が決まっているのではなく，数値が高いほど摂食時に即時症状やアナフィラキシーがおこる確率が高いことを意味する。かつては，特異的 IgE の数値だけを根拠に原因食物と断定され，除去が指示されていたが，現在は症状を重視して治療が判断される。

　　小児においては，原因と推定される食物の微量摂取から開始して，15〜30分ごとに摂取量を段階的に増やして症状の発現をみる食物経口負荷試験が最も信頼性が高い。しかし，この検査は危険を伴うので専門施設において行われる。除去試験で症状改善をみることも診断に有用である。

治療▶　症状を誘発することが明確な食物を回避する。たとえ特異的 IgE や即時型皮膚反応が陽性でも，症状が出ない食物については避ける必要はない。乳幼児では数か月の回避により体質が変化して摂取可能となることも多いが，摂取の判断は小児科医の指示のもとで行われる。食物経口負荷試験は，除去してきた食物を食べても影響のない体質になったかどうかの確認にも役だつ。

　　原因食物を微量から毎日摂取し徐々に増量していき，免疫寛容を誘導する経口免疫療法は，一部の医療機関で行われている特殊治療である。現在のところ未就学児がおもな対象となっており，有効性が期待される年齢や，摂取・増量の方法，長期的な効果はまだ確定しておらず，研究段階である。

● 食物依存性運動誘発アナフィラキシー

　　学童期から成人において，ある特定の食物を摂取後に運動を行うことにより，アナフィラキシーが誘発される病態があり，**食物依存性運動誘発アナフィラキシー**とよばれる(▶図4-1)。食物アレルゲンに対する特異的 IgE が陽性である。

　　たとえば，小麦アレルギーの場合，パンやパスタなどの小麦食品を食べて2時間以内に運動すると，アナフィラキシーが生じることがある。甲殻類(エビやカニ)や果物も一部の患者では原因となる。朝食後に，通勤のために駅まで早足で歩くといった程度の動作でも誘発されうる。

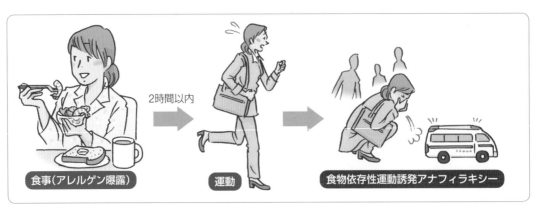

食事(アレルゲン曝露)　　2時間以内　　運動　　食物依存性運動誘発アナフィラキシー

▶図 4-1　食物依存性運動誘発アナフィラキシー

● 花粉-食物アレルギー症候群

　果物や野菜を摂取直後に口腔粘膜やのどの瘙痒感を生じるものは**口腔アレルギー症候群** oral allergy syndrome（OAS）とよばれ，幼児期から成人まで幅広くみられる。この病名は症状に基づいたものだが，近年，この症状は花粉アレルゲンに特異的な IgE が引きおこす交差反応（▶表4-1）であることが判明し，**花粉-食物アレルギー症候群** pollen-food allergy syndrome とよばれるようになった。

▶表4-1　花粉-食物アレルギー症候群に関与する花粉と植物性食品

花粉		交差反応が報告されている主な食物
科	種	
カバノキ科	ハンノキ オオバヤシャブシ	バラ科（リンゴ，モモ，サクランボ，ナシ，アンズ，アーモンド） マメ科（大豆，ピーナッツ，緑豆もやし） マタタビ科（キウイフルーツ）
	シラカンバ	カバノキ科（ヘーゼルナッツ）など
ヒノキ科	スギ	ナス科（トマト）
イネ科	オオアワガエリ カモガヤ	ウリ科（メロン，スイカ），ナス科（トマト），マタタビ科（キウイフルーツ） ミカン科（オレンジ），マメ科（ピーナッツ）など
キク科	ブタクサ	ウリ科（メロン，スイカ，ズッキーニ，キュウリ） バショウ科（バナナ）など
	ヨモギ	セリ科（セロリ，ニンジン，スパイス類：クミン，コリアンダー，フェンネルなど）， ウルシ科（マンゴー）など

（日本小児アレルギー学会：食物アレルギー診療ガイドライン 2021．p.205，表 14-1，協和企画，2021 による，一部改変）

NOTE
さまざまな食物アレルギー

●アニサキスアレルギー

　アジやサバ，イカなどの寄生虫であるアニサキスは，生きた状態で胃壁に侵入して腹痛をきたすだけでなく，アレルギーの原因となりうる。アニサキスの虫体は，死んでいても加熱後であってもアレルギー反応を引きおこしうる。症状は，嘔吐や下痢といった消化器症状だけでなく，アナフィラキシーもおこりうる。昔から「青魚のアレルギー」といわれていたもののほとんどが，アニサキスアレルギーであることが判明している。

●「茶のしずく石鹸」による食物依存性運動誘発アナフィラキシー

　「茶のしずく石鹸」という商品名の特殊な化粧石けんでの洗顔を繰り返した結果，アナフィラキシーを発症した事例がある。

　小麦タンパク質は，もともと顔面の皮膚を通過しにくい高分子であるが，これを加水分解処理することにより，皮膚を通過できるサイズの分子となる。「茶のしずく石鹸」には，この加水分解小麦タンパク質が含まれていたため，この石けんでの洗顔を長期間継続した結果，小麦タンパク質が顔面の皮膚を通過し，小麦タンパク質に対する感作が成立し，小麦アレルギーとなった。そしてこの患者が小麦食品を摂取したあとに運動を行った際，アナフィラキシーを発症するにいたった。国内で 2 千人をこえる女性が被害にあった。

　たとえば，シラカンバやハンノキの花粉は，リンゴやモモ，サクランボなどの果物と交差反応性がある(▶表4-1)。つまり，シラカンバやハンノキの花粉による花粉症患者は，リンゴ，モモ，サクランボなどの食物がアレルゲンとなって，食物アレルギー症状を生じることがある。

D｜アナフィラキシー

　アレルゲンが体内に侵入したのち，急速に全身性にアレルギー症状が引きおこされ，重篤化しうる反応を**アナフィラキシー**とよぶ。食物アレルゲンに対する特異的 IgE が陽性の人が，そのアレルゲンを含む食品を摂取して発症するものが最も多い。血圧低下，チアノーゼ，意識障害に陥ったものはとくに，**アナフィラキシーショック**とよばれる。

疫学▶　2012(平成24)年，東京都調布市で学校給食のチヂミを食べた小学生の女児がアナフィラキシーショックで死亡するといういたましい事例が発生した。わが国では，年間に50～80人がアナフィラキシーショックで死亡している(▶表4-2)。死亡の原因となったおもなアレルゲンは，医薬品とハチ刺傷である。軽症も含めると，アナフィラキシー発症の原因として最も多いのは食物である。

病因・病態▶　食物アレルゲンやハチ毒，一部の薬物(ペニシリンなど)が体内に入ると，それらに対する特異的 IgE とアレルゲンとが反応してマスト細胞(肥満細胞)が活性化され，ヒスタミンなどの化学伝達物質が全身に広がり，全身の末梢血管の拡張と透過性亢進，脈拍増加，気道粘膜の浮腫や分泌物増加，気管支収縮，消化管粘膜の浮腫と腸管蠕動の亢進が生じ，各臓器障害が生じる(▶図4-2)。

　全身の血管透過性が亢進した結果，血液量が減少するとともに赤血球容積率(ヘマトクリット)が上昇して血液濃縮がおこり，血管拡張も相まって循環動態

▶表4-2　アナフィラキシーショックによる死亡数の年次推移(人)

	2012	2013	2014	2015	2016	2017	2018	2019	2020	2021
総数	55	77	52	55	69	50	51	62	54	55
医薬品	22	37	25	23	29	24	10	10	8	12
ハチ刺傷	22	24	14	23	19	13	12	11	13	15
食物	2	2	0	0	2	4	0	1	2	0
血清	0	1	1	1	0	0	1	0	0	0
詳細不明	9	13	12	8	19	9	28	40	31	28

(「人口動態統計」をもとに作成)

以下の2つの基準のいずれかを満たす場合，アナフィラキシーである可能性が非常に高い。

1. 皮膚，粘膜，またはその両方の症状（全身性の蕁麻疹，瘙痒または紅潮，口唇・舌・口蓋垂の腫脹など）が急速に（数分～数時間で）発症した場合。

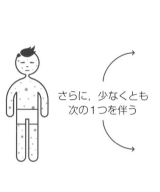

さらに，少なくとも次の1つを伴う

A. 気道／呼吸：重度の呼吸器症状（呼吸困難，呼気性喘鳴・気管支攣縮，吸気性喘鳴，PEF低下，低酸素血症など）

B. 循環器：血圧低下または臓器不全に伴う症状（筋緊張低下〔虚脱〕，失神，失禁など）

C. その他：重度の消化器症状（重度の痙攣性腹痛，反復性嘔吐など〔とくに食物以外のアレルゲンへの曝露後〕）

2. 典型的な皮膚症状を伴わなくても，当該患者にとって既知のアレルゲンまたはアレルゲンの可能性がきわめて高いものに曝露されたあと，血圧低下*または気管支攣縮または喉頭症状#が急速に（数分～数時間で）発症した場合。

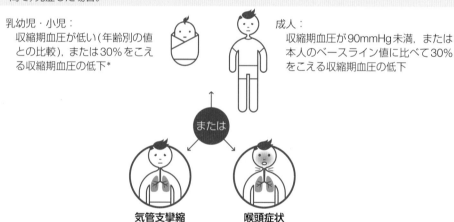

乳幼児・小児：
収縮期血圧が低い（年齢別の値との比較），または30％をこえる収縮期血圧の低下*

成人：
収縮期血圧が90mmHg未満，または本人のベースライン値に比べて30％をこえる収縮期血圧の低下

または

気管支攣縮　　喉頭症状

* 血圧低下は，本人のベースライン値に比べて30％をこえる収縮期血圧の低下がみられる場合，または以下の場合と定義する。
　i 乳児および10歳以下の小児：収縮期血圧が（70＋[2×年齢（歳）]）mmHg未満
　ii 成人：収縮期血圧が90mmHg未満
喉頭症状：吸気性喘鳴，変声，嚥下痛など。

（日本アレルギー学会：アナフィラキシーガイドライン2022．p.2，図1，2022による）

▶図4-2　アナフィラキシーの診断基準

　が悪化して血圧が低下し，ショック状態に陥り死亡にいたることもある。上気道の浮腫や気管支の閉塞による窒息も死亡につながる。
　造影剤やNSAIDなどの薬物によるアナフィラキシーは，IgEとは関係なく引きおこされるが，全身でおこる病態や治療法において違いはない。

症状▶　皮膚・粘膜症状(蕁麻疹〈じんましん〉，紅潮，粘膜浮腫)，呼吸器症状(呼吸困難，喘鳴，低酸素血症)，循環器症状(血圧低下，失神)，重度の消化器症状(腹痛，嘔吐)が組み合わさって出現する(▶71ページ，表5-1)。ショック状態になると意識レベルは低下する。

診断▶　食事摂取やハチ刺傷，臨時薬の内服など，アレルギー症状を誘発しうる物質に曝露されてから通常30分～1時間以内に発症することが多い。皮膚・粘膜症状に加えて，呼吸器症状，循環器症状，重度の消化器症状のいずれかが出現した場合は，アナフィラキシーと診断して治療を開始する(▶図4-2)。発熱・疲労・睡眠不足といった体調不良時や運動直後，月経直前などは，アナフィラキシーがおきやすくなる増強因子である(▶87ページ)。アナフィラキシー発症の最も多い原因は，小児では卵や牛乳の摂取だが，成人では，小麦やハチ毒をはじめとして，原因は多様である。

検査▶　アナフィラキシーが目の前の患者で出現している場合には，まずは治療を優先する。血液検査では赤血球数やヘマトクリット値の上昇がみられるが，そのほかに異常はみられない[1]。

原因アレルゲンの特定には，特異的 IgE 測定が有用である。プリックテストや皮内テストといった即時型皮膚反応検査も有用だが，アナフィラキシーが軽快したのち，1か月以上時間を空けて，生体の反応性がもと通りになってから行う。アレルゲンを，たとえ皮膚であっても負荷することは，アナフィラキシー誘発の危険がある。

治療▶　ただちに周囲の医療スタッフを呼び集めるとともに，バイタルサインを確認する(▶72ページ，図5-1)。アナフィラキシーに対して第一に行う治療は，アドレナリンの筋注である。アドレナリンにより，拡張した末梢血管を収縮させ透過性亢進を阻止し，気管支拡張および強心効果により，呼吸および循環動態の安定化をはかる。臥位にして脚を挙上させ，必要があれば酸素吸入を開始し，大量の輸液により血液量のすみやかな回復を目ざす。

重症例では副腎皮質ステロイド薬の点滴静注や，瘙痒感に対する抗ヒスタミン薬投与も行うが，血圧低下が持続する場合は高度治療室(HCU)あるいは集中治療室(ICU)における全身管理を要する。

回復後は，自己注射用のアドレナリン注射液(エピペン®)を携帯させ(▶88ページ，図5-3)，アナフィラキシー症状の出現時には，自己注射を行ったうえで，救急車を呼ぶように説明する。

---

1) 血漿を保管しておき，後日，ヒスタミンやトリプターゼ(マスト細胞が放出する特異物質)を測定することは可能だが，特殊検査である。

E｜アトピー性皮膚炎

アトピー性皮膚炎は，アトピー素因(アレルギー体質)を背景にもち，瘙痒感のある湿疹の増悪と寛解をくり返す疾患である。

患者は，角質細胞間の脂質であるセラミドが減少していたり，皮膚水分量の低下による乾燥肌をもっているなど，皮膚のバリア機能の異常をもっていることが多い。このような皮膚をアレルゲンが通過して感作が成立すると，局所のリンパ球やさまざまな細胞から化学伝達物質が放出され，瘙痒が増す。がまんできずに繰り返し搔破する刺激などが重なり合って，慢性の湿疹を形成する。

とくに，アトピー性皮膚炎では，病変部の表皮角化細胞からケモカインの一種である TARC[1] が分泌されることにより，ヘルパー T 細胞 2 (Th2) を病変部によび込み，アレルギー反応を増強させることが知られている(▶図 4-3)。

病因▶ アトピー素因が関連しており，本人あるいは家族にアレルギー疾患が多くみられる。アトピー性皮膚炎の患者の一部では，角質層の構成成分でありバリア機能に重要なフィラグリンというタンパク質の遺伝子変異がみられる。

病態▶ アトピー性皮膚炎はアレルギー疾患の 1 つではあるが，アレルゲンを除去するだけで症状が消失するわけではない。皮膚のバリア機能の異常に加えて，皮膚炎症と強い瘙痒感が持続し，湿疹は慢性の経過をとる。食物アレルギー，発汗，搔破，皮膚感染症(細菌や真菌)などは悪化因子となる。

0 歳児については，冬に生まれた児において発症率が高く，冬の乾燥期に皮膚が乾燥し，皮膚バリア機能の障害が生じやすいためと考えられている。乳幼

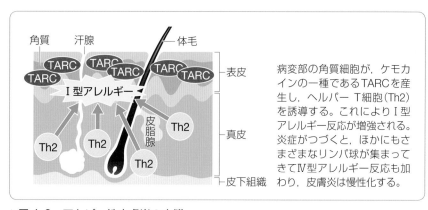

病変部の角質細胞が，ケモカインの一種である TARC を産生し，ヘルパー T 細胞(Th2)を誘導する。これにより I 型アレルギー反応が増強される。炎症がつづくと，ほかにもさまざまなリンパ球が集まってきて IV 型アレルギー反応も加わり，皮膚炎は慢性化する。

▶図 4-3　アトピー性皮膚炎の病態

---

1) thymus and activation-regulated chemokine の略。ケモカインの一種であり，Th2 を引きよせる作用をもつ。皮膚に集まった Th2 が放出する IL-4，IL-5，IL-13 などにより IgE が過剰に産生され，好酸球浸潤が生じるなどして，炎症が引きおこされる。

児・小児期に発症するものは，成長とともに患者数は減少するが，一部は成人型のアトピー性皮膚炎に移行する。

症状▶　湿疹は，急性のものと慢性のものがある。

(1) 急性症状：紅斑，丘疹，滲出液を伴う紅斑(浸潤性紅斑)，漿液性丘疹，皮膚が魚のうろこのようにがさがさになりはがれやすくなる鱗屑，かさぶた状の痂皮など。

(2) 慢性症状：急性の病変に加えて，皮膚が厚くかたくなる苔癬化，痒疹など。

左右対称におこりやすく，前額，眼や口の周囲，耳介周囲，頸部や四肢関節部，体幹が好発部位である。乳児期は頭・顔にはじまり，体幹や四肢に下降するが，思春期・成人期では上半身(顔，頸部，胸部，背部)に強く症状が出る傾向がある。

検査・診断▶　(1) 総 IgE，特異的 IgE：8 割の患者で血清の総 IgE が高値である。皮膚を通過するアレルゲンに感作されやすいため，ダニ，食物，ペットなどの特異的 IgE が陽性となりやすい。血液中の好酸球の増多もしばしばみとめられる。

(2) TARC の血清中濃度：アトピー性皮膚炎の病勢を鋭敏に示すため，専門施設においては，受診当日あるいは数日以内に判明する数値を治療薬の変更のための参考情報としている。瘙痒感が消失しても，TARC 値が高いままであれば，治療は弱めずにきちんと続けるほうがよいとされる。

日本皮膚科学会が診断基準を作成しており，特徴的な症状・経過であれば診断は容易である。症状や経過が合致しないときは皮膚科医の診断が必要である。

治療▶　まずは，汗をかいたら洗い流し，掻破してしまう状況であれば瘙痒感に対する対策を行うなど，悪化因子に対する対策を指導する(▶69 ページ)。皮膚の防御・保護機能を改善するためのスキンケアも同時に指導する(▶85 ページ)。

スキンケアと同時に，薬物療法を行う。ステロイド外用薬や，免疫抑制薬であるタクロリムス軟膏による治療を中心とし，瘙痒感に対しては抗ヒスタミン薬の内服を補助的に用いる。血液検査で TARC 値をときどき確認する。重症難治例では生物学的製剤や分子標的薬を使うことがあり，効果が高い。

寛解にいたったあとも，これらの治療法を継続していくことが大切である。近年は，治療薬の強さや使用頻度について，医師と相談しながら慎重に減らしていき，寛解を維持する方法も試みられている。

F｜蕁麻疹

蕁麻疹とは，膨疹が病的に出現する疾患であり，局所の病態としては血管拡張(紅斑)と浮腫である。皮膚や粘膜の深部に同様の異常が生じた場合は境界不

明瞭な腫脹となり，**血管性浮腫**とよばれるが根本的な病態に違いはない。

蕁麻疹はアレルギー反応を原因とする場合もあるが，日光や寒冷，温熱，搔破などの刺激で生じる物理性蕁麻疹など，アレルギー反応と無関係におこる場合もある。

病因▶　アレルギー反応により生じる場合には，卵や牛乳，エビ，魚肉などに対する特異的 IgE が発症に関与する。一部の患者では自己抗体が関与する。

治療▶　発症原因を除去・回避することに加えて，抗ヒスタミン薬の内服を行う。経口ステロイド薬を重症例に対して使うことがあるが，効果は確実とはいえない。作用機序は不明だが，原因不明の慢性蕁麻疹(6 週間以上症状が持続しているもの)において，生物学的製剤である抗 IgE 抗体が有効である。

G｜接触皮膚炎

病態▶　**接触皮膚炎**は，外界のアレルゲンや刺激物質が皮膚に接触することにより，皮膚に炎症が生じるものである。おもにⅣ型アレルギー反応の機序によりおこるが，アレルギー反応とは関係なく，皮膚の刺激でおこることもある。原因物質が塗られた皮膚に，太陽光などの紫外線があたって生じるものは，**光接触皮膚炎**とよばれる。この病態には，光が皮膚を刺激して組織傷害をおこすことと，T 細胞が関与してアレルギー反応を引きおこすことが関与する。

原因物質▶　(1) 金属：ネックレスなどのアクセサリー，歯科金属，腕時計など

(2) 植物成分：ウルシ，ラテックス(天然ゴム，▶53 ページ)など

(3) 化学物質：化粧品，毛染め液，薬品(軟膏や消毒液など)

検査・診断▶　疑わしい成分を用いたパッチテストにより原因を確定させる。

治療・予防▶　原因物質を回避することが治療および予防となる。皮疹に対してはステロイド外用薬を用いる。

H｜薬物アレルギー

薬物アレルギーは，薬物あるいはその代謝物がアレルゲンとなって感作が成立し，生体でつくられた抗体やリンパ球が，アレルゲンとなる薬物に対して免疫反応をおこして症状を生じるものである。

通常では免疫反応をおこすとは考えにくい小分子であっても，アルブミンなどの体内のタンパク質と結合して抗原となり，感作を成立させ，アレルギー反応を引きおこすことがある。その場合，結合するタンパク質を**キャリア**，小分

子をハプテンとよぶ。

　なお，造影剤や非ステロイド性抗炎症薬(NSAID)がアナフィラキシーを引きおこすことがあるが，そのメカニズムは IgE と無関係であることが多い。しかし，生じた症状の経過や治療法はアレルギー性のものと同じであるため，薬物アレルギーに含めて述べる。

分類と病因・病態▶　原因となる薬剤は無数にある。症状の生じるメカニズムをもとにして，クームスとゲルのアレルギー分類が用いられる(▶24ページ)。

　(1) I型の例：ペニシリンを原因として特異的 IgE と反応し，即時型のアレルギー症状(蕁麻疹などの皮膚症状やアナフィラキシー)が生じる。

　(2) II型の例：血液型不適合輸血による溶血反応や，ヘパリン起因性血小板減少(HIT)において，体内の抗体を介した細胞傷害が関与している。

　(3) III型の例：血清病(▶56ページ)が知られている。

　(4) IV型の例：薬剤を皮膚に塗布した際に接触皮膚炎を生じる場合にはIV型(遅延型)に分類される。

症状▶　薬物アレルギーは，全身に症状を生じる場合と，1つの臓器に症状を生じる場合がある(▶表4-3)。症状だけから薬物が原因と断定することは困難である。

問診▶　診断のために最も重要なのは問診である。投与された薬物と症状の正確な時間経過を把握する。もし，以前にも同じ薬物を投与した際に同様の症状が生じたのであれば，そのときの時間経過も参考になる。薬物による発熱(**薬剤熱**)であれば，原因薬物を中止してから3日以内に解熱することが多い。

検査▶　検査は，問診で得られた情報を補足するために行われる。アナフィラキシーなどの即時型アレルギー症状が生じたのであれば，皮膚テスト(プリックテストや皮内テスト)が有用であるが，高濃度の薬液を使うとアナフィラキシーを誘発する危険があるので慎重に行う。試しに通常量の薬剤を内服(または注射)

▶表4-3　薬物アレルギーの症状

標的臓器	症状
全身性	アナフィラキシー，ショック，全身痙攣，発熱，血管炎
皮膚・粘膜	固定疹，播種状紅斑，蕁麻疹，血管性浮腫，湿疹，天疱瘡様皮疹，接触皮膚炎，光線過敏反応，剥脱性皮膚炎，紅皮症，多形紅斑，スティーブンス-ジョンソン症候群(SJS)，中毒性表皮壊死症(TEN)，薬剤性過敏症症候群(DIHS)，急性汎発性発疹性膿疱症(AGEP)
血液・造血器	汎血球減少症，白血球減少(顆粒球減少)，血小板減少，溶血性貧血，好酸球増加，リンパ腫様反応
呼吸器	喘息発作，好酸球性肺炎，胸膜炎，間質性肺炎，グッドパスチャー症候群
肝臓	肝機能障害，胆汁うっ滞性肝炎，急性肝細胞壊死
その他の臓器	糸球体腎炎，間質性腎炎，ネフローゼ症候群，膜性腎症，心筋炎，多発神経炎，関節炎

してみることはさらに危険である。

接触皮膚炎のようなIV型(遅延型)アレルギー反応が疑われる場合はパッチテストが有用である。また，薬疹に対しては，感作リンパ球を確認する目的でリンパ球刺激試験(LST，DLST，▶34ページ)も行われる。

原因薬物が確定していないが，治療のために薬物を使わざるをえないとき，たとえば，鎮痛薬でアレルギー症状が生じるものの，月経痛の治療のため鎮痛薬を必要とする場合などは，危険性の少ない薬剤を選んで慎重に負荷投与を行うことがある。ただし，強いアレルギー症状がおこる危険性があるので，外来ではなく入院において行うことが望ましい。

治療▶ アナフィラキシーなど，薬物アレルギーの症状がある場面は，症状に対する救急治療を優先して行う。以後は，原因の薬物を避けつづける必要がある。

● 重症薬疹

薬物アレルギーで最も多くみられるのは皮膚症状であり，まれに**重症薬疹**が生じることがある。なんらかの薬物治療を行っている患者において，皮疹が広がるとともに発熱や全身の消耗が進行する場合には，皮膚科医を受診する。重症薬疹は生命の危険があり，皮膚科医を中心とする集中治療を必要とする。

SJSとTEN▶ 全身の皮膚紅斑と口腔・粘膜の出血性びらんを示すものは，**スティーブンス-ジョンソン症候群** Stevens-Johnson syndrome(SJS)とよばれる。SJSよりもさらに広範囲の紅斑や，体表面積の10%をこえる水疱，表皮剝離，びらんを呈するものは，**中毒性表皮壊死症** toxic epidermal necrolysis(TEN)とよばれる。

DIHS▶ 抗痙攣薬などを服用中の患者で，薬物アレルギー反応と体内のヘルペスウイルス属(とくに問題となるのは突発性発疹の原因となるHHV-6)の再活性化により，発熱，全身性の紅斑，リンパ節腫大，血液中の異型リンパ球増加，好酸球増多，肝機能障害などが生じるものは，**薬剤性過敏症症候群** drug-induced hypersensitivity syndrome(DIHS)とよばれ，重症薬疹の1つである。

AGEP▶ おもにペニシリン系抗菌薬などの投与をきっかけに，急速に発熱と全身に紅斑と小膿疱が多発するものは**急性汎発性発疹性膿疱症** acute generalized exanthematous pustulosis(AGEP)とよばれ，重症薬疹に含まれる。

Ｉ｜ラテックスアレルギー

ラテックスとは，ゴムノキの樹液(天然ゴム)あるいはその加工品をさし，ゴム手袋などの原料となる。皮膚を通過したラテックスタンパク質が感作を成立させ，接触皮膚炎(IV型アレルギー反応)や急性蕁麻疹，あるいはアナフィラキシー(Ｉ型アレルギー反応)を引きおこすことがある。

診断▶　ラテックスを含まない合成ゴム手袋を使った場合は症状が生じないことが診断の参考になる。I型アレルギー反応の場合には，血清中のラテックス特異的IgEは陽性となる。

ハイリスク群▶　手袋を頻繁に使う職種でおきやすく，医療従事者や調理師，医療処置を繰り返し受ける患者(二分脊椎患者など)などがハイリスク群である。アトピー素因の人や，手に湿疹がある人は，感作がおこりやすい。

● ラテックス-フルーツ症候群

ラテックス特異的IgEが陽性の人では，バナナやアボカド，クリ，キウイフルーツといった一部の果物類(▶96ページ, 表5-7)と交差反応をおこすことがあり，ラテックス-フルーツ症候群とよばれる。食品摂取後に口腔内や咽頭の違和感・ピリピリ感を感じる口腔アレルギー症候群の症状が生じたり，蕁麻疹だけでなくアナフィラキシーなどの重篤な全身症状にみまわれることもある。

ラテックス-フルーツ症候群の患者は，ラテックス製品との接触を避けるほか，症状をひきおこした食品およびその加工品を除去する必要がある。医療従事者が罹患した場合，医療用手袋だけでなく，輪ゴムや絆創膏，駆血帯，カテーテルなどのさまざまな医療用具に注意を要する(▶95ページ, 表5-6)。

J｜職業性アレルギー

職場環境にある物質が原因となってアレルギー症状が生じるものは，職業性アレルギーとよぶ。生じる症状は，喘息，アレルギー性鼻炎・結膜炎，アナフィラキシー，接触皮膚炎(▶表4-4)などさまざまである。医療従事者においてラテックスアレルギーが生じた場合は，職業性アレルギーに該当する。

工業の進歩に伴って新しい化学物質が人体に作用してアレルギーを生じることもあり，職業性アレルギーをおこす原因物質は世界的に年々増加している。

K｜ペット・昆虫アレルギー

ペットアレルギー▶　ペットの毛や皮屑がアレルゲンとなって喘息や鼻炎・結膜炎をおこすことがある。また，ペットを室内で飼っているとダニが増加し，ダニアレルギーの症状もおきやすくなる。もともとアレルギー疾患(とくに喘息)をもつ人は注意する必要がある。イヌ，ネコ，ウサギ，ハムスター，鳥などの特異的IgE検査が診断に有用である。

▶表 4-4　職業別の接触皮膚炎の原因

職種	接触皮膚炎	原因
農業	急性刺激性皮膚炎	農薬(有機リン製剤, 除草剤), 農作物
	慢性刺激性皮膚炎 アレルギー性接触皮膚炎	農薬, 肥料, 農作物, 花粉, 界面活性剤
工業	急性刺激性皮膚炎	防錆剤, 灯油, 切削油, タール, フェノール
	慢性刺激性皮膚炎 アレルギー性接触皮膚炎	塗料, 金属(ニッケル, コバルト, クロム), 界面活性剤, エポキシ樹脂, ゴム剤, 切削油
美容師	刺激性皮膚炎	毛髪, 界面活性剤(コカミドプロピルベタイン；CAPB), パーマネントウェーブ液(チオグリコール酸アンモニウム；ATG)
	アレルギー性接触皮膚炎	界面活性剤, 染毛剤(パラフェニレンジアミン；PPD), パーマネントウェーブ液, 香料, ブリーチ剤(過硫酸アンモニウム), はさみ(金属), ゴム手袋(加硫促進剤), 殺菌防腐剤(ケーソンCG)
医療従事者	刺激性皮膚炎	手指洗浄剤・消毒剤(ポビドンヨード, ベンザルコニウム塩化物, グルコン酸クロルヘキシジン)
	アレルギー性接触皮膚炎	消毒剤, 歯科用材料(レジン), ゴム手袋(加硫促進剤)(接触蕁麻疹　ラテックス)
事務職従事者	アレルギー性接触皮膚炎	デスクマット[2,3,5,6-テトラクロロ-4-(メチルスルホニル)ピリジン：TCMSP]

(日本アレルギー学会：アレルギー総合ガイドライン 2022. p.392, 表 14-3-2, 協和企画, 2022 による, 一部改変)

　　　ハムスターやモルモットを飼っている人では, 知らない間にこれらのもつアレルゲンに強く感作されていることがある。このような人が, ハムスターやモルモットにかまれると, 咬傷から微量の唾液中のタンパク質が体内に侵入し, 重篤なアナフィラキシーショックをおこす例も報告されている。モルモットやラット, マウスに対するアレルギーは, 動物実験従事者に多く見られる。

　　　インコやアヒルでは, 羽毛や糞がアレルゲンとなり, 喘息の原因となる。これらのアレルゲンは過敏性肺炎の原因にもなる。

昆虫アレルギー▶　ハチやガ(蛾), ヒアリ, ユスリカ, ゴキブリなど, さまざまな昆虫の成分がアレルギーをおこすことがある。とくにハチ毒は, 養蜂業や林業に従事する人において問題となる。ハチ刺傷によるアナフィラキシーショックで死亡する事例が, 毎年国内で十数件の頻度でおきている(▶46 ページ, 表 4-2)。

　　　ガ, ユスリカ, ゴキブリについては, 虫体や羽に含まれる物質を吸入することにより喘息症状をおこすことがある。

L 化学物質過敏症

　　芳香剤や防虫剤などのさまざまなにおいの物質や有機溶媒により，目のチカチカする感じや咳，呼吸困難を生じる病態は，**化学物質過敏症**と総称される。健常な人ではまったく気にならないような低濃度の物質に対しても過敏症状を生じるため，日常生活上の支障が大きい。

　　新築の建材から微量にもれ出るホルムアルデヒドなどの物質に限定して呼吸困難が生じるものは，**シックハウス症候群**とよばれる。気管支喘息をもっている人でおこりやすい。

　　血液検査では異常はなく，検査には特殊な曝露用設備を必要とするため，総合病院や大学病院でもむずかしく，病歴に基づいて診断をすることになる。

M 血清病

　　破傷風毒素やヘビ毒などの毒性を中和する目的で，抗血清(ウマ血清)を筋注で用いることがある。投与1週間後くらいから，体内では異物であるウマタンパク質を排除するために抗体産生が開始され，投与されたウマタンパク質と産生された抗体により免疫複合体が血液や組織中で形成され，異物を処理する細胞に取り込まれて分解されていく。免疫複合体は抗体を多数含んでおり，免疫細胞を強力に活性化させるため，発熱や蕁麻疹様の皮疹，関節炎を生じることがあり，**血清病**とよばれる。最終的には免疫複合体は体内から除かれる。

　　Ⅲ型アレルギー反応の典型例である(▶26ページ)。異種タンパク質を皮膚局所に注射して3〜8時間後に生じる発赤や硬結は，**アルサスArthus反応**とよばれる。

ゼミナール
復習と課題
❶ 代表的なアレルギー疾患と，そのアレルゲンについてまとめなさい。
❷ 気管支喘息の原因と症状，検査と治療についてまとめなさい。
❸ 食物依存性運動誘発アナフィラキシーについて説明しなさい。
❹ 薬物アレルギーの症状についてまとめなさい。

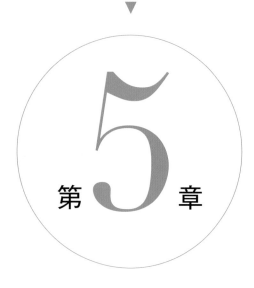

アレルギー

▼

第 5 章

患者の看護

A 疾患をもつ患者の経過と看護

　ここでは，食物アレルギーによりアナフィラキシーショックを発症し，初期治療を受ける急性期から，ラテックス-フルーツ症候群と診断され，退院して通院治療を継続的に行う段階まで，患者がどのような経過をたどるかを整理し，その健康レベルに合わせた看護のポイントを述べる。時系列にそって患者の変化をとらえ，本章 B 節以降の具体的な看護実践の学習に役だててほしい。

① 急性期の患者の看護

　アレルギー疾患の急性期にあらわれる症状は，少しかゆみがあるといった軽度のものから，生死にかかわる重篤なものまでさまざまであり，症状が出現する部位や重症度も多様である。急性期の患者は，生体の恒常性が急激に崩壊し，死にいたる危険性がある。そのため，迅速な情報収集に基づいた的確なアセスメントと正確な処置が必要となる。また患者は，自覚症状が重度であればあるほど，死への不安が高まるため，精神的な援助も大切である。

急性期 | **アナフィラキシーショックで救急搬送された A さん**

A さんの [回復期] ▶60 ページ，[慢性期] ▶61 ページ

◆ **救急搬送までの経過**

　20 歳，A さん（看護大学 3 年生）は，子どものころから背中や肘・膝の関節部の乾燥や瘙痒感を自覚しており，皮膚科を受診してアトピー性皮膚炎と診断されていた。家族とともに生活しており，大学には自宅から通っている。

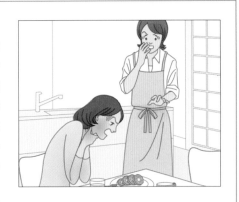

　3 年生になって臨地実習が始まり，手あれがひどくなってきた。とくに，ゴム手袋を着用したときに症状が重くなることに気づいていた。ある日，自宅でキウイフルーツを摂取したところ，のどのかゆみに続いて顔面の浮腫，呼吸困難感，動悸，全身にかゆみを伴う浮腫と蕁麻疹が出現したため，家族に付き添われて救急搬送されてきた。

◆ **搬送時の状況**

　搬送中は，意識清明，呼吸 22 回/分，体温 36.3℃，SpO_2 93％，脈拍 106 回/分，病院到着前の血圧 88/53 mmHg であり，症状の変化はなかった。ア

ドレナリンと抗アレルギー薬の投与および輸液では症状の改善が不十分であったため，そのまま入院して電解質液の点滴の追加と酸素投与が行われた。

　Aさんはこれまで大きな病気をしたことがなかったため，命の危険を感じるような今回のエピソードは，Aさんと家族に大きな不安をもたらした。「Aがひとりでいるときにアナフィラキシーショックがおこっていたらと思うとゾッとします」と家族は述べている。

◉ 看護のポイント

[1] 急性症状への対応

(1) 症状の観察・問診：急性期のアレルギー患者は，呼吸困難感・気道狭窄などの呼吸器症状や血圧低下・意識障害などの循環器症状，蕁麻疹などの皮膚症状が，1つの臓器あるいは複数の臓器に同時にあらわれる。アナフィラキシーでは，突然に複数の臓器に発症して緊急に受診することが多く，喉頭浮腫により呼吸困難から窒息に陥ったり，循環動態の急速な悪化により心停止となる危険もある。そのため，迅速なアセスメントにより患者がアナフィラキシーによるショックであることを認識し，適切な治療をすみやかに開始することが重要となる。診察を受ける患者の看護▶73ページ 循環器症状がある患者の看護▶70ページ

(2) アナフィラキシーショックに対する救急処置：アナフィラキシーショックで搬送された患者には，アドレナリンの筋肉内注射のほかに，輸液ルートの確保，輸液，モニター管理，必要に応じて気管挿管や蘇生など，多くの処置が同時進行で行われる。前もって医薬品や救急カートを整備しておくとともに，緊急時にあわてないようにふだんからシミュレーションを行っておくことが大切である。看護師は，患者が不要なストレスを避け，安静が保てるように援助する。また，経時的な変化を把握するためにバイタルサインの測定やモニター管理を行い，異常を察知したら医療チームのメンバーに知らせて，迅速に対応する。循環器症状がある患者の看護▶70ページ

[2] 心理的支援
アナフィラキシーショックの患者は，これまでに体験したことがない状況におかれ，さまざまな不安や死への恐怖を強くいだきやすい。そのため看護師は，患者の苦痛を積極的に緩和し，不安や恐怖の軽減に努めることが大切である。また家族も同様に，患者の急変状態を目にしたとき心理的危機状態に陥る。患者本人のみならず家族への精神的ケアも必要となる。

本章で取り上げる急性期患者の看護

　アレルギー疾患のなかでもとくに，喘息の発作（増悪）やアナフィラキシーをきたした患者は，生命の危機に陥るリスクが高い。本章では，以下

の疾患について急性期の看護をとりあげている。

② 回復期の患者の看護

この時期の患者は，急性状態から脱し，日常生活に戻れるよう準備を始める。セルフケア*能力を高め，自宅や学校，職場などの生活環境で，患者自身や家族がアレルゲンを除去・回避し，緊急時の対応ができるように援助することが重要である。

＊セルフケア

本来人間は，自分で自分の世話をすること(セルフケア)ができる。しかし，けがや病気により，自分のニードを満たせないとき，セルフケア不足が生じる。看護師は，患者がどの程度のセルフケアができるのかを見きわめ，それに応じて援助する。

| 回復期 | 急性状態から脱し，日常生活に戻る準備を始めるAさん |

Aさんの 急性期 ▶58ページ，慢性期 ▶61ページ

◆**検査・診断と治療**

後日検査をしたところ，ラテックスタンパク質とキウイフルーツにおいてアレルギー反応陽性がみとめられたため，ラテックス-フルーツ症候群と診断された。医師からは，食事や生活上の注意が必要であるが，適切な治療や管理が続けられれば，病状はコントロール可能であることが伝えられた。また，アナフィラキシーの予防法と，緊急時の自己注射用のアドレナリン注射液(エピペン®)の携帯と使用方法について説明された。しかし，Aさんは，「また，アレルギー発作がおこるかもしれないんですね。こわいです」とアナフィラキシーの再発を心配している。

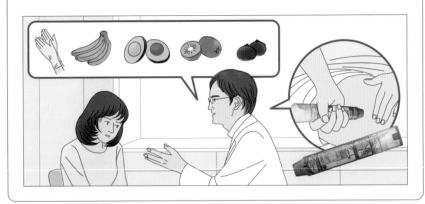

● **看護のポイント**

[1] **アレルゲン特定のための援助**　アレルゲンを特定するために，直前にどの

ようなアレルゲンに曝露したかについて，詳細な問診が行われ，さらに血液検査と皮膚テスト，必要に応じて食物除去試験や食物経口負荷試験などの検査が行われる。検査によっては，アレルギー症状の悪化やアナフィラキシーを引きおこすものもあるため，看護師は患者に検査内容をていねいに説明し，検査中・検査後は状態を注意深く観察する必要がある。また，患者が安全に安心して検査を受けられるように援助する。

検査を受ける患者の看護▶74ページ

[2] アレルゲンの除去・回避のための生活指導　再びアナフィラキシーをおこさないようにするためには，適切なアレルゲン検査と正しい診断に基づいた，アレルゲンの除去・回避が必要である。Aさんの場合，ラテックス製品の使用を避けるだけではなく，ラテックスのアレルゲンと類似した抗原をもつ食物（バナナやアボカド，キウイフルーツ，クリなど）のうち，症状が生じるものの摂取を避けて生活することになる。食事指導では，栄養バランスがかたよらないように工夫することも大切である。

日常生活の改善▶76ページ
アナフィラキシー患者の看護▶86ページ
食物アレルギー患者の看護▶89ページ
ラテックスアレルギー患者の看護▶94ページ

[3] 緊急時の対処法の指導　アナフィラキシーがおこってしまった場合に備えて，迅速に緊急時の対応ができることも重要である。アドレナリン注射液（エピペン®）を処方された場合は，つねに携行して症状があらわれたときには正しく使用し，使用後には必ず受診することなどを患者と家族に説明する。

アナフィラキシー患者の看護▶86ページ

③ 慢性期の患者の看護

この時期の患者は，適切な治療やケアを受けていれば，明らかな症状変化はなく，病状は安定してくる。通常の社会生活を送ることができるが，適切な治療の継続や，アレルゲンや増悪因子の除去・回避を怠ると，急激に症状が悪化することがある。そのため，長期にわたる治療や生活管理の必要性について患者自身がよく理解することが大切である。そして，長い経過のなかで変化する環境や生活にあわせて，セルフケアを続けていくためのセルフマネジメント能力と，薬物療法に対する**アドヒアランス**＊の向上が必要となる。

＊**コンプライアンス とアドヒアランス**
患者が医師の指示に従って，通院や服薬，食事，運動などの治療を遵守することをコンプライアンスという。アドヒアランスとは，患者が医師とコミュニケーションをとりながら治療内容や方法を選び，責任をもって治療を続けるといった，治療への積極的な参加を意味する。近年は，患者が医師の指示を遵守することに着目するコンプライアンスよりも，患者主体のアドヒアランスが重要視されることが多い。

| 慢性期 | セルフマネジメント能力と薬物療法のアドヒアランスの向上に取り組むAさん |

Aさんの 急性期 ▶58ページ， 回復期 ▶60ページ

◆**日常生活と将来に対する不安**

ラテックス-フルーツ症候群との診断を受けたAさんは，アレルゲンや増悪因子を回避・除去し，薬物療法を継続しながら日常生活を送るための指導を受けたが，アレルゲンが複数あることに不安を感じている。また，退院後の日常

生活において症状に応じた対処ができるかどうか，Aさんも家族も心配している。

　さらに，Aさんは看護師になるための勉強をしており，手袋以外にも，駆血帯や血圧計のマンシェット，車椅子の車輪などのラテックス製品に触れる機会がある。このまま実習を続けることができるのか，将来，看護師になることをあきらめなければならないのかと悩んでいる。

◆**情報収集**

　医師からは，病気をよく理解して生活習慣を整え，ラテックスフリーの製品を利用するなどの工夫で，看護師として働くことは十分に可能であることが伝えられた。Aさんは，病院で看護師として働く場合，いつ・どのようなアレルゲンにさらされる危険があるのか，また予防法があるのかといったことについて，アレルギー疾患に関する専門的な知識や経験をもつ看護師に，具体的に質問してみたいと考えている。

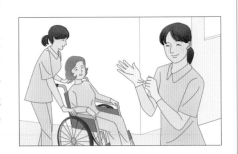

◉ 看護のポイント

[1] 症状のマネジメントを支援する

(1) アレルゲンや増悪因子の除去・回避：慢性期のアレルギー疾患患者は，退院後もアレルゲンや増悪因子の除去・回避と薬物療法を続けて，症状をマネジメントする力を身につける必要がある。看護師は，患者が症状をコントロールできるように援助する。客観的に測定できるデータや症状について，観察して記録するよう患者に促すことで，患者は自分の体調に関心をもち，病状悪化とアレルゲンや増悪因子との関係に気づくことができるようになる。観察した結果を，医療者と共有して，どのような解決方法があるのかを一緒に考えることが可能となる。日常生活の改善▶76ページ

(2) 治療の継続：アレルギー症状に用いられる薬物は，種類も多くまた剤形もさまざまである。看護師は，患者が治療方針について医師とよく話し合えるように調整する。そして，その決定に従って治療を続けられるように，アドヒアランスの向上を支援することが大切である。

(3) 自己効力感の向上：治療継続の効果が実感できると，患者の治療行動は強化される。確実な治療の継続によってアレルギー症状がおさまっていることについて，看護師が患者にフィードバックすることにより，患者は徐々に自信（自己効力感[*]）を高め，治療に対するモチベーションを向上させることができる。症状に対する看護▶64ページ
薬物療法を受ける患者の看護▶78ページ

＊**自己効力感**

　人間の行動は，それをどの程度うまく行えるかという効力予期と，それがどのような結果を生みだすかという結果予期に影響される。この効力予期を自己効力といい，自分自身に対する自信や期待感のことであり，過去の成功体験や励まし，それによる高揚感などにより高められる。

[2] **感情のマネジメントを支援する**　アレルギー疾患をもつ患者は，長期にわたってアレルゲンや増悪因子を除去・回避するための生活や服薬を続ける必要があることに，不安やイライラ，負担を感じていることがある。患者は，病気であることによって生じるネガティブな感情と向き合い，対処するために感情をマネジメントする力を身につけることが大切である。看護師は，患者が誤った情報により不安に陥らないよう，アナフィラキシーやその予防，アレルギー症状とその治療に関する正しい知識を幅広く学べるよう，協力する。

[3] **社会生活のマネジメントを支援する**　アレルギー疾患患者は，Aさんのように小児期から長くアレルギー疾患をわずらっていることも多い。よって，環境や生活の変化に応じた症状のマネジメントを行いながら，自分が生きたいと思える人生を自由に求められるように，社会生活をマネジメントする力を強化する必要がある。看護師は，患者にとって有益な情報が得られる場や方法についての情報提供を行う。

患者会などのセルフヘルプ(自助)グループを紹介することも効果的である。同病者から得られる情報は，患者のニーズに即した実用的なものであることも多く，問題解決のヒントが得られることもある。また，Aさんのように，アレルギー疾患が，学業の継続や職業の選択に影響する可能性がある場合は，医師や専門的知識をもつ看護師への相談をすすめてみることも効果的である。

患者が自分の病状をよく知り，自分にとって有益な情報を取捨選択しながら，本来の力を取り戻し(**エンパワメント**＊)，患者が望む生活や仕事を選び，歩んでいけるよう，支援することが大切である。

＊**エンパワメント**
　エンパワメントとは，けがや病気によって，みずからをコントロールしていく力を奪われた患者が，本来自分に備わっている力を取り戻していく過程である。エンパワメントには，患者の意志や自己決定が強く影響する。また，他者との相互関係によって強化され，患者-医療者間の信頼が必須であるといった特徴がある。

> **本章で取り上げる慢性期患者の看護**
>
> 　アレルギー疾患のほとんどは慢性的な経過をたどる。本章では，以下の疾患の看護についてとりあげている。
> ▶気管支喘息患者の看護(81ページ)
> ▶アレルギー性鼻炎・花粉症患者の看護(83ページ)
> ▶アトピー性皮膚炎患者の看護(84ページ)
> ▶食物アレルギー患者の看護(89ページ)
> ▶ラテックスアレルギー患者の看護(94ページ)

④ 患者の経過と看護のまとめ

アレルギー疾患は，長期的な病状コントロールの視点をもつことが重要となる。急性状態を脱しても，再びアレルゲンに曝露することによりアナフィラキシーを発症する危険性があることから，アレルゲンや増悪因子を除去・回避し，治療薬を正しく服用しつづけることで，症状をマネジメントすることが必要である。

　また，患者が長く治療を続けていくためには，不安やイライラなどの感情をマネジメントし，治療を続けながら自分が生きたいと思える人生を自由に求めることができるように社会生活をマネジメントすることが大切である。

　つまり，患者のセルフマネジメント能力や薬物療法のアドヒアランスを向上させることが，重要な看護の役割である。

A さんの経過のまとめ

❶ 急性期

発症前
- 以前から，アトピー性皮膚炎と診断されていた。
- 実習中にゴム手袋を着用した際，かゆみが生じるようになった。

アナフィラキシーショック
- キウイフルーツの摂取でアナフィラキシーショックが引きおこされ，救急搬送された。
- アドレナリンと輸液投与が行われたが症状が消失せず，入院により点滴の追加と酸素投与がなされた。

❷ 回復期

アレルギー検査と診断
- 各種検査により，ラテックス-フルーツ症候群と診断される。

日常生活の指導
- アレルゲンの除去・回避のための日常生活指導と薬物治療を受ける。
- 緊急時の対応について，アドレナリン注射液（エピペン®）の投与方法などの指導を受ける。

❸ 慢性期

症状のマネジメント
- アレルゲンを除去・回避する生活を続けていけるように，セルフケア能力を向上するための支援を受ける。
- 適切な薬物療法を続けていけるように，服薬アドヒアランスを向上するための支援を受ける。

社会生活のマネジメント
- 症状のマネジメントを行いながら，将来の職業選択や人生設計に向けて，よりよい情報収集と意思決定のための支援を受ける。

B | 症状に対する看護

① 呼吸器症状がある患者の看護

　アレルギーによる呼吸器症状には，長びく咳や喀痰，咽頭の違和感，喘鳴，呼吸困難などがある。3週間以下の急性咳嗽の多くは感染症によるが，経過とともに非感染症の割合が増加し，8週間以上の慢性咳嗽では，喘息やアトピー性咳嗽（花粉などが原因となる，のどのイガイガ感を伴う乾性咳嗽）といったアレルギーによる咳嗽が多くなる。

　また，食物アレルギーや薬物アレルギーなどによりアナフィラキシーが引きおこされた場合には，急激な気道狭窄により，激しい咳き込みや喘鳴，呼吸困難に陥り，死にいたることもある。

1 アセスメント

観察事項 ▶ (1) 気道閉塞の随伴症状

①呼吸：呼吸困難，喘鳴，経皮的動脈血酸素飽和度(SpO_2)の低下など

②循環：顔面蒼白，末梢冷感の有無，動脈触知ができない，など

(2) 呼吸数，呼吸の型(努力呼吸など)，呼吸リズム(呼息・吸息の延長など)，過呼吸，呼吸音・肺雑音(喘鳴など)の有無

(3) 口腔粘膜や咽頭の瘙痒感・違和感・腫脹

(4) くしゃみ・鼻漏(びろう)・鼻閉感

(5) 咳嗽の様子：いつから続くのか(急性か慢性か)，1日のうちでいつ生じるか(明け方，日中，夜)，喀痰，痰の性状

(6) 努力呼吸による身体疲労や不穏

(7) アレルゲンや刺激物質の曝露：ハウスダスト，タバコの煙，アレルギー物質を含む食品など

(8) 増悪因子：喫煙歴，過去の病歴(増悪の回数と重症度)，現在の症状コントロールの状況，治療薬の不適切な使用，合併症，アスピリンや NSAID 服用の有無(とくにアスピリン喘息の場合)，アンギオテンシン変換酵素阻害薬(ACE 阻害薬)服用の有無(副作用による空咳との判別)，環境因子(大気汚染)，食品・食品添加物，妊娠，アトピー素因，遺伝因子など

(9) 生活環境：ペットの飼育，洗濯・掃除の頻度，寝具・ソファー・カーペット・畳の使用，冷暖房・加湿器の使用，喫煙者の有無など

(10) 既往歴，家族歴：アレルギー疾患

(11) アレルゲンに対する理解や回避行動

検査所見 ▶ (1) 血圧，脈拍

(2) 胸部 X 線写真：感染症などとの判別，肺炎などの合併症の有無の確認

(3) SpO_2，動脈血ガス分析

(4) 呼吸機能検査：スパイロメトリー，ピークフロー，気道可逆性試験，気道過敏性試験(吸入試験，運動負荷試験)

(5) アレルゲン検査：総 IgE，特異的 IgE，プリックテストなど

2 看護目標

(1) 呼吸器症状が緩和し，身体的苦痛がない。

(2) 呼吸器症状に伴う精神的不安がない。

(3) 呼吸器症状出現の原因を考え，アレルゲン回避の予防行動がとれる。

3 看護活動

気道の確保 ▶ 気道閉塞があれば，すみやかに気道を確保する。

安楽な呼吸の援助 ▶ 喘息があれば起座位またはセミファーラー位をとる。深呼吸を促し，呼吸の

バランスを整える。

排痰▶　事前にネブライザーによる気道の加湿や水分摂取を行い，また，体位ドレナージにより中枢気道に分泌物を移動させる。痰を喀出しやすくするハフィング法[1]を実演し，まねてもらう。必要に応じて気管内吸引を行う。

与薬▶　医師の指示により，アドレナリンβ_2受容体刺激薬(β_2刺激薬)吸入，副腎皮質ステロイド薬の全身投与(点滴・経口)，イソプレナリン持続吸入療法，アミノフィリン水和物点滴静注，持続点滴などの初期治療をすみやかに行い，効果と副作用を観察する。

酸素療法▶　酸素療法が必要となった場合には，酸素マスクの装着を適切に管理し，呼吸状態を観察する。とくに安静指示が変更となる時期には酸素量を管理し，活動時に低酸素状態にならないよう留意する。呼吸不全と考えられる場合には，人工呼吸器による管理を行う。

療養環境の整備▶　ナースコールなどの必要なものをすぐに手にとることができるよう，負担の少ない物品の配置を調整する。

心理面への配慮▶　患者は呼吸困難により不安が増強しやすいため，まずは呼吸状態を安楽にしつつ，傾聴や共感により不安を軽減する。

アレルゲンの特定▶　アレルゲンを特定するための十分な情報収集を行う。アレルゲンは，その人
と回避　　が住んでいる生活環境や食習慣，年齢などにより異なる。症状の出現の経緯を一緒にふり返り，なにが原因となったのかを明らかにし，どうすれば解決できるかを考える。

　アレルゲンの除去の指導については，第5章D「①日常生活の改善(アレルゲンの回避・除去)」(▶76ページ)を参照のこと。

② 消化器症状がある患者の看護

　アレルギーによる消化器症状は，おもに食物アレルギーにおいてみられる。食物を摂取した際，軽症では口腔やのどのかゆみや違和感，弱い腹痛，吐きけ・嘔吐，下痢がみられるが，アナフィラキシーなどの重症例では，強い腹痛が持続し，嘔吐を繰り返すことがある。

1 アセスメント

観察事項▶　(1) 消化器症状の発症時期，発症部位，増悪・緩解の時期：吐きけ・嘔吐の回数，腹痛の程度，便の異常(下痢便，軟便，膿・粘液便，血便)，腹部膨満
(2) 原因と考えられる食物の摂取状況：いつ・どのくらい食べたら，何分(何時間)後に，どのような症状が，どのくらい続いたか。食事の前後に運動したか。

---

1) ハフィング法：吸息をゆっくりと，呼息を強く速く行う。これを3，4回繰り返す。

(3) 増悪因子：過去の病歴(増悪の回数と重症度)，治療薬の不適切な使用，合併症，アトピー素因など

(4) 既往歴，家族歴：アレルギー疾患

(5) アレルゲンに対する理解や回避行動

検査所見▶ (1) 腹部X線写真，腹部CT・MRI：感染症，慢性炎症性腸疾患などの否定

(2) アレルゲン・血液検査：特異的IgE，末梢血好酸球，CRP

(3) 便・吐瀉物検査：便粘液中好酸球，便潜血反応，感染症の有無など

2 看護目標

(1) 消化器症状が緩和し，身体的苦痛がない。

(2) 消化器症状に伴う精神的不安がない。

(3) 消化器症状出現の原因食物を考え，アレルゲン回避の予防行動がとれる。

3 看護活動

吐瀉物の処理▶ 吐瀉物で汚染した寝衣や寝具は，患者の症状が落ち着くのを待ってすばやく交換する。吐瀉物は患者の目に触れないよう除去し，換気する。吐瀉物を処理する際はスタンダードプリコーション(標準予防策)を実施する。

体位を整える▶ 吐きけが続く場合，衣服の締めつけをゆるめ，膝下に安楽枕を入れ，腹壁の緊張を緩和するなど，患者がリラックスできるように援助する。吐瀉物を誤嚥しないように顔を横に向け，側臥位をとるなど，体位の工夫も必要である。

口腔内の保清▶ 嘔吐後は，吐瀉物の臭気や味，消化液などの逆流により口腔内が不快になるので，含嗽や口腔ケアを行う。

肛門周囲の保清▶ 下痢を放置すると，肛門周囲の粘膜や皮膚がただれてしまうため，できるだけすみやかに肛門周囲を保清する。

与薬▶ アナフィラキシーであれば，医師の指示によりアドレナリン筋注を行う。症状が持続する場合は，腸管浮腫などによる循環血液量の低下からショック症状に進展しやすいため，生理食塩水や副腎皮質ステロイド薬の点滴を実施する。

脱水予防▶ 嘔吐や下痢の持続による脱水症状や，電解質の異常(代謝性アルカローシス)に注意し，水分摂取を促す。経口摂取できない場合は，医師の指示により輸液を行う。

アレルゲンの回避▶ まずは，原因アレルゲンを特定するための十分な情報収集を行う。アレルゲンと疑われる食物やその摂取状況，症状を一緒にふり返り，なにが原因となったのかを明らかにし，どのように解決できるかを考え，アレルゲン除去方法について指導する(▶76ページ)。

③ 皮膚症状がある患者の看護

アレルギー疾患で皮膚症状を呈するものは多い。アトピー性皮膚炎は，家族

歴・既往歴に食物アレルギー，気管支喘息，アレルギー性鼻炎・結膜炎，花粉症，蕁麻疹などのアレルギー疾患があり，IgE を産生しやすい体質の人に生じやすい。金属やウルシ科の植物などが原因となる接触皮膚炎も代表的なアレルギー疾患である。

1　アセスメント

観察事項▶ (1) 皮膚症状：瘙痒感，蕁麻疹・湿疹，発赤・紅斑・熱感，疼痛，血管性浮腫，皮膚の乾燥・搔破・滲出液，その他(鱗屑，痂皮など)の発症時期，発症部位，増悪・緩解の時期
 (2) 症状が出現したときの食事摂取状況：なにを食べて出現したか，どのような症状か，食べてからの経過時間はどのくらいか。
 (3) アレルゲンの曝露：ハウスダスト，ペット，花粉，タバコの煙，食品，発汗，衣類，化粧品，装飾品，整髪料，細菌・真菌，外用薬，香料，金属など
 (4) 増悪因子：過去の病歴(増悪の回数と重症度)，現在の症状コントロールの状況，治療薬の不適切な使用，合併症，環境因子(大気汚染，気候)，食品・食品添加物，妊娠，アトピー素因，遺伝因子，搔破，精神的ストレス
 (5) 生活習慣
　①寝具や衣類の素材・タグや縫い目の刺激，柔軟剤・芳香剤などの化学刺激
　②食生活：アレルゲンとなりやすい食品や瘙痒感を増強させる食品の摂取状況，嗜好品(アルコール・甘味料・香辛料)の摂取状況
　③住環境：畳やカーペットの使用の有無，ダニの繁殖の原因となるぬいぐるみなどの有無，ペットの飼育，寝室環境
 (6) 既往歴，家族歴：アレルギー疾患
 (7) アレルゲンに対する理解や回避行動
検査所見▶ (1) 血液検査：TARC，血中好酸球数，総 IgE，特異的 IgE
 (2) 皮膚テスト：皮内テスト，パッチテスト，プリックテスト

2　看護目標

(1) 皮膚症状が緩和し，身体的苦痛がない。
(2) 皮膚症状に伴う精神的不安がない。
(3) 皮膚症状出現の原因を考え，アレルゲンを回避するための予防行動がとれる。

3　看護活動

　瘙痒感は不快であり，イライラしやすく，不眠にもつながる。また搔破により皮疹の悪化や感染のリスクも高まるため，早期に症状緩和のための原因除去やスキンケアを行う。

瘙痒感の軽減，▶
スキンケア

からだがあたたまると瘙痒感が増す。室内を清潔にし，適温・適湿に保つ。皮膚の汚染により瘙痒感が増すので，皮膚を保清し，乾燥を防ぐために保湿クリームを塗布するなどのスキンケアを行う（▶85ページ）。

入浴・シャワー浴時の湯の温度は 38〜40℃がよい。長時間の入浴は皮膚が乾燥して瘙痒感が増すため，入浴は短時間とする。入浴後は皮膚の乾燥を防ぐために保湿クリームやワセリンを塗布する。石けんや洗浄剤の使用は，皮膚の乾燥を助長し，また，成分として含まれる色素や香料などの添加剤は皮膚を刺激する可能性があるため，使用は最小限とする。石けんや洗浄剤を使用する場合は，皮膚を傷つけないよう，よく泡だてて，優しくなでるように洗い，皮膚に残らないように十分洗い流す。

衣類の素材は，ウール・化学繊維は皮膚への刺激となるため避け，清潔で吸湿性の高いものを使用する。

感染予防▶ 無意識に搔破しないように爪は短く切り，やすりをかける，綿の手袋をつけるなどの予防を行う。軟膏を毎日塗る部位，皮膚感染症を繰り返す部位には，悪化回避の目的で石けん・洗浄剤を使用し，清潔を保つ。

与薬▶ スキンケアを行っても皮膚症状が改善しない場合には，医師の指示により，ステロイド外用薬やタクロリムス水和物の軟膏が使用される。決められた使用部位や回数，量をまもることが大切である（▶79ページ）。副作用を心配して薬を勝手に中止したりせず，医師の指示のもと，安全で効果的に使用できるように説明する。

④ 眼症状がある患者の看護

結膜は直接外界に接しているため，花粉やダニなどのアレルゲンが入りやすい。また，入ってきたアレルゲンの成分のなかには，眼表面をおおっている涙液にとけやすいものもある。結膜にはアレルギー反応を引きおこす免疫細胞が多く存在し，アレルギー症状が出現しやすい。アレルゲン曝露により，眼の瘙痒感や異物感，充血があらわれ，涙や眼脂が出ることもある。眼のアレルギー性炎症は，視力をおかす場合もあり，注意が必要である。

1 アセスメント

観察事項▶ (1) 眼症状の発症時期，発症部位，増悪・緩解の時期：瘙痒感，流涙，充血，眼瞼浮腫，視力低下

(2) アレルゲンの曝露：ハウスダスト，花粉，黄砂など

(3) 増悪因子：過去の病歴（増悪の回数と重症度），現在の症状コントロールの状況，治療薬の不適切な使用，合併症，アトピー素因など

(4) 生活環境：ペットの飼育，洗濯・掃除の頻度，寝具・ソファー・カーペット・畳の使用，冷暖房・加湿器の使用など

（5）既往歴，家族歴：アレルギー疾患

（6）アレルゲンに対する理解や回避行動

検査所見▶　（1）アレルゲン検査：総 IgE，特異的 IgE，プリックテストなど

（2）視力検査

（3）細隙灯顕微鏡検査：潰瘍・損傷の有無

2 看護目標

（1）眼症状が緩和し，身体的苦痛がない。

（2）眼症状に伴う精神的不安がない。

（3）眼症状出現の原因を考え，アレルゲンを回避するための予防行動がとれる。

3 看護活動

瘙痒感の軽減▶　生理食塩水による眼洗浄，人工涙液の使用，ゴーグル型の眼鏡や花粉防止用のマスクの着用を促し，アレルゲンを除去する。水道水には塩素が含まれており，角膜を傷つける原因となるため使用しない。

与薬▶　医師の指示により，洗眼後，抗ヒスタミン薬や副腎皮質ステロイド薬の内服・点眼を行う（▶78ページ）。ステロイド点眼薬はその副作用で眼圧が上昇し，緑内障につながることがある。また，ステロイド薬は生体防御反応を抑制するため，角膜から細菌や真菌が侵入して増殖し，角膜潰瘍を引きおこす危険性がある。そのため，ステロイド点眼薬を処方された場合には，定期的に眼科を受診し，検査を受けるように説明する。副作用を防ぐためにも，決められた時間と回数をまもり，点眼する。

角膜保護・▶
感染予防　瘙痒感が強い場合，眼瞼や眼球をたたいたり，こすったり，不潔な手で触れたりすることにより，角膜が損傷し，細菌感染の原因となることがある。洗顔して眼のまわりを洗い，ぬれタオルで冷やすなどして対処する。

　点眼の際にはよく手洗いし，容器の先端が眼球やまぶたに触れないようにする。使用後の点眼薬は清潔に保管し，指示があるものは冷蔵する。

　コンタクトレンズを使用している場合は，使用を中止し，眼鏡に切りかえる。

⑤ 循環器症状（アナフィラキシーショック）がある患者の看護

　アレルギー反応が急激に全身に引きおこされた場合，呼吸困難・気道狭窄・喘息などの呼吸器症状や，血圧低下などの循環器症状，意識障害などが複数同時にあらわれる（▶46ページ）。血圧低下を示す場合，アナフィラキシーショックとよび，神経関連症状も伴い危険な状態である（▶47ページ，図4-2）。アナフィラキシーショックを誘因するアレルゲンとしては，食物，ハチ毒，薬物などがある。

▶表5-1 アナフィラキシーの臨床所見

皮膚・粘膜	紅潮，瘙痒感，蕁麻疹，血管性浮腫，麻疹様発疹，立毛，眼結膜充血，流涙，口腔内腫脹
呼吸器	鼻瘙痒感，鼻閉，鼻汁，くしゃみ 咽頭瘙痒感，咽喉絞扼感，発声障害，嗄声，上気道性喘鳴，断続的な乾性咳嗽 下気道：呼吸数増加，息切れ，胸部絞扼感，激しい咳嗽，喘鳴・気管支痙攣，チアノーゼ，呼吸停止
消化器	腹痛，吐きけ・嘔吐，下痢，嚥下障害
心血管系	胸痛，頻脈，徐脈（まれ），その他の不整脈，動悸 血圧低下，失神，失禁，ショック，心停止
中枢神経系	切迫した破滅感，不安（乳幼児や小児の場合は，突然の行動変化，たとえば，短気になる，遊ぶのをやめる，親にまとわりつくなど），拍動性頭痛（アドレナリン投与前），不穏状態，浮動性めまい，トンネル状視野

(日本アレルギー学会：アナフィラキシーガイドライン2022. p.17，表10，2022による，一部改変)

　　アナフィラキシーショックでは，突然に発症して緊急に受診することが多く，呼吸困難から窒息に陥ったり，心停止となる危険もある。よって，迅速なアセスメントにより患者がアナフィラキシーショックであることを認識し（▶表5-1），症状に適した治療をすみやかに開始することが重要となる（▶図5-1）。また患者や家族はさまざまな不安や死の恐怖を感じるため，看護師は，患者の身体的苦痛を積極的に緩和し，不安や恐怖の軽減に努めることが大切である。

　　本項では，急性期の対応を扱う。ショックの急性状態を脱したあとの回復期，ならびに自宅でのセルフケアについては，「E④アナフィラキシーの患者（回復期から慢性期）の看護」を参照のこと（▶86ページ）。

1 アセスメント

観察事項 ▶ 　(1) ショック症状（▶表5-1）：血圧低下・頻脈・頻呼吸・強い呼吸困難感

(2) 前駆症状：しびれ感，冷汗，吐きけ・嘔吐

(3) 意識レベルの低下

(4) 便・尿失禁，下痢の有無

(5) 皮膚・粘膜症状：紅潮，瘙痒感など

(6) アレルゲンの曝露：医薬品，ハチなどの虫刺され，食物摂取（小麦，果物，ナッツ類など）

(7) 重症化・増悪因子：年齢関連因子，アトピー素因，合併症，薬物・アルコール・嗜好性薬物の使用，運動，急性感染症，精神的ストレス，非日常的な活動，月経前（▶87ページ）

(8) 生活環境：ペットの飼育，洗濯・掃除の頻度，寝具・ソファー・カーペット・畳の使用，冷暖房・加湿器の使用，喫煙者の有無など

(9) 既往歴，家族歴：アレルギー疾患

(10) アレルゲンに対する理解や回避行動

検査所見 ▶ 　(1) 12誘導心電図，心電図モニタ

①アナフィラキシーを認識し，**治療するための文書化された緊急時用プロトコールを作成し**，定期的に実地訓練を行う。

②可能ならば，**曝露要因を取り除く。**
　　例：症状を誘発していると思われる検査薬や治療薬を静脈内投与している場合は中止する。

③**患者を評価する：気道／呼吸／循環，精神状態，皮膚，体重を**評価する。

④**たすけを呼ぶ**：可能ならば蘇生チーム（院内）または救急隊（地域）。

⑤大腿部中央の前外側に**アドレナリン**（1:1,000［1mg/mL］溶液）0.01mg/kgを筋注する（最大量：成人0.5mg，小児0.3mg）。**投与時間を記録し，必要に応じて5〜15分毎に再投与する。**ほとんどの患者は1〜2回の投与で効果が得られる。

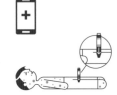

⑥患者を**仰臥位**にする，または呼吸困難や嘔吐がある場合はらくな体位にする。**下肢を挙上させる。**突然立ち上がったり座ったりした場合，数秒で急変することがある。

⑦**必要な場合，**フェイスマスクか経口エアウェイで**高流量（6〜8L/分）の酸素投与**を行う。

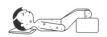

⑧留置針またはカテーテル（14〜16Gの太いものを使用）を用いて**静脈路を確保する。0.9%（等張）食塩水1〜2Lの急速投与を考慮する**（例：成人ならば最初の5〜10分に5〜10mL/kg，小児ならば10mL/kg）。

⑨**必要に応じて胸部圧迫法で心肺蘇生を行う。**

⑩頻回かつ定期的に患者の血圧，心拍数・心機能，呼吸状態，酸素濃度を評価する（可能ならば持続的にモニタリング）。

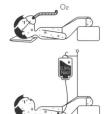

（④⑤⑥をすみやかに並行して行う）

（⑨⑩さらに）

a. アナフィラキシーの管理

治療のための医療機器	測定のために必要な機器
・酸素（酸素ボンベ，流量計付きバルブ，延長チューブ） ・リザーバー付きアンビューバッグ（容量：成人700〜1,000mL，小児100〜700mL） ・使い捨てフェイスマスク（乳児用，幼児用，小児用，成人用） ・経口エアウェイ：口角（前歯）から下顎までに対応する長さ（40mm〜110mm） ・ポケットマスク，鼻カニューレ，ラリンジアルマスク ・吸引用医療機器　・挿管用医療機器 ・静脈ルートを確保するための用具一式，輸液のための備品一式 ・心停止時，心肺蘇生に用いるバックボード，または平坦で硬質の台 ・手袋（ラテックスを使用していないものが望ましい）	・聴診器 ・血圧計，血圧測定用カフ（乳幼児用，小児用，成人用，肥満者用） ・時計　・心電計，電極 ・継続的な非侵襲性の血圧および心臓モニタリング用の医療機器 ・パルスオキシメータ ・除細動器 ・臨床所見と治療内容の記録用フローチャート ・アナフィラキシーの治療のための文書化された緊急時用プロトコル

b. 病院で準備すべき薬剤以外の医療備品

（日本アレルギー学会：アナフィラキシーガイドライン2022，p19 図12，p20 表12，2022による）

▶図5-1　医療機関でのアナフィラキシー時の初期対応

　　(2) 胸部X線写真：感染症，心不全などとの判別

　　(3) 動脈血ガス分析：酸素分圧の低下を伴わない呼吸性アルカローシス

2 看護目標

　　(1) 生命の危機的状況が回避される。

　　(2) 精神的な不安がない。

3 看護活動

正確なアセスメント▶　アナフィラキシーショックは，病院内で造影剤や麻酔薬などの薬物を投与した際に発症するケースのほか，山林でのハチによる刺傷や，自宅・外出先などでのアレルゲンを含む食事摂取などにより発症して医療機関外から緊急搬送されてくるケースがある。薬物投与が原因である場合は，ただちに原因薬剤の投与を中止し，バイタルサインの測定と症状の十分な観察を行い，患者の状態を正確にアセスメントする。

迅速かつ正確な初期対応▶　アセスメントと並行して，気道を確保し，アドレナリン・輸液・酸素投与などの初期対応を実施する(▶図5-1)。医療機関ごとにマニュアルが作成されている場合は，それに従う。緊急時の処置や治療がスムーズに行えるよう，ふだんから技術力を高めておく。また，医薬品や救急カートの整備，シミュレーションなどを行っておく。アナフィラキシー発症時は，原則，仰臥位とし，下肢を挙上させ，嘔吐や呼吸促迫を呈している場合には，らくな体位にする。

精神的ケア▶　アナフィラキシーショック時には，緊急時の処置が優先され，言葉がけや説明が不十分となることがある。精神的不安からパニックをおこす患者もおり，ケアを行うときには，患者や家族が不安や不信をいだかないよう発言には注意する。やさしい言葉がけも必要となる。

C 診察・検査を受ける患者の看護

① 診察を受ける患者の看護

　　アレルギーの診断や治療には，診察や問診による詳しい情報収集が不可欠である。アレルゲンを特定するために，患者や家族に対し，アレルゲンの曝露，増悪因子，生活環境，既往歴・生活歴などの問診内容を過去にさかのぼって詳細に収集し(▶32ページ)，アレルゲン回避のためのケアに役だてる。

　　アレルギーが原因となる疾患は多様であり，症状によって診察を受ける診療

科もかわってくる。内科・小児科・皮膚科・耳鼻科・眼科の各診療科が横断的に協力して，総合的にアレルギー疾患を治療することもある。また，食物や薬物アレルギーを有する患者には，管理栄養士や薬剤師などと協働した生活管理が求められる。看護師には，医師によってマネジメントされる複数科・多職種との連携の必要性について，患者に理解を促すことが求められる。

1 看護目標

(1) アレルゲンの特定や回避のためには，詳細な情報が必要であることを理解し，協力できる。
(2) 複数の診療科での治療の必要性を理解し，適切な受診行動がとれる。

2 看護活動

(1) 診察や問診の必要性と流れを説明する。
(2) 羞恥心への配慮：皮膚症状などの全身状態の診察には羞恥心と不安感を伴う。安心感を与えるような言葉がけを行い，カーテンを閉め，バスタオルなどを使用して不要な肌の露出を避ける。
(3) アレルギー症状の回復には複数科での診療が必要であることを患者や家族に説明し，適切な診療科での診療が受けられるように予約方法や診療日時の調整などを支援する。

② 検査を受ける患者の看護

アレルギーの検査には，血液検査(総IgE，特異的IgE，血中好酸球数など)，皮膚テスト，食物除去試験・食物経口負荷試験などがある(▶33ページ)。

また，さまざまな診療科で行われる造影剤を用いた検査では，造影剤に対するアレルギー反応により重篤な病態に陥ることがある。

ⓐ アレルギー診断のための検査を受ける患者の看護

皮膚テストは，皮膚症状が十分におさまってから行われる。医師が行うこともあるが，医師の監督下で看護師が実施を補助することもある。即時型皮膚反応を利用した皮膚テスト(プリックテスト，スクラッチテスト，皮内テスト)は，検査液を負荷してから15〜20分後の発赤(紅斑)や腫脹(膨疹)を観察する。侵襲が大きいほど感度が上がるため，皮内テストのほうがプリックテストよりも感度が高い。しかし，感度の高さはアナフィラキシーの生じやすさにつながるため，通常は第一にプリックテストが行われる。

食物経口負荷試験などの人為的にアレルギーを誘発する検査は，信頼性は高いがアナフィラキシーなどの重篤な有害事象が生じる危険を伴うため，つねに全身状態の確認を行う。

1 看護目標

(1) 検査の内容と目的を理解し，安心して検査を受けることができる。

(2) アレルギー症状の増悪やアナフィラキシーの危険性を理解し，安全に検査を受けることができる。

2 看護活動

[1] 検査前

(1) 患者・家族に，検査の目的と必要性，検査法を説明する。

(2) 内服薬を確認する。副腎皮質ステロイド薬や抗アレルギー薬などのアレルギー反応を抑制する薬や，アスピリンやβ遮断薬などのアレルギー反応を増強させる可能性のある薬物を服用している場合は，正確な判定のために検査によっては数日前〜終了まで服薬を中止する。

(3) 食物経口負荷試験など，アナフィラキシーをおこす危険がある検査は，検査の必要性や危険性を患者に十分に説明し，文書での同意を得る必要がある。また，救急医薬品や気道確保に必要な医療器具を事前に準備しておく。医師の処方に基づき，事前に輸液を行う。

[2] 検査中

(1) 皮膚テストを受ける場合には，事前に皮膚を清潔にする。

(2) 院内で行う皮膚テストや負荷試験では，看護師は検査開始から判定までの時間を正確に計測し，テスト部位と全身状態を注意深く観察する。

(3) パッチテストでは，自宅に帰ったあと，貼付した部位をこすったりしないように指導する。また，貼付後は汗をかいたり，入浴時にはった部分をぬらすことは避けるよう伝える。強い瘙痒感や発熱，腫脹感を感じた場合は，自己判断ではがさず，担当医に連絡するよう伝える。

[3] 検査後
皮膚テストを行った部位が水疱を形成したり，強い発赤・瘙痒感が続く場合は，薬物療法が行われることがある。内服薬や軟膏の使い方などを指導する。

ⓑ 造影剤を使用する検査を受ける患者のアレルギー反応に対する看護

CT検査で用いられるヨード造影剤とMRI検査で用いられるガドリニウム造影剤の投与により，まれではあるが，アレルギー反応を生じることがある。その症状は，軽度の蕁麻疹や吐きけから，アナフィラキシーショックによる呼吸困難，意識障害までさまざまである。

1 看護目標

(1) 検査に対する不安が軽減し，精神的不安がない。

(2) 検査中の苦痛を最小限にし，安全に検査が受けられる。

2 看護活動

[1] **検査前**

(1) インフォームドコンセント：検査の必要性と流れを説明する。侵襲が高く有害事象のリスクがある場合は，医師が十分に説明し，同意書を得る。

(2) 既往歴：これまでに造影剤によるアレルギーがなかったかどうか，気管支喘息やアトピー素因があるかどうか，心疾患などの既往を確認する。造影剤アレルギーの既往や喘息は重要な情報なので，医師に伝えて指示を確認する。

(3) 絶食の指示確認：検査前の 1 食が絶食となることがある。水分制限についても医師の指示を確認して実施する。

(4) 前投薬の確認：アレルギーの既往がある患者に対しては，抗ヒスタミン薬や副腎皮質ステロイド薬などを前もって投与する場合があるため，医師の指示を確認し実施する。

(5) 緊急事態への備え：アナフィラキシーなどの重大な有害事象に備え，輸液の実施や，医薬品・救急カートを準備しておく。

[2] **検査中**

(1) 造影剤は急速投与されるため，アナフィラキシーは発症と同時に重篤化していることが多い。そのため，バイタルサインや意識レベル，アレルギー症状（▶71ページ，表5-1）を持続的に注意して観察する。

(2) 不安感によりアレルギー反応が増大し，検査を中断しなければならない場合もある。これから実施する検査や処置をよく説明し，とくに造影剤注入中は，可能な限りそばに付き添って，不安を取り除き，安心できるように対応する。

[3] **検査後**　アレルギー症状が出現した場合は，検査後も十分に全身状態を観察する。

D 治療を受ける患者の看護

① 日常生活の改善（アレルゲンの回避・除去）

アレルゲンはさまざまな経路で体内に侵入してくる。ここではおもに，気管支喘息やアレルギー性鼻炎患者の原因となる吸入アレルゲンを回避・除去する看護について述べる。

1 看護目標

- 日常生活に支障がない状態に自己管理することができる。

2 看護活動

　患者自身の生活環境・生活状況を把握し，アレルゲンとの接触や増悪因子を除去・回避する具体的な方法を指導し，継続できるよう援助する。代表的なアレルゲンと，その除去方法を**表 5-2** に示す。

(1) 患者の自宅・生活・住環境，職場や活動範囲，移動手段を確認し，アレルゲンとの接触の有無や接触の可能性を検討する。

(2) 患者・家族の清潔習慣，清掃状況を把握し，患者が適切に住環境を整えられるよう指導する。

(3) ペットや家畜などがアレルゲンとなっている場合，動物の飼育状況・接触状況を把握し，アレルギー症状による日常生活への影響を最小限にする方法を選択できるよう，援助する。

(4) アレルゲンの回避・除去方法を，患者家族が継続・維持していくことがむずかしい場合も多い。生活に支障がない程度に維持・管理できている場合，外来診療の際にその成果を評価し，患者・家族にフィードバックすることで，患者・家族のアドヒアランスの向上につなげる。

▶表 5-2　おもなアレルゲンの除去方法

室内塵ダニの除去	① 掃除機は，吸引部をゆっくり動かし，1 畳あたり 30 秒以上の時間をかけ，週 2 回以上行う。 ② 布張りのソファー，カーペット，畳はできるだけやめる。 ③ ベッドのマット，ふとん・枕にダニを通さないカバーをかける。 ④ ふとんは週に 2 回以上干す。困難なときは，室内干しやふとん乾燥機でふとんの湿気を減らす。週に 1 回以上，掃除機をかける。 ⑤ 部屋の湿度を 45％以下，室温を 20〜25℃に保つよう努力する。 ⑥ フローリングなどほこりのたちやすい場所は，ふき掃除のあとに掃除機をかける。 ⑦ シーツ・ふとんカバーは週に 1 回以上洗濯する。
スギ花粉の回避	① 花粉情報に注意する。 ② 飛散の多いときの外出を控える。外出時にマスク・眼鏡を使う*)。 ③ 表面がけばだった毛織物などのコートの使用は避ける。 ④ 帰宅時，衣服や髪をよく払ってから入室する。手洗い・洗顔・うがいをし，鼻をかむ。 ⑤ 飛散の多いときは窓・戸を閉めておく。換気時の窓は小さく開け，短時間にとどめる。 ⑥ 飛散の多いときのふとんや洗濯物の外干しは避ける。 ⑦ 掃除を励行する。とくに窓枠を念入りに掃除する。
ペット(とくにネコ)抗原の回避	① できれば飼育をやめる。 ② 屋外で飼い，寝室に入れない。 ③ ペットと，ペットの飼育環境を清潔に保つ。 ④ 床のカーペットをやめて，フローリングにする。 ⑤ 通気をよくして，掃除を励行する。 ⑥ フローリングなどのほこりのたちやすい場所は，ふき掃除をしてから掃除機をかける。

（日本耳鼻咽喉科免疫アレルギー感染症学会：鼻アレルギー診療ガイドライン 2020 年版，改訂第 9 版．ライフ・サイエンス社，2020 による，一部改変）

② 薬物療法を受ける患者の看護

アレルギー疾患の薬物療法は，対症療法が中心となる。根治療法であるアレルゲン免疫療法(▶38ページ)が行われる場合でも，根治にまでいたる患者は一部であり，その効果を得るまでには時間がかかるため，対症療法が併用される。薬物療法を正しく行い，症状を軽減させ，患者のQOLを維持・向上させることが重要である。

ⓐ 吸入薬

吸入薬は気管支喘息の患者に処方されることが多く，おもに副腎皮質ステロイド薬とβ_2刺激薬，両者の配合薬がある。さらに，抗コリン薬も含む3成分の吸入配合薬も登場している。

ステロイド吸入薬は，局所に作用するため，内服薬でみられる全身性の副作用(▶36ページ，表3-1)は回避されるが，局所の副作用として口腔・咽頭カンジダ症，嗄声などが生じやすくなる。吸入薬物が口腔内に残留しないよう，吸入後は必ず含嗽することを指導する。

吸入器には，定量噴霧式吸入器とネブライザーがある。器具の特徴をふまえて，患者に適したものが選択される。ねらった治療効果を得るためには，正確な吸入手技の習得が重要となる。

(1) 指示以上に吸入を行うと，効果が期待と異なるだけではなく，副作用のリスクが高まるため，指示の用法(どのような場合に吸入するのか)・用量・回数を，患者が理解できるように説明する。

(2) 吸入器の使用方法について，サンプルを用いて実際の方法を示すなどして，具体的に説明することも効果的である。

(3) 吸入を継続しても症状が改善しない場合は，正確に吸入できていない可能性が考えられるため，早めに医師や薬剤師に相談するよう指導する。

(4) 長く続けるうちに吸入手技が自己流となり，正しく吸入されていないこともある。手技の確認は定期的に行う。

(5) 発作が軽減すると自己判断で治療を中断する患者も多い。自己中断によりおこりうる症状などを説明し，セルフマネジメントできるよう援助する。

ⓑ 点眼薬

アレルギー性結膜炎の薬物療法では，第一選択が抗アレルギー薬の点眼であり，重症度により内服薬やステロイド点眼薬，ステロイド眼軟膏，免疫抑制点眼薬などが使用される。確実な薬効を得られるように，点眼薬の種類と用量・回数を指導する。冷所保存が必要な薬物もあるため，保存方法についても指導する。

ⓒ 点鼻薬

　　点鼻薬は，おもにアレルギー性鼻炎の患者に処方され，抗アレルギー薬，副腎皮質ステロイド薬，血管収縮薬がある。

　　抗アレルギー薬は，一定期間使用を継続することで効果が得られるため，予防的に早期から使用を開始することでより効果が期待される。

　　副腎皮質ステロイド薬には抗炎症作用があり，使用開始から数日で効果が出現する。全身の副作用の心配はほとんどなく，局所的な副作用としては，鼻粘膜の乾燥感や刺激感が生じることがある。

　　血管収縮薬は，強い血管収縮作用で速効性があり，使用直後から鼻閉感が改善される。しかし継続的に使用することにより効果が軽減し，多用により鼻粘膜が過剰に刺激され腫脹する場合もあるため，使用は短期間に限定する。

　　噴霧の方法を誤り，過剰に噴霧すると，鼻粘膜に炎症を生じ，鼻出血がおこりやすくなる。点鼻薬が鼻粘膜から十分に吸収されるように，点鼻薬使用の前に鼻をかみ，点鼻後すぐは鼻をかまないようにする。

ⓓ 外用薬

　　1日1度は石けんや流水で薬物を洗い流したうえで，処方されている薬物を必要量塗布する必要がある。入浴後など，薬物を洗い流してから使用するよう指導する。複数の薬剤を使用する場合，外用薬を塗布する順序や部位も重要である。指示の通りに薬物を塗布できるよう，説明する。

ステロイド外用薬▶　アトピー性皮膚炎などの場合，副腎皮質ステロイド薬の軟膏やローション，クリームといった外用薬が処方されることがある。

(1) ステロイド外用薬の経皮吸収率は部位によって大きな差があるため，症状のみられる部位によって別々の軟膏が処方されることもある。部位と薬品の使い分けを患者が理解できるよう指導する。

(2) 使用量が不十分な場合は，治療効果が期待できないだけでなく，症状の悪化につながることもあるため，適切な量を使用するよう指導する。外用薬の使用量には，フィンガーチップユニット finger-tip unit（FTU）という目安がある（▶図5-2）。

(3) 副腎皮質ステロイド薬について誤った知識をもち，嫌悪感を示す患者・家族も多く，塗布が不十分であったり，症状が軽くなると自己判断で塗布を中止することがある。副腎皮質ステロイド薬は副作用の少ない局所投与であり，塗布をやめてしまうと症状が急激に悪化することがあるため，決められた通りに使用し，指示に従って減量する必要があることを説明する。

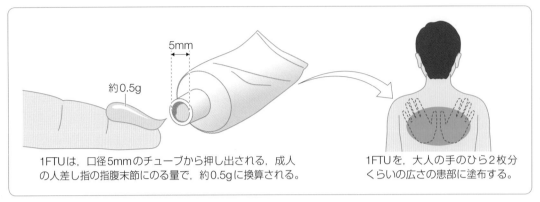

1FTUは，口径5mmのチューブから押し出される，成人の人差し指の指腹末節にのる量で，約0.5gに換算される。

1FTUを，大人の手のひら2枚分くらいの広さの患部に塗布する。

▶図5-2　フィンガーチップユニット(FTU)

③ アレルゲン免疫療法を受ける患者の看護

アレルゲン免疫療法は，アレルギーの原因となっているアレルゲンを少量から投与し，徐々に量を増やして繰り返し投与することにより，からだをアレルゲンに慣らし，症状をやわらげる体質改善治療である(▶38ページ)。皮下注射法と舌下療法がある。ここでは舌下療法を受ける患者の看護について考える。

舌下アレルゲン免疫療法は，アレルゲンを含む薬剤を舌下に投与する治療法であり，スギ花粉症やダニアレルギー性鼻炎に対して保険適用となり，近年急速に広がっている。定期受診は必要であるが，基本的には自宅で治療できるという利点があり，3年以上，毎日継続することが必要な治療法である。看護師は，患者が治療の目的・治療方法を理解し，正確な治療方法を自宅で継続できるよう，アドヒアランスを高めるかかわりを行う。

1　看護目標

(1) 正確な治療を継続できるよう，アドヒアランスを高めることができる。
(2) 自宅で副作用症状を確認し，適切に対処できる。

2　看護活動

(1) 治療の目的，必要性，治療方法，治療期間について，患者が理解できるよう援助する。
(2) 初回実施は，アレルゲンの投与によるアレルギー反応に対応できるよう，必ず医療機関で行い，30分間は医師の監視下におくことになっている。2回目からは自宅で患者自身が実施するが，緊急事態に備えて，日中，家族がいる場所での投与が推奨されている。
(3) 投与時は，舌下で完全に崩壊するまで(1〜2分間)保持したあと，唾液で飲み込む。投与後5分間はうがいおよび飲食を控える。投与前後2時間程度は入浴や飲酒，激しい運動を避けるよう指導する。また，投与後の時間

経過にかかわらず，激しい運動などを行う場合は，アナフィラキシーなどの副作用に注意する。

(4) とくに投与後30分や投与開始の初期は，副作用として投与部位である口腔内に腫張や瘙痒感があらわれることが多い。これらの副作用は，投与後数時間で自然に回復することが多いが，症状が長時間持続する場合は，医師に相談するよう伝える。

(5) アナフィラキシーなどの重篤な副作用がおこることもある。アナフィラキシー症状があらわれた場合は，ただちに医療機関を受診するよう指導する。

(6) 投与される薬剤量は徐々に増加し，維持量を長期間続けることになる。薬剤量の変化や体調などにより，アレルギー症状が出現することもある。アレルゲンによる症状を把握し，モニタリングできるよう指導する。

(7) 定期的な受診により適切な治療が継続できるよう支援する。

(8) 外来において，治療が適切に継続できていることをフィードバックし，アドヒアランスを高められるよう援助することが必要である。

E 疾患をもつ患者の看護

① 気管支喘息患者の看護

気管支喘息は，慢性の気道炎症と気道過敏性により，発作性に気道狭窄がおこり，喘鳴や咳嗽，呼吸困難を繰り返す疾患である（▶40ページ）。発作は日中にもおこりうるが，夜間から早朝におこることが多く，夜間の呼吸困難により患者の不安が増大しやすいため，精神面にも配慮した看護が必要となる。

1 アセスメント

(1) 呼吸状態の観察，アレルゲンの曝露，増悪因子，生活環境，検査については，「B ①呼吸器症状がある患者の看護」を参照のこと（▶64ページ）。

(2) セルフモニタリング能力・セルフマネジメント能力，疾患の受けとめ，悪化時の対処状況，セルフマネジメント継続に関する疲労感・負担感，自己肯定感，治療継続への意欲，など

2 看護目標

(1) 呼吸状態が安定し，日常生活を支障なく過ごすことができる。

(2) 患者および家族の自己管理能力が向上し，喘息発作を予防できる。

3　看護活動

● 急性増悪期

　　気管支喘息の急性増悪(発作)時は，重症になると生命にかかわることもありうるので，呼吸状態を改善させることがなによりも優先される。急性増悪期を早期に脱し，喘息発作を誘発したアレルゲンや増悪因子を把握し，セルフマネジメント能力を高めていくことが重要である。

　　気管支喘息の急性増悪時の看護活動については，「B①呼吸器症状がある患者の看護」を参照のこと(▶64ページ)。

● 慢性期・維持期

　　気管支喘息は慢性疾患であり，成人において根治はむずかしいが，薬物療法を適切に行い，アレルゲンや増悪因子をコントロールして，発作がおこらない状態を長期間維持することが，その人らしい生活を送ることにつながる。

生活のふり返り▶　　患者が急性増悪期を脱したあとは，今回の発作にいたった状況をふり返り，原因となったアレルゲンに曝露した状況やその他の増悪因子を患者とともに確認する。また，アレルゲン除去の必要性など，患者や家族の疾患・治療に対する理解や受けとめ方を確認し，今後の療養の方向性を明確にする。

　　気管支喘息を長期間管理するなかで，環境が大きく変化していないか，薬物療法が適切に実施されているか，睡眠と日中の活動のバランスが保たれているか，仕事と日常生活を送るうえでの困難が生じていないかなどを確認し，必要時に患者・家族と対応を再検討する。たとえば，家族や職場，地域社会との関係性のなかで困難が生じ，ストレスが増悪因子となり，そこにアレルゲン曝露が加わり，急性増悪の引きがねになることもある。

セルフケア能力の▶
　　確認　　患者のセルフケア能力を確認し，必要なケアによりアドヒアランスを高めることが重要である。本人および家族のセルフマネジメント能力を客観的に評価し，患者・家族に必要な教育・指導を行う。

　(1) 喘息日誌の活用：喘息日誌には，夜間・早朝および日中の喘息症状や，喘息による生活への影響，発作治療薬・長期管理薬の使用状況のほか，感冒，天候の変化，症状の詳細や懸念事項，医師に伝えたいことなどを記載する。

　(2) ピークフロー測定：ピークフローは，力いっぱい息をはき出したときの息の強さ(速さ)の最大値(最大呼気流量)であり，気管支の状態の指標となる。患者が自宅で毎日決まった時間帯に測定し，喘息日誌に記録することにより，セルフマネジメントにつなげることができる。測定の必要性を理解し，継続して測定できているかどうかを確認する。

　(3) 吸入手技の確認：喘息治療の 要 は，吸入薬を適切に使用し，気管支の状態を維持・管理していくことである。患者が吸入薬の使用方法に少しでも

不安がある場合や，吸入を継続しても症状が改善されないような場合には，手技を再確認するとともに，正確な手技を指導する。患者の状況に応じて，補助器具をすすめたり，別の吸入器への変更を医師に提案するなどの支援を行う（▶78ページ）。また，不安を傾聴して対処方法を確認する。

(4) 生活への影響：患者のセルフマネジメント状況を把握するために，喘息発作などによる睡眠や日中のさまざまな活動への影響を確認する。たとえば，大発作がなくても夜間咳が続いて眠りが浅くなり，臥床により息苦しさや咳が誘発されるため臥床して眠ることができず，目ざめがわるくなり，日中に疲労が残ることがある。また，周囲の喫煙者のにおいや香水のにおい，煙や線香のかすかなにおい，冷房の排気口の近くや冷房のきいた電車に恐怖感をもっていることもある。喘息による日常生活への影響を関連づけ，指導につなげる。

発作から時間が経過すると，自己判断で治療を中断する患者も多い。怠薬により気管支の状態が徐々に悪化し，アレルゲンや増悪因子により喘息発作を引きおこしやすくなる。看護師は，患者や家族のセルフケア能力やセルフマネジメントの状況を肯定的にフィードバックし，アドヒアランスを高め，セルフマネジメントが継続できるようする。

② アレルギー性鼻炎・花粉症患者の看護

アレルギー性鼻炎は，鼻粘膜の I 型アレルギー性疾患で，発作性・反復性のくしゃみ，鼻閉，水性鼻漏が三主徴である（▶42ページ）。通年性アレルギー性鼻炎と，季節性アレルギー性鼻炎に大別される。環境整備によりアレルゲンの曝露を避け，必要な治療を受けることにより，アレルギー症状による日常生活への影響が最小限となるよう援助する。

1 アセスメント

(1) 既往歴：アレルギー疾患とその治療内容・経過，副鼻腔炎
(2) 出身地，居住地域
(3) アレルギー症状：口腔粘膜・咽頭・鼻腔の掻痒感や違和感，くしゃみ，咳嗽，鼻汁，鼻閉感，頭重感・頭痛，重症度，日常生活への影響
(4) アレルゲン検査：特異的 IgE
　①通年性：ホコリ・ダニ・カビ・ペットの毛や皮屑
　②季節性：春先（スギやヒノキ，ハンノキ，シラカンバの花粉），春から秋（イネの花粉），夏から秋（ブタクサやカモガヤなどの花粉）
(5) 増悪因子：アトピー素因，疲労やストレスなど
(6) アレルゲンの曝露：ハウスダストや花粉に曝露される場所や時間帯，花粉の曝露に影響する天気や風速，職業，仕事の環境

(7) セルフモニタリング能力，セルフマネジメント能力(適切なアレルゲン除
去方法の実施，悪化時の対処状況)，セルフマネジメント継続に関する疲
労感・負担感，アレルゲン除去継続への意欲

2　看護目標

- 日常生活に支障がない状態に自己管理することができる。

3　看護活動

アレルゲンと▶
増悪因子の低減
　おもなアレルゲンは，ダニ(ハウスダスト)，花粉，真菌類(カビなど)である。
患者・家族の生活環境を把握し，日常生活からアレルゲンを除去・回避できる
よう指導する(▶76ページ)。
　患者はアレルゲンに対して敏感になっている。また，長期的にアレルゲンを
除去しつづけることにストレスを伴う場合もある。ストレスの増加は，アレル
ギー性鼻炎の増悪因子となるばかりか，ほかのアレルギーを誘発する因子とも
なり，またアドヒアランスの低下につながるため，環境整備について負担を感
じることなく継続する方法を患者とともに検討することも必要である。

アドヒアランスの▶
向上
　外来での受診時には，アレルゲン除去・回避や症状のコントロールが適切に
継続できていることを確認し，肯定的にフィードバックすることで患者のアド
ヒアランスを高めるようかかわる。また，患者や家族が困難をかかえている場
合，患者の努力していることおよび困難に感じていることを否定せずに聴き，
ともに解決策を考えることも重要なかかわりである。

薬物療法の援助▶
　アレルギー症状を緩和するため，内服薬や点鼻薬(▶79ページ)など，必要な
薬物療法を適切に自己管理できるようサポートする。

舌下アレルゲン▶
免疫療法
　対症療法のほかに，根治療法であるアレルゲン免疫療法が行われることがあ
る。舌下アレルゲン免疫療法を行う患者の看護については，「D ③アレルゲン
免疫療法を受ける患者の看護」を参照のこと(▶80ページ)。

③ アトピー性皮膚炎患者の看護

　アトピー性皮膚炎は，瘙痒感のある湿疹を主病変とし，増悪・寛解を繰り返
す(▶49ページ)。患者のアトピー素因に環境要因が加わって発症する。
　瘙痒感は日中だけでなく夜間も続く。また，皮膚炎が顔や頸部などの外見に
およぶ場合は，ボディイメージの変容に対する心理的負担も大きい。症状をコ
ントロールし，睡眠障害などの二次障害の予防に努めることが重要となる。
　また，アトピー性皮膚炎患者は，皮膚のバリア機能が低下しているため，水
分が減少して乾燥しやすく，感染症やアレルギー体質にもつながりやすい。皮
膚のバリア機能を正常化するためのスキンケアや薬物療法を適切に行い，アレ
ルゲンや増悪因子を除去し，患者のQOLの向上をはかる。

1 アセスメント

(1) 皮膚症状，アレルゲンの曝露，増悪因子，生活環境，検査については，「B ③皮膚症状がある患者の看護」を参照（▶67ページ）。

(2) ボディイメージの変容に関する受けとめ，対処行動

(3) セルフモニタリング能力，セルフマネジメント能力，アドヒアランスに関する認識，悪化時の対処状況

2 看護目標

(1) 日常生活のアレルゲンや増悪因子を除去し，症状の悪化がみられない。

(2) 瘙痒感に伴う副次的症状（睡眠障害，集中力の低下）が軽減する。

(3) 適切なスキンケアと薬物療法を実践し，皮疹および皮膚のバリア機能が改善する。

(4) ボディイメージの変容を受けとめ，社会生活を送ることができる。

3 看護活動

日常生活への影響▶ 皮膚炎による日常生活への影響を確認する。瘙痒感に伴い睡眠への影響が生じていないか把握することも重要である。

瘙痒感への対処▶ アトピー性皮膚炎の患者は，強い瘙痒感があり，日中だけでなく睡眠中も皮膚を掻破することが多い。そのため，爪を短く切っておく。また室内を清潔にし，適温・適湿に保ち，入浴は短時間とすることなどを説明する。その他，瘙痒感の軽減については，「B ③皮膚症状がある患者の看護」を参照のこと（▶67ページ）。

アレルゲンと▶
増悪因子の除去 症状を悪化させないためには，患者の生活環境から，アレルゲンや増悪因子を除去することが必要となる。

(1) 症状を悪化させるアレルゲンとなるダニ・カビ・花粉などを除去する。

(2) 症状の悪化や，食物アレルギーをおこさない食事にする。禁煙し，飲酒を減らす。

(3) 汗が刺激となるため，発汗時は可能な限りすみやかに洗い流す。

(4) 化学繊維の衣類や衣類のタグなどによる接触刺激がアレルギー反応を引きおこすこともあるため，タグを取り外す。衣類は綿製にする。

(5) 頭髪を束ね，毛髪による刺激を減らす。

スキンケア▶ 皮膚のバリア機能が正常となるよう，正しいスキンケアを指導する。1日2回，皮膚を清潔にし，外用薬を塗布することが推奨されている。

(1) 皮膚を洗浄するときは，石けんをよく泡だてて洗い，素手で皮膚をこすらないようにする。

(2) 関節の内側など皮膚が重なる周囲は，皮膚のしわをよくのばして洗う。

(3) 石けんが残らないよう，丁寧にすすぐ。

(4) 温度やシャワーの水圧で痛みや瘙痒感が増す場合は，皮膚を手でまもり，直接シャワーの水圧がかからないようにする。

(5) 湯温は37〜38℃とし，温熱刺激により瘙痒感を助長しないようにする。

(6) 水滴をふきとるときは，強くこすったりしないよう，やわらかいタオルで押さえてふきとり，摩擦を避ける。

(7) 入浴後は皮膚が急激に乾燥するため，5分以内に外用薬を塗布する。

外用薬の適切な塗布▶　外用薬は，症状や病変部位に応じたものを，適切なタイミングで用法・用量を厳守し，塗布することが重要である。外用薬には，皮膚の保湿・保護を目的とするもの（ヘパリン類似物質，尿素製剤，ワセリン，亜鉛華軟膏など）と，皮膚病変を改善させる治療薬がある。保湿・保護を目的とする外用薬は皮膚の乾燥防止に有用であり，軽微な皮膚炎であれば適切な使用で改善することがある。

　炎症を伴う病変の治療は，ステロイド外用薬が使用されることが多い。ステロイド外用薬には，さまざまな力価や形状（軟膏やクリーム，ローションなど）のものがあり，皮膚炎の重症度や部位，経過，季節などに応じて使い分けされる。治療開始後1〜2週間を目安として重症度を評価し，薬物療法が見直される。いずれも，皮膚を清潔にしたあと，外用薬を適量使用することが重要となる（▶79ページ）。

　とくに，副腎皮質ステロイド薬についての誤った知識にもとづいて治療に抵抗を示す患者もおり，指示された薬物治療法について，その目的や必要性と安全性を正しく理解できているかをどうかを確認する。正しい情報を提供し，必要時には医師からの説明を受けることを促し，適切な治療を受けられるよう調整する。

心理的な援助▶　適切なスキンケア・外用薬の使用により皮膚症状の悪化を防ぎ，瘙痒感による睡眠障害や心理的なストレスが低減するよう，身体・精神の両面をコントロールできるよう援助する。また，皮膚炎を繰り返して瘢痕化し，ボディイメージの障害があると，他者の視線にストレスを感じ，ストレスからさらに皮膚炎が悪化することにもつながる。心理的な援助が重要である。

セルフケア能力とアドヒアランスの向上▶　長期的に療養するうえで，患者や家族のセルフケア能力を把握し，必要な援助をする。セルフケア能力の把握には，通常の皮膚ケアの状況や悪化時の対処法の妥当性から判断する。長期的な療養での管理が続くため，外来時，患者・家族の状況を把握し，努力していることをフィードバックし，アドヒアランスが向上するようにかかわることが重要である。

④ アナフィラキシー患者（回復期から慢性期）の看護

　アナフィラキシーは，アレルゲンなどの侵入により，急激に全身性にアレルギー症状が引きおこされた状態である。アナフィラキシーショックにいたると，血圧低下や意識障害を伴い，生命の危機に陥る（▶46ページ）。重度のアナフィ

ラキシーショックの場合，短時間で呼吸停止または心停止にいたることがある[1]。アナフィラキシーショックをおこしている状態の患者が搬送されてきた場合，看護師はまず，患者を生命の危機から回避させることが最重要となる。このような患者の急性期の看護については，「B ⑤循環器症状（アナフィラキシーショック）がある患者の看護」（▶70ページ）を参照のこと。

　アナフィラキシーショックをおこしたことがある患者は，急性期を脱して回復したあとも，つねに生命の危険性を感じながら生活を送ることになる。適切にアレルゲンや増悪因子を除去してアナフィラキシーを回避し，また必要時にはアドレナリン自己注射薬を使用するなどの適切な対処法がとれるよう，本人だけでなく家族や職場などの周囲の人の理解と協力が必要である。

1 アセスメント

(1) 既往歴：アナフィラキシーショックの有無と重症度，通院・治療状況，アレルギー疾患（とくに喘息の既往），アトピー素因

(2) 職業，居住地域

(3) 血液・アレルゲン検査：血算，総IgE，特異的IgE，プリックテスト，皮内テスト

(4) アナフィラキシーを重篤化・増幅させる因子の確認[2]
　・併存疾患：喘息やほかの呼吸器疾患，心血管疾患，マスト細胞症[3]など，精神疾患（うつ病など）
　・併用薬：βアドレナリン遮断薬，アンギオテンシン変換酵素阻害薬（ACE阻害薬），NSAIDs，アルコール，鎮静薬，睡眠薬，抗うつ薬，嗜好性薬物（アナフィラキシーの誘因や症状の認識に影響を及ぼす可能性がある）
　・アナフィラキシーを増幅させる促進因子：運動，急性感染症（感冒，発熱など），情動性ストレス，非日常的な行動（旅行など），月経前状態（女性）

(5) ショックへの対応：アドレナリン注射液（エピペン®，▶図5-3）の携帯・管理・使用法の習得，軽度症状出現時の対処状況，周囲の理解・協力

(6) セルフマネジメント能力（疾患の理解，適切なアレルゲン回避方法の理解と実施の継続），セルフマネジメント継続に関する負担感，治療継続への意欲，日常生活状況

---

1) 重症例において，呼吸停止または心停止にいたる時間の中央値は，薬物によるアナフィラキシーショックでは5分，ハチ刺傷では15分，食物では30分とされている。
2) 日本アレルギー学会：アナフィラキシーガイドライン2022．p.18，図10，日本アレルギー学会，2022．
3) マスト細胞（肥満細胞）が組織・器官において増殖する病態の総称である。瘙痒感を伴う斑点や丘疹，紅潮，消化不良，繰り返す誘因不明のアナフィラキシー様反応などの症状がみられる。

エピペン®が処方されている患者でアナフィラキシーショックを疑う場合，下記の症状が1つでもあれば使用すべきである。

消化器の症状	呼吸器の症状	全身の症状
・繰り返し吐きつづける ・持続する強い（がまんできない）腹痛	・のどや胸がしめつけられる ・声がかすれる ・イヌがほえるような咳 ・持続する強い咳込み ・ゼーゼーする呼吸 ・息がしにくい	・唇や爪が青白い ・脈を触れにくい・不規則 ・意識がもうろうとしている ・ぐったりしている ・尿や便をもらす

（日本アレルギー学会：アナフィラキシーガイドライン2022．p.30，表20，2022による）

a．一般向けエピペン®の適応

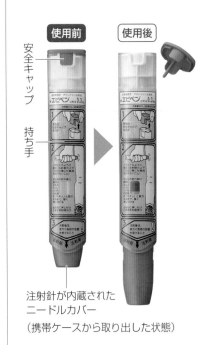

安全キャップ

持ち手

注射針が内蔵された
ニードルカバー

（携帯ケースから取り出した状態）

b．エピペン®の構造

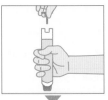

〈自分で打つ場合〉

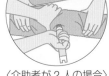

〈介助者が2人の場合〉

①携帯ケースから取り出す。

②オレンジ色のニードルカバーを下に向け，利き手で「グー」でにぎる。

③反対側の手で青い安全キャップを外す。

④太ももの外側に，エピペン®の先端を軽くあて，カチッと音がするまで強く押しあて，そのまま5つ数える。
※注射したあとすぐに抜かない。
※衣類の上からでも注射できる。
※介助者がいる場合は，太ももの付け根と膝をしっかりおさえ，動かないように固定する。

⑤エピペン®を太ももから離し，オレンジ色のニードルカバーがのびているかどうか確認する。
※のびていない場合は，④に戻る。

⑥使用済みエピペン®をケースに戻し，ただちに医師による診断を受ける。
※使用済みのエピペン®をケースに戻すとケースのふたは閉まらない。

c．エピペン®の使い方

（写真提供：マイランEPD合同会社）

▶図5-3　アドレナリン注射液（エピペン®）の使用方法

2　看護目標

(1) アレルゲンと増悪因子を除去・回避し，アナフィラキシーが引きおこされることなく生活できる。

(2) アナフィラキシーショック時に，適切な対応ができる。

3 看護活動

アレルゲン回避▶ アナフィラキシー発作の予防には，アレルゲンの回避が最も重要である。患者自身が自分のアレルゲンとアレルゲンを含むものを把握し，曝露することがないように注意して生活することが必要となる。

増悪因子の除去▶ 一部の薬物や嗜好品の摂取，疲労や感冒，月経などにより，アナフィラキシーが誘発されやすくなる。誘発・増悪する因子を把握し，可能な限りそれらを避けるよう日常生活を自己管理することが必要である。

自宅での緊急時の▶ アナフィラキシーが生じた場合，いつでも対応策を実施できるよう指導する。
　　　　　　対応
(1) アナフィラキシーをおこす危険性がある場合，アドレナリン注射液(エピペン®)が処方される。エピペン®を使うべき症状について，患者が理解できるよう説明する(▶図5-3-a)。必要時には説明書を見なくても正確に使用できるよう，指導を行う(▶図5-3-b, c)。

(2) エピペン®は，自宅では手の届きやすいところに置き，外出時もつねに携帯するよう指導する。ただし，子どもや他人が誤って使用することのないよう，配慮する。

(3) 家族や職場の人にアナフィラキシーをおこす危険性があることを伝え，原因となるアレルゲンや，自己注射薬の使用方法について理解を得ておく。

(4) アドレナリンの血中濃度は，筋注後10分で最高になり，40分程度で半減するため，エピペン®を自己注射した場合でも，救急車を呼び，医療機関を受診する必要があることを伝える。

(5) 処方されたエピペン®には使用期限があるため，定期的な受診の際には，使用期限を過ぎていないかを確認する。

⑤ 食物アレルギー患者の看護

食物やその成分がアレルギーの誘発に関連する場合，侵入経路にかかわらず食物アレルギーという(▶43ページ)。侵入経路は，経口，経皮，吸入，経粘膜，注射が考えられる。全身性にアナフィラキシーがおこることもある。また，食後の運動が症状の誘発にかかわることがある。

食物アレルギーの治療は，アレルゲンを除去した除去食による食事療法が中心となる。必要最小限の除去と，除去品目が多いときは代替品を利用した栄養所要量の確保が重要となる。食物を除去することによる精神的な負担や，社会生活への影響にも配慮する必要がある。患者のみならず家族が，適切な食生活を送ることができるようかかわる。

1 アセスメント

(1) 皮膚・粘膜症状：蕁麻疹，紅斑，瘙痒感，湿疹

(2) 消化器症状：腹痛の有無・程度，吐きけ・嘔吐の回数，排便（下痢）の有無・性状

(3) 呼吸器・循環器症状：咳嗽，鼻漏・鼻閉，嗄声，呼吸困難，のどの瘙痒感，頻脈，ショック

(4) 症状出現の経緯：いつ・なにを食べたか，摂取の何分（時間）後から，どのような症状が出たか，症状の持続時間，症状出現前の運動の有無

(5) 既往歴：花粉症，アトピー性皮膚炎などのアレルギー疾患，家族の既往歴

(6) 血液・アレルゲン検査：好酸球数，総 IgE，特異的 IgE，プリックテスト，皮内テスト

(7) 増悪因子：アトピー素因，湿疹，疲労やストレスなど

(8) ショックへの対応：アナフィラキシーであればアドレナリン注射液（エピペン®）の携帯・管理・使用法の習得，軽度の症状の対処状況，周囲の理解・協力体制

(9) アレルゲン除去食の状況：除去食が実行できているか，除去失敗の有無，食生活に関する満足感・充足感，アレルゲン除去に対する不安，疲労感・不満感，食事摂取内容・量，栄養状態

(10) アレルゲンの除去・回避およびアレルゲン表示に関する理解，セルフマネジメント能力

2 看護目標

(1) アレルゲンを正確に把握し，アレルゲンを適切に除去・回避した食生活を送ることができる。

(2) 症状出現時に，適切な対応をとることができる。

(3) 不足する栄養素を代替品により補い，豊かな食生活を送ることができる。

3 看護活動

検査に伴う異常の▶
早期発見・対処　　専門医療機関で行われる食物経口負荷試験は小児のみ保険適用であり，成人で行われることはない。食物経口負荷試験以外でも，試験によりアレルギー反応が誘発されることがあるため，医師の指示に従って慎重に実施するとともに，つねに全身状態の確認を行う（▶74 ページ）。

栄養食事指導▶　アレルゲン除去食の栄養食事指導は，① 必要最小限の除去，② 安全性の確保，③ 栄養面への配慮，④ 患者と家族の QOL の維持，の 4 点がポイントとなる。食べられる範囲を定期的に確認しながら，食生活の幅を広げることができるよう援助する。

　[1] **必要最小限の除去**　アレルゲンを含んでおり，摂取により症状を生じる食品だけを除去する。たとえば，鶏卵アレルギーであっても，鶏肉や魚卵は避ける必要はない。食物経口負荷試験で陽性となった食品であっても，医師の判断のもと，症状を誘発しない範囲であれば摂取してよいものもあること，加熱・

▶表5-3　アレルギー物質を含む食品の表示(消費者庁，2023)

特定原材料(必ず表示される8品目)	卵，乳，小麦，落花生(ピーナッツ)，エビ，ソバ，カニ，クルミ
特定原材料に準ずるもの(表示が推奨されている20品目)	いくら，キウイフルーツ，大豆，バナナ，ヤマイモ，カシューナッツ，モモ，ゴマ，サバ，サケ，イカ，鶏肉，リンゴ，マツタケ，アワビ，オレンジ，牛肉，ゼラチン，豚肉，アーモンド

調理によりアレルゲン性が低下するものは摂取できることなどを指導する。必要に応じて，管理栄養士の指導を受けられるように調整する。

　食品表示法により，容器包装された加工食品及び添加物については，アレルギーをひきおこす可能性のある特定原材料8品目が微量でも含まれている場合，表示が義務づけられている(▶表5-3)。患者には，加工食品の食品表示の見方と表示を確認する習慣を指導する。表示推奨品目については必ずしも表示されていないことがあるので，注意が必要である。

　[2]**安全性の確保**　ふだんは摂取できている量のアレルゲンであっても，患者の体調や運動負荷により重篤なアレルギー反応がおこることがある。安全に摂取できる量や運動について，指導医に確認できるよう，調整する。誤食によりアレルギー症状が生じた場合の対応を指導する。

　[3]**栄養面への配慮**　除去により不足する栄養素やエネルギー量を，代替品で補うよう指導する。たとえば，鶏卵を除去してホットケーキをつくる際には，牛乳にバターを入れることで栄養価や風味を代替できる。

　[4]**患者・家族のQOLの維持**　市販品をうまく活用するなどして負担を減らし，患者と家族が楽しく豊かな食生活を送ることができ，食生活の幅を広げることができるよう援助することも重要である。

　患者や家族が，明確なエビデンスがない自己流のアレルギー対策を実施していることも多い(▶表5-4)。不適切な食事や過剰な除去は，栄養面に悪影響を及ぼすだけでなく，標準治療を遠ざけ，症状の悪化につながり，本人・家族の精神的ストレスとなることもある。専門医による適切な診察・診断に基づいた正しい治療を継続していけるよう，支援する。

アナフィラキシー▶
への対応　食物によるアナフィラキシーは，自宅で発症する頻度が最も高い。原因となる食物は，日本では鶏卵，乳製品，小麦，木の実類(クルミなど)，ピーナッツが多い(▶図5-4)。アナフィラキシー症状が出現した場合，ただちにエピペン®を使用後，すぐに救急車を呼んで病院を受診するといった緊急時の対応について指導する(▶88ページ，図5-3-c)。

食物依存性運動誘▶
発アナフィラキ
シーの予防　食物(おもに小麦，甲殻類，果物)摂取後の運動負荷により，アナフィラキシーが誘発される食物依存性運動誘発アナフィラキシーは，食事から2時間以内に運動を行い，運動開始から1時間以内に発症することが多く，半数以上が症状を繰り返す(▶44ページ)。次の内容について指導する。

(1)運動前に原因食物を摂取しないようにする。

▶表5-4　アレルギー発症予防に関するエビデンス

項目	コメント
妊娠中や授乳中の母親の食事制限	食物アレルギーの発症予防のために妊娠中と授乳中の母親の食事制限を行うことを推奨しない。
母乳栄養	母乳には多くの有益性があるものの，食物アレルギー予防という点で母乳栄養が混合栄養に比べて優れているという十分なエビデンスはない。
人工乳	普通ミルクを避けて加水分解乳や大豆乳を用いることで，食物アレルギー発症が予防される十分なエビデンスはない。生後3日間の間だけ1日5mL以上の人工乳を追加した児では，1歳時点の牛乳アレルギーが多かったという報告がある。生後1か月以降に普通ミルクを1日10mL以上追加すると，その後の牛乳アレルギー発症が抑制されたという報告がある。
離乳食の開始時期	生後5〜6か月ごろが適当〔授乳・離乳の支援ガイド（2019年改訂版）〕であり，離乳食の開始を遅らせることは推奨されない。
鶏卵の早期摂取	生後5〜6か月から加熱卵黄を摂取開始してよい。
乳児期発症早期からの湿疹の治療	乳児期早期の湿疹が食物アレルギーのリスク因子となることは多くの疫学研究から明らかであり，離乳食開始前には，湿疹発症早期から治療を開始し，すみやかに湿疹を十分にコントロールしておくことは推奨される。
腸内フローラ	乳児期早期の腸内フローラがその後のアレルギー発症に関連するという疫学研究はあるが，妊娠中や授乳中のプロバイオティクス，プレバイオティクス，シンバイオティクスの使用が食物アレルギーを予防する十分なエビデンスはない。
ビタミン・魚油	ビタミン・魚油の摂取が食物アレルギーを予防する十分なエビデンスはない。

（日本小児アレルギー学会：食物アレルギー診療ガイドライン2021．p.65，表6-4，協和企画，2021による，一部改変）

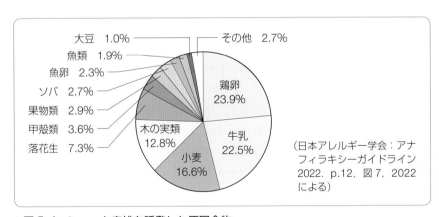

（日本アレルギー学会：アナフィラキシーガイドライン2022．p.12，図7，2022による）

▶図5-4　ショック症状を誘発した原因食物

(2) 原因食物を摂取した場合は，食後最低2時間は運動を避ける。

(3) アスピリンなどの解熱鎮痛薬の内服は，症状誘発因子となるので注意する。

(4) アナフィラキシーに備え，抗ヒスタミン薬，エピペン®を携帯する。

(5) 皮膚の違和感など，軽度の症状が出た段階で安静にし，必要に応じて薬物を使用し，医療機関を受診する。

⑥ 薬物アレルギー患者の看護

　　薬物アレルギーは，薬物そのものがアレルギーを引きおこしやすい特性をもっており（▶表5-5），生体側のアトピー素因などが誘因となっておこる。薬物アレルギーの症状として最も多いのは皮疹であるが，ほかにも肝障害，肺障害，アナフィラキシーなどがおこりうる。

　　実際にはアレルギー反応ではなく，薬物の一般的な副作用であるのに，患者自身が薬物アレルギーと自己判断している場合もある。今後の医療処置の弊害にもなるため，適切な診断により，アレルギー反応を引きおこす薬物を同定しておくことが重要となる。

1 アセスメント

(1) 原因となりうる薬物およびその薬物を使用する治療・検査を過去に行ったことがあるか，過去の薬物アレルギーの有無・重症度，通院・治療状況

(2) 検査結果：好酸球数，リンパ球刺激試験（LST，DLST）

(3) セルフマネジメント：疾患の理解，原因となった薬物に関する本人および周囲の理解

(4) 増悪因子：アレルギー疾患，アトピー素因，疲労やストレスなど

(5) 原因薬物の回避に関する不安

2 看護目標

(1) 薬物によるアレルギー症状の観察・確認ができ，適切な対処行動がとれる。

(2) 原因薬物を把握し，その薬物を使用しないよう医療者へ情報伝達ができる。

▶表5-5　薬物アレルギーによるアナフィラキシーを引きおこしやすい医薬品

造影剤	X線造影剤やMRI造影剤により，数千件に1件の割合でアナフィラキシーがおこる。
生物学的製剤	投与直後に限らず，投与数時間後にもおこりうる。
輸血等	血漿製剤だけでなく，血小板や赤血球製剤でもおこる。
抗腫瘍薬	白金製剤，タキサン系など
抗菌薬	βラクタム系抗菌薬（セフェム系，ペニシリン系，カルバペネム系），ニューキノロン系抗菌薬
解熱鎮痛薬	アスピリンなどの非ステロイド性抗炎症薬（NSAIDs）
筋弛緩薬	全身麻酔中のアナフィラキシーの原因として最多
局所麻酔薬	リドカインなど
アレルゲン免疫療法	皮下注射法において，とくに増量過程でアナフィラキシーが生じる可能性がある。維持療法においても，投与量の誤りや注射間隔の極端な延長などによって，アナフィラキシーがおこることがある。

（日本アレルギー学会：アレルギー総合ガイドライン2022．p38-39，協和企画，2022をもとに作成）

3 看護活動

● アレルギーの原因となりうる薬剤を使用する場合

　患者・家族に，これまで該当の薬剤を使用したことがあるか，その薬物を使用する処置や検査を受けたことがあるかを確認する。使用経験がある場合は，使用した際にアレルギー反応と考えられる体調不良(▶52ページ，表4-3)がなかったか確認する。体調不良があった場合，該当薬剤の使用の是非について医師に確認する。体調不良がなかった場合でも，今回の使用でアレルギー反応がおこる可能性を考え，全身状態の観察を行う。

● 薬物でアレルギーをおこしたことがある場合

　薬物アレルギーの既往があった場合は，原則的にはその薬物の使用は回避し，必要な場合は代替薬を使用することになる。
(1) 患者・家族と薬物アレルギーの症状と原因薬について情報を共有する。原因薬の使用目的や作用など，必要な情報を患者・家族に提供する。
(2) 今後も原因薬を避けて医療を受けることができるよう，お薬手帳などを活用して，ほかの医療機関とも情報を共有するよう指導する。

⑦ ラテックスアレルギー患者の看護

　ラテックスアレルギーは，天然ゴムに含まれるラテックスタンパク質によるアレルギー反応である(▶53ページ)。ハイリスクグループは，①天然ゴム製品(とくに手袋)と接触する機会が多い医療従事者(医師や看護師)やそのほかの職種，②アトピー素因および手湿疹のあるもの，③手術などの医療処置を繰り返している患者(手袋やカテーテル挿入が多い二分脊椎症の患者など)，である。

1 アセスメント

(1) 既往歴：アレルギー疾患とその重症度，手湿疹の有無，通院・治療状況，果物によるアレルギー症状誘発の有無
(2) アレルギー症状：皮膚症状(瘙痒感，発赤，膨疹，水疱形成)，全身症状(鼻・結膜症状，呼吸器症状，アナフィラキシー)
(3) アレルゲンの曝露：いつ・なにに触れたのか，何分後から，どのようにアレルギー症状が出現したのか，症状の持続時間，対処方法
(4) アレルゲン検査：特異的IgE，プリックテスト，パッチテスト
(5) 増悪因子：アトピー素因，手湿疹，疲労やストレスなど
(6) セルフマネジメント能力(疾患・アレルゲンの理解と認識，アレルゲン曝露防止の理解)，アドヒアランス，アレルゲン除去継続に関する不安・疲

労感，周囲の人の理解・協力

2 看護目標

- 天然ゴム製品の曝露を避け，ラテックスアレルギー反応をおこさない。

3 看護活動

　天然ゴム（ラテックス）製品を把握し，生活・仕事のなかで曝露のないよう環境を整えることが必要となる。医療現場では，さまざまな天然ゴム製品が使用されている。看護師は，医療現場や家庭で使用されている天然ゴム製品について，把握しておく必要がある（▶表5-6）。

患者がラテックスアレルギーの場合 ▶　患者がラテックスアレルギーの場合，さまざまな医療用具において，天然ゴム製品を避ける必要がある。使い捨て手袋を使用する際は，合成ゴムやビニール製のものを使用する。とくに手術室や救急では，使い捨ての天然ゴム製品が医療用具として使用されていることが多い。患者が手術を受ける際や救急での対応時には，患者にアレルギー反応がみられないか，全身状態を観察する。

医療従事者がラテックスアレルギーの場合 ▶　医療従事者は，ゴム手袋などのラテックス製品に触れる機会が多く，ラテックスアレルギーを発症しやすいハイリスクグループである。医療者がラテックスアレルギーに罹患した場合は，職場において天然ゴム製品を避けて従事することになる。アトピー素因があったり，手に湿疹があったりする場合は，とくに感作されやすく，また症状が出現しやすくなるため，スキンケアに努める。手袋の原料として天然ゴムを含まなくても，さまざまな化学物質が添加されており，その物質がアレルギーを引きおこすこともある。

ラテックス-フルーツ症候群 ▶　ラテックスタンパク質は特定の果物や野菜のアレルゲンと交差反応性を示し，ラテックス-フルーツ症候群と診断されることもある（▶54ページ）。ラテックスアレルギー患者の30～50％は，アボカド，バナナ，クリ，キウイフルーツといった植物性食品により，蕁麻疹，口腔内違和感，アナフィラキシーなどの即時型アレルギー反応をおこすことが知られている（▶表5-7）。逆に，アボカド，バナナ，キウイなどの果物にアレルギーのある患者のうち約1割，ラテックスアレルギー症状をおこす。

▶表5-6　天然ゴム（ラテックス）を含有する代表的な製品

医療現場で使用する製品	家庭で使用する製品
天然ゴム製手袋，駆血帯，止血帯，絆創膏，蘇生用のマスク・バッグ回路，カテーテル類，ドレーン類，血圧測定用のカフ，聴診器，経口・経鼻の吸引管，歯科用ラバーダム，超音波検査機器のプローブカバー，特殊な気管チューブ，シリンジ，電極パッド，注射ポート，薬液バイアルのゴム蓋，天然ゴム製のエプロン，輪ゴム　など	風船，おしゃぶり，炊事用手袋，玩具，コンドーム，自動車や自転車，工具などのハンドルグリップ，スポーツ用品，靴底，伸縮性の織物，カーペット，下着のゴム，哺乳びんの乳首，ゴムバンド，輪ゴム，消しゴム，タイヤ　など

（日本ラテックスアレルギー研究会：ラテックスアレルギー安全対策ガイドライン2018. 協和企画，2018による，一部改変）

▶表5-7　これまでラテックス-フルーツ症候群として報告されたおもな食品

ハイリスク群：アボカド，バナナ，クリ，キウイフルーツ
　　その他：イチジク，パイナップル，パパイア，パッションフルーツ，モモ，西洋ナシ，クルミ，ヘーゼルナッツ，アーモンド，グレープフルーツ，メロン，イチゴ，ジャガイモ，トマト，ホウレンソウ，レタス，セロリ，多種スパイスなど

(日本ラテックスアレルギー研究会：ラテックスアレルギー安全対策ガイドライン 2018. 協和企画,
2018 による，一部改変)

　果物や野菜を摂取した際，口腔内違和感や蕁麻疹，喘鳴などの症状を経験したことがないか確認する。ラテックス-フルーツ症候群が疑われる場合は，アレルゲン検査(血液検査や皮膚テスト)を行う。

　現状においては果物で症状がみられなくても，今後，ラテックス-フルーツ症候群にいたる可能性がある。とくに，アボカド，バナナ，クリ，キウイフルーツといった交差リスクの高い食品により，アレルギー症状がみられる場合には受診するよう指導する。

ゼミナール
復習と課題

❶ 各種アレルゲンの除去方法についてまとめなさい。
❷ 喘息患者の看護において，セルフマネジメントを評価する方法についてまとめなさい。
❸ アナフィラキシーショックで搬送されてきた患者の初期対応について，まとめなさい。
❹ 食物アレルギー患者の食事指導のポイントについてまとめなさい。
❺ 医療現場における天然ゴム製品についてまとめなさい。

参考文献
1) 日本アレルギー学会：アレルギー総合ガイドライン 2022. 協和企画, 2022.
2) 日本小児臨床アレルギー学会：小児アレルギーエデュケーターテキスト　基礎編, 改訂第3版. 診断と治療社, 2018.
3) 日本小児臨床アレルギー学会：小児アレルギーエデュケーターテキスト　実践編, 改訂第3版. 診断と治療社, 2018.
4) 日本小児アレルギー学会：食物アレルギー診療ガイドライン 2021. 協和企画, 2021.

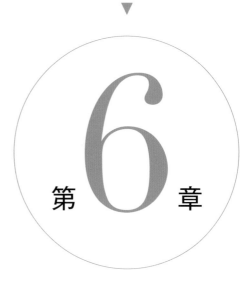

アレルギー

第6章

事例による看護過程の展開

A 気管支喘息患者の看護

　気管支喘息(以下，喘息)は，気道の慢性炎症，気道過敏性の亢進，可逆性の気流制限を特徴とする疾患である。喘息の発症には，遺伝的要因などの個体因子とアレルゲンや感染，大気汚染などの環境因子が関与している。環境因子には，喘息になりやすい人の発症に影響を与える因子と，すでに発症した人に対して増悪させる因子があり，両因子には共通するものがある。

　喘息治療は，発作時の治療と安定期のコントロールとに大きく分けられる。発作時は，発作の強度を評価し，すみやかで適切な対処により，安楽な呼吸ができるような援助が必要となる。安定期は，患者自身が正しく疾患と治療を理解するとともに，発作の誘因となるアレルゲンや刺激を回避し，治療を継続し，症状およびその背景にある気道炎症をコントロールしながら生活をしていくことが重要となる。

　喘息の病態は自覚症状がなくても持続しているため，適切な治療が実施されないと重症化や死にいたることもある。そのため，患者が適切な自己管理を実施し，発作を予防するための看護援助が必要となる。

　ここでは，はじめて喘息発作をおこし，入院となった患者を事例としてとりあげ，看護過程を用いて展開する。

① 患者についての情報

■1 患者のプロフィール

- 患者：Aさん(55歳，女性，身長160 cm，体重60 kg)
- 既往歴：スギ花粉症(35歳より)
- 家族歴：父が花粉症，母が高血圧，弟がアトピー性皮膚炎
- 家族構成：夫(56歳，公務員，他県にて単身赴任中)，長男(26歳，社会人，近郊にてひとり暮らし)，次男(22歳，大学4年生，同居，アルバイトで多忙のため帰りは夜遅くなることが多い)，ペット(室内犬)
- 職業：医療事務(週に3日のパート勤務)
- 性格：めんどうみがよい。職場では，責任感があり真面目と評価されている。
- 嗜好品：喫煙なし，機会飲酒
- 家族関係：7か月前より夫が他県へ単身赴任となり，帰宅するのは月1回である。長男が帰宅するのは6か月に1回で，次男とは同居しているが夕食をともにするのは週に1回程度である。孤独を感じたAさんは，ペットとして室内犬を飼い始めた。ペットが最も身近な家族となり，仕事以外の外出や就寝時も含め，つねにペットとともに生活していた。

② 入院までの経過

20年前より，春になるとくしゃみ・鼻汁・眼のかゆみの症状があり，近医でスギ花粉症の診断を受けた。それ以降，毎年春になると抗アレルギー薬を処方してもらい内服していた。

3〜4年前ころから，季節のかわり目に風邪をひき，咳が2〜3週間程度とまらないことが年に数回あった。近医で気管支喘息かもしれないと言われていたが，日常生活に影響はなかったため，検査・治療をすることなく過ごしていた。

本年夏，3週間ほど咳が続き，風邪だと思い近医を受診したところ，感冒と気管支炎と診断され，抗菌薬と鎮咳薬を処方された。その後も咳が続いたが，2週間ほどで治まった。11月になり気温が下がると，軽い咳と喉の痛みがあったが，風邪と考え放置していた。その後も1か月以上，咳と痰は毎日出るものの悪化する様子はなかった。

ところが週明けの勤務予定日の朝方，ゼーゼーという呼吸音と息苦しさで目がさめた。38.5℃の発熱と倦怠感があり，風邪の悪化と考えて仕事を休んだ。夜になっても解熱せず，次男に市販の解熱鎮痛薬を購入してきてもらい内服した。30分経過後，息をするとゼーゼー，ヒューヒューという音がさらに激しくなり，苦しくて横になって眠ることもできなくなったため，かかりつけの病院に連絡したうえで，次男とともに救急外来を受診した。

③ 来院時の状況

次男に支えられ，かろうじて歩行可能であった。

体温37.5℃，血圧128/78 mmHg，脈拍100回/分(洞調律，整脈)，呼吸数26回/分，呼気中一酸化窒素濃度(呼気NO)126 ppb(咳嗽と喘鳴が強いため参考値)，咳嗽あり，喘鳴あり，呼気延長あり，聴診にて呼息時に全肺野で高調性連続性副雑音(笛音)聴取，起座呼吸あり，肩呼吸あり，チアノーゼなし，SpO_2 90〜93%(室内気)。

看護師が状況を確認すると，Aさんは答えようとするが呼吸困難が強く，言葉が途切れがちだった。そのため，次男が自宅での状況を説明した。酸素2L/分(鼻カニューレ)，短時間作用性β_2刺激薬のネブライザー吸入と副腎皮質ステロイド薬の点滴を実施したところ，肩呼吸と喘鳴はやや緩和したが，高調性に加えて低調性連続性副雑音(いびき音)も聴取し，酸素2L/分，SpO_2 93%となり，会話困難の症状が残存するため，入院となった。

入院翌日には酸素2L/分でSpO_2 98%と呼吸状態の改善がみられ，酸素1L/分に減量された。

④ 検査データ

- 血液検査(救急外来受診時)：白血球数(WBC)8,000/μL，好酸球(Eos)12%，C反応性タンパク質(CRP)1.1 mg/dL
- 特異的IgE：ハウスダストで陽性，ダニで陽性，イヌ皮屑で陰性
- 動脈血ガス分析(室内気)：pH 7.45，PaO_2 67 Torr，$PaCO_2$ 35 Torr，SaO_2 93%
- 胸部X線検査：横隔膜が低下しており肺は過膨張。肺炎を示す浸潤影はみら

れない。

- インフルエンザ咽頭迅速検査：陰性

5 医師からの説明と患者・家族の受けとめ方

- 入院時の医師から患者への説明：喘息発作の状態です。救急外来で治療を行いましたが，改善が不十分なので入院して治療を継続します。日常生活での喘息管理の方法の学習もしていきましょう。
- 患者の受けとめ方：苦しいです。これが喘息発作なんですか。早く横になって眠りたいです。
- 次男の受けとめ方：母がとても苦しそうにしているので驚きました。入院してきちんと治療をしてよくなってほしいです。

6 入院当日〜翌日に収集した情報

- 病気に関する認識：スギ花粉症以外は，健康に過ごしていた。「喘息かもしれないと言われたこともありましたが，症状がなかったし，喘息は子どもの病気だと思っていたので，検査や治療も必要ないと思っていました。入院は長くなるのでしょうか。いまはイヌが一番身近な家族なので，イヌのことが心配です。それから，日常生活での管理ってなんでしょうか。家族に迷惑をかけたくないのでしっかり勉強したいと思っています」と話した。
- 居住環境：自宅は木造家屋，築10年。リビングにはじゅうたんを敷いている。
- 睡眠・休息：1か月程度咳嗽が持続しており，発熱・倦怠感で熟睡できていない。ペットのイヌとともに就寝する。

✓チェックポイント

□ 入院までの経過：Aさんの背景と生活環境から，喘息発作の増悪因子はなにと考えられるか。

□ 喘息の状態：身体所見・検査結果・治療から，Aさんはどのような病態だと考えられるか。

□ 疾患の受けとめ方：初回発作をおこし，喘息と診断されたAさんや家族が，疾患や治療についてどのように受けとめているか。

□ セルフマネジメント支援：喘息発作を回避するための治療とその副作用，日常生活での注意点はなにか。それをAさんが継続していくためにはどのような支援が必要か。家族の理解や協力体制は整っているか。

② 看護過程の展開

1 アセスメント

● 喘息の状態

　呼気 NO は好酸球性気道炎症を反映しており，健康な成人は 37 ppb 以下である。A さんの来院時の呼気 NO は 126 ppb（参考値）と高値であることから，気道炎症の存在や喘息の可能性が示唆される。おそらくは 3〜4 年前から喘息がおこりはじめており，無治療で数年が経過し，気道炎症が持続して気道過敏性が亢進したと考えられる。また，救急外来で実施した治療により，肩呼吸と喘鳴はやや緩和して若干の効果がみられたこと，胸部 X 線検査で他疾患の所見はないことから，A さんは喘息発作の状態と考えられた。

　『喘息予防・管理ガイドライン 2021』と照合すると，A さんは呼吸困難で苦しくて横になれず，起座呼吸が見られており，さらに会話困難であることから，喘息発作の強度は高度（大発作）と判断できる。また，1 か月以上，咳と痰は毎日出るものの悪化することなく過ごしていたことから，ふだんの状態は同ガイドラインの「未治療患者の症状と目安となる治療ステップ」の「中等症持続型相当」であると判断できる。酸素 2 L/分で SpO_2 93% であることから，血中酸素飽和度は酸素吸入していても低めの状態である。

　よって，入院により治療を継続して重篤な発作や生命の危機を回避し，呼吸状態の改善をはかる必要がある。

● 発作を引きおこす因子

温度差▶ 　喘息は，気道過敏性の亢進により季節のかわり目や日ごとの気温の変化，冷房が発作の誘因となりやすい。数年前から続く季節のかわり目の咳嗽は，喘息によるものであった可能性がある。

アレルゲン▶ 　A さんはスギ花粉症の既往があり，家族歴としてアトピー素因があると考えられる。アトピー素因がある場合，ダニやハウスダストに対する特異的 IgE が高値を呈することが多い。A さんは，イヌ皮屑は陰性であるものの，ハウスダストとダニでは陽性である。温暖多湿のわが国では，ダニがハウスダストの重要な成分である。室内でイヌを飼うと，落ちたイヌの毛や皮屑が原因となって，ダニが増殖する。

　A さんはイヌと長時間密接に過ごしていたこと，それに加えてリビングにはじゅうたんを敷いていたことにより，室内のダニやハウスダストなどのアレルゲンが増加し，アレルゲンに長時間曝露されることで気道炎症が悪化し，気道過敏性亢進と気道狭窄にいたったと考えられる。

非ステロイド性▶
抗炎症薬
　さらに，解熱鎮痛を目的とした非ステロイド性抗炎症薬（NSAID）の服用を契機としてさらに気道が狭窄して気流制限をきたすことで，喘鳴と呼吸困難で覚醒してしまうほどの発作が引きおこされたと考えられる。NSAID の服用で症状が悪化しており，アスピリン喘息の可能性も念頭に置く必要がある。そのため，治療では NSAID を避ける必要がある。

　今後 A さんが，喘息発作を引きおこすアレルゲンとその他の増悪因子を回避し，日常生活を送ることができるような教育的かかわりが必要である。

● セルフマネジメント能力

　A さんは今回が初回の発作であり，喘息の病態や発作の増悪因子，発作時の対処方法，日常の治療を含めて正しい知識が不足している。それらの知識を獲得してセルフマネジメント能力を向上していく必要がある。

　A さんの喘息発作は，アレルゲンや気象状況による影響が大きいと考えられる。そのため，それらの増悪因子を避ける方法を習得していく必要がある。A さんが，毎日の気象や日常生活内容と，自身の喘息の症状を記した「喘息日誌」（▶82ページ）を記載することで，悪化の徴候や増悪因子との関係を把握できると考える。また，最大瞬間呼気流量（PEFR，ピークフロー）の測定により，自己の気道閉塞状態が把握できるとともに，異常の早期発見や対処行動につながり，症状悪化を防ぐことができる。

　A さんは，家族に迷惑をかけず，自分自身で管理していきたいと考えており，喘息の病態や退院後の生活について積極的に質問する様子があることから，セルフマネジメントに関して意識の高さがうかがえる。しかし，喘息治療を継続していくうえでは，発作時の不安感や恐怖感をかかえつつ，日々の管理を行っていかなければならず，A さんひとりではなく同居家族の支えが重要となる。そのため，家族にも A さんの疾病の状態や今後の治療の必要性を理解してもらい，どのように協力を得ていくかを考えていく必要がある。

　また，喘息は適切な自己管理が実施できない場合は，発作を繰り返して重症化することや喘息死にいたる危険性がある。そのため，自覚症状がないときにも A さんが治療を継続し，安定した日常生活を送ることができるような看護援助が必要となる。

2　看護問題の明確化

　上記のアセスメントの結果から，次の看護上の問題を明らかにした。

#1　気道炎症，気道過敏性亢進に伴う喘息発作に関連した呼吸困難
#2　喘息に関する知識不足に伴うセルフマネジメント能力の不足

3　看護目標と看護計画

　A さんは，喘息発作の状態であるため，生命の危機状態を回避するとともに

呼吸状態の改善をはかり，安楽な呼吸を確保する必要がある。また，発作が消失したあとには，再発作をおこさないように，喘息に関する知識やセルフマネジメント能力を獲得したうえで退院することが目標となる。

#1　気道炎症，気道過敏性亢進に伴う喘息発作に関連した呼吸困難

看護目標▶ (1) 全肺野で，喘息に伴う高調性連続性副雑音(笛音)と，気道内の痰を反映する低調性連続性副雑音(いびき音)の聴取がない。

(2) 横になって眠ることができる。

(3) 歩行時の呼吸困難がない。

(4) SpO_2 95%以上で過ごすことができる。

　期限は入院3日目までとする。

看護計画▶ **[1] 観察項目**

(1) 意識レベル

(2) 呼吸状態：呼吸数，リズム，起座呼吸の有無，呼吸補助筋使用の有無，呼吸困難の有無と程度，チアノーゼの有無，喘鳴の有無と程度，副雑音(高調性連続性副雑音と低調性連続性副雑音)の有無と程度

(3) 体温：発熱の有無

(4) 咳，喀痰の有無と性状

(5) SpO_2 値，動脈血ガス分析

(6) 正確な薬物投与(医師の指示通りか，薬剤の血管外漏出の有無)

(7) 内服薬開始後は内服薬が正しく自己管理できているか

(8) ネブライザー，吸入薬の使用状況

　● 短時間作用性 β_2 刺激薬のネブライザー：正しく吸入できているか，副作用(動悸，手指振戦)の有無

　● ステロイド吸入薬：正しい使用方法か，使用した後の含嗽の実施状況，副作用(口腔・咽頭カンジタ症，嗄声)の有無

(9) 日常生活動作(ADL)とそれに伴う呼吸困難出現の有無

(10) 夜間の入眠状態

(11) 発作や疾患についての不安の有無

[2] 直接的看護援助

(1) ベッドの背もたれを上げ，オーバーテーブルの高さを調節したり，タオルや安楽枕を使用することによって，安定した安楽な起座位を保持して，呼吸困難を軽減できるように工夫する。

(2) 活動による酸素消費に伴う呼吸困難を防ぐため，ベッドサイドの物品をAさんの使用しやすい位置に配置する。

(3) 会話による呼吸困難を防ぐため，クローズドクエスチョンを使用する。

(4) 副腎皮質ステロイド薬の全身投与時の管理(滴下速度，刺入部の観察，副作用)を適切に行う。

(5) 吸入薬を正しい時間と手技で吸入することができるように，説明しながら一緒に実施する。

(6) 喀痰の粘 稠 度を下げるため，こまめな水分摂取を促して，脱水にならないようにする。

(7) 喀痰の喀出を促すため，呼吸音を聴取し，喀痰の貯留している部位を確認し，体位ドレナージを実施する。

(8) 呼吸状態の改善に合わせて，徐々に ADL を自立して行うことができるように，できることとできないことを確認しながら，日常生活の援助を行う。

(9) どのようなときに呼吸困難が生じるのかを A さんと一緒に確認して，呼吸困難を生じないような行動を考える。

(10) 看護ケアは少しずつ分割して実施する。

(11) 室内の空調を調整し，保温や保湿に努めるとともに，風が A さんに直接あたらないように配慮する。

[3] 教育計画

(1) 腹式呼吸，深呼吸，口すぼめ呼吸の方法を説明しながら，実施する。

(2) 呼吸筋の疲労を抑えた咳嗽の方法について，説明しながら実施する。

(3) 脱水予防と痰の喀出のため，適度に水分を摂取することについて説明する。

(4) 吸入薬の使用方法(時間，回数，手技)と副作用について説明する。ステロイド吸入薬は，自覚症状の有無にかかわらず，指示通りに毎日使用するように説明する。口腔・咽頭カンジタ症，嗄声の副作用の予防のため，使用後は含嗽を実施するように説明する。

(5) SpO_2 の基準値と，どのようなときに値が低下するのかについて説明する。

(6) ゆっくり動くように説明する。

#2　喘息に関する知識不足に伴うセルフマネジメント能力の不足

看護目標▶ (1)喘息の病態について説明できる。

(2) 喘息発作時の対処方法について説明できる。

(3) 喘息の安定期の治療方法を実施できる。

(4) 喘息発作の増悪因子(ハウスダスト，ダニ，上気道感染，気象，多忙など)について説明でき，生活習慣の改善方法について説明できる。

(5) セルフモニタリングの必要性について説明できる。

(6) ピークフロー測定および喘息日誌への記録や日々の体調管理の方法について説明できる。

期限は退院までとする。

看護計画▶ **[1] 観察項目**

(1) 喘息の病態についての発言

(2) 日常生活での発作誘発因子と対処法についての発言

(3) ステロイド吸入薬の使用後の含嗽の実施状況

(4) 喘息日誌の記入状況

(5) ピークフロー測定の実施と記録の状況

(6) 呼吸法の実施状況

(7) 安楽な体位が保持できているか

[2] 直接的看護援助

(1) これまでの生活をふり返り，発作の増悪因子について一緒に考える。

(2) 退院後の生活で，変更や改善が必要なことを提案する。

(3) 生活の変更に伴うAさんの思いや退院後の生活に関する思いを確認し，どのような生活方法がよいか一緒に考える。

(4) 症状が改善し，医師の指示がでたあと，ピークフロー測定を一緒に実施する。

(5) 家族同席のもと，下記の教育計画を実施し，家族に協力が得られるように調整する。

[3] 教育計画

(1) 喘息の病態についての説明と情報提供を行う。

　① 喘息の病態・治療について，資料を渡して説明する。

　② 信頼できる情報源や，安心して相談できる組織，患者会などの情報を提供する。

(2) 非発作時の治療について説明する。

　① 症状がなくても治療薬を継続し，自己中断しないように説明する。

　② 定期受診の必要性について説明する。

　③ 長期管理薬の使用方法を確認する。

　●吸入ステロイド薬：#1[3](4)を参照のこと。

　●長時間作用性β_2刺激薬の吸入薬：自覚症状の有無にかかわらず指示通りに使用することと，副作用(動悸，手指振戦)について説明する。

　④ 副作用出現時は，医療機関に連絡するように説明する。

(3) 発作時の対処法について説明する。

　① 短時間作用性β_2刺激薬の吸入薬を使用する。

　② 使用方法：息苦しいとき(発作時)に1〜2吸入し，効果が不十分であれば20分おきに1時間まで吸入を繰り返す。効果がない場合は受診する。

　③ 副作用として動悸や手指振戦が出現することがある。副作用が出現した際には医療機関に連絡する。

(4) 発作(急性増悪)の予防について説明する。

　① じゅうたんを使用するとアレルゲン(ダニ，ハウスダスト)が増加するため，使用の中止を提案する。

　② イヌとの接触時間を短くすること，就寝時はケージに入れてイヌとは別に眠ること，イヌの抜け毛や皮屑が栄養源となってダニが増えやすいので掃除を入念に行うこと，定期的なトリミングを行うこと，イヌを触っ

　　　たあとは手を洗うことを説明する。症状悪化の徴候があるときには，イ
　　　ヌの世話は家族にまかせることを提案する。
　③ 掃除の際はマスクを着用し，アレルゲンの曝露を避けることを説明する。
　④ 上気道感染予防のため，手洗いと含嗽を実施する。
　⑤ 気象や気温の変化が症状の悪化につながることを説明する。
　⑥ 多忙な生活は症状の悪化につながるため，無理な計画はたてず，適度に
　　　休息をとるよう伝える。
　⑦ 非ステロイド性抗炎症薬の処方は避けてもらうよう医師に伝え，そのこ
　　　とを「お薬手帳」に記載する。市販薬の総合感冒薬や湿布薬にも同様の
　　　成分が含まれているため，購入時は注意する。
(5) セルフモニタリングの方法について以下を説明する。
　① 喘息日誌の記入方法について説明する。
　② ピークフローは，毎日2回，決まった時間に測定して記録する。日内変
　　　動[(最高値－最低値)÷最高値×100]＝20％以内になるように目標設定
　　　する。日内変動が20％以上では，コントロール不良で発作がおこる可
　　　能性が高まる。
(6) 喘息カードを携帯し，他院を受診する際には提示することを伝える。とく
　　に造影剤を使用する検査を受ける際は，喘息カードを提示し，喘息である
　　ことを必ず伝えるよう説明する。
(7) (1)～(6)について，家族にも説明し協力を得る。

4　実施と評価

#1　気道炎症と気道過敏性亢進に伴う喘息発作に関連した呼吸困難

[1] 呼吸状態の観察　Aさんは，喘息の大発作の状態で，酸素2L/分で
SpO_2 93％，起座呼吸を行い，会話により呼吸困難を呈していた。ベッドの高
さや角度の調整，安楽枕の利用で，安楽な起座位を整えた。入院時のAさん
の状態から，安楽な呼吸と有効なガス交換を行うためには起座位の保持は有効
であったと考えられる。

　また，Aさんは来院時から血中の酸素濃度が低値であり，わずかな体動がさ
らなる酸素の低下を引きおこす可能性があったため，ベッドサイドの物品の位
置や環境を整え，看護ケアは数回に分割して実施し，クローズドクエスチョン
を用いて会話を行った。状態の改善とともに，半座位からベッドの角度を徐々
に下げていった。その結果，呼吸状態の悪化をおこさず経過しており，それら
の看護ケアは有効であった。

[2] 薬物投与の援助　ステロイド薬の投与中は，医師の指示通りの滴下速度と，
薬剤の血管外漏出のないことを観察し，正確な薬物投与を実施した。投与後は
効果判定のため，呼吸状態やSpO_2値の確認をした。副作用である不眠や精神
症状(不安定)についても注意して観察した。安全に確実な薬物投与が実施され

たことによって呼吸状態の改善と再発作の抑制につながったと考えられる。

　また，ネブライザーや吸入薬は今回の入院ではじめて使用するため，使用方法について見本を用いて実演しながら説明した。はじめは吸入のタイミングが合わない様子であったが，実演しながら説明を繰り返すことで正しく吸入できるようになった。その結果，現在では呼吸困難は軽減し，喘鳴や高調性連続性副雑音は消失している。実演による説明を繰り返したことは効果的であったと考えられる。

[3] **呼吸法の説明**　呼吸困難を回避し有効なガス交換を行うことができるように，腹式呼吸・深呼吸・口すぼめ呼吸の方法を説明し，体動時は呼吸法の実施の声かけをした。説明後は，ベッド上でみずから呼吸法を練習する姿や笑顔がみられた。呼吸法の習得により，有効なガス交換が行われるだけでなく，リラックス効果も得られたと考える。

　また，過度な活動によって引きおこされる呼吸困難の軽減のため，SpO_2値の確認や呼吸法を実施し，Aさんの ADL は拡大された。呼吸法が有効活用されて，歩行時の呼吸困難の増強はみられず，酸素1〜2 L/分で SpO_2 96％以上を保つことができた。

[4] **喀痰喀出の援助**　喀痰と脱水予防のための適度な水分摂取について説明したところ，食事のあとに水分を摂取する様子がみられた。喀痰の粘稠度も下がり，容易に喀出できていた。喀痰の自己喀出もできており，低調性連続性副雑音は聴取されなくなった。

　これらの看護計画の実施によって，Aさんの呼吸状態の悪化はなく経過し，回復に向かっている。Aさんは，初回の喘息発作による不安な様子がみられていたが，訪室時に必ず共感的に接する態度を示すことで，少しずつ自身の疾患や体調に関心を向けることができてきている。

　したがって，看護目標の(1)〜(4)は達成した。

#2　喘息に関する知識不足に伴うセルフマネジメント能力の不足

[1] **病態理解のための援助**　喘息の病態理解のため，確かな情報源からのパンフレットや教材を使用した。当初は不安な様子であったが，資料に目を通し，教材に記載されているウェブサイトを利用して学習していた。学習が進むと，症状を管理することで悪化が防げることを理解できた。喘息の病態に関する質問や，「症状がなくても空気の通り道が狭いから，気をつけないといけないですね」といった発言から，疾患への関心が示され，知識が習得できていると判断できる。患者が安心して情報を入手できる情報源を提供したことによって，主体的な学習が進んでいることから，効果的であったと考えられる。

[2] **安定期・発作時の治療方法実施への援助**　喘息は，症状がなくても治療を継続する必要があること，吸入ステロイド薬使用後の含嗽実施，発作時の短時間作用性β_2刺激薬の使用時期・使用回数を指導した。はじめは，「むずかしい

ですね。うまく吸えないです」と，心配な様子であったが，声かけを行いながら繰り返し実施することでコツをつかみ，「うまく吸えるようになったでしょう」といった発言が聞かれるようになった。Aさんは初回の発作であり，治療方法についてはじめて学習することをふまえ，イラスト入りのパンフレットや平易な言葉を用いて説明したことや，実演しながら吸入指導を行ったことが効果的であったと考える。

[3] **今までの生活のふり返りと，発作の増悪因子回避のための援助** Aさんは入院当初，「イヌは飼えないの？」と不安な様子がみられた。回復の過程で看護師と一緒に生活をふり返り，発作の誘因回避の必要性のみならず，回避の方法を一緒に考えた。また，感冒などの上気道感染の予防方法や，ペットのイヌとともに過ごすためにどのようにしたらよいかを主体的に考える様子がうかがえた。休日には，単身赴任中の夫や息子たちも来院し，喘息に関する知識を共有している様子がみられていた。その結果，同居している次男が中心となり，Aさんが発作をおこさずに生活できるように協力を得られることとなった。Aさんの意思を尊重して共感的に接したことで，主体的に考えることができたと考える。

[4] **セルフモニタリング** ピークフロー測定は，喘息の客観的判断のために有効であるため，Aさんが今後，気管支喘息を自分で管理していけるように使用方法や確認方法を説明し，実際に記録した。喘息日誌についても，自己管理するうえで必要であることを理解し，入院中から体調を書き込む様子がみられた。喘息日誌には詳細にその日の症状が記載されており，真面目なAさんの性格から退院後も継続を期待できると判断する。

看護目標(1)～(5)は，解決したと判断するが，退院後の生活における自己管理のアドヒアランスについては，外来受診時に体調や記載状況を含めて確認し，継続してAさんの喘息の自己管理に介入していく必要があると考える。

●**まとめ**

喘息は慢性疾患であるため，患者は，長期間におよぶ継続的な治療と自己管理を余儀なくされる。そのため，患者のこれまでの生活や，今後どのような生活を望み，疾病治療がそれにどのような影響を及ぼすのかを含めたアセスメントが必要となる。看護師は，患者に寄り添い，患者が喘息の病態や治療，増悪因子を理解し，セルフモニタリングを継続し，発作をおこさず安定した日常生活を送ることができるように支援する必要がある。

参考文献
1）日本アレルギー学会喘息ガイドライン専門部会：喘息予防・管理ガイドライン2021．協和企画，2021．
2）山口正雄：気管支喘息とその周辺．日本内科学会雑誌 107(10)：2055-2058，2018．
3）宮本昭正編：ナース・患者のための喘息マネージメント入門．技術評論社，2017．

膠原病

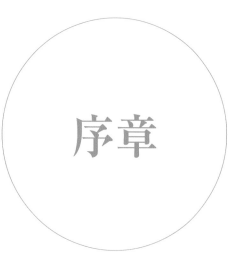

序章

この本で学ぶこと

膠原病をもつ患者の姿

　ここでは，膠原病をもつ患者に対する看護について学ぶ。膠原病をもつ患者とはどのような人なのか。ある患者を例に考えてみよう。

　Aさんは，35歳女性，職業は音楽家，独身である。34歳で全身性エリテマトーデス（SLE）を発症し，地元九州で治療を受けていたが，東京で治療を受けるため上京した。既往歴はなく，今回，疾患の精査と治療のため入院となった。検査を行ったあと，副腎皮質ステロイド薬による治療が開始された。しかし，頭痛や顔面のほてり，倦怠感，幻視，興奮など精神症状があらわれたため，副腎皮質ステロイド薬の量を徐々に減らすと精神症状は落ち着いた。

　腎障害を伴うSLEであったため，さらにシクロホスファミドパルス療法を行う必要性が考えられたが，真菌感染の徴候があり，肺の感染症をみとめたため，先に感染症を治療する必要があると説明された。Aさんは，治療の必要性について一度は納得したものの，その後「聞いていない」「いまは点滴したくない」と治療を拒否したり，大声を出す場面もみられた。感情の起伏が大きいAさんに対して，医師などと話し合いを行い，看護師はAさんの気持ちを尊重しながら対応をした。Aさんは，一日も早く仕事に復帰したいという思いと，副作用に対する不安で治療を受け入れられないという思いのはざまで苦しんでいた。長期入院によるストレスも重なり，入院継続は困難となっていた。

　一方で家族は「退院はシクロホスファミドパルス療法を1回はやってからにしてほしい」「本人にわかるように説明してほしい」と強く望んでいた。看護師は家族に対し，Aさんは病気について理解していること，状況や不安のなかで葛藤していることなどを伝え，話し合いを重ねていくと，「本人の望む方向で」と家族の意向にも変化がみられた。身体的には入院治療を継続したいが，精神的には困難であり，これ以上の入院生活はむずかしいと思えた。このため，感染症から回復した時点で，医師より外来通院による治療継続が提案され，本人と家族の同意を得て退院となった。後日，病棟を訪れて，がんばって通院している姿を見せてくれた。

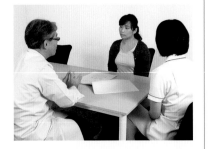

読者の皆さんは看護師になったとき，Aさんのような患者に出会うことがあるかもしれない。そのとき，看護師はなにをすることができるのだろうか。

●Aさんや家族に対して，看護師はなにをすることができるだろうか。

> ▶Aさんや家族が病状や治療について理解できるよう支援する
> ▶Aさんの話を傾聴し，不安を軽減できるよう支援する
> ▶SLEの治療を継続しながら社会生活が送れるよう支援する
> ▶家族の不安・負担が軽減できるように支援する

ほかにも，看護師ができることはなにかを考えてみよう。

Aさんのような疾病をもつ患者に適切な看護を実践していくためには，以下の項目をはじめとする，さまざまな知識や技術，考え方を身につけていくことが大切である。

●Aさんの看護を実践するために，なにを学ぶ必要があるだろうか。

> **POINT**
> ▶SLEのおもな症状と症状がもたらされる原因
> ▶SLEに対して行われるおもな検査
> ▶SLEの病態・診断・治療・処置
> ▶患者のアセスメント
> ▶看護活動を展開するための方法・看護技術

医療の進歩により確立された検査や治療が行われる一方で，1人ひとりの患者は，異なる身体的問題と，心理・社会的背景をもっている。患者のかかえる健康上の問題を明らかにして，個別性にそった全人的な看護を行っていかなくてはならない。

これから本書で学ぶ読者の皆さんは，Aさんのような患者に出会ったときに，自分であればどのような看護ができるか考えられるよう，学習を進めてほしい。

▶▶▶ 本書の構成マップ

第1章　膠原病患者の看護を学ぶにあたって
Ａ 医療の動向と看護　Ｂ 患者の特徴と看護の役割

第2章　自己免疫疾患とその機序
Ａ 自己と非自己の区別
Ｂ 免疫トレランス（免疫寛容）
Ｃ 自己免疫疾患の病態

第3章　症状とその病態生理
Ａ 関節痛・関節炎
Ｂ レイノー現象
Ｃ 皮膚・粘膜症状
Ｄ 発熱
Ｅ タンパク尿
Ｆ 筋力低下
Ｇ 血管炎に伴う症状

第4章　検査と治療
Ａ 膠原病の臨床症状と診断（問診）
Ｂ 検査
Ｃ 治療方法

第5章　疾患の理解
Ａ 関節リウマチ
Ｂ 全身性エリテマトーデス
Ｃ 抗リン脂質抗体症候群
Ｄ シェーグレン症候群
Ｅ 全身性強皮症
Ｆ 多発筋炎, 皮膚筋炎
Ｇ 混合性結合組織病
Ｈ ベーチェット病
Ｉ 血管炎症候群
Ｊ リウマチ性多発筋痛症
Ｋ 成人発症スティル病

第6章　患者の看護

Ａ 疾患をもつ患者の経過と看護
　①急性期の患者の看護
　②回復期の患者の看護
　③慢性期の患者の看護
　④慢性期（急性増悪）の患者の看護
　⑤患者の経過と看護のまとめ

Ｂ 症状に対する看護
　①発熱のある患者の看護
　②関節症状のある患者の看護
　③皮膚・粘膜症状のある患者の看護
　④筋症状のある患者の看護
　⑤レイノー現象のある患者の看護

Ｃ 検査を受ける患者の看護

Ｄ 治療を受ける患者の看護
　①薬物療法を受ける患者の看護
　②手術療法を受ける患者の看護

Ｅ 疾患をもつ患者の看護
　①関節リウマチ患者の看護
　②全身性エリテマトーデス患者の看護
　③シェーグレン症候群患者の看護
　④全身性強皮症患者の看護
　⑤多発筋炎・皮膚筋炎患者の看護
　⑥ベーチェット病患者の看護

第7章　事例による看護過程の展開
Ａ 全身性エリテマトーデス患者の看護

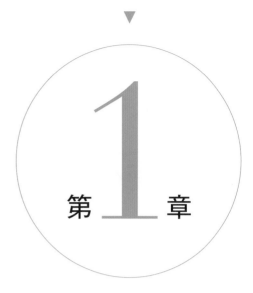

膠原病

第1章

膠原病患者の看護を学ぶにあたって

本章で学ぶこと	□膠原病と膠原病類縁疾患に関する医療の動向と看護の概要を学習する。
	□患者の特徴について，健康障害によってもたらされる身体的，心理・社会的な問題を理解する。
	□患者・家族のさまざまな問題への援助の学びを通して看護の役割を理解する。

A 医療の動向と看護

① 膠原病とは

膠原病の名称の▶
由来

　かつて，疾患は一般に心臓病や腎臓病などといったように，臓器単位で分類されてきた。しかし 20 世紀に入って，全身性エリテマトーデスや強皮症をはじめとするいくつかの疾患では，病変が 1 つの臓器にとどまらずに，皮膚や関節，腎臓，肺，心臓など多数の臓器に及ぶことがわかってきた。1942 年に病理学者クレンペラー P. Klemperer は，これらの疾患を病理組織学的に検討し，全身にくまなく分布している膠原線維が病変の主座であり，フィブリノイド変性という病理組織学的所見が共通してみとめられることを報告した。そして，これらの所見がみとめられる疾患群を膠原病 collagen disease と命名した（▶表1-1）。

膠原病の概念と▶
疾患

　クレンペラーが膠原病の概念を最初に提唱したとき，膠原病に分類された疾患は，表 1-2 に示す 6 つであった。現在では，リウマチ熱は溶血性レンサ球菌を原因とすることが判明しており，この 6 疾患は古典的膠原病とよばれている。

　現在は古典的膠原病以外にも膠原病の概念にあてはまる疾患があることがわかっており，これらを膠原病類縁疾患と称することがある（▶表 1-3）。これらのなかで，混合性結合組織病，シェーグレン症候群，抗リン脂質抗体症候群，血管炎症候群などは膠原病そのものであるが，それぞれの疾患の病態は必ずしも均一ではない。

▶表 1-1　クレンペラーの膠原病の概念

1. 原因不明
2. 全身炎症性疾患：発熱・体重減少・倦怠感・易疲労感がみとめられる。
3. 多臓器疾患：皮膚・関節・腎臓・肺・心臓・神経・筋・消化器・眼・血液などがおかされる。
4. 慢性疾患：再燃と寛解を繰り返す。
5. 結合組織のフィブリノイド変性
6. 自己免疫の関与

▶表 1-2　古典的膠原病

- 全身性エリテマトーデス
- 強皮症
- 多発筋炎・皮膚筋炎
- 結節性多発動脈炎
- 関節リウマチ
- リウマチ熱

▶表 1-3　膠原病類縁疾患

- 混合性結合組織病
- シェーグレン症候群
- 血管炎症候群(側頭動脈炎, 高安動脈炎, 好酸球性多発血管炎性肉芽腫症〔アレルギー性肉芽腫性血管炎〕, 多発血管炎性肉芽腫症〔ウェゲナー肉芽腫症〕)
- サルコイドーシス
- 再発性多発軟骨炎
- 好酸球性筋膜炎

- 抗リン脂質抗体症候群
- HLA-B27 関連関節炎 (強直性脊椎炎, 乾癬性関節炎, 潰瘍性大腸炎およびクローン病に伴う関節炎, ライター症候群など)
- リウマチ性多発筋痛症
- 回帰性リウマチ
- フェルティ症候群
- ベーチェット病 など

自己免疫疾患▶　膠原病患者の血液中には, 自己のからだの構成成分と反応する抗体(自己抗体)や自己反応性リンパ球(組織傷害性リンパ球)が見いだされており, 膠原病の病態に関与している。つまり, 自己の組織に対する過剰な免疫反応が引きおこされることにより, 病態が形成されている。したがって, 膠原病は**自己免疫疾患** autoimmune disease に含まれる。自己免疫疾患は, 重症筋無力症やバセドウ病, 橋本病などの臓器特異的自己免疫疾患と, 全身性(臓器非特異的)自己免疫疾患に分けられ, 膠原病は後者とほぼ同義と考えることができる[1]。

② 医療の動向(難病対策)

わが国では, 症例数が少なく, 原因不明で治療法が確立しておらず, 長期にわたり生活に支障をきたす疾患(難病)に関して, (1)難治性疾患克服研究事業, (2)医療施設などの整備, (3)地域における保健・医療福祉の充実・連携(難病特別対策推進事業など), (4)クオリティオブライフ quality of life (QOL)の向上を目ざした福祉施策の推進(障害者総合支援法による障害福祉サービス)などの難病対策がとられてきた。しかし, これまで厚生労働省が中心となって行っていた難病対策の運用は都道府県にゆだねられていたため, 地域により, 対象となる疾病の種類や医療費控除の方法などに差がみられていた。

難病法▶　それらの不平等を是正するために, 患者団体からの要望を受けて, 2014(平成 26)年,「**難病の患者に対する医療等に関する法律(難病法)**」が制定され, 翌 2015(平成 27)年から施行された。難病法に基づき指定される**指定難病**については, 難病患者データの収集を効率的に行って治療研究を推進することに加え, 効果的な治療方法が確立するまでの間, 医療費の負担が大きい患者への支援がなされることとなった。

指定難病と定められている疾患は, 2021 年現在, 338 疾病であり, このう

1)　現在欧米では膠原病 collagen disease という用語は用いられておらず, **結合組織病** connective tissue disease と称されている。フィブリノイド変性は結合組織に沈着したフィブリンや免疫グロブリンから形成されるものであり, 膠原線維の異常によるものではないからである。

▶表 1-4　指定難病として認定されている膠原病（2021 年現在）

IgG4 関連疾患	強直性脊椎炎	全身性強皮症
高安動脈炎	悪性関節リウマチ	混合性結合組織病
巨細胞性動脈炎	バージャー病	シェーグレン症候群
結節性多発動脈炎	原発性抗リン脂質症候群	成人スチル病（成人発症スティル病）
顕微鏡的多発血管炎	全身性エリテマトーデス	再発性多発軟骨炎
多発血管炎性肉芽腫症	皮膚筋炎／多発筋炎	ベーチェット病
好酸球性多発血管炎性肉芽腫症		若年性特発性関節炎

ち膠原病は表 1-4 の通りである。この法律により，日本全国，同じ医療費控除が受けられるようになった。しかし，同じ難病であっても，医療費の控除が受けられるかどうかは，その重症度により判定することとなり，難病と認定されても医療費の控除の恩恵を受けられない患者も多い。

③ 看護の目標

膠原病は一般に慢性疾患であり，寛解と再燃を繰り返す経過をたどり，治療が長期化することが多い。そのため，患者だけではなく，家族を含めた支援が必要となる。疾患活動性，身体障害，治療薬の意義と副作用などの情報を提供し，自己管理できるように支援するとともに，家族の理解と協力を促進する。患者の立場や考え方なども含めて総体的に把握し，個々の支援を提供して，身体的・精神的・社会的な QOL の向上をはかる。そのためには，あらゆる角度から情報を得る努力と，疾患についての知識を得る努力が必要である。

B 患者の特徴と看護の役割

① 患者の特徴

膠原病は関節を含めたさまざまな臓器や組織の慢性炎症性疾患である。このため，全身にさまざまな症状があらわれるとともに，疾患の重複や移行，合併症の併発が少なくない。また，発症原因がいまだ明らかにされておらず，根本的な治療が確立されていない疾患であるために，寛解と再燃を繰り返し，長期にわたる治療を必要とする場合が多い。さらに，治療に用いられる抗炎症薬や免疫抑制薬の副作用もおこりうる。したがって，患者の多くは複数の身体的問題とともに，心理・社会的問題をかかえている。

1 身体的問題

膠原病は，全身にくまなく分布している結合組織に病変が生じるため，以下

のような共通の特徴がある。

(1) 全身性炎症性疾患である。

(2) 多臓器疾患である。

(3) 寛解と再燃を繰り返す慢性疾患である。

(4) 自己抗体が関与する。

(5) 遺伝的素因と環境要因が関与する。

　膠原病の多彩な症状と内臓障害や機能障害により，患者の日常生活動作（ADL）が制限される。また，疾患活動性や合併症の状況によっては，危機的状況におかれる場合もある。

2 心理・社会的な問題

　膠原病の好発年齢は 20 代から 60 代と幅広い。慢性疾患であるため，多くの患者は進学・就職・結婚・妊娠・育児・定年と続く人生のさまざまな節目を病気とともにのりこえていかなくてはならない。

日常生活の問題▶　疾患による身体障害や治療のため，日常生活においてさまざまな制限が生じ，それらの制限による精神的苦痛も生じる。

　長期の治療が必要となるが，症状の寛解により，増悪因子の回避を怠ったり，治療の継続が中断されたりする場合もある。また，就労状況により治療の継続が困難になることもある。

　疾患による身体的苦痛だけではなく，症状や薬物の副作用によるボディイメージの変容や，社会的役割が遂行できないことによる喪失感，悲観，将来への不安も生じる。一方，倦怠感，疲労感，筋力低下，関節痛などの症状は患者に苦痛をもたらすものの，外見上は正常であるため，周囲の理解を得られない場合も少なくない。それにより，患者はつらい立場に追い込まれることもある。

結婚・妊娠の問題▶　疾患の原因が解明されておらず，また聞き慣れない病名であるため，誤った認識によって結婚・妊娠をあきらめる場合がある。また，病期や疾患活動性，治療薬の種類によっては，妊娠が制限される場合もある。さらに，症状は出産後に悪化するために，母親としての役割遂行に支障をきたす可能性がある。入院・通院治療，日常生活の制限のために，家庭での役割が思うように果たせないことが心理的負担となる。

経済的・社会的▶　長期にわたる治療が必要なため，医療費の経済的負担が大きく，就労が困難
問題　な場合は生活費の問題なども生じる。また，患者を支える家族の負担も大きく，高齢化・核家族化という背景もふまえて理解する必要がある。

② 看護の役割

　膠原病患者への看護の役割は，患者の身体的な苦痛，ならびに心理・社会的苦痛の緩和と QOL の維持・向上を目ざし，セルフケアを支援することである。

1 身体的な問題への援助

　　　　膠原病の全体像と特殊性を把握し，薬物療法・手術療法・リハビリテーションなどの治療法を理解し，疾患の病期と活動性を考慮したうえで，どのような種類の援助が必要であるかを明確にしていく。

苦痛の緩和▶　疾患そのものや検査・治療に伴う苦痛の緩和に留意し，合併症や薬物の副作用の早期発見に努める。また，患者が増悪因子を回避できるように支援する。

ADL の維持・▶
拡大　患者が痛みをコントロールをしながら安静と運動のバランスをとり，身体機能の障害の程度に応じた日常生活が送れるように援助する。また，増悪因子を避ける必要性を理解し，日常生活の調整ができるようにセルフケアを支援する。

2 心理・社会的な問題への援助

　　　　看護師は患者・家族の背景，受容度などを把握して援助を行う。必要に応じて社会資源の活用や医療ソーシャルワーカー(MSW)，臨床心理士と連携をとり，患者とその家族の心理・社会的負担の軽減を支援する。

不安の軽減▶　患者・家族に疾患の特徴，治療法，生活上の注意事項などを具体的に説明し，疾患に対する理解を深め，納得して検査や治療が受けられるように支援する。患者が気持ちを表出できるような関係づくりを心がけ，共感的・受容的な態度で接し，身体的苦痛の緩和に努める。

社会資源の活用▶　膠原病の患者が利用できる制度について，その内容を理解して情報を提供する。必要に応じて MSW と連携をとる。膠原病の医療保障制度には，身体障害者手帳，「難病の患者に対する医療等に関する法律(難病法)」に基づく医療費助成制度，療養生活環境整備事業，介護保険制度，障害年金，医療費控除，高額療養費制度などがある。

　　　　長期にわたる介護により家族も身体的・精神的負担を負う。治療費，入院費，通院に要する費用が与える経済的負担も避けることができない。看護師は，これらのことが家族へもたらす影響を理解し，悩みに共感し，問題解決をはかるために最善を尽くす必要がある。

ゼミナール
復習と課題

❶ 膠原病患者の特徴と身体的，心理・社会的問題点をあげなさい。
❷ 膠原病患者に対する看護の役割について述べなさい。

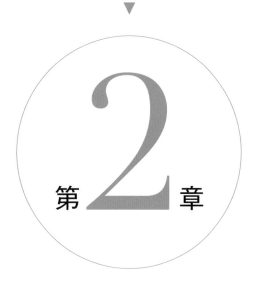

第**2**章

自己免疫疾患と
その機序

| 本章で学ぶこと | □自己と非自己の区別には，主要組織適合抗原が関与していることを学ぶ。
□免疫トレランス(免疫寛容)のしくみについて理解する。
□自己免疫疾患の発症には，免疫トレランスの破綻が重要であることを理解する。
□膠原病は，代表的な自己免疫疾患の 1 つであることを学ぶ。 |

正常な免疫は，多くの外来性の抗原(主として病原微生物)には反応するが，自分自身の細胞やタンパク質，すなわち**自己抗原**には反応しないしくみをもっている。自己抗原に対するこうした非応答性は，**免疫トレランス** immunologic tolerance(**免疫寛容**)とよばれる。

興味深いことに，自己抗原を認識する T 細胞はつねに生み出されているにもかかわらず，正常な状態では，自己と非自己を認識して免疫応答を制御している。しかし，免疫トレランスがはたらかなければ自己を攻撃することとなり，このような反応を**自己免疫**とよぶ。自己免疫により引きおこされる疾患を総称して**自己免疫疾患**とよぶ。

膠原病は，自己免疫疾患の代表的な疾患であり，免疫トレランスの破綻がその発症に重要であると考えられている。そこで，まず自己と非自己の区別の仕組みと免疫トレランスの成立について解説する。

A｜自己と非自己の区別

他人からの臓器移植によって拒絶反応がおこることからもわかるように，生体には自己と非自己を識別する機序が備わっている。

MHC▶　自己と非自己の識別には，**主要組織適合遺伝子複合体** major histocompatibility complex(**MHC**)とよばれる遺伝子領域によりコードされている MHC 分子(主要組織適合抗原)と，それが提示する抗原が関与している。MHC 分子は T 細胞に抗原を提示する細胞表面分子であり，T 細胞は自己の MHC 分子によって提示された抗原以外は認識しない。MHC 分子はクラス I とクラス II の 2 つのクラスに分類される。

MHC クラス I 分子は，生体内のほとんどの細胞に発現し，細胞に内在する抗原(内在性抗原)をキラー T 細胞(細胞傷害性 T 細胞，▶20 ページ)に提示する機能をもつ。

MHC クラス II 分子は，樹状細胞やマクロファージ，B 細胞などの抗原提示細胞におもに発現し，取り込んだ抗原(外来抗原)をヘルパー T 細胞に提示する機能をもつ(▶21 ページ，図 2-5)。

HLA▶　ヒトにおける MHC 分子は，**ヒト白血球抗原** human leukocyte antigen（HLA）とよばれる。白血球抗原として発見されたためこの名がついた。MHC 分子と同様に，クラス I 分子はほとんどの細胞に，クラス II 分子は抗原提示細胞に発現する。MHC 分子のように，遺伝子座の組み合わせにより発現する。HLA の遺伝子座としては，A，B，C 座（クラス I），DR，DQ，DP 座（クラス II）がある。さらに，遺伝子座の個々の遺伝子の組み合わせを加味すると，成立する HLA は無数にあり，個人間で一致することは非常にまれとなる。同時にこのことが自己と非自己の認識の根本をなしている。

B｜免疫トレランス（免疫寛容）

自己免疫の成立機序の詳細はいまだ明らかではないが，免疫トレランスの破綻あるいは反応性の低下が大きな影響を与えていることは確かである。

免疫トレランスとは，先に述べたとおり，自己を構成する物質である自己抗原や腸内常在細菌に対して反応しないための免疫のしくみである。免疫トレランスは免疫制御の中心となる T 細胞や B 細胞において確立される。ここではとくに重要となる T 細胞における免疫トレランスについて解説する。

免疫トレランスは，骨髄で発生した T 細胞が胸腺に移行し，自己抗原に遭遇したときに誘導される**中枢性トレランス**と，末梢組織において自己抗原に遭遇したときに誘導される**末梢性トレランス**によりなりたつ（▶図2-1）。

① 中枢性トレランス

T 細胞は胸腺内で成熟する。未熟な T 細胞は，自己の MHC 分子にまったく結合しないものから，自己の抗原を強く認識する受容体をもつものまで幅広い細胞集団で構成される。

胸腺では，まず自己の MHC 分子にまったく結合しないものは，生存のためのシグナルを受け取ることができず，アポトーシスにより排除される（▶図2-1）。また，自己の MHC 分子に提示された自己抗原と強く反応するものも，同様にアポトーシスが誘導されて排除される（**負の選択**）。これにより，自己の MHC 分子を認識するものの，自己抗原に強く反応しない T 細胞だけが末梢に出ていくことになる（**正の選択**）。

この機構により，胸腺に存在する自己抗原に対する寛容を獲得するが，末梢には中枢リンパ器官に存在しない自己抗原も存在する。それらの抗原に対するトレランスは，次に述べる末梢性トレランスにより誘導される。

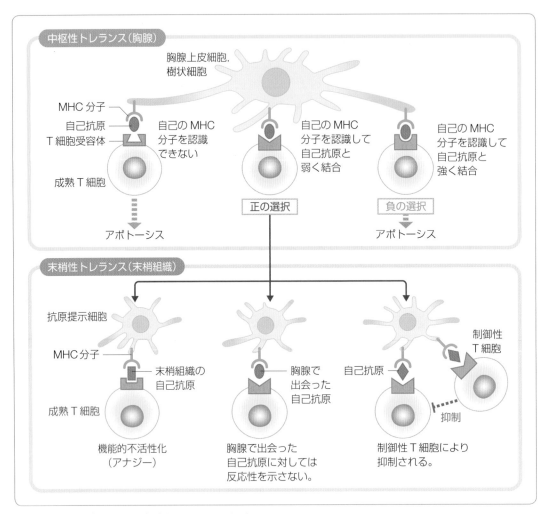

▶図2-1 T細胞における免疫トレランスのしくみ

② 末梢性トレランス

中枢リンパ器官で選択を受けた成熟T細胞は，末梢組織において，中枢リンパ器官には存在しなかった自己抗原を提示される（▶図2-1）。T細胞が自己抗原を認識すると，機能的に不活性化（アナジー）するか，アポトーシスが導かれる。そのいずれでもない場合は，自己の抗原に反応する自己反応性T細胞となるが，そのはたらきは制御性T細胞により抑制される。この2つの過程により，末梢性トレランスが誘導される。

末梢性トレランスは，主として末梢組織に存在して中枢リンパ器官には存在しない自己抗原に対する応答を防ぐためにきわめて重要である。つまり，中枢性トレランスの不完全な機構を補填する機構であるといえる。

C 自己免疫疾患の病態

　　　　T細胞やB細胞は，中枢リンパ組織における厳しい選択により，自己に反応性のあるものは排除される。また，末梢リンパ組織においても，自己に対して激しく免疫応答するものは排除あるいは抑制され，自己免疫の発生を防ぐ機構をもっていることはこれまで述べてきたとおりである。しかし，中枢リンパ組織や骨髄において，自己抗原の提示に問題が生じたり，末梢において自己反応性の細胞の排除・抑制の機構に問題が生じることなどによって，免疫トレランスが破綻（はたん）し，自己免疫疾患の発症へとつながっていく。

① 臓器特異的自己免疫疾患と臓器非特異的自己免疫疾患

　　　　自己免疫疾患は，臓器特異的自己免疫疾患（▶表2-1）と臓器非特異的自己免疫疾患（▶表2-2）に分類される。臓器特異的自己免疫疾患は標的となる臓器が限られる。1型糖尿病，甲状腺機能亢進症，甲状腺機能低下症，ギランバレー

NOTE

自己炎症性疾患

　自然免疫系の異常により，周期的に発熱や関節炎，皮疹，消化器症状などをおこす症候群を，**自己炎症性疾患** autoinflammatory disease とよぶ。1999年にカストナー Kastner, D.L. らによって提唱された。

　自己炎症性疾患では，自己免疫疾患の特徴である自己抗体や自己抗原反応性リンパ球はみとめられない。近年，原因となる遺伝子変異が発見されており，遺伝性自己炎症性疾患が注目されている。若年で原因不明の発熱や関節炎をおこすため，関節リウマチなどの膠原病との鑑別が重要である。

　代表的な遺伝性自己炎症性疾患としては，家族性地中海熱，クリオピリン関連周期熱症候群，TNF受容体関連周期性症候群，高IgD症候群などがある。遺伝子が同定されておらず遺伝性に乏しい自己炎症性疾患としては，膠原病の一種とされる成人発症スティル病，ベーチェット病などが含まれている。

　家族性地中海熱は，地中海沿岸で有病率が高い疾患であるが，わが国においても遺伝性自己炎症性疾患のなか

で最も症例数が多い。原因遺伝子は，第16番染色体にある *MEFV* 遺伝子である。*MEFV* 遺伝子の変異により，IL-1βの産生が亢進されることが，発熱や関節炎の原因とされる。治療が行われずに炎症が遷延する場合には，多臓器にアミロイドとよばれる特殊なタンパク質が沈着し，臓器障害が引きおこされる（アミロイドーシス）。そのため，早期の遺伝子診断と治療が重要である。治療には，痛風治療薬として知られるコルヒチンが用いられる。また，重症例では，生物学的製剤であるIL-1阻害薬であるカナキヌマブが用いられる。

　家族性地中海熱について多いのは，TNF受容体関連周期性症候群である。原因遺伝子は，第12番染色体にあるTNF受容体1型（*TNFRSF1A*）遺伝子であり，炎症にかかわるサイトカインであるTNF-αの作用が増強されることが原因とされている。治療としては，副腎皮質ステロイド薬，または生物学的製剤であるエタネルセプトを用いてTNF作用を阻害する。

▶表2-1 臓器特異的自己免疫疾患と自己抗体の対応抗原

臓器	疾患	対応抗原
内分泌腺	橋本病 バセドウ病 糖尿病	サイログロブリン，甲状腺ペルオキシダーゼ 甲状腺刺激ホルモン受容体(TSH受容体) ランゲルハンス島細胞，インスリン受容体
血液	溶血性貧血 血小板減少症 悪性貧血	赤血球 血小板 内因子，壁細胞
消化器	潰瘍性大腸炎 クローン病 自己免疫性萎縮性胃炎	大腸上皮リポ多糖体 リンパ球 壁細胞
肝臓	自己免疫性肝炎 原発性胆汁性胆管炎	ヒストン，平滑筋，肝腎マイクロソーム ミトコンドリア，平滑筋，細胆管上皮
腎臓	グッドパスチャー症候群 尿細管間質性腎炎	糸球体，肺胞基底膜 尿細管基底膜
神経・筋肉	重症筋無力症 多発性硬化症 ギランバレー症候群	アセチルコリン受容体 アクアポリン4(AQP4)，ミエリンオリゴデンドロサイト糖タンパク質 ガングリオシド
心筋	心筋梗塞後症候群	心筋
皮膚・眼球	尋常性天疱瘡 交感性眼炎	皮膚扁平上皮有棘細胞膜 ぶどう膜，網膜色素上皮

▶表2-2 臓器非特異的自己免疫疾患と自己抗体の対応抗原

疾患	対応抗原
全身性エリテマトーデス	核タンパク質，赤血球，リンパ球，好中球，血小板
関節リウマチ	IgG，核物質
多発筋炎・皮膚筋炎	アミノアシルtRNA合成酵素
全身性強皮症	核小体関連物質
混合性結合組織病	リボ核タンパク質(U1-RNP)
シェーグレン症候群	核タンパク質(SS-A, SS-B)，外分泌腺導管上皮，ムスカリン受容体

症候群，クローン病などがこれにあたる。

　膠原病の多くは，全身の臓器を標的として自己免疫反応を引きおこす。このため，膠原病は臓器非特異的自己免疫疾患の代表である。

② 自己抗体関連自己免疫疾患と細胞性自己免疫疾患

　自己免疫疾患は，その機序から自己抗体関連自己免疫疾患と細胞性自己免疫疾患に分けられる。

1 自己抗体関連自己免疫疾患

　　自己抗体関連自己免疫疾患は，自己抗体が組織や細胞を抗原として結合することにより組織傷害や機能異常を引きおこす。IgM も疾患の発症に関与するが，おもにクラススイッチ[1]による IgG が原因となることが多い。自己の抗原と抗体が結合することにより，補体の活性化や免疫担当細胞のさらなる誘導が生じ，組織傷害，機能異常，炎症などが生じる。

　　抗 2 本鎖 DNA 抗体による全身性エリテマトーデス，抗好中球細胞質抗体による顕微鏡的多発血管炎，抗甲状腺刺激ホルモン(TSH)受容体抗体による自己免疫性甲状腺機能亢進症(バセドウ病)，抗甲状腺ペルオキシダーゼ抗体と抗サイログロブリン抗体による橋本病がこれに該当する。

2 細胞性自己免疫疾患

　　関節リウマチや成人発症スティル病，結節性多発血管炎，リウマチ性多発筋痛症，乾癬性関節炎など，細胞性自己免疫疾患と考えられている多くの膠原病においても，自己抗体の産生が知られている。また，その自己抗体の発現が診断に有用であることがしばしばある。しかし，その自己抗体が病態に関与していることは証明されていない。

▶表2-3　膠原病にかかわるサイトカインとケモカイン

		産生細胞	作用
サイトカイン	IL-1β	T 細胞，マクロファージ，滑膜細胞	発熱，T 細胞活性化，マクロファージ活性化，マトリックスメタロプロテアーゼ(MMP)誘導
	IL-6	T 細胞，滑膜細胞	B 細胞の分化誘導，急性期タンパク質産生，発熱，MMP 誘導
	IL-17	T 細胞	IL-6・IL-8・プロスタグランジン E$_2$(PGE$_2$)誘導
	IL-18	マクロファージ	IFN-γ 産生，MMP 誘導
	IL-33	滑膜細胞	IL-1 産生，MMP 誘導
	TNF-α	マクロファージ，T 細胞	IL-1・IL-2・IL-6・IL-8 産生，MMP 誘導，PGE$_2$ 誘導
ケモカイン	MCP-1(CCL2)	滑膜細胞，T 細胞	単球の遊走，IL-1・TNF-α 産生
	IL-8(CXCL8)	T 細胞	好中球，リンパ球の遊走
	フラクタルカイン(CX3CL1)	マクロファージ	単球の遊走，滑膜の増殖作用

---

1) B 細胞が抗原の刺激を受けると，はじめは IgM を産生するが，その後の抗原刺激に対しては，IgG などのほかのクラスの抗体を産生するようになる。この現象をクラススイッチ(免疫グロブリンクラススイッチ)とよぶ。

　　細胞傷害性 T 細胞や単球による反応(IV型アレルギー反応)が病態形成にかかわっていることが多い。この場合，病変局所において，インターフェロン(IF)やインターロイキン(IL)，ケモカインなどのサイトカインが重要な役割を担っている(▶表2-3)。このような自己免疫疾患においては，その病態にかかわっている重要なサイトカインを生物学的製剤によって抑制することが，画期的な治療方法となる。

ゼミナール
復習と課題

❶ 免疫トレランスとは，どのようなしくみかを説明しなさい。
❷ 自己反応性 T 細胞が産生される機序を説明しなさい。
❸ 自己免疫疾患を臓器特異的な疾患と臓器非特異的疾患に分けて説明しなさい。

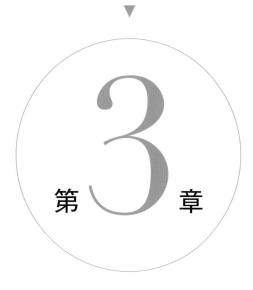

膠原病

第**3**章

症状とその病態生理

| 本章で学ぶこと | □膠原病で高頻度にみとめられる，関節炎，レイノー現象，皮膚症状，発熱などの症状について学ぶ。
□関節炎の機序について，関節内でさまざまなサイトカインが産生され，それらのサイトカインにより炎症が生じることを理解する。
□レイノー現象の機序と特徴を理解する。 |

　　膠原病は，全身の臓器に異常を呈する疾患である。そのため，表3-1に示すように，多種多様な臨床症状を示すため，特異的な臨床症状はない。しかし，それぞれの頻度の高い臨床症状はある。それが関節痛や関節炎，皮膚・粘膜症状，発熱，レイノー現象，タンパク尿を呈する腎障害，筋炎による筋力低下である。これらの臨床症状は，膠原病以外の疾患でもみられるため，膠原病以外の疾患との鑑別が必要である。

A｜関節痛・関節炎

　　膠原病の診療では，最初の症状として，関節の痛みやこわばり感を訴えられることが最も多い。**関節痛**には，関節を動かさなくても痛みを発する自発痛，関節を動かしたときにだけみられる運動痛，ほかの人が関節を押したときに痛みを感じる圧痛がある。

　　理解しなければならないのは，関節炎と関節痛の違いである。関節炎には，多くの場合，関節痛が伴う。しかし，関節痛には関節炎を伴わないことも多い。

▶表3-1　膠原病のおもな身体症状および臓器障害

部位	症状・臓器障害
全身性	発熱，体重減少，食欲低下，易疲労感，こわばり，貧血，リンパ節腫脹，白血球減少，血小板減少，脱毛，易感染性など
骨・関節・筋	関節痛，関節炎，筋力低下，筋痛
皮膚・粘膜	皮疹，紅斑，レイノー現象，潰瘍（口腔・陰部・皮膚），皮膚硬化，結節，乾燥
腎・泌尿器	タンパク尿，血尿，ネフローゼ症候群，腎炎，腎不全
呼吸器	息切れ，呼吸困難，咳，喀痰，胸痛，間質性肺炎，肺線維症，肺高血圧，胸膜炎
循環器	不整脈，胸痛，心膜炎，心筋炎
消化器	胸やけ，げっぷ（噯気），嚥下障害，腹痛，便秘，下痢
神経	頭痛，痙攣発作，感覚異常・麻痺などの中枢・末梢神経障害，精神症状
眼	乾燥，眼痛，羞明，異物感，ぶどう膜炎，強膜炎

機序▶ **関節炎**とは，炎症が関節で生じていることであり，炎症の微候は発赤・腫脹（ちょう）・熱感・圧痛である。関節炎は，自己免疫反応により関節内の滑膜にT細胞やマクロファージが浸潤し，サイトカインが産生されることにより引きおこされる（▶151ページ，図5-1）。

関節炎が進行し，サイトカインにより滑膜増殖が引きおこされると，結果として**関節破壊**が生じる場合がある。活性化した滑膜から，各種のマトリックスメタロプロテアーゼ matrix metalloprotease（MMP）という骨や軟骨を分解する酵素が産生され，軟骨・骨の破壊が生じる。また，過剰なサイトカイン産生の結果，骨の形成に重要なはたらきをする骨芽細胞（こつが）と破骨細胞のバランスにおいて破骨細胞が過剰に活性化され，骨の吸収が亢進することとなる。

関節痛・関節炎が▶
みられる疾患
関節破壊が生じる最も有名な疾患は，関節リウマチ（RA）である。関節リウマチでは，関節液や血清にマトリックスメタロプロテアーゼが著明に増加している。関節リウマチ以外の膠原病でも，関節炎や関節痛がしばしば生じるが，マトリックスメタロプロテアーゼの増加がみとめられることは少ない。関節リウマチの関節炎は，関節破壊が生じないほかの膠原病の関節炎とは病態が異なるようである。

B | レイノー現象

関節痛・関節炎についで多くみられる臨床症状は，手指の**レイノー現象**である（▶図3-1）。レイノー現象とは，手指あるいは足趾（そくし）が蒼白になり，その後，赤紫色に変色して，もとの色調に戻るという，3相性の色調変化を示す現象である。手指の血管の異常な収縮による末梢循環不全によって生じる。

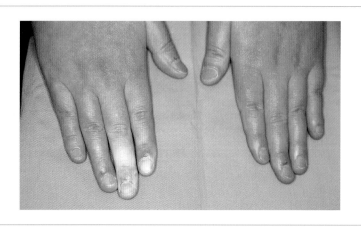

▶図3-1 レイノー現象

機序▶　発症の機序は不明であるが，血漿中のエンドセリン1 endothelin-1 が増加している。この因子は血管内皮細胞から産生される血管収縮因子である。したがって，血管内皮細胞傷害があったとき，エンドセリン1が過剰に産生され血管の収縮が生じると考えられる。エンドセリン1による血管の収縮は，一酸化窒素などの血管拡張因子の産生を亢進する。そのため，蒼白のあとに，赤紫色に変化していく。

レイノー現象が▶
みられる疾患
　全例にレイノー現象がみられる疾患として混合性結合組織病があり，全身性強皮症においても90％以上の症例でみとめられる。また，頻度は50％以下となるが，全身性エリテマトーデス，シェーグレン症候群，炎症性筋疾患，血管炎症候群でもみとめられる。そのような症例では，末梢循環障害の可能性が示唆される。

C｜皮膚・粘膜症状

皮疹▶　多くの膠原病では初発症状として**皮疹**がみられる。皮疹は，アレルギーでも主要な症状であったように，膠原病に特異性が高い症状ではない。しかしながら，皮疹によっては特異性が高いものもある。たとえば，**蝶形紅斑**とよばれる顔面にみとめられる紅斑は，全身性エリテマトーデスに特異性が高い（▶158ページ，図5-4）。

　　また，紅斑だけでなく，**紫斑**も膠原病・膠原病類縁疾患を疑う所見である。紅斑・紫斑の鑑別は，指圧により行うことができる。圧迫して色調が退色するものが紅斑で，退色しないものが紫斑である。それぞれの疾患に特異性の高い皮疹に関しては第5章で説明する。

粘膜症状▶　粘膜症状として重要な症状は口腔内の炎症である。**口内炎**あるいは**アフタ性口内炎**がしばしばみとめられる。口腔粘膜では，乾燥症状も口内炎を引きおこす重要な病態である。そのほかの粘膜症状としては，陰部潰瘍も重要な所見である。これらの粘膜病変は，全身性エリテマトーデスやベーチェット病にてみとめられる。口腔内乾燥を呈する疾患としてはシェーグレン症候群が有名である。

機序▶　蝶形紅斑は，自己抗体により形成される免疫複合体が血管に沈着し，その結果，皮膚でⅢ型アレルギー反応が誘導され，皮膚の表層にリンパ球が浸潤し，炎症が引きおこされた結果生じる。

　　紫斑は，微小血管の破綻による出血の結果生じる皮疹である。

D 発熱

　不明熱の原因疾患として，膠原病は，重要な鑑別疾患である。**不明熱**とは，38.3℃以上の発熱が3週間以上続き，入院あるいは外来で精密検査を行っても原因が明らかにされないものをいう。発熱の原因として最も多いのは感染症である。しかし，明らかな感染源がないときには膠原病が疑われる。

　全身性エリテマトーデスでは，炎症の血清学的指標であるC反応性タンパク質(CRP)が上昇しないことが多い。一方，CRPが高値を呈する膠原病類縁疾患では，成人発症スティル病，リウマチ性多発筋痛症，キャッスルマン病，血管炎を考える。

E タンパク尿

　腎臓は，生体内の水分や血漿タンパク質，電解質，それに伴って体液のpHや浸透圧の調節を行う重要な臓器である。膠原病に伴い腎炎が生じ，症状としてタンパク尿があらわれることがある。膠原病に伴う腎炎には，糸球体が標的となる**糸球体腎炎**と，間質が標的となる**間質性腎炎**がある。ともに，自己免疫反応により傷害をうけることがわかっている。

タンパク尿が▶ みられる疾患と その機序

　全身性エリテマトーデスにおける糸球体腎炎(ループス腎炎)では，Ⅲ型アレルギー反応が関与している。つまり，自己抗体により免疫複合体が形成され，糸球体の内皮などに沈着して，糸球体が傷害される。

　グッドパスチャー症候群では，糸球体基底膜を構成するタンパク質に対して自己抗体が産生され，Ⅱ型アレルギーの形態をとる。

　シェーグレン症候群では，間質性腎炎を併発する。この発症機序は不明であるが，分泌腺においてウイルス感染などを契機として自己免疫応答が引きおこされ，慢性的な免疫の活性化が続くと，腎臓などの腺外の臓器にもリンパ球が浸潤するようになると考えられている。

F 筋力低下

　膠原病により筋炎が引きおこされ，筋力低下が生じることがある。初発症状としては，階段昇降時に疲労感や下肢に痛みを伴うような症状をおぼえること

が多い。症状が進行すると起き上がるときに苦痛を感じたり，寝返りがうてなくなったりする。

　膠原病に伴う筋炎の特徴は，筋力の低下が生じる部位が，近位の筋肉に限定されることである。三角筋，上腕二頭筋，上腕三頭筋，大腿四頭筋，殿筋群などに筋炎が生じてくる。

機序▶　筋線維に活性化された T 細胞が浸潤して，免疫反応を誘導する。また，筋線維内の血管周囲に単核球の浸潤がみとめられることもあり，筋細胞の栄養血管に生じる血管炎が病態を形成している可能性もある。

G｜血管炎に伴う症状

　血管炎は多くの膠原病疾患にみられる。関節リウマチに血管炎が合併すれば悪性関節リウマチと診断され，またリウマチ性多発筋痛症では側頭動脈炎をしばしば合併する。全身性エリテマトーデスの蝶形紅斑やループス腎炎においても血管炎の所見がみとめられる。

　血管炎とは，すべての臓器や組織に生じる血管の炎症の総称である。血管壁の一部分に一次性に炎症性変化が生じ，その結果，血管壁の破綻による循環障害や出血による臓器障害がもたらされる。その原因はさまざまであり，障害を受ける血管の分布やサイズによって，病態を分類している。

　大血管に生じる血管炎は，高安動脈炎と巨細胞性動脈炎が有名である。この疾患の臨床症状は，血流の低下による立ちくらみやめまい，失神も生じる。血圧の左右差がみられることもある。肺動脈や冠状動脈，腎動脈に症状が及ぶこともあり，臨床症状はさまざまである。中小動脈の壊死性血管炎として代表的な疾患は，結節性多発動脈炎である。やはり症状は多彩で，発熱，関節痛，筋痛，多発性単神経炎，消化管出血，脳内出血と梗塞などのように全身の血管に炎症を引きおこす。

　つまり，皮膚粘膜症状，発熱，腎障害，筋力低下，関節痛などのどの症状であっても，鑑別に必要な病態である。

ゼミナール
復習と課題
❶ 関節炎にかかわるサイトカインについてまとめなさい。
❷ レイノー現象を示す膠原病にはなにがあるかを述べなさい。
❸ タンパク尿を示す代表的な疾患をまとめなさい。

第 4 章

検査と治療

本章で学ぶこと ☐膠原病の診断の流れを学ぶ。

☐自己抗体と疾患との関連について学ぶ。

☐膠原病の治療方法である免疫抑制療法と，最も汎用される副腎皮質ステロイド薬について学ぶ。

☐関節リウマチには，抗リウマチ薬が第一選択薬となることを知る。また，関節炎の原因となるさまざまなサイトカインやリンパ球活性化を抑制する生物学的製剤について学ぶ。

A 膠原病の臨床症状と診断（問診）

　膠原病の診断では，診察と検査が重要な決め手となる。まず，膠原病を疑う所見があるかどうかを問診する。膠原病として多い主訴は，関節痛，易疲労感，発熱，皮疹，レイノー現象，筋痛などである。それらの症状が，いつから，どの程度の頻度であるかを聞き出す。また，日内変動があるかどうか，症状のみられる部位が変化するかどうかも重要である。膠原病の発症には，遺伝子の関与も報告されているため，家族歴も重要なポイントである。

　関節痛，レイノー現象，皮疹，発熱，タンパク尿，筋力低下，血管炎の所見がある場合には，炎症反応，自己抗体（▶138ページ，表4-1）などの血清学的指標，尿所見の測定などを行い，診断を行う（▶図4-1）。

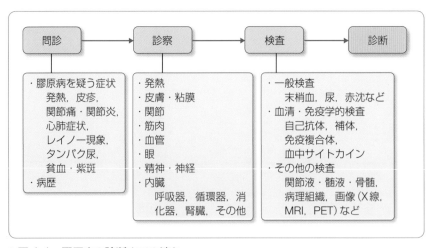

▶図4-1　膠原病の診断までの流れ

B 検査

① 一般検査

末梢血，尿，赤血球沈降速度(赤沈)は，最も一般的な検査である。

[1] 赤血球沈降速度 erythrocyte sedimentation rate(赤沈，ESR) 炎症反応の最も基本的な検査である。炎症が生じるとフィブリノゲンが増え，その血漿中のフィブリノゲンが赤血球どうしの反発を抑制し，赤血球の沈降する速度は上昇する。一方，膠原病では免疫グロブリンが増加するため，炎症がなくとも免疫グロブリンの増加がフィブリノゲンの増加と同様のはたらきをして，沈降は速くなる。赤沈が上昇する病態は，炎症，高γグロブリン血症，貧血である。

[2] 末梢血検査 白血球数・赤血球数・血小板数の低下がないかどうかを確認する。膠原病では，血球減少が生じることが多い(自己免疫性血球減少)。一方，自己抗体が関与せず，高サイトカイン血症が病態である場合には，サイトカインにより血球が増加することがある。病態を見きわめて検査結果をみる必要がある。

[3] 尿検査 腎病変を伴う膠原病を疑うときには，タンパク質と潜血の検査が重要である。タンパク尿がみとめられる場合は，24時間の蓄尿を行い，1日の尿中タンパク質量を定量する。

② 血清・免疫学的検査

膠原病を疑うときに行う検査は，各種自己抗体の測定である(▶表4-1)。

1 免疫グロブリン

自己抗体ばかりでなく，感染症に対する防御反応の因子として，免疫グロブリンは存在する。しかし，膠原病では，免疫グロブリンが正常範囲より増加することが多い。とくに，自己抗体が病態形成に重要な疾患では増加する。

2 リウマトイド因子(RF)

リウマトイド因子 rheumatoid factor(RF)は，変性したヒト IgG の Fc 部(▶18ページ，図2-3-a)に対する抗体であり，大部分は IgM である。最もよく知られている自己抗体の1つである。関節リウマチの患者では80%以上が陽性になるが，健常人でも5%程度で陽性となる。また，ほかの膠原病でも陽性率は上昇することが知られている。膠原病以外でも，肺結核，慢性活動性 B 型肝炎，特発性肺線維症で10%以上の陽性率を示す。

▶表 4-1　膠原病の原因となるおもな自己抗体

自己抗体		対応抗原	発生率の高い膠原病	頻度
リウマトイド因子(RF)		ヒト変性 IgG	関節リウマチ	80%
抗 CCP 抗体		環状シトルリン化ペプチド	関節リウマチ	90%
抗核抗体 (ANA)	抗 2 本鎖 DNA 抗体	不明	全身性エリテマトーデス	65〜90%
	抗 1 本鎖 DNA 抗体	ヒストンタンパク質	薬剤性ループス	不明
			限局性強皮症	不明
	抗 U1-RNP 抗体	リボ核タンパク質	混合性結合組織病	100%
			全身性エリテマトーデス	10〜20%
			全身性強皮症	10〜20%
	抗 Sm 抗体	リボ核タンパク質	全身性エリテマトーデス	10〜20%
	抗 Scl-70 抗体(抗トポイソメラーゼ I 抗体)	トポイソメラーゼ I	全身性強皮症	15〜25%
	抗セントロメア抗体	セントロメアタンパク質	全身性強皮症	20〜30%
	抗 RNA ポリメラーゼ抗体	RNA ポリメラーゼ I，III	全身性強皮症	5〜8%
	抗 SS-A 抗体	リボ核タンパク質	シェーグレン症候群	60〜70%
	抗 SS-B 抗体	RNA ポリメラーゼ転写終結因子	シェーグレン症候群	20%
	抗 Ku 抗体	DNA-PK 活性化因子	全身性強皮症	5%
抗細胞質抗体	抗 Jo-1 抗体	ヒスチジン tRNA 合成酵素	多発筋炎，皮膚筋炎	10〜20%
	抗 ARS 抗体	アミノアシル tRNA 合成酵素	多発筋炎，皮膚筋炎	30〜40%
	抗 MDA5 抗体	メラノーマ分化誘導関連遺伝子 5	皮膚筋炎	5%
	抗 Mi-2 抗体	ヘリカーゼタンパク質	皮膚筋炎	5〜10%
	抗 TIF-1γ 抗体	TIF-1γ	皮膚筋炎	10〜20%
抗好中球細胞質抗体 (ANCA)	P-ANCA (MPO-ANCA)	好中球ミエロペルオキシダーゼ(MPO)	顕微鏡的多発血管炎	60〜80%
	C-ANCA (PR3-ANCA)	好中球プロテイナーゼ 3 (PR3)	多発血管炎性肉芽腫症	70%
抗リン脂質抗体	ループスアンチコアグラント	不明	抗リン脂質抗体症候群	70〜80%
	抗カルジオリピン-β_2-GPI 複合体抗体	不明	抗リン脂質抗体症候群	70〜80%

3 抗CCP抗体

抗環状シトルリン化ペプチド抗体 anti-cyclic citrullinated peptides antibody(抗CCP抗体)は，関節リウマチ患者の80〜90％で陽性となる。また，健常人や，ほかの膠原病での陽性率が低いため，リウマトイド因子よりも診断に有用性が高いと考えられている。特異性は，90％以上とする報告がある。

なお，2007年に抗CCP抗体測定検査が保険適用となり，多くの患者で測定されるようになったことから，その疾患特異性は低下している。つまり，関節リウマチ以外での膠原病でも陽性となる症例が散見される。

4 抗核抗体(ANA)

細胞の核内に存在するタンパク質に対する自己抗体を総称して抗核抗体 anti-nuclear antibody(ANA)とよぶ。有核細胞であるヒト細胞を用いて間接蛍光抗体法によって測定する。その染色型により，周辺型 peripheral，均質型 homogenous，斑状型 speckled，核小体型 nucleolar，離散斑状型 discrete-speckled に分類される。この型により，対応している抗原が予測される。周辺型や均質型であれば抗DNA抗体や抗ヒストン抗体，斑状型であれば抗U1-RNP抗体，抗Sm抗体，抗Scl-70抗体，核小体型であれば抗RNAポリメラーゼ抗体，離散斑状型であれば抗セントロメア抗体が疑われる。

5 抗細胞質抗体

多発筋炎や皮膚筋炎という原因不明の筋炎疾患においては，抗核抗体とは異なる細胞質タンパク質に対する自己抗体が出現する。そのため，多発筋炎や皮膚筋炎では，抗核抗体陽性率は20％程度と低い。抗細胞質抗体として，タンパク質翻訳にかかわるアミノアシルtRNA合成酵素(ARS)に対する自己抗体が最も高頻度にあらわれる。これらの自己抗体は，抗ARS抗体とよばれる。6種類のアミノ酸に対するARSの自己抗体が知られている。そのなかで抗Jo-1抗体が有名であり，発現の頻度も高い。

6 抗好中球細胞質抗体(ANCA)

抗好中球細胞質抗体 anti-neutrophil cytoplasmic antibody(ANCA)は代表的な抗細胞質抗体の1つである。ANCAは，好中球の細胞質の染色型により，2種類の抗体に分類される。核周辺型を示すP-ANCAと，細胞質型を示すC-ANCAである。それぞれの対応抗原が同定されており，P-ANCAの対応抗原は好中球の細胞質にあるミエロペルオキシダーゼ(MPO)，C-ANCAの対応抗原はプロテイナーゼ3(PR3)である。そのため，P-ANCAはMPO-ANCAともよばれ，C-ANCAはPR3-ANCAとよばれることが多い。

MPO-ANCAは，顕微鏡的多発血管炎や好酸球性多発血管炎性肉芽腫症(ア

レルギー性肉芽腫性血管炎あるいはチャーグ-ストラウス症候群) という中小動脈の血管炎においてみとめられ，PR3-ANCA は，多発血管炎性肉芽腫症(ウェゲナー肉芽腫症)においてみとめられる。

7　抗リン脂質抗体

　　現在のところ，抗リン脂質抗体としては，抗カルジオリピン抗体(IgG，IgM)，抗 β_2-GPI 依存性カルジオリピン抗体，抗 β_2-グリコプロテイン I (GPI) 抗体，ループスアンチコアグラント(LA)，抗ホスファチジルセリン/プロトロンビン抗体が報告されている。

　　カルジオリピンは生体膜を構成するリン脂質の一種である。抗カルジオリピン抗体は，梅毒や結核などの感染症においても出現し，特異性は低い。これらのなかで，抗リン脂質抗体症候群の分類基準に含まれる検査は，抗カルジオリピン抗体，抗 β_2-GPI 抗体，LA の 3 種類である。しかしわが国では，抗 β_2-GPI 抗体の測定方法が標準化されておらず，日常診療に適用されていないため，抗 β_2-GPI 依存性カルジオリピン抗体(抗カルジオリピン-β_2-GPI 複合体抗体)の測定が汎用されている。

8　補体

　　II 型あるいはIII 型アレルギーの形態をとり，自己抗体が関連する病態では，抗原抗体反応の結果として補体が活性化され，消費される。そのため，これらの疾患では補体が低下する。補体の低下は，自己免疫反応が生じていることを意味している。

9　免疫複合体

　　免疫複合体を形成して組織傷害を引きおこすIII 型アレルギーでは，血中の免疫複合体が増加する。検査では C_{1q}[1]に結合する免疫複合体のみが測定できる。

10　血中サイトカイン

　　医療保険では認められていないが，さまざまなサイトカインの測定が病態の解析に役だつ。関節リウマチでは，TNF-α，IL-1β，IL-6 の増加があり，高値を呈する症例では，その抑制効果がある生物学的製剤の使用を考慮する。全身性エリテマトーデスでは，中枢神経障害を合併する場合に髄液中の IL-6 が高値を呈する。頭蓋内での IL-6 の産生亢進も病態形成に関与している。全身性強皮症では，血清中 IL-6 の増加がみられ，線維化との関与が示唆される。

---

1)　補体の第 1 成分である C_1 は，C_{1q}，C_{1r}，C_{1s} の 3 種類の複合体として存在する。補体に結合する免疫グロブリン IgG と IgM が C_{1q} に結合することにより，補体系古典経路の活性が開始される。

成人発症スティル病では，血清中 IL-18 の増加がみとめられ，疾患活動性との相関がすでに報告されている。

③ その他の検査

1 穿刺検査

[1] **関節液検査**　関節腫脹がみとめられる関節から関節液を採取する。色，細胞数，粘稠度，結晶の有無，細菌の有無を検索する。関節リウマチ，結晶誘発性関節炎，感染性関節炎，変形性関節症の鑑別が可能である。

[2] **腹水，胸水検査**　滲出性か漏出性かの鑑別を行う。滲出性であれば，感染症，悪性腫瘍，膠原病の鑑別に役だつ。漏出性であれば，心不全，腎不全，低タンパク質血症，肝障害などの鑑別を行う。

[3] **髄液検査**　全身性エリテマトーデスの中枢神経障害，髄膜脳炎（ウイルス性，細菌性〔とくに結核〕）の鑑別に必要である。

[4] **骨髄検査**　血液疾患との鑑別を行う。

2 病理組織学的検査

皮膚，腎臓，肝臓，筋肉，小唾液腺などの生検を行い，病理組織学検索を行う。診断基準に生検結果が必要である疾患は，血管炎と炎症性筋疾患である。また，全身性エリテマトーデスでは，治療方針の決定に腎生検が必要であることが多い。

3 画像検査

[1] **X 線検査**　単純 X 線検査，高分解能 CT（HRCT）が行われる。また，造影剤を用いて血管病変やリンパ節病変，悪性腫瘍を検索する。

[2] **磁気共鳴画像法（MRI）**　頭部の MRI は，早期の段階から，全身性エリテマトーデスの中枢神経病変を描出できる。炎症性筋疾患の炎症，関節リウマチでの滑膜炎に有用である。また，中小動脈までは，血管を描出することができるため，血管炎の診断にも有用である。

[3] **ポジトロン（陽電子）放射断層撮影（PET）**　悪性腫瘍やその転移の検索に有用な検査であるが，全身の大動脈の血管炎の診断にも有用である。PET により，早期の高安動脈炎などの大血管炎が容易に診断されるようになった。

C 治療方法

　膠原病は，いまだに原因が同定されていない。そのため，経験に伴って有効性が確認された治療法が用いられている。近年，病態の解明は進んでおり，リンパ球の異常や，サイトカインやケモカインの異常が病態形成に関与していることがわかってきた。その結果，関節リウマチでは，TNF-α，IL-1，IL-6などを抑制した治療が有効であることが示された。そのため，新たな治療法として，その異常にはたらいている分子を標的とした生物学的製剤が考案され，治療に画期的な変革をおこした。

① 一般療法

　患者の教育，過労やストレスまたは紫外線などの増悪因子の除去，必要な安静と必要な運動，リハビリテーション，栄養状態の改善などを指導する。

② 薬物療法

　膠原病における薬物療法を図 4-2 に示す。

1 非ステロイド性抗炎症薬

　非ステロイド性抗炎症薬 nonsteroidal antiinflammatory drug（NSAID，NSAIDs）は，鎮痛，解熱，抗炎症作用を有する薬物である。発熱や疼痛を引きおこす分子として，プロスタグランジンが最も重要である。つまり，関節炎や皮膚の炎症などがおきている部分では，プロスタグランジン合成が亢進している。NSAID は，シクロオキシゲナーゼ（COX）を阻害することにより，プロスタグランジン合成を抑制して抗炎症効果を示す。

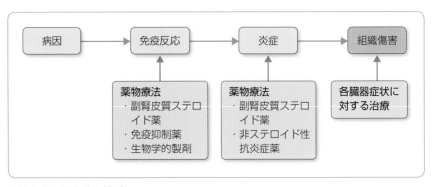

▶図 4-2　膠原病の治療

副作用▶ 有効性は高いが，消化性胃潰瘍や腎障害などの副作用がある。

COX-2 選択的▶
阻害薬
COX には，COX-1 と COX-2 がある。COX-1 は胃粘膜保護や腎血流量の増加に関与しており，一方 COX-2 は炎症に関与しているとされている。そこで，近年，COX-2 選択的阻害薬が，関節リウマチなどの関節炎に用いられるようになった。COX-2 選択的阻害薬の消化性胃潰瘍の副作用は少ないとされている。

2 副腎皮質ステロイド薬

強力な抗炎症作用と免疫抑制作用を有する薬物であり，最も古くから用いられている。全身性エリテマトーデスをはじめとする膠原病では，第一選択薬である。関節リウマチでも用いられるが，近年では，少量の使用が推奨されている。抗炎症作用は，プレドニゾロン換算で，10〜30 mg/日で十分に発揮されるが，免疫抑制作用を期待する場合は，40 mg/日以上を用いるのが原則である。

ステロイドパルス▶
療法
副腎皮質ステロイド薬を短期間に大量点滴静注する治療を，**ステロイドパルス療法**という。とくに全身性エリテマトーデスに伴うびまん性増殖性糸球体腎炎においては，第一選択の治療方法となる。ステロイドパルス療法は，1,000 mg のメチルプレドニゾロンを点滴静注にて 2〜3 時間程度かけて行う。この治療を 3 日間行うのが標準な治療方法である。

副作用▶ 副作用は多様であり，早期の副作用としては，消化器障害，精神障害，糖尿病，高血圧があり，やや遅れて，満月様顔貌，骨粗鬆症，易感染性があらわれてくる（▶36 ページ，表 3-1）。発現の時期は患者によってさまざまである。

3 免疫抑制薬

副腎皮質ステロイド薬の長期にわたる高用量投与は，副作用の面で困難である。そこで近年では，免疫抑制薬の併用が汎用される（▶表 4-2）。シクロホスファミド水和物が最も強力な作用を発揮するが，免疫が抑制されることによる

▶表 4-2 免疫抑制薬の副作用

免疫抑制薬		特有な副作用	共通する副作用
アルキル化薬	シクロホスファミド水和物	出血性膀胱炎，性腺機能抑制	胃腸障害，肝障害，骨髄抑制，易感染性，脱毛
代謝拮抗薬	アザチオプリン	皮疹，膵炎，間質性肺炎	
	ミゾリビン	高血糖	
	メトトレキサート	間質性肺炎，口内炎，血液障害，生殖器障害，リンパ腫	
	ミコフェノール酸モフェチル	──	
情報伝達阻害薬	シクロスポリン	腎障害，歯肉肥厚，多毛，高尿酸，高血圧	
	タクロリムス水和物	腎障害，高血圧，高血糖，高カリウム血症	

感染症の併発，出血性膀胱炎，性腺機能抑制，膀胱<ruby>膀胱<rt>ぼうこう</rt></ruby>がんの発症などの副作用が問題となる。

シクロホスファミドパルス療法▶ 　近年では，従来行われていたシクロホスファミドの長期内服治療ではなく，**シクロホスファミドパルス療法**が行われることが多い。これは，体表面積あたり0.5〜0.75gのシクロホスファミド点滴静注を4週間に1度行い，疾患や症状にあわせて，3〜6回程度繰り返す治療方法である。

4　抗リウマチ薬

関節リウマチに用いる免疫調節薬や免疫抑制薬を**抗リウマチ薬**（DMARD[1]）とよぶ。抗リウマチ薬は，現在，従来から用いられてきた**csDMARD**[2]（▶表4-3）と，生物学的製剤である**bDMARD**[3]，近年用いられるようになった標的分子だけを選択的に抑制する**tsDMARD**[4]（▶表4-3）に分類される。

csDMARD▶ 　関節リウマチの治療に汎用されるのは，csDMARDである**メトトレキサート**である。また，サラゾスルファピリジンとブシラミンは，免疫抑制効果が少ないため効果は劣るが，感染症に罹患する危険性が低い。

使用が増えてきている薬物に**タクロリムス**がある。酵素の一種であるカルシニューリンを抑制することにより免疫抑制を発揮するため，カルシニューリン抑制薬とよばれる。副作用には，腎障害，高血圧，糖尿病という特殊なものがある。現在，重症の関節リウマチに対して，メトトレキサートとの併用療法が行われている。

▶表4-3　抗リウマチ薬（csDMARD，tsDMARD）

分類	薬物名	有効性	頻度の高い副作用
csDMARD	オーラノフィン	低	下痢，皮疹，口内炎
	アクタリット	低	肝障害，腎障害，皮疹
	ミゾリビン	低	肝障害，皮疹，高血糖
	金チオリンゴ酸ナトリウム	中	口内炎，味覚異常，皮疹，タンパク尿
	ブシラミン	中	皮疹，タンパク尿，黄色爪
	サラゾスルファピリジン	中	肝障害，皮疹，光線過敏症，口内炎
	タクロリムス水和物	高	腎障害，高血圧，高血糖，高カリウム血症
	メトトレキサート	高	肝障害，間質性肺炎，血球減少，生殖器障害，口内炎
	イグラチモド	高	肝障害，血球減少，上気道感染症
tsDMARD	トファシチニブクエン酸塩　バリシチニブ	高	上気道感染症，帯状疱疹，脂質異常症，高血圧

1) disease modifying anti-rheumatic drug の略。
2) conventional synthetic DMARD の略。
3) biological DMARD の略。
4) targeted synthetic DMARD の略。

　イグラチモドは，近年開発された新規の経口抗リウマチ薬である。イグラチモドは，単球やマクロファージに作用してサイトカイン産生を抑制する。また，関節リウマチの滑膜にも作用してサイトカイン産生抑制の効果がある。副作用としては，まれに重篤な汎血球減少がある。また，ワルファリンカリウムを投与中の患者では，相互作用により出血の危険性があり，併用は禁忌である。

tsDMARD▶　トファシチニブクエン酸塩とバリシチニブは経口分子標的薬である。トファシチニブクエン酸塩は，抗リウマチ薬としてはじめてのヤヌスキナーゼ(JAK)阻害薬である[1]。メトトレキサート単独では有効性に乏しい患者に対し，併用療法が有効とされている。免疫抑制効果があるため，感染症に留意する必要がある。2017年にバリシチニブが，2番目のJAK阻害薬として使用可能となった。

5　生物学的製剤

　生物学的製剤とは，化学合成されたものではなく，生物が産生するタンパク質などを応用した薬剤である(▶表4-4)。ワクチンや血液製剤もこれに含まれるが，膠原病の治療においては，遺伝子操作されたマウスによって産生される抗体製剤がおもに用いられる。

　関節リウマチに用いられる生物学的製剤は，合成抗リウマチ薬(csDMARD，tsDMARD)との比較で，bDMARDとよばれる。

▶表4-4　膠原病の治療に用いられる生物学的製剤

薬物名	標的となる因子	投与方法
インフリキシマブ	TNF-α	点滴静注
アダリムマブ	TNF-α	皮下注射
ゴリムマブ	TNF-α	皮下注射
エタネルセプト	TNF-α	皮下注射
セルトリズマブ ペゴル	TNF-α	皮下注射
トシリズマブ	IL-6受容体	点滴静注・皮下注射
サリルマブ	IL-6受容体	皮下注射
アバタセプト	CD80/86	点滴静注・皮下注射
リツキシマブ	CD20	点滴静注
メポリズマブ	IL-5	点滴静注
ベリムマブ	可溶型Bリンパ球刺激因子(BLyS)	点滴静注・皮下注射

---

1) サイトカインが細胞のサイトカイン受容体に結合すると，ヤヌスキナーゼ(JAK)を介して核へ情報が伝えられ，さらなる炎症性物質が合成され，炎症が亢進する。

● TNF-α 阻害薬

関節リウマチの病因はいまだに詳細にはわかっていないが，多くの炎症性サイトカインが病態形成に関与していることがわかっている。そのなかでも，TNF-α は関節リウマチに関与する重要なサイトカインと考えられており，現在では 4 種類の抗 TNF 抗体製剤[1]（インフリキシマブ，アダリムマブ，ゴリムマブ，セルトリズマブ ペゴル）と 1 種類の可溶性 TNF 受容体製剤[2]（エタネルセプト）が使用可能となっている。

これらの TNF-α 抑制療法は，関節リウマチの治療に高い効果を示している。また，抗 TNF-α 抗体製剤は，関節リウマチだけでなく，炎症性腸疾患や尋常性乾癬の治療抵抗性の症例において有用性がみとめられている。

● IL-6 阻害薬

IL-6 は，活性化 B 細胞を抗体産生細胞である形質細胞に分化させる因子として同定された。IL-6 の作用は多岐にわたり，炎症を誘導して関節破壊に関与することで，関節リウマチにおいて重要な役割を担っている。

その IL-6 の作用を阻害する生物学的製剤が，抗 IL-6 受容体抗体であるトシリズマブとサリルマブである。抗 IL-6 受容体抗体は，成人発症スティル病やキャッスルマン病[3]，高安動脈炎にも有効性がある。

● CTLA-4 製剤

T 細胞は，抗原提示細胞からの抗原提示の刺激に加え，さらに補助的な刺激（副刺激）が加わることにより活性化あるいは抑制される。CTLA-4 は，抗原提示細胞上の分子と結合することで副刺激を細胞内に伝える因子である。

この CTLA-4 と同じ構造をもつ分子を作成して血液中に導入すると，抗原提示細胞上の副刺激を伝える分子（CD80/86）と結合し，本来の副刺激経路を阻害する。これにより T 細胞の活性化を抑制する生物学的製剤がアバタセプトであり，世界中で関節リウマチの治療薬として用いられている。

● CD20 阻害薬

CD20 阻害薬は，B 細胞にある表面分子である CD20 に結合する抗体製剤である。血管炎に適応がある生物学的製剤としてリツキシマブが用いられている。

1）TNF-α の抗体製剤は，血中や組織に存在する TNF-α に対して中和作用を呈し，TNF-α の作用を抑制する。
2）TNF-α の可溶性受容体は，三量体を形成して血中の TNF-α をとらえることができる。この TNF-TNF 受容体複合体は，TNF-α の情報を細胞内に伝達することはできないので，結果として TNF-α の抑制となる。
3）キャッスルマン病は，慢性のリンパ節腫脹と慢性炎症を特徴とする疾患群である。

B細胞のCD20抗原に結合して補体が活性化され，B細胞を傷害する。また，リツキシマブのFc部にマクロファージやNK細胞などのFc受容体が結合し，B細胞を傷害する。

このようにリツキシマブの直接的な薬理作用はB細胞の特異的傷害作用であるが，臨床においては，B細胞の傷害や減少を介して，ほかの血球系細胞にも影響を与えて免疫抑制効果を示す。

● IL-5阻害薬

IL-5は，ヘルパーT細胞の一種であるTh2により産生されるサイトカインである。好酸球の増殖や分化，活性化にかかわる。また，I型アレルギーに関与している。抗IL-5抗体はIL-5に直接結合し，また，近年開発された抗IL-5受容体抗体は好酸球の細胞膜上に発現するIL-5受容体に結合する。その結果，どちらも好酸球の増殖・活性化を抑制する。

現在，わが国で使用されている生物学的製剤は，抗IL-5抗体としてメポリズマブがあり，適応のある疾患は，気管支喘息と好酸球性多発血管炎性肉芽腫症である。近年，抗IL-5受容体α抗体であるベンラリズマブが承認され，重症気管支喘息の治療薬として使用されている。

● BLyS阻害薬

Bリンパ球刺激因子B lymphocyte stimulator(BLyS)は，単球やマクロファージ，樹状細胞，活性化T細胞の細胞膜に発現する。腫瘍壊死因子(TNF)リガンドスーパーファミリーに属し，B細胞のアポトーシス阻害，免疫グロブリン産生細胞への分化に関与している。BAFF[1]ともよばれる。BLySは，全身性エリテマトーデス(SLE)などの自己免疫疾患で過剰発現しており，血清中濃度とSLE症状の活動性が相関することが知られており，SLEの病態形成および疾患活動性とも関連性を示唆する報告も多い。

SLEの治療に対する新規生物学的製剤であるベリムマブは，可溶型BLySに対する抗体製剤であり，可溶型BLySに高親和性に結合することで，自己反応性B細胞を含めたB細胞の生存を阻害し，またBリンパ球の形質細胞への分化を抑制する。この作用により，SLEにみられる抗2本鎖DNA抗体などの自己抗体依存性の細胞傷害を抑制する。

③ 膠原病治療と妊娠

膠原病の治療において用いられる抗リウマチ薬や免疫抑制薬，生物学的製剤は，胎児の催奇形性の問題により，妊娠することが禁忌となる薬剤がほとんど

---

1) B cell activating factor of the TNF family の略。

である。そのなかで，妊娠可能な薬剤として，csDMARD であるサラゾスルファピリジン，タクロリムス水和物がある。tsDMARD は妊婦には禁忌である。bDMARD においては，明らかな催奇形性を示唆する結果はないが，妊娠した場合には中止することが安全とされている。しかし，疾患活動性がうまくコントロールできないと考えられる場合には，胎児への移行が少ないとされるセルトリズマブ ペゴルまたはエタネルセプトを単独で用いる治療が行われている。この場合においては，有益性と胎児への副作用の危険性を十分に考慮して，患者とよく相談のうえ用いられる。

　免疫抑制薬であるアザチオプリン，タクロリムス水和物，シクロスポリンについては，2018 年に妊娠希望あるいは妊娠中の使用が禁忌ではなくなり，個々の患者において有益性と危険性を十分に考慮したうえで用いることが可能となった。

┃┃ゼミナール
復習と課題

❶ 膠原病が疑われた場合に行う検査をまとめなさい。
❷ 自己抗体の種類と，それぞれの自己抗体に関連する疾患を述べなさい。
❸ 関節リウマチに用いられる薬物に関してまとめなさい。

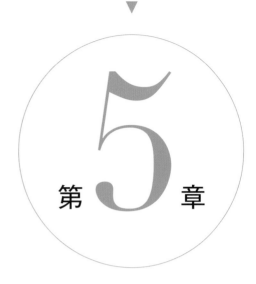

膠原病

▼

第 **5** 章

疾患の理解

本章で学ぶこと □膠原病の各疾患の病態，治療方法を学ぶ。
□関節リウマチの関節破壊に関与するサイトカインを理解する。
□全身性エリテマトーデスに特徴的な症状とその治療法を学ぶ。

　膠原病は，全身性の自己免疫疾患である。関節・筋肉・皮膚・血管などの結合組織を中心に，全身の臓器に慢性の炎症を引きおこす疾患であり，リウマチ性疾患とも結合組織疾患ともよばれる。

A｜関節リウマチ

概要▶　関節リウマチ rheumatoid arthritis（RA）は，全身の関節に疼痛と腫脹を呈する原因不明の膠原病の 1 つである。

　発症時期は，40 代をピークとして広範に分布し，男女比は 1：4 と女性に多い。つまり閉経前後の女性に好発する。日本では正確な全国調査は行われていないが，70 万～80 万人の患者がいると推定されており，近年増加傾向である。150 人に 1 人は関節リウマチであり，女性の 100 人に 1 人は発症すると推定されている。また，70 歳以上の高齢発症の関節リウマチ患者では，男女比はほぼ 1：1 となることもわかってきている。

● 病態生理

　関節症状の病態は，関節内にある滑膜の炎症であることがわかっている（▶図5-1）。病理組織学的には関節滑膜にリンパ球の浸潤があり，その周囲に新たな血管が誘導され（血管新生），滑膜が増殖する。増殖している滑膜組織からはさまざまなサイトカインやプロテアーゼが産生される。そのなかには，TNF-α，IL-1β，IL-6 も含まれる。また，関節あるいは軟骨破壊にかかわるマトリックスメタロプロテアーゼ 3 matrix metalloprotease（MMP-3）の産生もみとめられる。これらの炎症性の液性因子が関節および軟骨破壊を進行させていく。これらのサイトカインを抑制することが関節破壊を抑制することにつながる。

　なお，関節リウマチの発症においては，遺伝的素因に加えて，なんらかの環境的素因が関与していると考えられている。

● 症状

　[1] **関節症状**　関節所見として最も初期にみられるものは，起床時の**手指のこ**

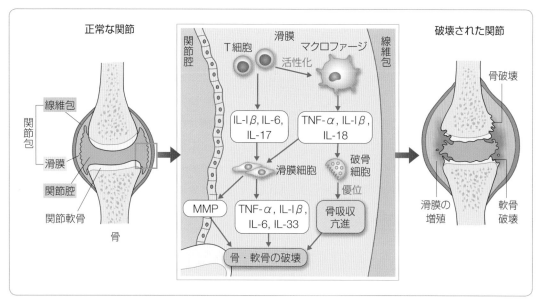

▶図5-1　関節リウマチにおける滑膜炎の発症機序

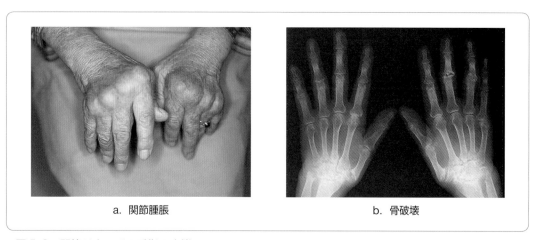

a. 関節腫脹　　　　　　　　　b. 骨破壊

▶図5-2　関節リウマチの手指の病態

わばり感である。関節リウマチに特異的な症状ではないが，関節を動かしはじめるときに関節部に違和感，また関節腫脹時には関節可動域の制限を感じる。早期の段階では，1時間以内には改善するが，活動性の関節炎がみとめられる場合は，1時間以上こわばりが続き，午前中はとれない患者も珍しくない。

　初期の段階でみとめられる症状は，関節の腫脹である（▶図5-2-a）。左右対称性にみとめられる場合が典型例であるが，左右対称性でない場合も多い。初発症状としては，手指と手関節にあらわれることが最も多く，次は膝関節である。関節炎は慢性の経過をとることが多く，ゆっくりと進行していく。

　また，未治療で，関節炎症状がでたり，消失したりする患者もみられるが，症状が固定しない場合には，関節破壊（▶図5-2-b）を示さないことが多い。こ

のように症状が固定しない関節炎を**回帰性リウマチ**とよぶ。

　関節周囲の所見としては、関節炎の周囲の皮膚の紅斑、肘や膝に生じるリウマトイド結節がある。

　慢性の経過をとらずに、急性の関節炎症状を呈する場合には発熱を伴うこともある。非常に炎症所見が強く、肺病変や胸膜炎などを合併することがある。

[2] 関節外症状　関節外症状を呈する関節リウマチもある。最も多いのは、間質性肺病変である。上強膜炎、皮膚潰瘍、末梢神経症状、心膜炎、胸膜炎もしばしばみられる関節外症状である。これらの症状は、病理学的には血管炎を呈しており、血管炎を伴った関節リウマチに分類される(**悪性関節リウマチ**)。

● 診断・検査

[1] 診断基準　2010 年、アメリカリウマチ学会およびヨーロッパリウマチ学会が、合同で関節リウマチの分類基準を提唱した(▶表 5-1)。

　さらに、疾患活動性、関節病変の病期、機能障害・身体障害については、以下のような評価法がある。

(1) DAS 28[1]による疾患活動性評価：28 関節(左右の近位指節間〔PIP〕関節・中手指節〔MCP、MP〕関節、手、肘、肩、膝)の圧痛・腫脹関節数、患者による疾患全般評価(VAS スケール)、赤血球沈降速度(ESR)を次の式にあてはめて計算する。簡便な計算器も入手可能である。

$$DAS\ 28 = 0.56 \times \sqrt{圧痛関節数} + 0.28 \times \sqrt{腫脹関節数} + 0.70 \times \ln(ESR)$$
$$+ 0.014 \times 患者による全般的評価(VAS)$$

(2) スタインブロッカー Steinbrocker による病期の分類(▶表 5-2)

(3) アメリカリウマチ学会による関節機能障害の分類(▶表 5-3)

(4) 質問票による身体障害の指標として HAQ[2]がある。日本人にあてはめられた JHAQ も作製されている。

[2] 検査　診断基準に含まれている検査項目としては、リウマトイド因子(▶137 ページ)と抗 CCP 抗体(▶139 ページ)がある。これらの自己抗体は、診断には有用であるが、疾患の活動性の指標としては不向きである。患者によっては、治療が奏効すると自己抗体が低下することもあるが、まったく変化がみられないこともある。疾患活動性と最も関連があるのは、炎症反応の指標である赤血球沈降速度(▶137 ページ)と C 反応性タンパク質(CRP)である。これらの炎症反応の指標は、関節リウマチに特異性は低いため、感染症などによる炎症との鑑別が重要である。

　関節リウマチに特異性が高く、また治療効果との関連がある検査所見として

---

1) disease activity score of 28 joints の略。
2) health assessment questionnaire の略。

▶表5-1　関節リウマチの分類基準（アメリカリウマチ学会・ヨーロッパリウマチ学会）

- 適応対象集団
  1. 1か所以上の関節に明確な臨床的滑膜炎（腫脹）が見られる
  2. 滑膜炎をより妥当に説明するほかの疾患がみられない

関節リウマチの分類基準 （A～Dのスコアを加算する。関節リウマチ確定例への分類にはスコア 6/10 以上が必要）	スコア
A．罹患関節	
大関節1か所	0
大関節2～10か所	1
小関節1～3か所（大関節罹患の有無を問わない）	2
小関節4～10か所（大関節罹患の有無を問わない）	3
11か所以上（1か所以上の小関節を含む）	5
B．血清学的検査（分類には1回以上の検査結果が必要）	
RF 陰性かつ ACPA 陰性	0
RF 低値陽性または ACPA 低値陽性	2
RF 高値陽性または ACPA 高値陽性	3
C．急性期反応物質（分類には1回以上の検査結果が必要）	
CRP 正常かつ ESR 正常	0
CRP 異常または ESR 異常	1
D．症状の持続期間	
6週間未満	0
6週間以上	1

注：大関節：肩関節，肘関節，股関節，膝関節，足関節
　　小関節：中手指節関節，近位指節関節，第2～5中足趾節関節，母指趾節関節，手関節
注：血清学的検査低値陽性：正常上限をこえ正常上限の3倍以下
　　血清学的検査高値陽性：正常上限の3倍をこえる

（Aletaha, D. et al.: 2010 Rheumatoid arthritis classification criteria: an American College of Rheumatology／European League Against Rheumatism collaborative initiative. *Arthritis & Rheumatism*, 62（9）：2569-2581, 2010 による）

▶表5-2　関節リウマチ病期の分類（スタインブロッカー分類）

Stage Ⅰ	初期	X線上，骨変化はないか，骨粗鬆症のみ
Stage Ⅱ	中等度	軽度の軟骨破壊
Stage Ⅲ	高度	骨の破壊，関節変形が存在するもの
Stage Ⅳ	末期	線維性あるいは骨性強直がある

（Steinbrocker, O. et al.: Therapeutic criteria in rheumatoid arthritis. *The Journal of the American Medical Association*, 140：659-62, 1949 による）

▶表5-3　関節機能障害の分類（アメリカリウマチ学会）

クラス1	通常の日常生活，身のまわり，仕事，遠出などが可能
クラス2	通常の身のまわり，仕事は可能であるが，遠出などに制限がある
クラス3	通常の身のまわりは可能であるが，仕事と遠出などに制限がある
クラス4	通常の日常生活，身のまわり，仕事，遠出などに制限がある

（Hochberg, M. C. et al.: The American College of Rheumatology 1991 revised criteria for the classification of global functional status in rheumatoid arthritis. *Arthritis & Rheumatism*, 35：498, 1992 による）

は，MMP-3 がある。MMP-3 の上昇は，滑膜細胞からの産生を反映していて，滑膜炎の評価に有効である。

　関節液の検査は，変形性関節炎および感染性関節炎との鑑別に有用である。関節リウマチでは，細菌や結核培養は陰性であり，淡黄色からやや混濁がみられることがある。急性期には好中球が優位であり，慢性期にはリンパ球が優位となる。粘稠度は活動性に比例して低下する。

● 治療

　現在の治療の目的は，疼痛をとることだけではなく，関節変形を防ぎ，日常生活に復帰させることである。つまり，薬物療法を行いながら，通常の生活を維持できるようにすることである。この目標を実現させるためには，早期に診断して治療を開始することが重要である。治療は薬物療法が主体となる。

●薬物療法

[1] 非ステロイド性抗炎症薬（NSAID）　薬物療法の開始時には関節痛が強いことが多い。この場合には，NSAID を用いて疼痛を除去する。NSAID はシクロオキシゲナーゼ（COX）活性阻害薬であり，プロスタグランジンの抑制により，鎮痛作用を発揮する（▶142 ページ）。しかし，NSAID には抗リウマチ作用はなく，関節破壊を抑制することはできないため，疼痛コントロールの目的だけで用いられ，近年，使用頻度は減少している。また，NSAID では，胃炎などの消化器症状の副作用が問題となる。そのため，現在では，胃粘膜障害を軽減できる COX-2 選択的阻害薬が汎用される。

[2] 副腎皮質ステロイド薬　活動性の非常に高い症例では，NSAID だけでは関節痛が制御できない。そのような症例には副腎皮質ステロイド薬が用いられる（▶143 ページ）。関節破壊に対して短期の使用では抑制効果がみとめられるが，長期の使用では抑制効果はないと考えられている。また副作用の問題もある（▶36 ページ，表 3-1）。関節リウマチの治療薬として用いる場合には，少量から中等量のプレドニゾロンをできるだけ短期に用いることが推奨される。しかし，血管炎を伴う関節リウマチでは第一選択となる。

[3] 抗リウマチ薬（DMARD）　現在，関節リウマチの治療では，早期から抗リウマチ薬（▶144 ページ）を積極的に用いることが推奨されている。csDMARD，tsDMARD，bDMARD のうち，csDMARD と tsDMARD が経口の治療薬である。治療ではまず csDMARD が考慮される。これまで，csDMARD である金製剤やブシラミン，サラゾスルファピリジンが多く用いられてきたが，効果が弱いことから使用頻度は減少している。現在ではメトトレキサート（MTX）が最も汎用されている。免疫抑制薬であるタクロリムス水和物も用いられる。これらの抗リウマチ薬により関節破壊の抑制が可能となる。

　しかし，MTX とタクロリムス水和物はともに免疫抑制薬であり，感染症の合併や重症化の危険性がある。とくに結核菌や B 型肝炎ウイルスの再活性化

には十分に注意が必要である。

　MTX 使用中の患者では，10％以上で肝障害がみとめられる。その副作用を抑制する目的で，MTX 投与の患者には，葉酸（フォリアミン®）を併用することが汎用されている。MTX は，連日内服させることは禁止であり，週に 1〜2 日の間に 12 時間間隔で内服させ，最後に MTX を内服してから，24〜48 時間後に葉酸を内服させるのが推奨されている。

　tsDMARD は，トファシチニブクエン酸塩とバリシチニブの 2 種類があり，MTX との併用で用いることが推奨されている。関節炎抑制の効果は生物学的製剤と同等であり，高い寛解率を達成する。しかし，まだ，副作用の頻度は検討中であり，とくに帯状疱疹の危険性が高い。

　[4] 生物学的製剤（bDMARD）　MTX を十分用いても，20〜30％に治療抵抗性の症例がみとめられる。そのなかで，感染症や悪性腫瘍の合併などの適応外の症例以外には，bDMARD が推奨される。インフリキシマブは，MTX の併用が条件であり，MTX の使用ができない症例では用いることができない。一方，可溶性 TNF 受容体製剤（エタネルセプト）と抗 TNF 抗体製剤（アダリムマブ）は，MTX の併用が推奨されてはいるが，MTX が使用できない症例でも用いることができる。しかし，その場合は，効果が減弱する。

　現在ではゴリムマブとセルトリズマブ ペゴルが追加され，5 種類の TNF-α 阻害薬が使用されている。ゴリムマブとセルトリズマブ ペゴルは，MTX の併用なしでも治療効果がみとめられている（▶145 ページ，表 4-4）。

　また最近では，IL-6 の抑制を可能にした抗 IL-6 受容体抗体（トシリズマブ，サリルマブ）や，CTLA-4 の作用を用いて T 細胞と B 細胞の相互作用を抑制する可溶性 CTLA-4 製剤（アバタセプト）が使用可能となっている。ともに MTX との併用は必須ではなく，単独で使用することも可能である。

●理学療法

　薬物療法の効果があらわれるまでの間も，できるだけ関節の可動域制限をおこさせないことが重要である。また，疼痛により関節の安静を保つために筋力の低下や筋萎 縮 が生じることがあり，それを防ぐことも重要である。

　[1] 物理療法　温熱療法・水治療法・寒冷療法がある。

(1) 温熱療法：疼痛閾値の上昇，循環の改善，代謝亢進により痛みを緩和する。筋緊張をやわらげる作用もある。温泉療法も行われる。

(2) 水治療法：水の浮力・水圧・抵抗を利用し，全身的な筋肉の攣 縮 の軽減，マッサージ効果が得られる。心理的リラクセーションをはかる。

(3) 寒冷療法：炎症部位の熱感・腫脹の軽減のために用いる。

　[2] 運動療法　関節の拘縮や筋力の低下を防ぎ，筋力の強化を目的とする。

(1) 関節可動域訓練：関節の拘縮や変形の改善，線維性強直の防止を目的に行う。温熱療法やマッサージ後に行うと，より効果的である。

(2) 筋力強化訓練：筋力の低下は歩行や日常生活の制限をまねくため継続して

行う。関節運動を伴う筋収縮運動(等張性運動)，関節を動かさない筋収縮運動(等尺性運動)などが行われる。

(3) 起立・歩行訓練：関節に異常な負担のかからないように考慮したものである。立位・歩行時の姿勢，バランスの状態を確認し，階段の昇降時のアドバイスなどを行う。

[3] 作業療法　機能改善や，日常生活動作(ADL)改善の訓練を行う。

(1) 作業療法的機能改善訓練：ADL障害の原因となる機能障害の改善に重点をおいた訓練である。上肢では，身のまわりの動作に影響が大きい肩・肘・手関節・指の機能改善のため，肩から手指へのリラクセーションマッサージと，関節運動学的アプローチを行う。

(2) ADL訓練：作業療法では，訓練でできる動作と，自助具・介助などを必要とする動作を判別し，指導内容を選択する。また，日常生活で繰り返し関節に負担がかかり変形をおこすのを防ぐため，関節保護をしながら身のまわりの動作ができるよう指導する。

[4] 装具療法　関節の変形予防・矯正，機能改善，固定・支持，疼痛の軽減，免荷を目的として用いられる。

●手術療法

　かつては炎症が激しい場合に滑膜切除術が行われていたが，薬物療法だけで滑膜肥厚の抑制や改善が可能になったため，近年は手術療法は行われなくなってきた。しかし，薬物療法に抵抗性で大関節が破壊された場合は，膝・股関節の人工関節置換術が行われている。人工関節の耐用年数がのびたことにより，日常生活に関しては，手術の有用性がみとめられている。また，近年，手指や足趾の関節形成術の進歩もあり，機能の回復に貢献している。

挙児を希望する▶
患者への治療　関節リウマチの活動性が高い状態では，妊娠維持は困難となる。疾患活動性が低下し，妊娠時に使用可能な治療薬(▶147ページ)のみで状態を維持できる場合は，妊娠可能と考えられる。多くの患者でbDMARDが用いられることが多く，医療費が高額になることについてもよく相談する必要がある。

予後▶　関節症状が主であり，生命予後にかかわることはないと考えられていたが，関節リウマチの活動性が高い症例のほうが，動脈硬化病変がより高頻度であることが判明している。

B｜全身性エリテマトーデス

概要▶　全身性エリテマトーデス systemic lupus erythematosus(**SLE**)は，全身の臓器が自己免疫反応の対象になり，多臓器が同時に障害される。原因不明だが，遺伝因子に環境因子が関与して発症すると考えられている。男女比は，1：10で

あり女性に圧倒的に多い。好発年齢は 20～40 歳で，出産適齢期と一致する。

病態生理▶　家族内発症の報告があり，以前より遺伝子の関与は推測されていた。近年，遺伝子の検索により，遺伝子多型の頻度にかたよりがあることがわかってきた。ただし，遺伝子のかたよりだけでは発症はしない。発症しやすい遺伝子を有し，そのうえに環境因子がかかわっていると推定される。その因子として，紫外線や感染症があることは確かである。それ以外の精神的あるいは身体的ストレスがどのようにかかわっているかはまだ不明である。

　病態の形成には，自己抗体(▶138 ページ，表 4-1)が重要な役割を担っている。数種類の自己抗体の出現が SLE に特異的であることがわかっており，それによる II 型あるいは III 型のアレルギーが病態を形成している(▶図 5-3)。

症状▶　全身の臓器に症状があらわれる。

［1］**発熱**　日内変動のある弛張熱を呈することがある。初発症状となることもあり，活動性のある SLE にみられる。感染症などとの鑑別では，CRP が有用である。SLE に伴う発熱では，CRP の上昇がなく正常範囲であることが多い。関節炎や漿膜炎などを合併しているときには，CRP は上昇する。

［2］**皮膚症状**　典型的な皮疹は，顔面の蝶形紅斑や円板状皮疹(ディスコイド discoid 皮疹)である(▶図 5-4)。顔面以外にも，耳介部や背部，腹部，手指にも紅斑がみられることがある。皮膚生検にて IgG の沈着を示すループスバンドがみられるものは特異性が高い。

［3］**関節炎**　手指などの小関節を中心に多発性の関節炎がみられる。関節リウマチとは異なり，関節破壊をともなわないのが特徴である。

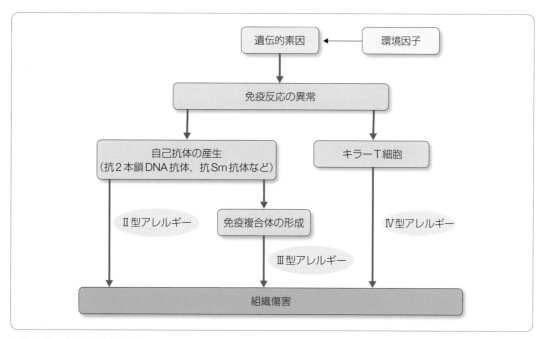

▶図 5-3　SLE の病態生理

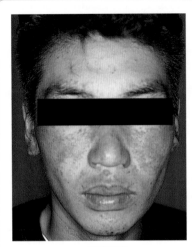
a. 蝶形紅斑

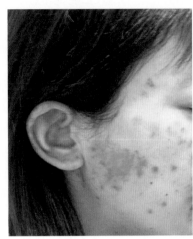
b. 頰部紅斑，円板状紅斑，
耳介部にみられる紅斑

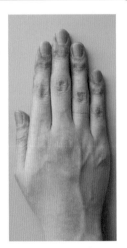
c. 手指の紅斑

▶図5-4　SLEの皮膚症状

[4] **漿膜炎**　胸膜炎や心外膜炎，心内膜炎を合併する。頻度はかなり高く，30〜40％にみとめられる。

[5] **精神神経障害**　頻度は報告により異なるが，20〜40％程度の患者に中枢神経障害がみられる。精神症状，脳梗塞，脳内出血，脳浮腫，脳萎縮などは，**中枢神経ループス（CNSループス）**とよばれる。そのほか，末梢神経障害もみとめられる。

[6] **肝障害**　SLEにともなう肝炎は，病態からは自己免疫が関与する肝炎である。頻度は10％以下で，軽症のものから劇症肝炎にいたるものまである。

[7] **腎障害**　50〜60％の患者にみられ，腎不全にいたれば生命予後にかかわる重要な合併症である。ほとんどの腎障害は糸球体腎炎であり，**ループス腎炎**とよばれる。Ⅲ型アレルギー反応により，糸球体に免疫複合体が沈着することにより腎炎を引きおこす。臨床症状としては，タンパク尿がみとめられ，糸球体障害を示唆する尿中の異常円柱（糸球体組織から形成される円柱状の物質）が出現する。

[8] **血球減少**　白血球減少，自己免疫性溶血性貧血，自己免疫性血小板減少症が同時に，あるいは単独で合併する。とくに血栓性血小板減少性紫斑病（TTP）と血球貪食症候群（HPS）は難治性の病態である。

　上記のように，SLEの臨床症状は非常に多彩である。最も生命予後にかかわる臓器病変は，精神神経障害と腎障害である。また，血球異常であるTTPとHPSは，ステロイド抵抗性の難治性の病態であり，強力な免疫抑制治療が必要となる。

診断・検査▶　診断基準としては，1997年に改訂されたアメリカリウマチ学会のSLE分類

▶表5-4 SLEの診断基準(アメリカリウマチ学会)

1. 皮膚関節症状	2. 臓器症状	3. 免疫異常
1)蝶形紅斑	6)漿膜炎	10)免疫学的異常
2)円板状紅斑	① 胸膜炎	① 抗DNA抗体
3)光線過敏症	② 心膜炎	② 抗Sm抗体
4)口腔内潰瘍	7)腎障害	③ 抗リン脂質抗体
5)関節炎	① タンパク尿	11)抗核抗体
	② 沈渣異常	
	8)神経障害	1)~11)の11項目中4項目以
	① 痙攣	上あればSLEと診断できる
	② 精神障害	
	9)血液学的異常	
	① 溶血性貧血	
	② 白血球減少症	
	③ リンパ球減少症	
	④ 血小板減少症	

(Hochberg, M. C.: Updating the American College of Rheumatology revised criteria for the classification of systemic lupus erythematosus. *Arthritis & Rheumatism*, 40(9): 1725, 1997 による)

基準が用いられる(▶表5-4)。

[1] **自己抗体**　SLEでは,多彩な自己抗体がみとめられる(▶138ページ,表4-1)。SLEに特異性が高い自己抗体は,抗2本鎖DNA抗体と抗Sm抗体である。この2つの抗体は,分類基準にも含まれている。とくに,抗2本鎖DNA抗体はSLE患者の65~90%で陽性となり,診断に重要である。

[2] **補体**　分類基準には含まれていないが,自己抗体によるⅡ型アレルギー反応や免疫複合体によるⅢ型アレルギー反応が誘導されているときには,血中の補体が消費され,その結果,補体価の著しい低下がみられる。この補体の低下はSLEの活動性を反映する。

[3] **血液**　自己免疫性血球減少もしばしばみとめられる。白血球のなかでも,とくにリンパ球が自己抗体により破壊される。この自己抗体はまだ確定されていないため,検査方法は確立されていない。赤血球減少では自己免疫性溶血性貧血が生じ,この場合には,直接クームス試験が陽性となる。血小板減少は,血小板膜にある表面分子に対する自己抗体が血小板を破壊する。検査所見としては,PAIgGという血小板上に結合しているヒトIgGの定量を行う方法が,自己免疫性血小板減少症の指標とされる。

[4] **腎生検**　腎障害は,半数以上の症例でみとめられる。腎障害が疑われたときには腎生検を行い,その組織分類から治療方法を選択する。組織分類には,ISN/RPS[1]によるループス腎炎の組織分類(2003年)が用いられ,クラスⅠ~Ⅵ型までの6つに分類される。この分類で,クラスⅢやⅣの増殖性ループス腎炎であれば,ステロイドパルス療法も含めた強力な免疫抑制治療を行う。

---

1) international society of nephrology/renal pathology society の略。

▶表 5-5　SLE に対する免疫抑制薬

免疫抑制薬	作用機序	治療方法
シクロホスファミド水和物	DNA 合成阻害作用	ループス腎炎，中枢神経障害などの重篤な合併症
アザチオプリン	プリン代謝拮抗作用	シクロホスファミド中止後の維持療法
タクロリムス水和物	カルシニューリン阻害作用	ループス腎炎
ミコフェノール酸モフェチル	核酸代謝拮抗作用	ループス腎炎
ヒドロキシクロロキン	Toll 様受容体 7 または 9 の機能阻害	すべての SLE に対する基礎治療
ベリムマブ	可溶型 B リンパ球刺激因子(BLyS)阻害作用	関節炎，皮疹

治療▶　誘因である紫外線の曝露を避けることと，感染症をおこさないように予防をすることが重要である。また，精神的あるいは身体的なストレスを避けることも重要である。

　薬物療法には，副腎皮質ステロイド薬が用いられる。臓器病変の重症度に合わせて，ステロイドパルス療法を含む大量療法を行うこともある。副腎皮質ステロイド薬の単独療法では，その減量に伴い再発がみられることが多いため，シクロホスファミドパルス療法など，免疫抑制薬による治療の併用が推奨される(▶表 5-5)。

　近年，内服薬として，ミコフェノール酸モフェチルとヒドロキシクロロキン硫酸塩の使用が可能となった。また，生物学的製剤であるベリムマブも使用可能となっており，自己抗体の産生抑制にはたらく。

妊娠管理▶　出産適齢期の女性患者も多く，妊娠の是非が検討されることも多い。この場

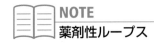

NOTE
薬剤性ループス

　特定の薬剤による治療により，治療後数か月で抗核抗体などの自己抗体が出現し，全身性エリテマトーデス(SLE)に類似の症状を呈する疾患を，薬剤性ループスとよぶ。抗不整脈薬であるプロカインアミド塩酸塩，キニジン硫酸塩水和物，降圧薬であるヒドララジン塩酸塩，メチルドパ水和物，向精神薬であるクロルプロマジン塩酸塩などで引きおこされることが知られている。

　症状としては軽症であり，関節炎や皮疹，発熱，胸膜炎が多い。SLE の重篤な合併症である中枢神経障害や腎障害は，薬剤性ループスではきわめてまれである。抗核抗体は陽性となるが，抗 2 本鎖 DNA 抗体は陰性で，抗 1 本鎖 DNA 抗体(抗ヒストン抗体)が陽性となる(▶138 ページ，表 4-1)。原因薬剤の中止で症状は改善することが多い。症状が改善しなければ，少量の副腎皮質ステロイド薬を用いることもある。

合，心肺機能・腎機能などの臓器障害が考慮され，さらに，妊娠禁忌の内服治療を受けなくとも活動性が低いと判断された患者において，妊娠が可能となる（▶147ページ）。ただし，妊娠により SLE の再燃がおこる危険性もあり，そのことについて十分に説明する必要がある。

予後▶　近年では，5年生存率は約95%，10年生存率は90%以上とされている[1]。生命にかかわる合併症(臓器障害)は，中枢神経障害(CNSループス)と腎障害である。

C 抗リン脂質抗体症候群

概要▶　抗リン脂質抗体症候群 antiphospholipid syndrome(APS)は，原発性のものもあるが，全身性エリテマトーデス(SLE)に合併することが多い。凝固因子あるいは血小板の機能異常により，動脈系にも静脈系にも血栓症が生じる。

　　SLE では，抗リン脂質抗体症候群の概念が提唱される前から，習慣流産や動脈・静脈血栓症がよく合併することが知られていた。これらの臨床症状は，SLE に抗リン脂質抗体症候群が合併して病態を形成している。**抗リン脂質抗体**として，抗カルジオリピン抗体，抗 β_2-グリコプロテイン I(GPI)抗体，ループスアンチコアグラント(LA)，抗 β_2-GPI 依存性カルジオリピン抗体，抗ホスファチジルセリン/プロトロンビン抗体がみつかっている(▶140ページ)。

病態生理▶　抗リン脂質抗体により，凝固系の異常を引きおこしていると考えられている。とくに β_2-GPI は，凝固系内因性経路の抑制や，プロトロンビン分解酵素に対する拮抗作用，プロテイン C の活性化，ヘパリンとの相互作用，血小板凝集の抑制などの作用をもつ。抗 β_2-GPI 抗体が β_2-GPI の抗凝固作用を阻害して血栓が形成されると考えられていた。現在のところ，細胞質の主要な酸性リン脂質であるホスファチジルセリンとプロトロンビンとの複合体抗体に対する抗体が，抗リン脂質抗体症候群の血栓症と強い相関があることがわかっている。

症状・合併症▶　全身の臓器に血栓症を引きおこす。

　[1] 血栓症　血栓症を中心とした抗リン脂質抗体症候群の主要臨床症状を**表5-6** に示す。全身の動脈および静脈のいずれにも血栓を生じる。若年性の一過性脳虚血発作や心筋梗塞をみたときには，抗リン脂質抗体症候群の存在を疑う必要がある。

　[2] 妊娠合併症　妊娠に伴う合併症としては，習慣流産が最も頻度が高いが，

1) Anselm Mak et al.: Global trend of survival and damage of systemic lupus erythematosus: meta-analysis and meta-regression of observational studies from the 1950s to 2000s. *Seminars in Arthritis and Rheumatism*, 41(6)：830-839, 2012.

▶表 5-6　抗リン脂質抗体症候群の臨床症状

血栓症	静脈系	四肢	深部静脈血栓症，血栓性静脈炎
		肺	肺血栓塞栓症，肺高血圧症
		皮膚	網状皮斑
		肝臓	バッド-キアリ Budd-Chiari 症候群
		腎臓	腎静脈血栓症
		副腎	副腎機能低下症
		眼	網膜中心静脈血栓症
	動脈系	脳・神経	脳梗塞，一過性脳虚血発作，片頭痛，てんかん，横断性脊髄症
		心臓	心筋梗塞，狭心症，心筋症
		腎臓	腎梗塞，血栓性微小血管障害，腎性高血圧
		肝臓	肝梗塞
		大動脈	大動脈弓症候群，間欠性跛行
		四肢	虚血，壊疽
		骨	無菌性骨壊死
		眼	網膜動脈血栓症
妊娠合併症			習慣流産，子宮内胎児発育不全，子癇
その他			血小板減少症，心臓弁膜症

子宮内胎児発育不全，子癇[1]の頻度も高い。染色体異常とならんで，抗リン脂質抗体症候群は流産の重要な原因の 1 つである。

[3]**血小板減少**　抗リン脂質抗体症候群の 20〜40％に血小板減少症がみとめられる。1 万/μL 以下に減少することは少なく，多くは，5 万/μL 程度の減少にとどまる。重症例では，自己免疫性血小板減少症を疑う必要がある。

[4]**劇症型抗リン脂質抗体症候群**　重症感染症や外科的侵襲，抗凝固薬の中止などを契機に発症し，微小血栓症が多発することにより，多臓器不全をおこすことがある。

診断・検査▶　診断のための分類基準を，表 5-7 に示す。臨床症状と検査所見の両方を有したときに抗リン脂質抗体症候群と診断できる。検査項目は，血液検査にて測定される自己抗体である。抗リン脂質抗体症候群の自己抗体は，抗カルジオリピン抗体，抗β_2-GPI 抗体，ループスアンチコアグラントの 3 項目が分類基準に入っている。また，凝固線溶系検査として，活性化部分トロンボプラスチン時間(APTT)の延長が特徴的である。血栓形成時には，D ダイマー高値，FDP高値，アンチトロンビンⅢ低下がみられる。これらは，抗リン脂質抗体症候群に特徴的なことではなく，血栓症にみとめられる検査結果である。

治療▶　血栓症に対しては，抗血小板薬や抗凝固薬を用いて行う。これらの治療は，急性期血栓症の治療と同様である。

急速に進行する血栓症に伴う複数の臓器障害がみられる病態は，劇症型とよばれ，致死率が高い。このような場合には，ステロイドパルス療法を含めた高用量のステロイド治療が必要である。

---

1) 妊娠高血圧症候群により引きおこされる痙攣発作。

▶表 5-7　抗リン脂質抗体症候群の分類基準

臨床所見の１項目以上が存在し，かつ検査項目のうち１項目以上が存在するとき，抗リン脂質抗体症候群とする		
臨床基準	1. 血栓症	画像診断あるいは組織学的に証明された明らかな血管壁の炎症を伴わない動静脈あるいは小血管の血栓症
	2. 妊娠合併症	妊娠 10 週以降で，ほかに原因のない正常形態胎児の死亡 または，子癇，重症の妊娠高血圧腎症 または，胎盤機能不全による妊娠 34 週以前の正常形態胎児の早産 または，3 回以上つづけての，妊娠 10 週以前の流産
検査基準	1. ループスアンチコアグラントが 12 週間以上の間隔をおいて 2 回以上検出される	
	2. IgG 型または IgM 型の抗カルジオリピン抗体が，12 週以上の間隔をおいて 2 回以上検出される	
	3. IgG 型または IgM 型の抗 β_2-GPI 抗体が，12 週以上の間隔をおいて 2 回以上検出される	

(Miyakis, S. et al.: International consensus statement on an update of the classification criteria for definite antiphospholipid syndrome(APS). *Journal of Thrombosis and Haemostasis*, 4：295-306, 2006 による)

妊娠合併症の予防▶　流産などの妊娠合併症を予防することが重要である。これらの予防治療として，副腎皮質ステロイド薬は原則的には用いない。副腎皮質ステロイド薬による血栓再発予防効果や，自己抗体の産生抑制効果は証明されていない。同時に，禁煙とし，高血圧症と脂質異常症を治療し，血栓形成の危険がある経口避妊薬の服用は中止させる。妊娠合併症の抑制には，少量のアスピリンの服用や，難治例ではヘパリンの連日皮下注が有効である。

D｜シェーグレン症候群

概要▶　シェーグレン Sjögren 症候群は，1930 年にスウェーデンの眼科医シェーグレンが関節リウマチに合併した乾燥性角結膜炎の症例を報告し，本症の存在が示された。多彩な自己抗体の出現，慢性唾液腺炎，乾燥性角結膜炎をみとめる自己免疫疾患である。病理学的には，唾液腺や涙腺などにリンパ球の浸潤がみとめられる。

　日本人での症例数の正確な把握はいまだにないが，10 万人程度と考えられており，膠原病のなかでは関節リウマチについで多い。男女比は 1：12 と女性に多い。

病態生理▶　抗原特異的免疫応答が，唾液腺などで引きおこされている。自己抗原としては，αアミラーゼ，ムスカリン作動性アセチルコリン受容体，SS-A タンパク質，フォドリン(細胞骨格を構成するタンパク質の一種)などがある。組織に浸潤したリンパ球からはさまざまなサイトカインが産生され，慢性炎症を引きおこす。

▶表 5-8　シェーグレン症候群の厚生省改訂診断基準（1999 年）

1. 生検病理組織検査で次のいずれかの陽性所見をみとめること
    A) 口唇腺組織で 4 mm^2 あたり 1 focus（導管周囲に 50 個以上のリンパ球浸潤）以上
    B) 涙腺組織で 4 mm^2 あたり 1 focus（導管周囲に 50 個以上のリンパ球浸潤）以上
2. 口腔検査で次のいずれかの陽性所見をみとめること
    A) 唾液腺造影で Stage 1（直径 1 mm 未満の小点状陰影）以上の異常所見
    B) 唾液分泌量低下（ガム試験にて 10 分間 10 mL 以下またはサクソンテストにて 2 分間 2 g 以下）があり，かつ唾液腺シンチグラフィーにて機能低下の所見
3. 眼科検査で次のいずれかの陽性所見をみとめること
    A) シルマー試験で 5 mm/5 分以下で，かつローズベンガル試験で 3 以上
    B) シルマー試験で 5 mm/5 分以下で，かつ蛍光色素試験で陽性
4. 血清検査で次のいずれかの陽性所見をみとめること
    A) 抗 SS-A 抗体陽性
    B) 抗 SS-B 抗体陽性

診断基準
上の 4 項目のうち，いずれか 2 項目以上を満たせばシェーグレン症候群と診断する

症状▶　乾燥性角結膜炎，口腔内乾燥症状，耳下腺腫脹，萎縮性胃炎，膵炎などの**腺性症状**と，リンパ節腫脹，関節炎，間質性肺炎，間質性腎炎，末梢神経障害などの**腺外症状**がある。また，悪性リンパ腫の合併も報告されている。

診断・検査▶　診断基準を**表 5-8** に示す。検査所見として，複数の自己抗体の検索が必要であり，抗 SS-A 抗体，抗 SS-B 抗体の発現が診断に重要である。

特殊な検査としては，涙液減少の検査である**シルマー試験**がある。濾紙を下眼瞼に 5 分間置き，涙液がしみ込んだ部分の長さが 5 mm 以下の場合は涙液減少とする。また，乾燥性角結膜炎の検査として，ローズベンガル試験と蛍光色素試験がある。

治療▶　根本的な治療方法はないため，対症療法が行われている。涙液減少には，乾燥を防ぐ点眼液を使用する。口腔内乾燥には，水分の摂取と口腔内の清潔を保つことが重要である。薬物療法としては，ムスカリン作動性の内服薬を用いることがあるが，有効性は低く，頻脈や下痢などの副作用があるため使用できない症例が多い。

E｜全身性強皮症

概要▶　**全身性強皮症** systemic sclerosis（SSc）は，皮膚が末梢からかたくなっていく病気であり，原因不明である。皮膚の硬化ばかりでなく，内臓の線維化も合併する。最も注意を必要とする合併症は，間質性肺炎である。徐々に進行して肺線維症を形成する。また，レイノー現象に代表される血管病変も同時にみとめられる。すなわち，線維化と血管病変を同時に呈する自己免疫疾患である。

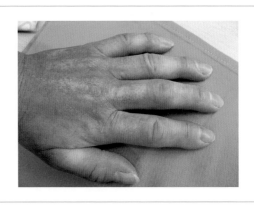

▶図 5-5　全身性強皮症による手指皮膚硬化，色素沈着，色素脱失

　国内の患者数は 2 万人以上と推定される。好発年齢は，40 代後半から 50 代であり，男女比は 1：8 と女性に多い。つまり，閉経時期の女性に多い。

病態生理▶　臓器の線維化は，病変局所に存在する線維芽細胞の過剰なコラーゲンの産生に起因する（▶図 5-5）。この線維芽細胞がなぜ異常な反応を呈するのかは不明であるが，その重要な因子として TGF-β が同定され，TGF-β が線維芽細胞に対してコラーゲン産生を誘導することが明らかとなってきた。

　また，血管障害を呈することも病態を考えるうえで重要である。血管障害の原因の 1 つは，血管の過剰な収縮である。血管の収縮にかかわる因子として，エンドセリンが注目されている。エンドセリンの作用を抑制する薬物が開発され，全身性強皮症の治療薬としての可能性が検討されている。

症状▶　皮膚硬化を主として，さまざまな臓器に線維化を生じる。

　[1] 線維化　皮膚，肺，心臓，消化器の各臓器にコラーゲンの過剰な蓄積が生じることにより，組織の線維化が引きおこされる。その結果，皮膚硬化（▶図 5-5），関節拘縮，間質性肺炎，心筋症，逆流性食道炎，小腸の蠕動運動の低下などの症状がみられる。皮膚硬化が顔面にあらわれると，仮面様顔貌となる。

　全身性強皮症は，皮膚の線維化の範囲により，びまん皮膚硬化型と限局皮膚硬化型に分類される。内臓の線維化病変は，びまん皮膚硬化型の患者に多いことがわかっており，予後不良である。

　[2] 血管病変　レイノー現象は，手指の末梢の血管の収縮により，皮膚が蒼白になり，その後に血管が拡張するために赤紫色を呈し，しばらく時間が過ぎるともとに戻る一連の反応である。レイノー現象が生じるということは，末梢の循環不全だけでなく，内臓の血管病変の合併も示唆する。

　全身性強皮症の生命予後を左右する合併症としては，肺高血圧症がある。肺高血圧症とは，肺動脈の末梢の血管の内膜・中膜の肥厚により血管狭窄が生じてくることで，肺血管抵抗が上昇する疾患である。その結果，右心不全が生じることとなる。

▶表5-9　全身性強皮症の診断(アメリカリウマチ学会・ヨーロッパリウマチ学会)

8つのカテゴリーの総和が9点以上で全身性強皮症と診断		
1. 皮膚硬化が両手の PIP 関節をこえて MCP 関節にいたっている		9
2. 手指の皮膚硬化(どちらか高い点数を算定)	浮腫様の手指	2
	PIP をこえているが MCP にいたっていない	4
3. 手指指尖部(どちらか高い点数を算定)	末端部の皮膚潰瘍	2
	陥凹性瘢痕	3
4. 毛細血管拡張所見		2
5. 爪郭部毛細血管の異常		2
6. 肺動脈性肺高血圧症，または間質性肺病変の存在		2
7. レイノー現象出現		3
8. 疾患特異性自己抗体陽性(抗セントロメア抗体，抗 Scl-70 抗体，抗 RNA ポリメラーゼⅢ抗体)		3

(van den Hoogen, F. et al.: 2013 classification criteria for systemic sclerosis: an american college of rheumatology/european league against rheumatism collaborative initiative. *Arthritis & Rheumatism*, 72(11)：1747-1755, 2013 による)

診断・検査▶　診断基準は，アメリカリウマチ学会・ヨーロッパリウマチ学会の分類基準を用いる(▶表5-9)。全身性強皮症の皮膚硬化は，手指あるいは足趾の末梢から連続して生じることが特徴である。皮膚硬化が，中手指節(MP)関節をこえて近位にみとめられれば，全身性強皮症と診断できる。

　　特異的な検査所見には乏しいが，自己抗体の出現は診断価値がある。抗核抗体は95%程度の症例で陽性となる。間接蛍光抗体法での染色型は，核小体型であることが多い。また，特異抗体としては，抗 Scl-70 抗体，抗セントロメア抗体，抗 RNA ポリメラーゼⅢ抗体がある。抗 Scl-70 抗体と抗 RNA ポリメラーゼⅢ抗体は，びまん皮膚硬化型の症例に，また，抗セントロメア抗体は，限局皮膚硬化型の症例にみとめられる。

治療▶　根本的な治療方法はなく，現在，数種類の新しい治療方法が検討されている。皮膚硬化の進行期には，少量の副腎皮質ステロイド薬の投与が行われる。間質性肺炎の進行期には，免疫抑制薬であるシクロホスファミド水和物の投与が推奨される。しかし，その有効性に関してはまだ一定の結果が得られていない。そのため，対症療法が主となる。レイノー現象などの血管病変に関しては，プロスタグランジン製剤やカルシウム拮抗薬などの血管拡張薬での治療が行われる。肺高血圧症の治療には，エンドセリン受容体拮抗薬やホスホジエステラーゼ5阻害薬が用いられる。逆流性食道炎に関しては，胃酸を低下させる目的でプロトンポンプ阻害薬が投与される。

予後▶　生命予後は，10年生存率で70〜80%とされている。生命予後に最も関連する合併症は，間質性肺炎と肺高血圧症である。

F 多発筋炎，皮膚筋炎

概要▶　炎症性筋疾患という分類に入る代表的な 2 つの疾患が，**多発筋炎** polymyositis（PM，多発性筋炎）と**皮膚筋炎** dermatomyositis（DM）である。ともに，骨格筋に炎症が引きおこされ，横紋筋傷害が生じる疾患である。皮膚筋炎では，特徴的な皮膚症状がみとめられる。

　ともにまれな疾患であり，現在，国内には約 2 万人程度の患者が登録されている。好発年齢は，小児期と，40〜60 歳とされている。小児期には男女差がないが，成人例では，1：2 とやや女性に多い。

病態生理▶　病因は不明である。病理所見では，多発筋炎と皮膚筋炎では筋炎の病態は異なっているようである。多発筋炎は，筋組織にリンパ球やマクロファージの浸潤がみられ，細胞性免疫による筋細胞傷害が主体と考えられている。皮膚筋炎では，血管周囲の炎症が著明で，免疫グロブリンや補体成分が血管壁にみとめられる。そのため，免疫複合体による筋肉と皮膚の微小血管の炎症が病因と考えられている。

症状▶　多発筋炎の症状は，筋肉の炎症による筋力低下が主である。皮膚筋炎は，筋力の低下と皮膚の炎症がみられる。

　[1] **筋症状**　階段の昇降時の疲労感や脱力感が初発症状であることが多い。近位の筋肉に炎症が生じるため，立ち上がりにくさ，起き上がりにくさを感じることが多い。

　[2] **皮膚症状**　皮膚筋炎では，特徴的な皮膚症状を呈することが初発症状である場合が多い。典型的な皮疹は，眼瞼の紫紅色の紅斑（ヘリオトロープ疹）（▶図 5-6）や，手指の関節背側にみとめられる落屑を伴う丘疹様の紅斑（ゴットロン丘疹），膝・肘・頸部・顔面の紅斑である。

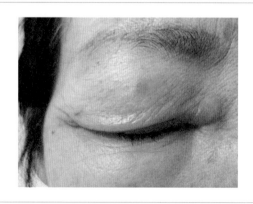

▶図 5-6　皮膚筋炎のヘリオトロープ疹

[3] **間質性肺病変**　20〜30％に間質性肺炎の合併がみとめられる。筋症状に先行することもしばしばみとめられ，特発性間質性肺炎と診断されていた症例もある。多くの肺病変は治療に反応性である。まれではあるが，急速進行型の間質性肺炎を合併することもある。このような急性間質性肺炎を合併する症例は，筋症状に乏しい皮膚筋炎(無筋症性皮膚筋炎)にみられることが多い。

[4] **心筋病変**　骨格筋ばかりでなく，心筋に炎症を呈することがある。この場合は，伝導障害や，心筋炎を呈することもある。

[5] **悪性腫瘍の合併**　炎症性筋疾患の 10〜20％には悪性腫瘍の合併がみとめられると考えられており，多発筋炎や皮膚筋炎の症例を診察するときには悪性腫瘍の合併の有無を詳細に検索する必要がある。ただ，近年，悪性腫瘍関連筋炎という分類の提唱もあり，悪性腫瘍合併の筋炎は，多発筋炎や皮膚筋炎とは分けて考える方向にある。

診断・検査▶　四肢近位筋の両側性の筋力の低下，筋電図での筋原性変化，血清での筋原性逸脱酵素の上昇(CK，アルドラーゼなど)，定型的皮膚症状，MRI での筋炎の所見などにより診断される。最終的には，筋生検での病理学的診断を行う。診断基準としては，1975 年にボーハンとピーターにより作成された基準が現在でも用いられている。また，厚生労働省より，難病認定のための診断基準が発表されている。

　自己抗体の出現頻度は，関節リウマチ，SLE，全身性強皮症と比較すると低い。抗核抗体の陽性率は，30〜50％であり，特異的な自己抗体は抗細胞質抗体である。抗 Jo-1 抗体は日常の診療で測定できる。また，抗細胞質抗体の対応抗原が徐々に解明されてきている。抗 Jo-1 抗体の対応抗原は，ヒスチジン tRNA 合成酵素であることがわかり，その後，各種アミノアシル tRNA 合成酵素に対する自己抗体が発見された。これらの自己抗体を総称して，抗アミノアシル tRNA 合成酵素抗体(抗 ARS 抗体)とよぶ(▶139 ページ)。抗 ARS 抗体陽性の筋炎では，高頻度で間質性肺炎を合併する。

治療▶　副腎皮質ステロイド薬が第一選択薬である。治療抵抗性の症例には，免疫抑制薬であるシクロスポリンやタクロリムス水和物の併用が汎用されている。また，大量免疫グロブリン療法が難治性の筋症状に対して有効である。

予後▶　多発筋炎・皮膚筋炎の生命予後にかかわるのは，間質性肺炎の合併である。抗 ARS 抗体陽性の筋炎に合併する間質性肺炎は，治療反応性は良好である。

　一方，抗 ARS 抗体陰性で，筋症状が少ない皮膚筋炎では，急速進行型の間質性肺炎を合併し，6 か月以内での死亡例が多いとされている。このような，筋症状のない皮膚症状だけの病態を**無筋症性皮膚筋炎**とよび，抗 MDA5 抗体陽性であることがわかってきた。

G 混合性結合組織病

概要・診断▶　全身性エリテマトーデス(SLE)，全身性強皮症，多発筋炎の症状が混在した，抗 U1-RNP 抗体陽性の膠原病を**混合性結合組織病** mixed connective tissue disease(MCTD)という。3 疾患のうちいずれか 1 つの疾患の診断基準を満たせば，混合性結合組織病とはよばずにその疾患に分類する。また，いずれか 2 つの膠原病の分類基準を満たせば，それらの重複症候群と診断する。

　　まれな疾患であり，国内には約 1 万人の登録がある。男女比は 1：8 で女性に多い。好発年齢は 30〜40 歳である。

病態生理▶　抗 U1-RNP 抗体陽性となる膠原病を 1 つの疾患とする概念である。抗 U1-RNP 抗体を産生する免疫異常が病態を形成している。病因は不明であるが，自己抗体の種類で 1 つの疾患概念を考えるというのは合理的な考え方である。

症状▶　混合性結合組織病の症状の特徴は，レイノー現象である。また，発熱・関節炎・筋炎・漿膜炎という炎症所見が頻発であり，全身性強皮症症状も多くみられる。白血球減少・三叉神経障害・リンパ節腫脹も多くの症例でみとめられる。これらの症状は，SLE・全身性強皮症・多発筋炎の症状に，ときに，関節リウマチの症状が加わったものである。

　　注意すべき症状として肺高血圧症がある。混合性結合組織病の 15％程度に合併するとされ，生命予後を決定する重要な合併症である。免疫抑制療法と肺高血圧治療薬(エンドセリン受容体拮抗薬，ホスホジエステラーゼ 5 阻害薬)の併用により，生命予後は改善された。

診断・検査▶　抗核抗体と抗 U1-RNP 抗体陽性は全例にみとめられる(▶138 ページ，表 4-1)。SLE の疾患特異的自己抗体である抗 2 本鎖 DNA 抗体と抗 Sm 抗体が陽性である場合には，SLE と診断することを考慮する。また，抗 U1-RNP 抗体が陽性であっても，全身性強皮症の分類基準(▶166 ページ，表 5-9)にあてはまり，全身性強皮症と診断される場合もしばしばある。

治療▶　副腎皮質ステロイド薬による治療が奏効する。血球減少や神経障害の場合にはステロイドパルス療法を行うが，それ以外では，中等量の副腎皮質ステロイドにて予後良好である。

H ベーチェット病

概要▶　ベーチェット病は，1937 年にトルコのベーチェット H. Behçet によって提唱された多臓器侵襲性の難治性の膠原病の 1 つである。おもに粘膜の障害が生じ

る疾患で，炎症を伴う。原因は不明である。病態形成に HLA が関与している。日本人では，HLA-B51 を有する患者が多く，HLA-B51 は，診断基準項目の1つとして重要とされている。約2万人が患者登録されている。

症状▶ 　ベーチェット病は，以下の4大主症状に加えて，いくつかの副症状がみられる。

[1] 主症状

(1) 口腔粘膜の再発性アフタ性潰瘍：口腔粘膜，頬粘膜，舌，歯肉などに境界明瞭な有痛性円形の潰瘍が再発を繰り返す。初発症状として頻度が高い。

(2) 皮膚症状：結節性紅斑が最も有名な症状である。毛嚢炎様皮疹，痤瘡様皮疹，血栓性静脈炎，皮膚の過敏な被刺激性皮膚反応などが生じる。

(3) 眼症状：ぶどう膜炎が主体で，前眼部の虹彩毛様体炎と後部の網膜ぶどう膜炎に分かれる。

(4) 外陰部潰瘍：口腔内アフタ性潰瘍と同時に生じることが多い。

[2] 副症状

(1) 関節炎：四肢の大関節の腫脹，疼痛が生じる。非対称性で，関節変形や関節破壊，硬直は生じない。

(2) 精巣上体炎（副睾丸炎）

(3) 消化器症状（腸管型ベーチェット）：回腸末端部の多発性潰瘍によることが多いが，どこにでも生じる可能性がある。腹痛，下痢，下血などがあらわれ，急性腹症の原因となることがある。また，潰瘍性大腸炎やクローン病との鑑別が困難なことがある。

(4) 血管病変（血管型ベーチェット）：大・中血管の炎症性血栓症がおこることがある。

(5) 中枢神経病変（神経型ベーチェット）：運動神経麻痺，精神症状，髄膜刺激症状などを呈する。

診断▶ 　厚生労働省研究班による診断基準（2016年）が用いられている。

治療▶ 　活動性がある場合は，内服治療が行われる。炎症所見が強い場合には，副腎皮質ステロイド薬を用いる。眼症状には，コルヒチンが用いられていたが，近年は免疫抑制薬であるシクロスポリンが汎用されている。難治性の病態には，抗 TNF-α 療法が用いられる。

Ｉ 血管炎症候群

概念▶ 　**血管炎症候群** vasculitis syndrome は，血管炎を基盤とするさまざまな臨床病態の総称である。血管炎症候群は，その罹患血管のサイズにより分類される（▶図5-7）。大型血管炎には，高安動脈炎，巨細胞性動脈炎があり，中型血管

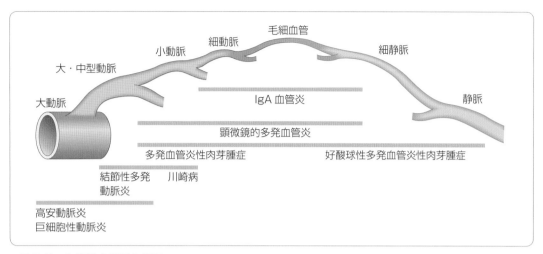

▶図 5-7　血管炎症候群の分類

▶表 5-10　血管炎による臓器症状

部位	症状
全身症状	発熱，体重減少
皮膚	紫斑，網状皮斑，結節性紅斑，皮下結節，潰瘍，壊疽
筋・骨格系	筋痛，筋力低下，関節痛，関節炎
肺	間質性肺炎，肺出血，胸膜炎
心・血管系	高血圧，心筋梗塞，心外膜炎
腎臓	急速進行性糸球体腎炎
神経系	脳出血，脳梗塞，多発性単神経炎
消化器系	出血，梗塞

炎には，結節性多発動脈炎，細小血管炎には顕微鏡的多発血管炎，多発血管炎性肉芽腫症(ウェゲナー肉芽腫症)，好酸球性多発血管炎性肉芽腫症(アレルギー性肉芽腫性血管炎，チャーグ-ストラウス症候群)，IgA血管炎(ヘノッホ-シェーンライン紫斑病)などがある。

　このうち，顕微鏡的多発血管炎，多発血管炎性肉芽腫症，好酸球性多発血管炎性肉芽腫症では，抗好中球細胞質抗体(ANCA)が高頻度でみられることより，ANCA関連血管炎とよばれる。

病態生理▶　血管炎症候群は，1つの病態では説明できない疾患の総称であり，ANCA関連血管炎を除けば，自己抗体などの疾患特異的指標が発見されていない。中小血管の診断には病理学的診断が重要であり，それぞれの血管炎により組織所見は異なることからも，病態は複雑であるといえる(▶表5-10)。

症状▶　おもに以下の症状がみとめられる。

　[1] **発熱**　原因不明の発熱の原因疾患として血管炎症候群を考えなければいけない。血管炎の血清学的指標はないため，病気を疑って，血管造影検査や病理診断を行う必要がある。

[2] **全身症状**　炎症が強いため，体重の減少が多くの症例でみとめられる。

[3] **皮疹，皮膚潰瘍と皮下結節**　細小血管炎では，紅斑，紫斑，網状皮斑がよくみとめられる。とくに下腿に好発する紫斑は特徴的である（▶図5-8-a）。また，下腿，とくに足関節周囲の皮膚潰瘍も血管炎を疑う所見である。指尖部に壊疽（しせん・えそ）が生じる場合もある（▶図5-8-b）。

[4] **多発性単神経炎**　感覚障害から，下垂手や下垂足（かすいしゅ・かすいそく）などの運動障害までさまざまな障害がみとめられる。

[5] **関節炎や筋炎**　関節痛や筋痛を訴える症例が多い。関節リウマチのような明らかな関節腫脹はないが，症状としては強い症例があり，また，筋痛も頻度が高い。

[6] **腎障害，肺病変**　ANCA関連血管炎では，高頻度にみとめられる。急速進行性糸球体腎炎や肺胞出血，間質性肺炎の合併がよく知られている。

診断・検査▶　それぞれの疾患において診断基準が発表されている。

血液検査では，炎症反応の指標である赤血球沈降速度の上昇とCRPの上昇が多くの症例でみとめられる。

ANCAは，好中球の細胞質の染色型によりP-ANCAとC-ANCAに分類される。P-ANCAの対応抗原がミエロペルオキシダーゼ（MPO），C-ANCAの対応抗原がプロテイナーゼ3（PR3）であることから，それぞれMPO-ANCA，PR3-ANCAとよばれることが多い（▶139ページ）。

わが国では，顕微鏡的多発血管炎ではMPO-ANCAの陽性率が高く，多発血管炎性肉芽腫症ではPR3-ANCAの陽性率が高い。好酸球性多発血管炎性肉芽腫症は，70％程度の症例でMPO-ANCA陽性がみとめられる。これらのANCAは，疾患活動性の指標ともなり，治療により低下して陰性化する。

治療▶　大型血管炎では，副腎皮質ステロイド薬の中等量治療により症状や検査所見の改善がみとめられる。しかし，高安動脈炎では，副腎皮質ステロイド薬の減

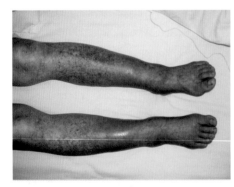

a. 下腿

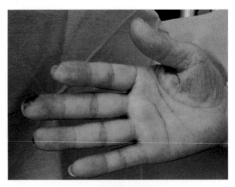

b. 指尖部の壊疽

▶図5-8　血管炎による皮膚症状

量とともに再発をみとめる症例が多い。その場合には，免疫抑制療法の併用が必要である。近年，トシリズマブ(抗 IL-6 受容体抗体)が治療薬として認められた。

　ANCA 関連血管炎では，副腎皮質ステロイド薬のみでの治療では，治療抵抗性であったり，再発の頻度が高かったりする。そのため，シクロホスファミド水和物を中心とした免疫抑制療法の併用が汎用される。

J｜リウマチ性多発筋痛症

概要▶　リウマチ性多発筋痛症 polymyalgia rheumatica(PMR)は，両肩，頸部および骨盤帯の痛みと朝のこわばりを特徴とする疾患である。50 歳以上のとくに 65 歳以上の高齢者に好発する。男女比は，1：1.5 程度でやや女性に多い。欧米では，側頭動脈炎を含む巨細胞性動脈炎の合併が多いが，日本ではまれである。発熱があり炎症反応が高値となり，関節痛を呈することより，感染症との鑑別が重要な疾患の 1 つである。また，高齢者に多いことより，悪性腫瘍との鑑別も重要となってくる。感染症，膠原病，悪性腫瘍との鑑別を行い，それらが否定された場合に診断が可能となる。

病態生理▶　原因不明の炎症性疾患であり，高齢者の不明熱の原因疾患の 1 つである。HLA との関連が報告されている。また，インフルエンザ菌，マイコプラズマ，パルボウイルスなどの微生物との関与も報告がある。

症状▶　肢帯部(四肢の基部となる骨格組織)の筋痛が主症状である。

　[1] 筋骨格症状　肩・頸部・骨盤帯・体幹部に痛みと朝のこわばりがみとめられる。亜急性から急性に発症し，左右対称に症状がおきる。関節痛を伴うこともあるが，多くは筋痛であり，体動時に増強する。しかし，筋炎とは異なり，筋把握痛や筋力低下はない。手関節や膝関節に滑膜炎を併発する症例もある。

　[2] 側頭動脈炎　側頭動脈炎がある症例では，巨細胞性動脈炎の合併があると考え，全身の大血管の炎症の検索を行う。頭痛，視力障害，顎跛行がある場合には，側頭動脈炎を疑う。

診断・検査▶　炎症が主体であり，赤沈亢進と CRP 高値が全例でみとめられる。ほかの膠原病でみとめられるリウマトイド因子，抗核抗体はともに陰性である。近年，関節超音波検査が普及してきており，リウマチ性多発筋痛症においても有用である。超音波で，肩関節の滑液包炎や腱鞘滑膜炎，股関節の滑膜炎や滑液包炎がある場合には，診断に有用である。

治療▶　側頭動脈炎のないリウマチ性多発筋痛症に対しては，副腎皮質ステロイド薬を少量用いる。一般的には，プレドニゾロンの内服治療によりほぼすべての臨床症状が改善する。少量の副腎皮質ステロイド薬が著効する場合には，リウマ

チ性多発筋痛症と診断できる。しかし，副腎皮質ステロイド薬の治療効果が少ないと判断した場合は，再度，ほかの疾患を鑑別する必要がある。

　側頭動脈炎の合併がある場合は，血管炎に準じた治療が必要となる。副腎皮質ステロイド薬の大量療法と免疫抑制薬の併用が必要である。視力低下をみとめる場合には緊急性があり，ステロイドパルス療法を併用する。メチルプレドニゾロンを 1,000 mg の量で点滴静注を 3 日間行う。

K｜成人発症スティル病

概要▶　スティル病は，若年性特発性関節炎 juvenile idiopathic arthritis（JIA）の全身型であり，関節炎，肝障害，漿膜炎，リンパ節腫脹がみられる小児の疾患である。**成人発症スティル病**（成人スチル病）は，その症状に類似した症状を 16 歳以上の成人にみとめるものとして 1971 年に報告された。

　高フェリチン血症を呈することが診断に役だつ。国内には 5,000 人程度の患者が存在するとされ，きわめてめずらしい疾患である。男女差は 1：2 とやや女性に多い。発症年齢は 75％が 35 歳以下である。

病態生理▶　病因は不明であるが，血清フェリチンが高いことより，高サイトカイン血症が生じていることが推定されている。とくに，IL-1β，IL-6，IL-8，IL-18，IFN-γ，TNF-α の上昇が報告されている。とくに，IL-18 は患者血清で異常高値を示し，活動性と相関している。治療効果判定にも有用である。マクロファージの活性化が病態形成に関与していると考えられており，マクロファージ活性化症候群の 1 つである。また，非遺伝性の自己炎症性疾患（▶125 ページ）の 1 つとも考えられている。

症状▶　発熱はほぼ 100％にみとめられる。39℃以上の弛張熱，サーモンピンク様の皮疹，関節痛，白血球増加（とくに好中球増加）である。これらの症状は，感冒を含めた一般的なウイルスあるいは細菌による感染症の症状と矛盾しない。つまり，感染症やほかの膠原病との鑑別を行い，それらが否定的なときにはじめて診断となる。特異性が高い症状としては，関節痛，皮疹，血清フェリチン高値である。肝障害やリンパ節腫脹もみられる。

　［1］**発熱**　日内変動の激しい弛張熱が特徴である。発熱がない成人発症スティル病はきわめてまれである。

　［2］**関節痛**　関節痛および関節炎が 90％以上の症例でみられる。好発部位は，手関節，膝関節，足関節で，手指の関節にも炎症を生じる。関節リウマチのように骨びらんを生じることはまれである。

　［3］**皮疹**　病初期から，四肢・体幹・顔面にサーモンピンク色の斑状丘疹がみられる。発熱時に出現して，解熱とともに消失する。皮膚の機械的刺激や温熱

刺激でも出現する（ケブネル現象）。

[4] **咽頭痛** 咽頭炎をみとめる。発熱時に生じることが多い。

[5] **リンパ節腫脹** 反応性のリンパ節腫脹がみられる。軽度の圧痛があることが多い。高フェリチン血症があるため，悪性リンパ腫，キャッスルマン病との鑑別が必要なことがある。この場合は，リンパ節生検にて検査が必要である。

診断・検査▶ 診断には，分類基準が用いられる。感染症との鑑別に有用な特異性の高い検査方法はない。赤沈，CRP の値は高く，白血球増加，好中球増加，肝アミノトランスフェラーゼ上昇をみとめる。血清フェリチンが異常に高値を示す症例もあり，70% 以上の症例で，正常域上限の 5 倍以上を呈する。血清フェリチンが，10,000 ng/mL 以上を示す症例もある。

　一方，ほかの膠原病にて陽性率の高い，リウマトイド因子，抗 CCP 抗体，抗核抗体は陰性である。

治療▶ 関節炎だけの症例では，非ステロイド性抗炎症薬が有効である。しかし，多くの症例では，副腎皮質ステロイド薬が必要となる。臨床症状の改善に乏しい時は，ステロイドパルス療法を 3 日間行う。

　副腎皮質ステロイド薬に抵抗性の症例では，さまざまな免疫抑制療法を行う。メトトレキサート，シクロスポリン，タクロリムス水和物，アザチオプリンが用いられる。近年，生物学的製剤，とくに抗 IL-6 受容体抗体（トシリズマブ）が奏功したとする報告が多数あり，2019 年に認可された。

▌ゼミナール
復習と課題

❶ 膠原病は全身性疾患であり，関節リウマチには関節外症状の合併が知られている。関節外症状をまとめなさい。

❷ 全身性エリテマトーデスの臨床症状は多彩である。頻度の高いものをまとめなさい。

❸ 全身性強皮症でみられる自己抗体をまとめなさい。

❹ シェーグレン症候群の主要症状と自己抗体をまとめなさい。

第**6**章

患者の看護

A 疾患をもつ患者の経過と看護

ここでは，全身性エリテマトーデス(SLE)患者について，入院初期の急性期から，回復期を経て退院し，慢性の経過をたどり，急性増悪に陥るという事例について，各病期の看護のポイントを述べる。

① 急性期の患者の看護

SLEのような全身性の膠原病が急性に発症した場合，患者は免疫能の低下や内臓の器質的障害のため，重篤な合併症を併発し，危機的な状態におかれることがある。そのため看護師は，間断ない観察で現在の状態を把握し，異常の早期発見に努める必要がある。また，身体的苦痛の緩和をはかり，精神的不安の軽減に配慮する。

家族も不安や恐怖を感じて動揺しているため，支援が必要である。

急性期 発熱，皮疹，紅斑，倦怠感で受診したAさん

Aさんの 回復期 ▶180ページ，慢性期 ▶181ページ，慢性期(急性増悪) ▶183ページ

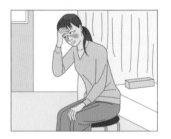

◆入院までの経過

35歳，女性，既婚(夫と2人暮らし)，会社員。1か月前より腕に皮疹があったが，あまり気にしてはいなかった。微熱や倦怠感があったが，かぜだろうと思い，市販薬を内服していた。

しかし，皮疹は顔にも生じ，高熱が出たため，家族とクリニックを受診した。そのときには，顔面の皮疹は 蝶 形紅斑（ちょうけいこうはん）となっていた。SLEの疑いと診断され，大学病院を紹介された。精査・治療目的で入院となった。

◆入院時の状況

発熱があり，タンパク尿がみられた。補体が低下し，抗核抗体陽性，抗2本鎖DNA抗体陽性であった。顔面には蝶形紅斑がみられ，強い倦怠感と多関節痛があった。本人の自覚はなかったが下腿に軽度の浮腫がみられた。臨床症状と検査の結果，SLEと診断された。さらに後日，腎生検の結果によりループス腎炎を併発していると診断された。

Aさんに既往歴はなく，「そんなにわるいんですか」「どのくらいでよくなるんですか」と矢継ぎばやに質問があった。

◆**薬物療法**

　　ステロイドパルス療法が行われ，その後，ステロイド経口薬による治療が行われた。同時に，免疫抑制薬も併用された。

● **看護のポイント**

[1] **身体的・精神的苦痛の緩和**　全身の苦痛に対して十分な緩和医療の提供を行うとともに，ベッドの工夫，体位の工夫，マッサージや温浴などにより安楽が保てるように努める。

　急な入院により，患者や家族は不安と恐怖を感じている。看護師は思いやりのある真摯な態度で接し，患者が感情の表出ができるように信頼関係を築いていく。

　清拭・食事介助・排泄介助など，患者に触れる直接的な援助により安楽とコミュニケーションをはかり，患者が孤独にならないように心がける。

[2] **異常の早期発見**　膠原病は全身疾患である。したがって，あらゆる臓器障害が出現する可能性がある。バイタルサインや全身症状を評価し，浮腫，体重増加，尿量，検査データなどに注意し，腎機能の低下など，重症合併症の徴候を早期に発見することが重要となる。腎機能以外の主要臓器の障害の有無にも目をくばる。

症状に対する看護▶184 ページ〉
検査を受ける患者の看護▶188 ページ〉

[3] **副作用の早期発見**　副腎皮質ステロイド薬は膠原病の治療の中心となる薬物だが，軽症なものから重症なものまでさまざまな副作用がある。副作用症状を抑制しながら薬物療法を継続することが重要である。また，副腎皮質ステロイド薬や免疫抑制薬の副作用で易感染状態となるため，感染には十分に留意する必要がある。

薬物療法を受ける患者の看護▶189 ページ〉

[4] **苦痛の緩和**　原疾患に由来する苦痛のみならず，治療による苦痛も生じる。疼痛の緩和をはかるとともに，清潔の保持に努め，環境を整える。治療の状況に応じて，循環改善のためのマッサージや，筋力低下防止と関節拘縮防止のためのリハビリテーションを加えていく。

症状に対する看護▶184 ページ〉

[5] **心理面への援助**　患者の言葉に耳を傾け，共感的・受容的態度で接し，不安の軽減をはかる。患者・家族の理解度を評価し，家族が感情を表出しやすい雰囲気づくりを心がけ，協力を得られるように支援する。医療者や家族による心理的支援は，患者に与える効果が高い。

全身性エリテマトーデス患者の看護▶197 ページ〉

② 回復期の患者の看護

　急性期から脱して症状が鎮静化し，それに伴い身体機能の回復をはかる時期

である。症状の再燃に注意をはらい，感染などの合併症を予防し，リハビリテーションを行っていく。

さらに，病気の知識と理解を深めるための**患者教育***を行い，他職種と連携しながら社会復帰の準備ができるように支援を行う。

＊患者教育

　患者に必要なセルフケアの支援と指導を行うこと。一方的に知識や技術を押しつけるのではなく，患者のふだんの社会生活の送り方と問題点を共有し，問題の解決策について他職種と連携して取り組み，患者みずからがセルフケアを実践できるよう，必要な支援・指導をしていくことが大切である。

回復期 **症状が落ち着き，退院を希望するAさん**

Aさんの 急性期 ▶178ページ， 慢性期 ▶181ページ， 慢性期（急性増悪）▶183ページ

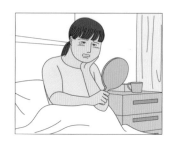

◆入院の経過

　薬物療法により病状が落ち着いてきたが，薬剤の副作用による満月様顔貌（ムーンフェイス）がみとめられた。「こんなになっちゃった」「どのくらいでもとに戻るかな」「外には出られない」と，身体的な変容を嘆いて，心配していた。

　一方で，「早く退院したい」といった退院に向けての意欲とともに，「一生治療を続けないといけないなんて，仕事は続けられるんでしょうか？」「治療を続けながら妊娠できるのでしょうか？」と，退院後の生活を心配する姿もみられるようになった。

◆退院前の治療

　入院3週間後，症状が落ち着いてきたため，副腎皮質ステロイド薬は減量された。その2週間後に退院となり，その後は通院により，継続して副腎皮質ステロイド薬と免疫抑制薬による薬物療法を行うことが決定した。

● 看護のポイント

[1] **精神的な支援**　蝶形紅斑など，疾患による皮膚症状に加え，副腎皮質ステロイド薬の副作用による肥満や満月様顔貌（ムーンフェイス），免疫抑制薬による脱毛など，**ボディイメージの変容***がみられるのも膠原病患者の特徴である。患者の思いを十分に受けとめるとともに，治療が進んで減薬につながれば症状はおさまることや，薬物療法の必要性を十分に患者に伝え，自己中断することのないよう，服薬アドヒアランスが高まるように指導を行う。

＊ボディイメージの変容

　自分の身体や容姿に対してもつイメージが，なんらかの影響を受けてかわってしまうこと。疾患による症状や薬物の副作用のほか，手術による乳房切除，ストーマの造設，四肢切断，化学療法による脱毛などがある。精神的なダメージを受けて，自分自身を見失ってしまうことがある。受容のプロセスを見まもって支援していく必要がある。

　また，疾患の症状として精神症状があらわれたり，副腎皮質ステロイド薬の副作用としての精神症状が生じることもあり，患者が興奮状態や抑うつ状態になるケースもある。SLEをはじめとして，膠原病の外来治療は長期にわたることをよく理解してもらい，病気とうまく付き合っていくことを促すよう努める。

薬物療法を受ける患者の看護▶189ページ

[2] **退院支援**　増悪因子の回避方法，体調の変化，症状の出現，薬物の副作用などについての理解を促進し，退院への意欲が出るようにかかわっていく。退院後の日常生活で改善が必要な点について，患者・家族と具体的に話し合い，

環境を整える。患者の家庭内での役割の変更，職場への復帰，経済的な問題などの解決のため，社会資源の情報を提供するとともに，必要に応じてソーシャルワーカーと連携をとる。全身性エリテマトーデス患者の看護▶197 ページ

[3] **日常生活動作（ADL）の拡大** 膠原病では，合併症による器質的異常が残存して，在宅酸素療法や透析療法が導入になる場合もある。日常生活の障害の程度を評価し，残存機能の維持・拡大のため機能訓練を行う。理学療法士・作業療法士と連携をとり，患者の意思を尊重しながらプログラムを組みたてる。患者が障害を受容できるように支援し，社会復帰に向けての援助を行う。

[4] **妊娠を希望する女性への対応** 膠原病は女性の罹患者が多く，生殖年齢の女性患者も少なくない。一方で，膠原病の治療薬である免疫抑制薬は妊婦に禁忌のものが多く，また，妊娠・出産は膠原病の増悪因子の１つでもある。挙児を希望する場合には，疾患の活動性をみながら治療薬を調整し，妊娠を計画する必要がある。看護師は患者の思いを受けとめ，患者が正しい知識のもと，安全に出産を迎えられるようかかわる必要がある。全身性エリテマトーデス患者の看護▶197 ページ

③ 慢性期の患者の看護

膠原病における慢性期とは，症状の進行が落ち着いている，あるいは寛解状態にある時期である。この時期には，再燃の防止や身体機能の維持・拡大を目ざし，長期的な治療を行っていく。患者が病気と付き合いながら家庭内や職場，地域社会で役割を果たせるよう，セルフケアの促進を支援する。

慢性期 **通院により治療を継続する A さん**

A さんの 急性期 ▶178 ページ，回復期 ▶180 ページ，慢性期（急性増悪）▶183 ページ

A さんは，会社の理解を得て外勤の少ない部署へ異動となり，セルフケアを行いながら薬物療法を継続していた。外来に訪れた A さんは，「調子がよいと，もう治ったんじゃないかと思い，ついつい無理をしてしまいます。お薬の飲み忘れは，夫がよく指摘してくれます」「友達ができたんです。何度か入院をしている方で，いろいろと教えてもらっています。今度，患者の集まりにも一緒に行ってみようと思います」と言っていた。

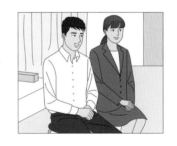

◉ 看護のポイント

[1] **再燃の予防** 患者が再燃予防の必要性を認識し，確実に予防行動がとれるよう支援する。異常が生じた場合には患者自身が早期に気づき適切な対処がで

きるよう，情報を提供することも重要である。病状によっては，社会的役割の変更や仕事上の調整など，ライフスタイルの調整が必要になることもある。患者自身がその必要性を理解し，主体的に調整を行えるように支援する。

全身性エリテマトーデス患者の看護 ▶197 ページ

[2] **セルフケアの支援**　治療が長期にわたるため，セルフケアにより寛解期を保つことができていることを肯定的に評価し，患者にそれをフィードバックすることで，アドヒアランスを高める支援を継続的に行うことが重要である。

[3] **家族への支援**　家族の負担を理解し，共感をもって接し，家族に対する支援も行う必要がある。長期にわたる疾患の経過とともに，家族の状況も変化することがある。看護師はその状況を把握し，必要に応じて対策を講じる。

[4] **相談窓口や患者団体の情報提供**　疾患をもった患者が，地域社会でQOLを保ち安心して暮らせるように，入院中から退院後の生活や地域を見すえた継続的な療養支援をしていく必要がある。病棟と外来，地域の福祉と連携して患者を支援する。病棟での患者どうしの情報交換は，患者の状況に応じて配慮が必要であるため，様子をみながら支援していく。

「日本リウマチ友の会」や「全国膠原病友の会」などの患者団体は，精神的・経済的・社会的に多くの問題をかかえた患者どうしが疾患の理解を深め，療養を継続していくとともに，疾患に対する社会的支援システムの樹立を要請したり，会員相互の親睦と交流を促進するなどの目的で活動している。このような会があることも情報の1つとして提供する。

[5] **社会資源の活用**　膠原病の治療は長期にわたるため，医療費の経済的負担が大きくなる場合もある。膠原病の多くは，指定難病として医療費の助成制度の対象となっているため，必要に応じて紹介する。

本章で取り上げる慢性期患者の看護

膠原病のほとんどは慢性的な経過をたどる。本章では，以下の疾患の看護についてとりあげている。

▶関節リウマチ患者の看護(194 ページ)
▶全身性エリテマトーデス患者の看護(197 ページ)
▶シェーグレン症候群患者の看護(200 ページ)
▶全身性強皮症患者の看護(201 ページ)
▶多発筋炎・皮膚筋炎患者の看護(202 ページ)
▶ベーチェット病患者の看護(203 ページ)

---

④ 慢性期(急性増悪)の患者の看護

疾患の進行や合併症，アドヒアランスの低下により，全身状態が悪化し，主

要臓器の機能低下が生じ，厳しい予後が予測される場合もある。患者の身体的・精神的苦痛の緩和をはかり，QOL を重視して支援する。

| 慢性期 | **急性増悪により再入院となった A さん**

A さんの 急性期 ▶178 ページ，回復期 ▶180 ページ，慢性期 ▶181 ページ

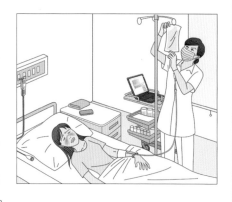

通院により，ステロイド薬を漸減しながら免疫抑制薬を併用し，治療を継続していたが，仕事と家事に加えて介護も加わり，疲労が蓄積していた。徐々に，尿タンパク質が増加し，改善していた補体価の低下と抗2本鎖DNA 抗体の上昇が見られるようになった。ループス腎炎の再燃と考えて，再度入院加療となった。

　入院後の問診により，妊娠を意識して，自己判断で免疫抑制薬の服用を中止していたことが判明した。副腎皮質ステロイド薬増量と免疫抑制薬の再開を行ったが，治療反応性はわるく，全身の浮腫を生じ，尿タンパク質は 5 g 以上生じていた。その後，発熱を呈し，白血球と血小板の減少をみとめた。血清中のフェリチンが 3,500 μg/mL となり，血球貪食症候群の合併と診断された。治療を進めるも反応性はわるく，白血球減少症に伴う細菌性肺炎を合併した。

● **看護のポイント**

[1] **身体的・精神的苦痛の緩和**　急性増悪に陥ると，器質的障害が残存したり，生命の危機に陥ることもある。その場合は，患者が残された生を充実して生きられるように，そして，尊厳のある最期を迎えられるように，患者がなにを望むのかを基本とし，希望をできるだけ取り入れ達成できるように支援する。

[2] **家族への支援**　家族に励ましの言葉をかけてもらうなどの支援を依頼し，患者が安心感を得られるようにする。また，家族も同様に不安をかかえているため，正しい情報を伝えるとともに，感情の表出ができるような雰囲気づくりを心がける。

⑤ 患者の経過と看護のまとめ

　膠原病疾患は慢性の経過をたどるため，長期にわたる病状のコントロールが必要となる。患者がみずから治療に参加し，セルフケアを行っていく必要がある。医療者は，患者の相談に応じて支援できるように，患者との信頼関係を構築し，相互理解を深めることが大切となる。つねに規制された日常生活は困難

であり，そのこと自体がストレスにもなりうる。いかなる場合でも患者・家族の理解に努め，寄り添って最善をつくし，対応をしていく姿勢が大切である。

A さんの看護のまとめ

① 急性期

入院前
- 1 か月前より皮疹があったが気にしていなかった。
- 微熱や倦怠感があったが風邪や疲労と考えていた。

SLE の診断・薬物療法
- 皮疹，顔面の蝶形紅斑，高熱で受診して入院となった。
- ループス腎炎を合併した SLE と診断された。
- 副腎皮質ステロイド薬と免疫抑制薬による治療が開始された。

② 回復期

薬物療法の効果と副作用
- 薬物治療により症状が鎮静化され，身体機能の回復がもたらされた。
- 副腎皮質ステロイド薬の副作用である満月様顔貌がみられ，精神的不安定となった。

退院の支援
- 退院に向けて，病気の知識と理解を深めるための支援を受けた。
- 他職種と連携して，社会復帰の準備が行われた。

③ 慢性期

セルフケアの促進
- 寛解状態を保ち，地域社会で役割を果たせるよう，病棟と外来で連携をとり，社会資源を利用しながらセルフケアの向上のための支援が行われた。

④ 慢性期

急性増悪による再入院
- 薬物療法の自己中断により，疾患の再燃がみられた。
- 患者の訴えを傾聴し，治療の状況を伝えて，精神的苦痛の緩和がなされた。

B｜症状に対する看護

　　膠原病の多くで発熱，関節痛，皮疹，レイノー現象，筋痛，筋力低下，口腔乾燥，眼の乾きなどの特徴的な症状がみられる。

① 発熱のある患者の看護

　　膠原病は全身性炎症疾患であり，高熱や微熱が持続する場合がある。発熱による体力の消耗や倦怠感，食欲不振により，不安や恐怖感を感じることもある。

1 アセスメント

　　熱型・日内変動・随伴症状(関節痛，筋肉痛，関節の腫脹 など)

2 看護目標

- 発熱による苦痛が緩和され，体力の維持，清潔の保持，精神的不安の緩和がなされる。

3 看護活動

安静の保持▶ 体力の消耗を防ぎ，安静を保つようにする。

栄養・水分バランス▶ 発汗による脱水を防ぐために水分の補給に努める。消化・吸収のよいタンパク質やビタミン・ミネラルを多く含む食品をとり，好物や口あたりのよい物を選ぶなどして，栄養価の高い食事を心がける。

清潔の保持▶ 発汗時または発汗後は清拭や更衣を行い清潔を保つ。入浴が困難な場合は洗髪や足浴を行う。歯みがきと含嗽により口腔内の清潔を保持する。

苦痛の緩和▶ 発熱時の関節痛や筋肉痛には体位の工夫やマッサージを行う。医師の指示のもと，湿布の貼用や解熱・鎮痛薬の投与を行う。必要に応じて冷罨法や温罨法を施行する。悪寒がある場合は掛け物や湯たんぽを使用する。

②関節症状のある患者の看護

関節症状は，膠原病の患者に多くみられる。関節痛や関節の腫脹，変形を伴い機能障害の原因となるため，関節症状の観察を行い，早期よりリハビリテーションを考慮する必要がある。

1 アセスメント

(1) 関節症状の有無：こわばり，疼痛の有無，腫脹，熱感，色調，変形
(2) 関節可動域(ROM)
(3) 拘縮，脱臼の有無

2 看護目標

(1) 関節症状に伴う苦痛が緩和される。
(2) 関節可動域を保持し，変形を予防する。
(3) 筋力を保持し，強化する。

3 看護活動

苦痛の緩和▶ 炎症による疼痛を伴う場合は安静を保持して，医師の指示のもとに湿布の貼用や鎮痛薬の投与を行う。

訓練・保護▶ 疼痛が緩和されたら，関節可動域の訓練や筋力の保持・強化の訓練を行う。

関節の保護▶ 関節への負担を減らすため体重の管理を行う。痛みの緩和と変形予防のため，日常動作のなかで関節の負担軽減を意識するように援助する。関節の変形によ

る痛みに対しては，自助具や補助具を用いて痛みを軽減する（▶196ページ）。

③ 皮膚・粘膜症状のある患者の看護

膠原病でみられる皮膚・粘膜症状には，皮疹，紅斑，紫斑，レイノー現象，潰瘍，脱毛，日光過敏，皮膚硬化などがある。疾患によって特徴的な皮疹や紅斑が症状としてあるため，全身の皮膚症状（色，やわらかさ，冷感，乾燥，湿潤状態，色素沈着）と口腔粘膜，舌の状態などの観察が必要である。

患者の特徴▶　皮膚の症状は，外観の変化を伴うため患者は心理的苦痛を感じている。全身性エリテマトーデスでは蝶形紅斑や円板状紅斑，全身性強皮症では皮膚硬化や顔面の皮膚硬化による仮面様顔貌，皮膚筋炎ではヘリオトロープ疹やゴットロン丘疹が生じる。

また粘膜症状では，口腔内潰瘍は痛みを伴うために食事が摂取できない状態となり，陰部潰瘍は羞恥心を伴う。患者に対しては十分な配慮が必要である。

1 アセスメント

(1) 全身の皮膚症状，口腔粘膜，舌の状態
(2) 随伴症状の有無：発熱，熱感，かゆみ，浮腫，痛み

2 看護目標

(1) 皮膚と粘膜が保護され，感染が予防される。
(2) 心因的ストレスが緩和される。

3 看護活動

寒冷刺激の防止▶　冷たい水や空気に直接触れないように，ゴム手袋を着用して温水を使用し，手袋・靴下などで調整ができるように指導する。冷房のききすぎには注意する。

紫外線の防止▶　長袖，帽子，日傘，紫外線カットのクリーム，ファンデーションなどを使用して，日光に直接あたらない工夫をするように指導する。

清潔の保持▶　皮膚や粘膜は傷つきやすく，傷も治りにくいため，清潔を保持し，皮膚が乾燥しないようにクリームやローションを使用して保護する。入浴時は皮膚を強くこすらないように指導する。石けんは低刺激性のものがよい。

刺激の防止▶　口腔内や陰部に潰瘍がある場合は，刺激をできるだけ少なくする。やわらかい歯ブラシや含嗽水などを使用し，下着は通気性のよいやわらかいものを選び，温水洗浄器つき便座を使用する。

心理的な援助▶　皮膚の病変によるボディイメージの変化は，患者にとって最も気になるところであり，陰部潰瘍も人に言えない苦痛を感じる。治療によって緩和する症状についてはそのことを説明する。共感的で受容的な態度で接し，苦痛や不安を表出しやすいように配慮する。

④ 筋症状のある患者の看護

　　筋痛・筋力低下は膠原病によくみられる症状である。筋力低下がみられる代表的な疾患に多発筋炎・皮膚筋炎がある。対称性の近位筋(大腿・上腕・頸など)の脱力がおこりやすい。筋肉痛や圧痛も伴い，慢性期になると筋萎縮がみとめられる。筋痛をきたす疾患としては，リウマチ性多発筋痛症や混合性結合組織病，全身性エリテマトーデス，血管炎症候群などがある。

患者の特徴▶　しゃがみ立ちや階段の昇降困難，荷物が持てない，髪をとかせない，臥位で頭を上げられないなどの自覚症状がある。咽頭筋，喉頭筋が萎縮すると嚥下障害をきたす。日常生活に支障をきたすこともあるため不安や葛藤を感じ，抑うつ傾向になる場合がある。心理状態の把握に努め，日常生活を支える。

1 アセスメント

　　筋痛(自発痛・圧痛，安静時・運動時)，筋力の低下，筋萎縮などの部位および程度，ADL 障害，嚥下障害，食事の摂取量

2 看護目標

　● 筋症状に伴う苦痛が緩和され，危険を防止し，安全・安楽がもたらされる。

3 看護活動

苦痛の緩和▶　安静を保持するとともに，処方されている鎮痛薬を使用する。

危険防止▶　ベッドや椅子，洗面台，トイレの便座の高さを調整する。はき物は滑りにくいものを使用し，手すりの位置に配慮する。

筋力の維持・増強▶　自動運動や他動運動などのリハビリテーションを理学療法士と連携して行う。

心因的苦痛への
支援▶　疾患を理解してもらい ADL の援助を行う。また，家族の理解と支援が大切である。

⑤ レイノー現象のある患者の看護

　　レイノー現象は，寒冷刺激などにより末梢の小血管が攣縮し，皮膚の色調が変化する現象である(▶131 ページ，図 3-1)。手足の指先にみられ，蒼白から暗紫色，赤色へと 3 相性に変化する。全身性強皮症，混合性結合組織病，全身性エリテマトーデスなどに高率にみられる。

1 アセスメント

　　レイノー現象の程度，頻度，誘発因子の確認

2 看護目標

- 寒冷刺激の誘発因子について理解し，自己管理ができる。

3 看護活動

保温▶　寒冷を避け，室温の調整や衣服の調整を行い，保温に努める。洗面・家事などの際は，冷水を避け温水を使用するように指導する。症状が出た場合は，全身の保温に努め，すぐに温水につけたり，マッサージを行ったりするなどの対処ができるように，自己管理を支援する。

外傷の予防▶　末梢循環障害がおこりやすく，小さな傷も潰瘍になりやすいため，傷をつけないように注意する。手袋の使用やハンドクリームなどで皮膚の保護に努め，爪を切る場合も深爪をしないように指導する。

禁煙の支援▶　喫煙している患者には，禁煙の必要性を理解して禁煙できるように支援する。

C 検査を受ける患者の看護

　膠原病は，全身炎症性の多臓器疾患であることから，いろいろな角度から検査を行う必要がある（▶137ページ）。

　検査には，身体的侵襲や苦痛，拘束および行動制限，食事制限を伴うものもある。検査の目的，方法，注意事項をよく理解したうえで患者が納得し，同意を得られるように支援する。

1 看護目標

(1) 患者が安全・安楽に検査を受けることができる。

(2) 得られた結果が治療に反映され，また，結果を患者が共有し，疾患の理解やセルフケアにいかすことができる。

2 看護活動

　[1]**採血時**　疾患によっては，皮膚が硬化していたり，血管壁が弱くなっていたり，治療薬物の影響で止血に時間がかかる場合がある。また，リウマチでは肘が屈曲していて採血部位が限られる場合もある。看護師は，細い血管は事前にあたためたり，採血を行いやすい体勢をとってもらうなどの配慮を行う。皮疹が出ている部位は避け，アルコール綿を用いてアレルギーの確認を行い，確実な部位に安全な方法で採血を行う。痛みや変形，拘縮，筋力低下のために指先に力を入れられない患者も多いため，止血は看護師が行い，包帯による圧迫をするなど，確実に止血するように留意する。

[2] **穿刺検査**　胸水検査や髄液検査，関節液貯留時に穿刺が行われる。穿刺時は体位の保持が必要なため，検査中の体位についてイメージできるように説明を行い，穿刺の痛みについては，局所麻酔を使用することを伝えて不安を軽減する。検査中は適切な体位の保持とともに苦痛の緩和に留意する。穿刺後は出血や滲出液の有無，バイタルサインの確認を行い，痛みや気分不良などの自覚症状を観察する。

[3] **生検検査**　皮膚生検，腎生検，肝生検などが行われる。生検の前に出血傾向や抗凝固薬の内服の有無を確認する。穿刺時に10〜15秒呼吸をとめる必要性があるため，検査前に練習を行う。また，ベッド上安静となるため臥位による排尿の練習を行う。穿刺時の痛みに対しては局所麻酔を使用することを説明し，不安の軽減をはかる。検査中におこりうる合併症の早期発見に努める。

　検査後はバイタルサインの観察，穿刺部位の皮下出血や痛み，血尿，吐きけ・嘔吐，顔色，気分不良などの訴えに注意する。腎生検では検査後24時間はベッド上安静となるため腰痛の緩和をはかる。腹部超音波検査で出血や血腫の有無を確認し，問題がなければ安静解除とする。

　皮膚生検や筋生検では，瘢痕が残るが，これは診断のために必要であることを患者が理解し，納得したうえで行えるよう援助する。生検後の痛みや引きつれ感，皮膚の状態を観察する。

[4] **画像診断検査**　単純X線検査，CT，超音波検査，MRI検査などがある。放射線の被曝に対する不安の軽減をはかるため十分に検査の説明を行う。患者が不必要な被曝を受けることを避けるとともに，医療者の防護にも注意する。

　造影剤を使用する検査の場合は，アレルギーの有無に注意し，バイタルサインや顔色，全身状態を観察する(▶75ページ)。検査台がかたいため，関節痛や関節の変形・拘縮がある患者や，やせている患者には，保護枕やタオルを用いて痛みの緩和をはかる。撮影のための体位の保持や変換に痛みや困難を伴うことも多いため，苦痛を最小限にとどめるように援助する。

D 治療を受ける患者の看護

① 薬物療法を受ける患者の看護

　膠原病の治療に用いられる薬物には非ステロイド性抗炎症薬(NSAID)，副腎皮質ステロイド薬，免疫抑制薬などがある(▶142ページ)。これらの薬物を用いることによって疼痛やこわばり，全身症状の改善が可能であり，患者のQOLの向上に寄与することができる。薬物選択・投与量・投与期間は，疾患の種類・病期・活動性によって異なるため，各疾患の知識と理解が必要である。

1 看護目標

　　患者が，薬物療法の目的と，それぞれの薬物の作用・副作用を理解したうえで，服薬アドヒアランスを良好に保てる。

2 看護活動

　　[1] 患者への説明　患者の，疾患に対する理解や受けとめ方を評価し，薬物療法の必要性が認識されているかどうかを確認する。薬物の効果や副作用とともに投与量や服用回数を理解できるように説明する。

　　[2] 副作用に対する看護　膠原病の治療薬のなかには用量や長期の使用により，高い頻度で副作用が出現するものがある。副腎皮質ステロイド薬では，満月様顔貌・骨粗鬆症・精神障害・易感染性などが重要である。一方，皮下出血は医療者側からみると軽い副作用であるが，これを気にかける患者は多い。免疫抑制薬では，易感染性や脱毛などが生じる。

　　副作用は薬物療法の不利益な部分であるが，疾患の治療に必要な薬物であることを説明する。副作用によってはボディイメージの変容が生じたり精神的に不安定になったりすることもあるので，身体的・精神的にどのような影響を受けているかを把握し，効果的に治療が受けられるように支援する。副作用の早期発見のためには患者の協力が必要である。したがって，重要な副作用については，その症状について事前に説明しておくとよい。

● 非ステロイド性抗炎症薬

　　非ステロイド性抗炎症薬(NSAID)は，抗炎症作用や鎮痛解熱作用を有し(▶142ページ)，対症的に疼痛を軽減するが，病態を改善させる作用はない。胃腸障害や腎障害などの副作用に対する観察を行う。また，膠原病の種類によっては無菌性髄膜炎の原因になることもある。市販の総合感冒薬には類似の非ステロイド性抗炎症薬が含まれている場合があり，併用によって副作用が出現する場合がある。処方薬以外の内服は必ず医師と相談するように理解を促す。

(1) 胃腸障害：プロスタグランジン合成が抑制されることにより消化管粘膜の防御機能が低下する。胃潰瘍発症のリスクが高い場合には，あらかじめプロスタグランジン製剤やプロトンポンプ阻害薬の併用が考慮される。また，選択的COX-2阻害薬は胃腸障害をおこしにくいとされる。心窩部痛や吐きけなどの症状，貧血が進行している場合は，消化管内視鏡検査が考慮される。便の性状を確認する。

(2) 腎障害：プロスタグランジン合成阻害による腎血流量の低下によって生じうる。高齢者や心疾患により腎機能が低下している患者へ使用する際には注意する。尿沈渣・尿量の変化，血圧，浮腫の有無などを観察する。腎機能の指標となる検査データを把握する。

(3) その他：アレルギー反応，出血傾向，肝障害，中枢神経障害，喘息などの
　　副作用がある。発疹，吐きけ・嘔吐，下痢，眠け，めまいなどの自覚症状
　　に留意する。また，選択的 COX-2 阻害薬は，胃腸障害の軽減というメ
　　リットは大きいが，虚血性心疾患のリスクを高めるといわれている。

● 副腎皮質ステロイド薬

　　副腎皮質ステロイド薬は強力な抗炎症作用と免疫抑制作用をもつが（▶143
ページ），軽度から重度の副作用をおこしうる（▶36ページ，表3-1）。投与量や投
与方法の確認，および副作用の観察とその予防への支援が必要である。

(1) 易感染状態：感染の予防と早期発見・早期治療ができるように自己管理を
　　支援する。上気道感染・尿路感染に注意し，うがい・手洗いを奨励する。
　　高齢者に副腎皮質ステロイド薬を大量投与する場合は，事前にインフルエ
　　ンザワクチンや肺炎球菌ワクチン接種をすすめてもよい。

(2) 骨粗鬆症：骨粗鬆症が生じ，場合によっては椎体骨折をおこすこともある。
　　カルシウムやビタミン D を多く含む食品の摂取を心がけ，病状が許せば，
　　日光浴をすすめる。はき物などの転倒の誘因となる因子を避けるように環
　　境を整えて，骨折や圧迫骨折を防止する。

(3) 消化性潰瘍：胃粘膜抵抗性の減弱，胃酸分泌亢進により消化性潰瘍ができ
　　やすくなる。医師の指示により胃粘膜保護薬を服用する。消化のよい食事
　　をする。胃痛，胃もたれ，吐きけ・嘔吐，排便の性状などに注意する。

(4) 肥満：中心性肥満・満月様顔貌（ムーンフェイス）・後頸部脂肪沈着などに
　　より，体重増加や外観の変化を生じる。薬物の減量とともに症状が軽減す
　　ることを説明する。また，肥満が生じることを説明し，摂取エネルギーの
　　調整を行うように支援する。

(5) 高血糖：血糖値が高くなるようであれば，食事療法や，インスリン注射な
　　どの薬物療法が必要となる。尿糖・血糖値・HbA1c のモニタリング，イ
　　ンスリンの自己注射ができるように支援する。

(6) 出血：皮膚や血管の脆弱化により皮下出血をおこしやすくなる。打撲や
　　摩擦に注意し，皮膚の保護に留意する。

(7) 精神症状：多幸感，情緒不安定，不眠，抑うつ傾向，食欲亢進などの気分
　　や行動の変調がみられる場合がある。副作用であることを説明し，必要に
　　応じて医師の指示のもとに抗不安薬や抗うつ薬などの服用をすすめる。

(8) 副腎不全：副腎皮質ステロイド薬を急に中止すると離脱症状をおこす可能
　　性がある。これは，ある量を一定期間使用していると，副腎皮質がステロ
　　イドホルモンを産生しなくなるからである。自覚症状として嘔吐・倦怠
　　感・発熱・筋肉痛・関節痛などがあり，ショック症状をおこす。抜歯や手
　　術などで副腎皮質ステロイド薬の服用が困難となる場合は，必ず医師に相
　　談するように説明する。また，自己判断で投与量を変更，中断しないよう

に説明する。

● 免疫抑制薬

　免疫抑制薬は，免疫異常を是正することで効果を発揮するが，正常な免疫系も抑制するために副作用が生じることがある（▶143ページ）。副作用の早期発見・早期治療ができるように支援を行う。

(1) 骨髄抑制作用：白血球数減少，貧血の進行，血小板数低下は重篤な病態につながることがあるので，注意が必要である。定期的に通院して検査を行うとともに，激しい疼痛や出血傾向がみとめられた場合には，ただちに受診するようにあらかじめ説明する。

(2) 肝障害：薬物性肝障害は，中毒性のものと特異体質性のものがある。中毒性肝障害は，薬物自体またはその代謝産物が肝毒性をもつことにより生じ，用量依存型である。特異体質性肝障害は，アレルギー特異体質や代謝性特異体質による。肝障害のタイプには，肝細胞障害型，混合型，胆汁うっ滞型，急性肝不全などがある。倦怠感・発熱・黄疸などの全身症状のほか，食欲不振，吐きけ・嘔吐などの消化器症状や，かゆみ・発疹などの皮膚症状に留意する。また，自覚症状をみとめず肝機能検査で発見される場合も少なくない。発症期間も投与直後に発現するものから数か月，なかには1年以上経過して発症する場合もある。慢性飲酒者は健常者よりも薬物性肝障害をおこしやすいといわれているため，注意を促す。定期的な検査により，肝機能の指標となるデータを把握する。

(3) 易感染状態：一般細菌感染や日和見感染による肺炎の予防に留意する。治療によっては結核の再燃にも留意が必要である。

(4) 出血性膀胱の予防：シクロホスファミド水和物の投与でおこることが報告されている。意識的に水分を多めに摂取し，シクロホスファミド代謝産物の膀胱貯留を妨げる。定期的に尿検査を行い，出血の有無を確認する。

(5) その他：メトトレキサートは間質性肺炎を発症することがある。自覚症状として発熱，労作時の息切れや空咳を伴う。発見が遅れた場合は重篤な転帰にいたることがあるため，初期症状の説明を行い，理解を促す。

● 生物学的製剤

　生物学的製剤の点滴投与時には，皮疹や発熱などの副作用がある。まれであるが，重篤な投与時反応としてアナフィラキシーがある（▶93ページ，表5-5）。点滴投与を施行する場合は，定期的にバイタルサインを確認し，かゆみやほてり，動悸，頭痛，吐きけなどの自覚症状の観察を行い，異常の早期発見に努める。また，アナフィラキシーを考慮して，救急対応が可能な環境下で投与する。生物学的製剤の皮下注射の場合は，患者には注射部位反応（注射刺入部位の発赤や腫脹，疼痛など）がみられる場合があるので注意する。

　その他の副作用として，感染症，骨髄抑制などがある。看護については免疫抑制薬の項に準ずる。

② 手術療法を受ける患者の看護

　膠原病における手術療法の対象疾患はおもに関節リウマチである。患者は，関節破壊による疼痛や変形・拘縮のため，日常生活に支障をきたしている。手術療法のおもな目的は疼痛のコントロールと関節機能の回復であり，滑膜切除術や人工関節置換術，変形矯正術が行われる。腱断裂においては縫合術が行われる。手術前に，手術の目的と方法，合併症，術前・術後のリハビリテーションについて説明を行い，患者が十分に理解し，納得して手術にのぞめるように支援する。

1 看護目標

- 身体面・心理面・社会面の支援がなされ，安全・安楽に手術を受けることができる。

2 看護活動

　[1] 術前の援助　体力の保持・増進を心がけ，必要な栄養素をバランスよく摂取し，筋力強化運動や関節可動域訓練を行う。また，術後安静により自動運動が制限されるため，ベッド上での排泄訓練や車椅子への移乗訓練を行う。また，合併症予防のため呼吸訓練や喀痰排出の訓練を行う。

　手術に対する患者の不安や受けとめ方を把握して問題点を解決できるように支援する。高額医療費制度や身体障害者手帳の取得，障害年金などの社会資源についての情報を患者に伝え，必要に応じて医療ソーシャルワーカー（MSW）との連携をはかる。

　[2] 術後の援助　術直後には，覚醒レベル・バイタルサイン・尿量・出血量の観察を行う。また，末梢動脈の拍動や皮膚色・皮膚温に異常がないかに注意し，神経麻痺・静脈血栓・脱臼などの異常の早期発見に努める。股関節手術の場合，枕や砂嚢を利用して脱臼しにくい肢位をとるように工夫をする。

　創部の痛みに対しては，医師の指示・処方のもとに，鎮痛薬の投与などの対処をする。腫脹に対しては，患肢を高く保つ，フットポンプを使用するなど，血栓予防を含めた対応を行う。早期離床と運動を促し，合併症の予防をはかる。

　膠原病の治療薬の使用により感染しやすくなっていることが考えられるため，創部を清潔に保ち，挿入されているドレーンの清潔操作に留意する。室内やベッド上の環境を整えて，感染防止に努める。

　医師や理学療法士・作業療法士と連携をとり，機能回復のリハビリテーションを支援する。

E 疾患をもつ患者の看護

① 関節リウマチ患者の看護

関節リウマチ(RA)では，関節滑膜の炎症から軟骨・骨破壊へと進むことにより関節機能に障害が生じ，QOLが低下する(▶150ページ)。根本的治療はないが，抗リウマチ薬や免疫抑制薬，生物学的製剤を積極的に使用することにより，病変の進展を抑制し，QOLを改善することが可能である。

現在の治療目標は寛解の継続である。疾患活動性や関節障害の程度を把握し，薬物療法・手術療法・リハビリテーションを適宜組み合わせて治療を進めるとともに，患者の社会的活動を維持するためにセルフケアを支援する。

好発年齢は30〜50歳であり，女性に多い。社会的にも個人的にも活動が活発でイベントの多い年齢時期に相当する。したがって，精神的あるいは身体的ストレスが強くなる傾向がみとめられる。疾患が患者の社会的側面に与える影響のために，患者はさまざまな問題をかかえていることを考慮する必要がある。

1 アセスメント

関節リウマチの症状は関節症状と関節外症状に分けられる(▶150ページ)。疾患が日常生活に与える影響や疾患の受容度，家族や社会との関係を含めてアセスメントする。

(1) 関節症状：朝のこわばり，関節炎所見(関節痛・腫脹・熱感・発赤)が左右対称性にみられる。筋肉痛を伴う場合もある。進行例では関節リウマチ特有の変形や拘縮が生じる(▶図6-1)。

(2) 全身症状：微熱，倦怠感，易疲労感，貧血，体重減少，食欲低下など

(3) 内臓合併症

(4) 疾患評価(▶152ページ)：DAS28，スタインブロッカーによる病期の分類，アメリカリウマチ学会による関節機能障害の分類，HAQ/JHAQ

(5) 検査データ：CRP，赤沈，リウマトイド因子，抗CCP抗体，MMP-3，X線検査など

(6) 治療薬の服薬状況と副作用(▶189ページ)

(7) 症状の日常生活への影響

(8) 疾患と治療に対する理解度・受容度

2 看護目標

(1) 疼痛が軽減される。

(2) 関節が保護され，ADLが拡大できる。

(3) 長期療養に伴う支援を受ける。

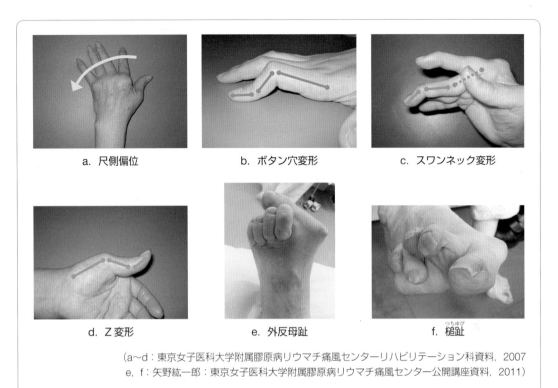

a. 尺側偏位　　　　　　　b. ボタン穴変形　　　　　　c. スワンネック変形

d. Z変形　　　　　　　　e. 外反母趾　　　　　　　　f. 槌趾

（a～d：東京女子医科大学附属膠原病リウマチ痛風センターリハビリテーション科資料，2007
e，f：矢野紘一郎：東京女子医科大学附属膠原病リウマチ痛風センター公開講座資料，2011）

▶図6-1　関節の変形・拘縮

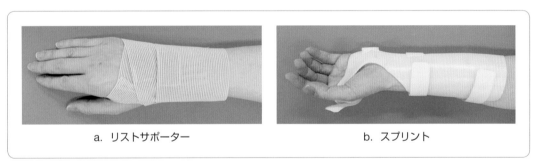

a. リストサポーター　　　　　　　　　b. スプリント

▶図6-2　リストサポーター，スプリント

3　看護活動

疼痛の緩和▶　　炎症による活動期の痛みは，熱感や腫脹を伴う。安静時にも痛みがある夜間痛を伴い，痛みが軽減する体位が見つけられないのが炎症性関節痛の特徴である。医師の指示による薬物療法のほか，湿布の貼用とリストサポーターやスプリントを用いた関節保護を行う（▶図6-2）。朝のこわばりに対しては温浴が効果的である。寒冷刺激を防止して保温を心がけ，室内環境に配慮する。

関節保護とリハビ▶
リテーション　　　関節炎のために関節変形・拘縮が各関節に生じる。頸椎では，環軸椎亜脱臼による神経症状がおこる。疾患活動性が高い場合には多くの関節に炎症が持続

しており，概して疲労感も強い。したがって，過度の身体活動をすすめるのは現実的ではない。一方，リハビリテーションが進まないと関節の変形・拘縮や筋力の低下が進行する。医師や理学療法士・作業療法士と連携をとり，治療の進行状況も把握しながら，リハビリテーションに取り組めるように支援する。

　とくに家庭でリハビリテーションを行う場合は，痛みや疲労の増悪に対する不安を伴う。日常生活動作の評価を患者とともに行い，装具や補助具・自助具を生活スタイルに合わせて活用する（▶図6-3，6-4）。日常生活においてはこれらを用いて関節への負担を軽減し，関節を保護する一方で，関節機能の保持・回復のために，リハビリテーションに取り組むように指導していく。ここでは，筋力と関節可動域の保持・増進の目的で考案されているリウマチ体操の一部を紹介する（▶図6-5）。

長期療養に伴う▶
支援
　感染や寒冷，疲労，精神的ストレスは疾患が悪化する因子となるため，感染予防や保温の方法，安静と家事や仕事のバランスなどについて情報を提供し，適切な対処行動をとることができるように支援する。

　療養が長期に及ぶため，疾患による不安・悲観などは大きい。患者の訴えに耳を傾けるとともに，受容度や理解度を評価する。疾患に対する患者の理解を促進するために，正しい知識を提供する。

　家族や周囲の人々の理解と協力が必要であるため，家族に対しても正しい知識を提供し，理解を得られるように支援する。

妊娠・出産への▶
支援
　妊娠と出産については，薬物が胎児や授乳に影響を与える場合があるため，前もって医師とよく相談することが大切である。妊娠にあたっては，一部の抗

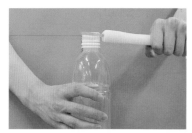
a．栓オープナー

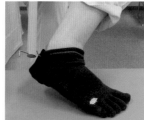
b．リーチャー

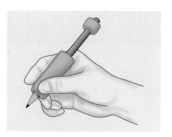
c．細いものを太くする

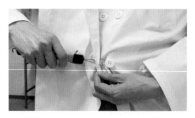
d．ボタンエイド

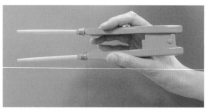
e．ピンセットタイプの箸

▶図6-3　自助具の例

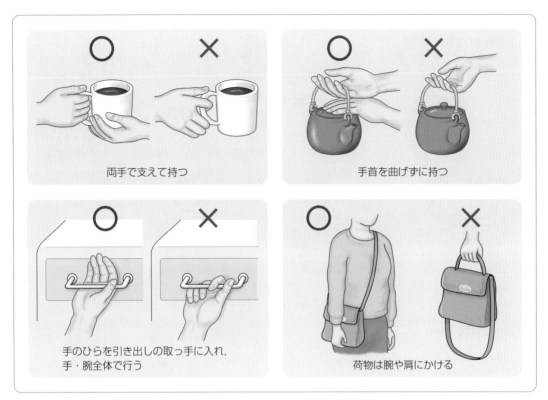

両手で支えて持つ

手首を曲げずに持つ

手のひらを引き出しの取っ手に入れ,
手・腕全体で行う

荷物は腕や肩にかける

▶図6-4 日常生活動作の注意点の例

リウマチ薬や免疫抑制薬は使用が可能な場合があるが，中止すべき薬物も多い。妊娠中はリウマチ専門医と産婦人科医が連携して治療を行う。妊娠中は多くの場合，疾患活動性は不変あるいは改善する。しかし，妊娠中は体重増加により下肢の関節に負担がかかるため，注意が必要である。

出産後は関節リウマチが悪化することが多いため，家族や周囲の人から育児や家事の協力を得られるよう，事前に理解を得て，体制を整える。また，助産師による家庭訪問など，社会資源の活用について情報提供する。

② 全身性エリテマトーデス患者の看護

全身性エリテマトーデス(SLE)は自己免疫疾患の1つで，皮膚・関節・内臓に多彩な臨床症状を呈する全身性炎症性疾患である(▶156ページ)。早期診断や副腎皮質ステロイド薬，免疫抑制薬などにより，コントロールが可能となるが，主要臓器に障害をきたすと生命予後に影響する。

好発年齢は20代から40代前半で，女性に多い。症状や治療薬によるボディイメージの変容がある場合，進学・就職・結婚・妊娠・出産などでさまざまな問題をかかえうることを考慮する。

活動期には，多彩な臨床症状を呈するため，疾患活動性を把握し，主要臓器

前腕をまわす運動

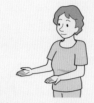
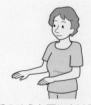

小さく前にならえをする。　手のひらを上に向けるように　手のひらを下に向けるように
　　　　　　　　　　　　　まわし，5〜10秒保持する。　まわし，5〜10秒保持する。

手首の運動

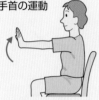
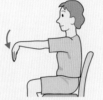

手首の運動　手首を左右同時に起こ　手首を左右同時に下げ
して 3〜5 秒保持する。　て 3〜5 秒保持する。

手指の運動

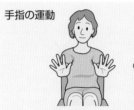

指をできるだけ大きく開いたりぎゅっと握ったり
した状態で，それぞれ 3〜5 秒保持する。

指先をつける運動

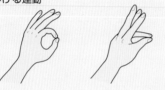

親指の先と人指し指の先を力強くつけ，順番に
中指，薬指，小指とつけていく。指を丸くして
つけるパターンとのばしてつけるパターンを繰
り返す。

膝の屈伸運動

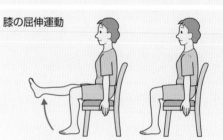

片方の脚をゆっくりとのばし 3 秒保持し，
ゆっくり戻す。

脚を開く運動

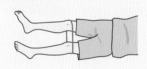
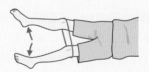

両大腿部にひもを掛け，膝蓋骨を上に
向けた状態で，できるだけ力を入れ両
足同時に外に開き 5 秒保持する。

▶図 6-5　リウマチ体操

　　障害の徴候を早期に発見するように努める。安定期には，治療の継続ができる
　　よう，患者の疾患に対する受容度やライフプランを共有し，評価していく。

1 アセスメント

(1) 全身症状：発熱，全身倦怠感，食欲低下，体重減少など
(2) 皮膚・粘膜症状：蝶形紅斑，円盤状皮疹(ディスコイド皮疹)，レイノー現
　　象，紅斑，脱毛，口内炎などの発症時期と程度
(3) 検査：自己抗体，白血球数，直接クームス試験，IgG，腎生検など
(4) 悪化因子：日光曝露，感染，寒冷，過労・ストレス，外傷，手術，妊娠・

出産など

(5) 臓器障害の程度：腎障害（ループス腎炎），神経症状，関節症状，血球減少など

(6) 治療薬の服薬状況と副作用（▶189ページ）。

(7) 症状の日常生活への影響

(8) 疾患と治療に対する理解度・受容度

2 看護目標

(1) 急性期：身体的苦痛が緩和され，疾患の増悪因子を回避した生活ができる。

(2) 寛解期：寛解と再燃を繰り返す疾患であることや，長期療養の必要性を，患者が家族とともに理解し，治療を継続できる。

3 看護活動

安静▶ とくに急性期には，痛みや倦怠感・発熱に対する対症療法を行い，心身の安静が保てるように支援する。

感染予防▶ 疾患によるリスクに加えて，副腎皮質ステロイド薬や免疫抑制薬が長期にわたり投与されるため，さらに感染リスクが高まる。手洗いや含嗽，マスクの着用を励行し，家族や周囲の人にも理解を得られるように支援する。

増悪因子の回避▶ 過労やストレスは病状を悪化させるため，休息や睡眠を十分にとり，翌日に疲れを残さない程度の活動量に調整できるように支援する。

直射日光だけではなく，ガラスごしの日光や曇天時にも注意が必要である。紫外線カットクリームの使用，露出部位の少ない衣服の着用，日傘・帽子の使用など，具体的なアドバイスを行う。寒冷や外傷に留意し，手袋や靴下で末梢の保温と保護に努め，温水の使用をすすめる。

妊娠と出産▶ 重篤な臓器病変がなく免疫抑制薬を必要としない状態で，病勢がコントロールされていれば可能である。しかし，妊娠中や出産後に悪化する可能性もある。担当医や産婦人科と連携をとり，家族とともに協力体制を整えて支援する。

日常生活の支援▶ 増悪因子を避ける必要性を理解し，対処することができるように援助する。再燃期の症状の理解を促進する。薬物の効果と副作用が理解でき，医師の指示どおりに内服を継続し，定期的に通院できるように支援する。

バランスのとれた食事を心がけ，主要臓器障害の程度も考慮する。たとえば，腎障害がある場合は，減塩食や低タンパク質食が必要となる。副腎皮質ステロイド薬の副作用で食欲が増進するので，体重増加や糖尿病の併発に注意する。皮膚・粘膜が脆弱になるため，皮膚を保護し，刺激の強い食べ物は控える。

筋力の低下と骨粗鬆症予防のために，疲労や痛みを残さない範囲でリハビリテーションを行う。栄養士やリハビリテーション科と連携をとり，セルフケアを支援する。

心理・社会的支援▶ 患者背景を理解し，患者が感情を表出できるように受容的態度で接する。家

族の支援が得られるように，家族に対しても疾患の理解を促すことで，患者の心身の負担を軽減することが可能である。一方，家族の負担についても配慮する必要がある。社会資源の情報などを提供する。

③ シェーグレン症候群患者の看護

　　眼の乾き（ドライアイ）と口腔乾燥（ドライマウス）を主徴とする自己免疫疾患で，唾液腺と涙腺に原因不明の慢性炎症が生じる（▶163ページ）。好発年齢は40～60代で，女性に多い。

　　涙腺障害の自覚症状として眼がゴロゴロする異物感，眼が痛い，充血する，涙が出ない，眼精疲労，羞明（しゅうめい）などがある。唾液腺障害の自覚症状として，唾液が出ない，口が渇く，パンやビスケットなどの乾燥食品が飲み込みにくい，齲歯（うし）が増えたなどがある。

　　そのほか，皮膚乾燥に伴うかゆみや痛み，腟乾燥による性交痛がある。全身症状として疲労感，記憶力低下，頭痛を訴えることも多く，めまいや集中力の低下，うつ傾向なども生じることがある。

　　眼・口腔の乾燥に対しては対症療法が中心となる。乾燥すると局所の炎症を生じたり，感染しやすくなるため，セルフケアが大切である。個々の症例の乾燥症状や臓器合併症の程度を考慮してセルフケアを支援する。

1 アセスメント

(1) 局所症状：眼・口腔内症状，皮膚症状，鼻出血の有無，関節痛
(2) 全身症状：発熱，疲労感，息切れ・呼吸苦などの呼吸状態，頭痛，めまい
(3) 神経・精神症状：記憶力低下，うつ傾向，末梢や顔面・口腔周囲のしびれ感・痛み・感覚異常，運動障害など
(4) 検査：抗SS-A抗体，抗SS-B抗体，シルマー試験など
(5) 症状の日常生活への影響
(6) 疾患と治療に対する理解度・受容度

2 看護目標

(1) 症状による苦痛が緩和される。
(2) 疾患への理解を深めてセルフケアを行う。

3 看護活動

ドライアイ▶　　人工涙液の点眼をし，清潔を保つ。長時間の読書やパソコンの使用は控えるように指導する。

ドライマウス▶　　人工唾液や飲水などで補充する。また，齲歯になりやすいため，含嗽や歯みがきなどを励行し，口腔内を清潔に保つ。シュガーレスガムなどを利用して，

唾液の分泌を促す工夫をする。

苦痛の緩和▶ 室内の適度な加湿をする。皮膚の乾燥症状に対してはスキンケアローションやクリームなどを使用する。腟乾燥に対しては婦人科に相談して白色ワセリンやエストロゲン入りクリームなどを使用する。全身症状が強い場合は安静にし，保温，身体の清潔に留意する。

精神的苦痛の緩和▶ 患者の思いを十分に聴き受容する。薬物療法の効果や副作用について説明し，必要性の理解を促し，受容できるように支援する。

④ 全身性強皮症患者の看護

全身性強皮症は結合組織が傷害されて，皮膚およびほかの臓器に線維化と変性を生じる（▶164ページ）。好発年齢は40代後半から50代で，女性に多い。

レイノー現象を初発症状とすることが多く，そのほかに手・指のむくみ，こわばり，皮膚のつっぱり感，関節痛や易疲労を伴う。本疾患特有の症状を早期に発見し，早期の治療につなげることが大切である。

1 アセスメント

(1) 皮膚病変の範囲と程度：レイノー現象，手・指のむくみ，こわばり，皮膚のつっぱり感，皮膚硬化の程度（光沢，萎縮，しわなど），陥凹性瘢痕，色素沈着，色素脱失など
(2) 関節症状：関節痛，関節拘縮
(3) 消化器症状：食道蠕動運動低下による嚥下困難，吐きけ・嘔吐，腹痛，下痢，便秘，腹部膨満感など
(4) 心肺機能：間質性肺病変による呼吸困難・咳など，脈拍，血圧など
(5) 悪化因子：寒冷，疲労，ストレス，感染，喫煙など
(6) 症状の日常生活への影響
(7) 疾患と治療に対する理解度・受容度

2 看護目標

(1) 皮膚病変や内臓病変の程度に応じて苦痛が緩和される。
(2) 病気への理解を深め，セルフケアを行う。

3 看護活動

増悪因子の除去▶ 寒冷刺激はレイノー現象を誘発しやすい。また，硬化した皮膚は傷つきやすい。したがって，温水の使用，手袋の着用，マッサージ，ハンドクリームの使用などにより皮膚の保温と保護に努める。喫煙は循環機能を悪化させ，肺・気管支にも悪影響を与えるため，禁煙をすすめる。疲労は増悪要因となる。十分な睡眠と休養，規則正しい生活を心がける。

肺合併症▶　間質性肺炎・肺線維症合併例ではとくに感染に注意するとともに，日ごろから手洗いや含嗽を心がける。肺線維症が悪化した場合，在宅酸素療法が必要となることもある。正しい酸素ボンベの取り扱い方や，緊急時の対応の仕方を管理できるように支援する。

消化器合併症▶　胸やけ，げっぷ，嚥下困難などの消化器症状がある場合は，胃酸の分泌を刺激するような食事を避け，消化吸収のよい食品の摂取を心がけるとともに，よく咀嚼することや食事の1回量を少量にして回数を増やすなどの工夫をする。逆流性食道炎をおこしやすいため，食後はすぐに横にならないようにする。

関節症状▶　関節のこわばり・痛み・拘縮に対して，マッサージ・関節可動域運動・温浴を適宜組み合わせて行う。

精神面のケア▶　皮膚硬化による仮面様顔貌など，ボディイメージの変化に対するショックから，将来に対する不安も大きいため，コミュニケーションに留意して感情の表出ができるようにする。ストレスも増悪要因であるので，趣味などにより気分転換をはかることができるように援助する。

その他▶　定期的な検査や継続的な薬物療法を必要とすることが理解でき，治療が継続できるように支援する。社会資源の活用について情報提供や調整を行う。

⑤ 多発筋炎・皮膚筋炎患者の看護

多発筋炎・皮膚筋炎では，体幹や四肢近位筋優位の筋力低下が生じる(▶167ページ)。皮膚筋炎では，筋症状に加え特徴的な皮膚病変を呈する。好発年齢には，小児期(5〜14歳)と成人期(40〜60歳)の2つのピークがあり，女性に多い。

長期療養が必要となるため，筋症状や合併症を把握して薬物療法や理学療法が適切に受けられるように支援する必要がある。疾患と治療に対する受容度や理解度を把握するとともに，薬物療法による副作用にも注意をはらう。

1 アセスメント

(1) 筋症状：筋力低下など
(2) 皮膚症状：特徴的なヘリオトープ疹，ゴットロン丘疹など
(3) 全身症状：発熱，体重減少，呼吸状態(咳，息切れ，呼吸困難)など
(4) 検査：筋電図，血液検査(CK，LD，AST など)，MRI 検査，筋生検など
(5) 症状の日常生活への影響
(6) 疾患と治療に対する理解度・受容度
(7) 治療薬の服薬状況と副作用(▶189ページ)。

2 看護目標

(1) 筋症状の進行を防止し，ADLが援助され，苦痛が緩和される。
(2) 合併症の早期発見と対処ができるようにセルフケアを行う。

3 看護活動

筋症状の進行防止 ▶ 　急性期はベッド上安静とし，筋肉の負担を軽減する。治療により炎症が鎮静化後に運動療法を開始するとともに，前向きに取り組めるように支援する。

合併症の予防 ▶ 　副腎皮質ステロイド薬や免疫抑制薬などの薬物療法による易感染性に配慮し，感染予防に努める。呼吸症状や全身症状の出現に対処できるように，疾患に対しての理解を家族とともに得られるように援助する。医師の指示に基づいて，悪性腫瘍の検査をすすめる。

⑥ ベーチェット病患者の看護

　ベーチェット病は原因不明の慢性の全身性炎症疾患であり，再発を繰り返す（▶169ページ）。口腔粘膜のアフタ性潰瘍，皮膚症状，眼症状，外陰部潰瘍の4つの症状を主症状とする。さらに関節炎，精巣上体炎，消化器症状（腸管型ベーチェット），血管病変（血管型ベーチェット），中枢神経病変（神経型ベーチェット）の5つの副症状がある。発症年齢は，男女とも20〜40代に多く，男性のほうが重症化しやすい傾向にあるといわれている。

　ベーチェット病の症状は，眼発作に代表されるように，症状が突発的に悪化する活動期と，症状がおさまる非活動期がある。活動期には，病状を把握し，臓器障害の徴候を早期に発見するように努める。非活動期には，治療の継続ができるように，疾患に対する理解や受容度，ライフプランを共有して支援する。

1 アセスメント

(1) 主症状の程度：粘膜・皮膚症状，眼症状，外陰部潰瘍
(2) 副症状の程度：関節炎，精巣上体炎，消化器症状，血管病変，中枢神経病変
(3) 悪化因子：寒冷，感染，過労，ストレス，月経など
(4) 検査：HLA-B51
(5) 治療薬の服薬状況と副作用（▶189ページ）。
(6) 症状の日常生活への影響
(7) 疾患と治療に対する理解度・受容度

2 看護目標

● 疾患への理解を深め，症状を増悪させないよう，悪化の誘因を避けた生活と適切な治療が継続できる。

3 看護活動

粘膜と皮膚の保護 ▶ 　粘膜や皮膚が傷つきやすく，アフタ性潰瘍や外陰部の潰瘍は治癒しても繰り

返し出現するため，粘膜や皮膚の保護に努める。口腔内を清潔に保ち，歯ブラシはやわらかいものを使用して強くこすらないようにする。また，刺激の強い物は避けるなど，食生活に注意をはらう。陰部や皮膚を清潔に保ち，刺激の弱い石けんを用いる。虫刺され，外傷により化膿する傾向があるため，処置はすみやかに行う。

増悪因子の回避▶　寒冷や季節の変化，上気道感染，過労や精神的ストレスによって症状が再発・悪化する可能性があるため，日常生活は保温に留意し，安静と休息のバランスのとれた生活ができるよう支援する。女性では，月経周期に合わせて増悪することがあるため，休息と保温に努める。

薬物療法の支援▶　シクロスポリン服用は神経症状発現の1つの危険因子とされているなど，薬物の特徴や留意点を理解し，副作用をコントロールしながら治療を継続できるよう支援する。

精神面の支援▶　治療を継続していても，症状が出現したり消失したりを繰り返すため，現在や将来の生活について不安は大きい。医師や薬剤師，栄養士，リハビリテーション関連職，医療ソーシャルワーカー，リエゾンナースなどと連携をとり，問題や悩みに対して支援する。

ゼミナール

復習と課題

❶ 膠原病疾患の各病期の特徴と看護について述べなさい。
❷ 副腎皮質ステロイド薬による治療の重要な副作用とその看護について述べなさい。
❸ 関節リウマチ患者の関節の保護と負担軽減のための具体的な援助を述べなさい。
❹ SLE患者の特徴とその看護について述べなさい。
❺ シェーグレン症候群患者のドライアイ・ドライマウスに対する看護について述べなさい。

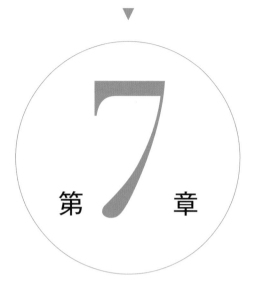

膠原病

▼

第 **7** 章

事例による
看護過程の展開

A 全身性エリテマトーデス患者の看護

① 患者についての情報

1 患者のプロフィール

- 患者：Nさん（30歳，女性，未婚）
- 病名：全身性エリテマトーデス（SLE）
- 職業：会社員（営業職）
- 家族構成：ひとり暮らし，来年結婚を予定，両親は近隣に健在
- 嗜好：喫煙歴なし，機会飲酒

2 入院までの経過

　2年半前，皮疹，発熱，関節痛などの症状があり，近医で全身性エリテマトーデス（SLE）と診断され，大学病院で精査と治療のため入院をした。合併症はなく，その後は近医で通院治療をしていた。仕事の繁忙期で外出する機会も多く，結婚式の準備で土日も休めない状態であった。体調もよかったため，治療薬を飲み忘れることや通院を怠ることがあった。

　1週間前より顔面に蝶形紅斑があらわれ，微熱が続いていた。全身倦怠感や胸痛もあり，近医の紹介で大学病院を受診したところ，入院となった。

3 入院時の状態

- 体温37.8℃，脈拍68/分，呼吸20/分，血圧106/56 mmHg，下腿浮腫
- 検査値：白血球数（WBC）7,800/μL，赤血球数（RBC）386万/μL，血色素（ヘモグロビン）10.2 g/dL，血小板数（Plt）12万/μL，赤血球沈降速度（ESR）80 mm/h，C反応性タンパク質（CRP）0.64 mg/dL，クレアチニン0.8 mg/dL，血中尿素窒素（BUN）18 mg/dL，抗核抗体陽性，抗2本鎖DNA抗体陽性，抗Sm抗体陽性，補体低下，尿タンパク質＋＋＋
- 血液ガス分析値：Po_2：80.4 mmHg，Pco_2：40.2 mmHg
- 胸部X線撮影：両側胸水貯留
- 心電図：ST上昇

4 診断と治療計画

　診察と検査の結果，SLEと診断された。合併症として，胸膜炎とループス腎炎が考えられた。

　治療としては，ステロイドパルス静注療法を行い，その後，プレドニゾロン

40 mg/日の経口内服治療を行った。挙児希望があり，治療により妊娠ができなくなることを心配していたため，免疫抑制薬としては，シクロホスファミド水和物ではなく，ミコフェノール酸モフェチル（MMF）が選択された。シクロホスファミド水和物は卵巣機能障害をおこす危険性があるが，MMFにはない。ただし，MMF内服中に妊娠は禁忌である。MMFは，当初は500 mg/日より開始し，副作用の発現に注意しながら2,000 mg/日まで増量した。その間に，ヒドロキシクロロキンの併用を行った。

5 入院の経過

　ステロイドパルス療法およびプレドニゾロン＋MMFの治療により，SLEの活動性が鎮静化されてきた。副腎皮質ステロイド薬の副作用による肥満や満月様顔貌（ムーンフェイス）がみられてきた。「こんな状態では結婚ができない，子どもも産めない！」「こんな姿になるなら，薬はのみたくない，いつまで入院しなければならないのか」と，大声を出している場面がみられた。

6 治療方針

　各種検査を行い，SLEの活動性と合併症の有無をみて，薬剤の内容や量の検討が行われることとなった。興奮や抑うつ状態については，医師により精神科へのコンサルテーションがなされ，抗不安薬の投与が検討された。

　副腎皮質ステロイド薬の副作用である満月様顔貌，骨粗鬆症，脂質代謝異常，高血圧，糖代謝異常などは，副腎皮質ステロイド薬の用量と使用期間に関連するため，疾患の症状改善後は，すみやかに減量が行われる。

　Nさんは挙児希望があるため，症状の改善があり寛解となったあとに，MMFから妊娠可能な免疫抑制薬（タクロリムス水和物やアザチオプリン）への変更が検討されることになる。

7 退院に向けての調整

　薬物療法により，検査データと症状が安定してきた。「ステロイドの量が減っていけば妊娠もできるんですよね，ちゃんと薬は飲みます」といった前向きな発言が笑顔で聞かれるようになった。しかし，「仕事は続けたいけど，治療を続けながら働くことはできるんでしょうか？」と復職を心配しており，ときおり，「治療薬が赤ちゃんに影響したらどうしよう……」と，不安そうに訴える姿も見られた。

✔チェックポイント

☐ 入院までの経過：疾患に関する理解や，セルフケア行動における問題はなにか。

☐ 入院後の状態：身体所見，検査結果からわかることはなにか。合併症としてなにが考えられるか。Nさんの疾患や治療に対する受けとめはどうか。

☐ 治療：副腎皮質ステロイド薬や免疫抑制薬の副作用に対する留意点はなにか。

☐ 心理・社会的支援：就労や妊娠といった患者が望む生活のためには，どのような支援が必要か。

② 看護過程の展開

1 アセスメント

● 疾患の状態とその受けとめ

　Nさんは 30 代の中堅の営業社員であり，繁忙期であったことから，外出して日光にあたる機会が増えていた。また結婚式が近づき，準備のため休日も休みなく忙しい生活を送っていた。ひとり暮らしであり，食生活や睡眠時間も不規則になりがちであった。症状が落ち着いていたことから，服薬や通院を怠るようになり，副腎皮質ステロイド薬の自己中断が誘因となり SLE が再燃したと考えられる。

　入院時の検査結果からは，SLE の活動性が高まっていることが示唆される。産生される自己抗体により，複数の臓器が傷害され，胸膜炎と糸球体腎炎を合併していることがわかった。絶対安静を保ち，体力の消耗を抑えて炎症を鎮静化するとともに，苦痛を取り除くことが重要となる。

　また，今回の増悪は，不十分なセルフケアと服薬アドヒアランスの低下によりもたらされたため，患者の疾患に対する認識や治療の重要性の理解度などを確認し，セルフケア能力とアドヒアランスの向上をはかる必要がある。

● 薬物療法による副作用

　副腎皮質ステロイド薬のほか，免疫抑制薬も使用される。副腎皮質ステロイド薬による治療は，長期にわたって継続し，疾患の活動性に応じて漸減していく。副作用は軽度なものから重症なものまでさまざまであるが，投薬が中止されるほどの重症な副作用でなくとも，患者には重大な問題となるものもある。

　[1] 易感染　副腎皮質ステロイド薬や免疫抑制薬により易感染状態になる。感染予防と，早期発見・早期治療のためのセルフケアを支援する必要がある。

　[2] 骨粗鬆症・出血　副腎皮質ステロイド薬により，骨密度が低下して骨粗鬆症になりやすくなるため，転倒には十分に気をつける。また血管が脆弱になることから，出血・紫斑がおこりやすくなるため，打撲に注意する。

　[3] 糖尿病　副腎皮質ステロイド薬使用による食欲増進の結果，過食によりステロイド性糖尿病を合併する可能性がある。

　[4] ボディイメージの変容　副腎皮質ステロイド薬の副作用である体重増加や満月様顔貌，後頸部脂肪沈着などにより，ボディイメージが変容し，精神状態の安定が妨げられることがある。減薬となれば症状はおさまることを伝えて，治療を自己判断で中止することのないよう，指導する必要がある。

　[5] 精神症状　SLE の疾患の症状として，情緒不安定や抑うつ傾向，不眠などがあらわれることがある。また，副腎皮質ステロイド薬の副作用として精神

症状が出現することもある。睡眠薬や抗うつ薬などを適切に使用し，治療を継続する。中枢神経ループスの発症などにより，精神状態の悪化が著しい場合には，精神科へのコンサルテーションを行う。

● 退院後の生活への支援

　Nさんは治療を続けながら仕事を続けていくことに不安を感じている。退院後の生活では，再燃を誘発する増悪因子を避けて，正しい薬物療法と定期的な通院を続けることにより寛解を保つことが最も重要となる。生活改善や，継続した服薬の必要性について，Nさんが理解して実施できるよう，支援する。家族の理解と協力も欠かせないことから，家族やパートナーへの支援も看護師の重要な役割の1つである。

　また，SLEは指定難病であることから，医療費の控除など，社会資源の活用も可能である。必要に応じてNさんに情報を提供する。

　Nさんは結婚を控えており，妊娠への不安を口にしている。妊娠・出産はSLEの増悪因子であり，安全な妊娠・出産のためには計画的な体調管理と治療が重要となる。妊娠の希望の有無を確認し，医師へ伝え，治療計画を共有していく必要がある。退院時には，どのような状態であれば妊娠が可能か，また妊娠中の留意点はなにか，といった情報を提供するとともに，不安に寄り添い，患者が望む人生を送ることができるように支援する。

2 看護問題の明確化

　以上のアセスメントより，以下の看護問題が明らかになった。

#1 SLEの再燃による症状の出現および合併症に伴う身体的苦痛がある。

#2 薬物療法の副作用による症状やボディイメージの変容により，身体的・精神的苦痛がある。

#3 退院後の生活や就労，妊娠・出産に対して不安がある。

3 看護目標と看護計画

#1 SLEの再燃による症状の出現および合併症に伴う身体的苦痛がある。

看護目標▶ (1) ベッド上安静が保持できる。

(2) 発熱や関節痛，胸痛などの苦痛が緩和される。

(3) 衛生を保ち，感染を予防できる。

看護計画▶ **[1] 観察項目**

(1) 体温，呼吸数，呼吸様式，咳嗽の有無

(2) 倦怠感，関節痛，胸痛などの部位と程度，ADLへの影響

(3) 睡眠の状態

(4) 食事や水分摂取の状況，脱水の有無

[2] **直接的ケア項目**

(1) 苦痛なく安静が保てるよう，体位やベッド周囲の環境を整備する。

(2) 検査などで病室から移動する必要がある場合には，必要に応じて車椅子やストレッチャーを用いて介助を行う。

(3) 発熱には冷罨法を行う。

(4) 医師の指示により解熱鎮痛薬や睡眠薬の投与を行う。

(5) 皮膚の保温，保清を保つ。

[3] **教育項目**

(1) 安静の必要性を説明し，無理をして動かないように指導し，ささいなことであっても看護者に声をかけるように促す。

(2) 栄養価の高い食事と水分の摂取を促す。

(3) 感染予防のために，手洗い・含嗽の励行が重要であることを伝え，正しく実施できるように指導する。

#2 **薬物療法の副作用による症状やボディイメージの変容により，身体的・精神的苦痛がある。**

看護目標▶ (1) 薬物療法の副作用による症状が軽減される。

(2) 疾患・治療について正しく理解する。

(3) ボディイメージの変容を受容する。

看護計画▶ [1] **観察項目**

(1) バイタルサイン，感染徴候

(2) 全身状態：呼吸困難，咳嗽，喀痰，浮腫，吐きけ，口渇，排泄状況，倦怠感・不安感

(3) 精神状態・意識状態：表情，言動，行動，幻視，妄想，イライラ感

(4) 蝶形紅斑の出現と程度，疼痛の有無

(5) 薬物治療の効果，薬物による副作用の程度

(6) 食欲，食事の摂取量，睡眠状態

(7) 疾患や治療に対する受けとめ，理解度の確認

(8) ボディイメージの変容に対する受けとめ

[2] **直接的ケア項目**

(1) 医師の指示による薬物治療を正しく行う。

(2) 転倒しないよう，環境整備を行う。

(3) 感染しないよう，保温・保清を行う。

(4) 医師の指導のもと，必要に応じて抗うつ薬や睡眠薬を投与する。

(5) 気持ちを自然に表出できるような雰囲気をつくる。悲観的な感情を表出し，軽減できるように傾聴する。

(6) 必要に応じて，管理栄養士，心理療法士，精神科医と連携してかかわる。

[3] **教育項目**

(1) 治療内容についての理解度を確認し，服薬の重要性について説明する。

(2) 皮膚の保清や含嗽・手洗いなど，感染予防について，正しく理解し，実行できるように指導する。

(3) 食欲亢進による肥満や糖尿病を予防するため，食事療法でコントロールできるように指導していく。

(4) 副腎皮質ステロイド薬による満月様顔貌などの副作用は，症状が落ち着いて薬物が減量となれば，もとに戻ることを説明する。目だたない化粧のしかたやマスクの着用などを紹介する。

#3 退院後の生活や就労，妊娠・出産に対して不安がある。

看護目標▶ (1) 退院後の治療や生活への理解が深まり，患者と家族の不安が軽減される。

(2) 寛解を保ち，安定した日常生活を送る準備ができる。

(3) 妊娠についての正しい知識をもち，治療と妊娠コントロールが遂行できる。

(4) 社会的役割を果たす準備ができる。

看護活動▶ [1] **観察項目**

(1) 疾患・治療の受けとめ・理解

(2) 適切な服薬が継続できているか

(3) 含嗽，手洗い，皮膚の保清などといった，感染予防行動の実施状況

(4) 挙児希望の有無，妊娠と治療に対する理解

(5) 入院前の社会的役割，退院後の就労の希望

(6) 疾患・治療に対する家族の受けとめ・理解

[2] **直接的ケア項目**

(1) 退院に対する患者の思いを傾聴し，共感する。

(2) パートナー，家族，友人に励ましと勇気づけをしてもらう。

(3) 治療について前向きに取り組んできたことやセルフケアについて考えてきたことを評価し，フィードバックする。

(4) 不安感が強いときは，医師の指示に基づき抗不安薬の内服をすすめる。

(5) 医師，心理療法士，管理栄養士，医療ソーシャルワーカーなど，他職種と連携できる環境を整える。

[3] **教育項目**

(1) 治療による改善を説明し，退院への意欲を保持する。

(2) 継続的な通院の必要性について説明する。

(3) 副作用・合併症・再燃の徴候などについて説明する。

(4) 退院後に実施可能なセルフケアについて確認し，具体的な方法を考える。

(5) 妊娠のコントロールについて情報を提供し，疑問を解決する。

(6) 疾患についての講演会や患者会の紹介をする。

(7) 社会的資源について紹介し，必要に応じて他職種と連携をとる。

(8) 家族やパートナーに対して，疾患の増悪要因やその症状，薬剤の効果と副
作用を説明し，患者への理解と協力を得る。

4 実施と評価

#1　SLE の再燃による症状の出現および合併症に伴う身体的苦痛がある。

実施▶　N さんは，全身倦怠感や胸膜炎・ループス腎炎があったため，ベッド上安
静となり，日常生活に介助が必要な状態であった。紫外線曝露を避けるため，
ベッドは窓側を避けて配置し，ナースコールはからだを動かすことなく届く範
囲に設置した。飲み物やマスク，含嗽水，消毒液含有のウェットティッシュな
ども，手の届く範囲に常備した。

移動は車椅子で行う必要があるため，必要時には看護師に声をかけるよう伝
えた。しかし N さんは，入院直前の自己管理不足への後悔や，看護師に対す
る遠慮から，自力でトイレに行こうとするなどの行動がみられた。そこで看護
師は，安静の重要性について再度説明し，看護師の側から一定時間ごとに声を
かけることを徹底した。

発熱には保冷剤と解熱鎮痛薬を利用し，飲水を促して脱水の予防に努めた。

感染を予防するため，含嗽や手洗い，皮膚の保清，マスクの着用などの必要
性について説明した。食事の前後には手をふくことや，検査などで病室を離れ
るときにはマスクを着用すること，検査から戻ったあとには必ず手洗い・含嗽
を行うことなど，看護師からも具体的に声かけを行った。

評価▶　安静や保清について，看護師が積極的に介入したところ，看護師に対する信
頼が得られ，感情の表出もできるようになった。看護師に対する遠慮も排除さ
れ，安心して援助を依頼するようになった。適切に安静を保って体力の消耗を
抑制し，対症療法により苦痛を緩和することができたため，安定して薬物療法
を継続することができた。これにより，SLE の活動性は少しずつおさまって
いき，減薬につながることとなった。SLE の症状や検査値，薬物療法の副作
用症状については，退院まで継続して観察し，対処していく。

**#2　薬物療法の副作用による症状やボディイメージの変容により，身体的・精
神的苦痛がある。**

実施▶　副腎皮質ステロイド薬については，SLE 発症時に説明を受け内服していたが，
体調がよいと飲み忘れることがあった。今回，あらためて，治療薬の効果と副
作用を慎重に観察しながら薬物療法を継続していく必要性について説明を行っ
たが，「頭では飲まなければならないことをわかっているんですが，こんな姿
になるのはいやで，心のどこかで拒絶してしまいます。退院してからも一生続
けるのなんて，無理です」「この薬は赤ちゃんに影響もあるんですよね」との
言葉が聞かれた。不安から，夜も十分に眠れていないようだったので，医師の
指示にもとづき，抗不安薬を用いることとなった。

　抗不安薬を使用することに対しても，はじめは「大丈夫」と言って拒否することもあったが，薬を使用することはわるいことではないことを伝え，「たすけが必要なときは薬の力をかりましょう」と促すと，「まずはお薬を飲んでみます」と応じてくれた。

　十分に睡眠がとれるようになり，精神状態が落ち着いてきたところで，再度，薬物の効果と副作用，服薬の重要性について説明を行った。副腎皮質ステロイド薬の副作用で食欲が増し，満月様顔貌があらわれること，これらの症状は，治療が進み減薬となれば軽減することを伝えた。「どうしても食べすぎてしまうんです」と，食事療法によるストレスも訴えたため，管理栄養士による栄養指導と食べ方の指導も合わせて行った。

　また，パートナーと家族には，現在の状態，薬物治療の効果と副作用について伝え，患者に寄り添い，励ますよう促した。

　つらい気持ちであることを共感し，症状がよくなってきていることや，感染予防のためのセルフケアが適切に実施できているところを肯定的にフィードバックしていくことで，治療の継続を支援した。

評価▶　Nさんの理解度と感情の状態を確認しつつ繰り返し指導を行ったところ，SLE症状がおさまるにつれて，薬物療法の重要性を理解していった。抗不安薬の使用により精神状態も安定し，不安やおそれの表出もできるようになった。

　治療の効果やセルフケアの実施を肯定的にフィードバックすることで，ボディイメージの変容を受容し，パートナーと一緒に笑顔でリハビリテーションに取り組む姿もみられるようになった。

#3 退院後の療養生活や就労，妊娠・出産に対して不安がある。

実施▶　退院を目の前にして急に社会復帰に対しての不安が強くなり，親しい人物に対して抑うつ状態になることもあった。疾患の治療継続やセルフケアの必要性を理解はしているが，そのことが負担であり不安となっていることに共感しつつ，家族やパートナーが退院を喜んでいることや，支えてくれる頼もしい人が身近にいてくれることを伝え，不安の軽減につとめた。患者会の紹介も行った。

　さらに，増悪の原因となる要因を患者と家族に伝え，患者の日常生活行動を把握したうえで，具体的に増悪因子を回避する方法や，休息のとり方，ストレスの解消方法についても一緒に考えた。薬剤の副作用，自己判断による減薬や怠薬の危険性，疾患の再燃の徴候についても，どのように理解しているかを再度確認し，知識の補強を行っていった。

　妊娠に関しては，SLEの活動性の高い状態では妊娠する可能性も低く，また妊娠しても維持できないこと，いま服用している薬は妊婦には禁忌であること，症状が落ち着けば薬を変更して妊娠も可能となることが医師から説明された。説明を聞いて，「結婚したらすぐにでも子供が欲しいと思っていたのに」と不安になっていたが，看護師はその思いを受けとめ，「家族やパートナーと

も話し合ってみて，どんな疑問でも医師に相談してみましょう」と促した。

評価▶　医療者との信頼関係ができていたため，不安の表出はできるようになっていた。患者がつらいことやがんばっていることを共有し，退院をみんなが喜んでいることを伝えると，「そうですよね」と表情がやわらいだ。自分ひとりでかかえるのではなく，家族で協力していく方法を一緒に話し合えたことで不安の軽減をはかることができた。

疾患や治療への理解は，入院期間を通して，患者の状況と理解度に合わせて繰り返し指導と確認を行い，内容を家族やパートナーとともに共有したことで，具体的な退院後の生活をイメージできるようになり，現在の疾患の状況についても積極的に知ろうとする姿がみられるようになった。

寛解期が維持されれば挙児も可能であることの説明を受け，仕事の復帰はあせらないこと，まずは結婚式を目標に治療に専念することなどを，パートナーとともに話し合い，疑問点を医師に相談する姿もみられた。社会生活についても前向きに考えることができるようになり，「病気のことを会社に伝えて，内勤への配置がえをお願いしてみます」と，復職に向けて準備する姿もみられた。

退院までのあいだに，疾患・治療への理解度を再確認し，セルフケアの行動を再評価し，外来との継続看護につなげていく必要がある。

●まとめ

SLE は完治することのない慢性疾患であり，適切な薬物療法の継続とセルフケアの確立により寛解を保つことが，患者の安定した日常生活・社会生活のために重要な要素となる。N さんのように，病状が落ち着くと，寛解を完治と錯覚し，不十分なセルフケアや治療薬の自己中断から，疾患の再燃につながることも少なくない。また，治療は一生続くため，生活スタイルや環境の変化により，生活上の留意点も異なってくる。患者自身がつねに増悪因子はなんであるか，その回避方法はなにかを考え，実施していくために，看護師はそのときの患者の状況に対応したケアを行い，情報を提供し，日常生活の改善方法について一緒に考えるなどして，セルフケアの確立とアドヒアランスの向上を支援する必要がある。

患者が安定した療養生活を送るためには，家族やパートナーの支援も欠かせない。看護師は，家族とも信頼関係を築き，家族の不安を受けとめるとともに，家族が適切にサポートできるよう，情報を提供するなどの支援を行う。主治医だけではなく，管理栄養士や医療ソーシャルワーカーなど，他職種との連携を行うことも重要である。

感染症

感染症

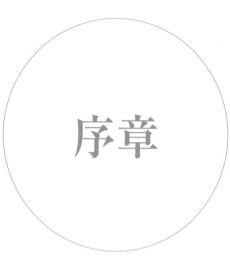

序章

この本で学ぶこと

感染症をもつ患者の姿

　結論から先に言っておく。「感染症をもつ患者の姿」なんてものはない。理由は簡単だ。すべての患者は感染症にかかっているか，かかる可能性があるかのどちらかだからだ。こういう描写で感染症患者をイメージしよう，などと思ってはいけない。患者をみるときは，その患者は現在感染症にかかっているか，将来感染症にかかる可能性のある患者である，とイメージすべきである。

　あなたがどのような看護師になり，どのようなセッティングで看護をしようと，感染症のことはかたときも忘れてはならないのである。

　病院や診療所の一般外来に行こう。かぜ，下痢といった「よくある病気」の多くは感染症だ。救急外来も同様で，感染症で来院する患者は多い。冬になるとインフルエンザと下痢症の患者で行列ができることもある。

　入院病棟に行ってみよう。寝たきりの患者の多くは，毎日が誤嚥性肺炎や尿路感染との戦いだ。循環器内科や心臓外科病棟には感染性心内膜炎の患者が入院している。手術室では骨髄炎という骨の感染症の治療で脚を切断する手術が行われ，膿瘍の穿刺ドレナージが行われている。集中治療室(ICU)に行くと半分以上の患者がなんらかの感染症を合併している。在宅診療や慢性期医療，そして緩和医療の現場においても感染症と対峙しなければならない。

　小児科疾患の多くは感染症である。高齢者や妊婦は感染症にかかりやすい。がん患者は感染症になりやすく，抗がん薬などによる治療はさらに感染症を惹起する。臓器移植を受けた患者や，自己免疫疾患など免疫抑制薬を必要とする患者にとっても感染症は鬼門だ。エイズのように免疫抑制そのものが病態の病気もある。精神科病棟はだいじょうぶだろうと思ったら，大間違い。点滴の針を飲み込んで縦隔炎になったり，医薬品の副作用で尿閉となり，尿路感染症になる患者も多い。

　感染症は診断・治療も大事だが，予防も等しく重要だ。予防接種について，標準予防策について，点滴やカテーテルなどのデバイス(医療器具)がもつ感染リスクについて，看護師は熟知する必要がある。いったん病棟で感染症が流行すると，病棟運営そのものにも支障が出ることがある。感染症流行のために閉鎖をしい

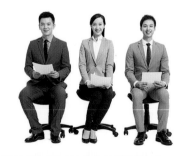

誰が感染症患者かわかるだろうか？
（写真提供：Horizon Images/ammanaimages）

られる病棟すらある。心筋梗塞患者や脳腫瘍患者が増えても病棟閉鎖はありえ
ないが，感染症ではそれは現実味のあるリスクなのだ。将来，師長になったり，
病院運営に参加する諸君もいるだろうが，管理職にとっても感染症の知識は不
可欠である。感染症に関係した法律や規制も多い。

　海外に行き来することは，もう特別なことではない。2019 年に海外に行っ
た日本人はのべ 2008 万人，日本を訪れた旅行者数は 3188 万人である（観光
庁による）。中国で流行する鳥インフルエンザ，西アフリカで流行するエボラ
出血熱がわが国の医療に直接・間接的に大きな影響を及ぼす時代である。こう
した感染症も，看護師として当然知っておくべき大事な基礎知識なのだ。

●**看護を実践するために，なにを学ぶ必要があるだろうか。**

ⓅⓄⒾⓃⓉ

▶看護にまつわる感染症の問題とはなにかを知る。

▶感染症とはなにか，その本質を学ぶ。

▶どんな検査をし，どのように診断するかを学ぶ。病原体を見つけるだけ，
　だと思ってはいけない。

▶どのように治療するのかを学ぶ。抗菌薬を出すだけ，だと思ってはいけ
　ない。

▶特別なセッティング，特別な患者，特別な感染症があることを知る。

▶標準予防策など，看護にまつわる感染予防策を知っておく。

▶自分たちが患者から感染症を「もらわない」こと，自分たちをまもるす
　べを学んでおく。

　残念なことに，医療現場では，まだ適切な感染予防策がとられていないこと
もある。皆さんの先輩たるベテラン看護師たちが，必ずしも十分なトレーニン
グを積んできたとは限らない。

　現場の雰囲気に流されてはならない。形式主義・行動主義に陥ってはいけな
い。「みんながやっているから，昔からやっているから」を言いわけにしては
いけない。「看護の世界は軍隊だ」などという揶揄はあくまで揶揄（ヤジ）なの
であり，現実のものとしてはいけない。

　言うまでもなく，看護学は立派な学問領域である。学問は学知によって行う
べきであり，けっして（わるい意味での）伝統芸能ではない。医療現場において
感染症領域を改善していくのも，皆さんの大事なミッションなのである。

　本書は，これらのことを学ぶために，次のページに示すような構成になって
いる。本書を読み終わったときに，皆さんがどのような看護をすべきかについ
てもう一度考えてほしい。

▶▶▶ 本書の構成マップ

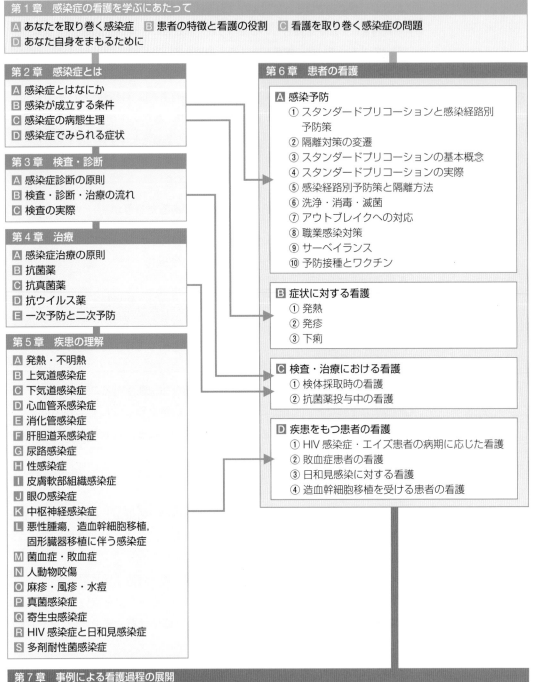

第1章　感染症の看護を学ぶにあたって

Ⓐ あなたを取り巻く感染症　Ⓑ 患者の特徴と看護の役割　Ⓒ 看護を取り巻く感染症の問題
Ⓓ あなた自身をまもるために

第2章　感染症とは

Ⓐ 感染症とはなにか
Ⓑ 感染が成立する条件
Ⓒ 感染症の病態生理
Ⓓ 感染症でみられる症状

第3章　検査・診断

Ⓐ 感染症診断の原則
Ⓑ 検査・診断・治療の流れ
Ⓒ 検査の実際

第4章　治療

Ⓐ 感染症治療の原則
Ⓑ 抗菌薬
Ⓒ 抗真菌薬
Ⓓ 抗ウイルス薬
Ⓔ 一次予防と二次予防

第5章　疾患の理解

Ⓐ 発熱・不明熱
Ⓑ 上気道感染症
Ⓒ 下気道感染症
Ⓓ 心血管系感染症
Ⓔ 消化管感染症
Ⓕ 肝胆道系感染症
Ⓖ 尿路感染症
Ⓗ 性感染症
Ⓘ 皮膚軟部組織感染症
Ⓙ 眼の感染症
Ⓚ 中枢神経感染症
Ⓛ 悪性腫瘍，造血幹細胞移植，
　 固形臓器移植に伴う感染症
Ⓜ 菌血症・敗血症
Ⓝ 人動物咬傷
Ⓞ 麻疹・風疹・水痘
Ⓟ 真菌感染症
Ⓠ 寄生虫感染症
Ⓡ HIV 感染症と日和見感染症
Ⓢ 多剤耐性菌感染症

第6章　患者の看護

Ⓐ 感染予防
　① スタンダードプリコーションと感染経路別
　　予防策
　② 隔離対策の変遷
　③ スタンダードプリコーションの基本概念
　④ スタンダードプリコーションの実際
　⑤ 感染経路別予防策と隔離方法
　⑥ 洗浄・消毒・滅菌
　⑦ アウトブレイクへの対応
　⑧ 職業感染対策
　⑨ サーベイランス
　⑩ 予防接種とワクチン

Ⓑ 症状に対する看護
　① 発熱
　② 発疹
　③ 下痢

Ⓒ 検査・治療における看護
　① 検体採取時の看護
　② 抗菌薬投与中の看護

Ⓓ 疾患をもつ患者の看護
　① HIV 感染症・エイズ患者の病期に応じた看護
　② 敗血症患者の看護
　③ 日和見感染に対する看護
　④ 造血幹細胞移植を受ける患者の看護

第7章　事例による看護過程の展開

Ⓐ 脳梗塞により侵襲的処置を受ける患者の看護

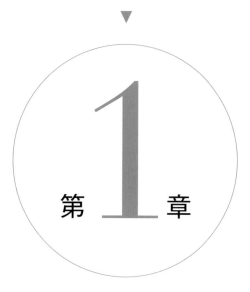

第 1 章

感染症の看護を
学ぶにあたって

本章で学ぶこと	□なぜ看護師が感染症を学ぶのか理解する。
	□医療現場で，感染症がどのくらい重要であるかを理解する。
	□感染症患者の特徴やリスク，心理・社会的な問題を理解する。
	□感染対策において，看護師になにができるか考える。

A あなたを取り巻く感染症

① 多剤耐性菌と院内感染

アウトブレイク▶　某市某病院で院内感染の**アウトブレイク(集団感染)**がおきたとしよう。院内感染とは医療機関の中で感染症がおきることをいう。アウトブレイクとは，予想以上の感染症がおきることをいい，一般的にはたくさんの患者が発生する。この病院ではカルバペネム耐性腸内細菌(CRE)が 20 人以上の患者から見つかったのである。不適切な口腔ケア，不適切なデバイス(医療器具)の洗浄・消毒，不適切な手指消毒がアウトブレイクに寄与していた。

　不適切な看護は，不適切な感染対策や耐性菌の蔓延と背中合わせなのである。

耐性菌の出現と▶
伝播
　カルバペネム耐性腸内細菌は，**薬剤耐性菌**(単に**耐性菌**ともいう)の一種である。薬剤耐性菌とは，感染症の治療薬である**抗菌薬**(抗生物質とよばれることもある)がきかなくなった細菌のことである。複数の抗菌薬がきかなくなると**多剤耐性菌**となる。では，多剤耐性菌はどうして出現するのか。そして，なぜ問題なのだろうか。

　耐性菌が人にくっつく(これを**定着**とよぶ)理由はたくさんある。そのうち，ここではとくに重要なものを 2 つ指摘しておきたい。

　1 つめは，抗菌薬の使用である。抗菌薬を使うとその抗菌薬がきかない耐性菌が出現しやすくなる。細菌も殺されたくはないのだ。

　もう 1 つは，人から人へ，あるいは環境から人への**伝播**である。細菌は肉眼では見えないが，医療者の手などを介して患者から患者に伝播する。病院で院内感染のアウトブレイクがおきるときは，たいていこういう伝播がおきている。

院内感染▶　院内感染とは医療機関でおきる感染症のことであると説明した。それは具体的には，**尿路感染，肺炎，カテーテル関連血流感染**(カテ感染)，そして**術後の創部感染**の 4 つが主である。さらに抗菌薬使用による下痢症，いわゆる**偽膜性腸炎**[1]を 5 つめに加えてもよいだろう。

---

1) 偽膜性腸炎は，最近ではクロストリディオイデス-ディフィシル感染症 *Clostridioides* (*Clostridium*) *difficile* infection(CDI)とよぶことが多い。

　以前は褥瘡感染も多かったが，最近は頻繁な体位交換などケアの質が改善し，その数は減少している。それ以外の感染症は少数派に属する。要するにたった5つだけをきちんと把握しておけば，たいていの院内感染はだいじょうぶなのだ。院内感染というとなにかむずかしいイメージがあるが，実は院外(市中)感染よりもシンプルである。病院内でコレラやマラリアが流行することはない。

　院内感染はあってはならないことだろうか。実は院内感染症をゼロにする方法はある。院内の尿路感染の多くは，尿道留置カテーテルの挿入が原因となるカテーテル関連尿路感染(CAUTI，▶237ページ)である。尿道留置カテーテルの挿入をやめれば尿路感染は激減する。肺炎の多くは人工呼吸器関連肺炎(VAP，▶238ページ)，つまり気管挿管をするからおきる肺炎である。呼吸できない患者を挿管せずに放っておけば肺炎は減る。カテーテル関連血流感染(CRBSI，▶237ページ)は，カテーテルを留置しなければおこらない。手術をやめれば手術部位感染(SSI，▶238ページ)はゼロになる。

　院内感染をゼロにするとは，基本的な医療を放棄することにほかならない。こんなことはできるわけがない。医療行為があればそこには必ず感染症がついてまわる。そして，感染症がおきれば抗菌薬で治療する。だから耐性菌が生じる。医療者の手は患者を触る。だから耐性菌は伝播する。

**感染症のリスクを ▶
減らす方法**

　多剤耐性菌も院内感染も，我々医療従事者が医療を行った結果生じる副産物である。一所懸命医療を行っている限りゼロにはできない。「うちでは院内感染はおきてませんし，耐性菌も出ませんよ」と言う医療機関があるとすれば，それはおきている問題を認識できていないだけなのだ(医療を行っている限り)。

　院内感染や耐性菌の出現をゼロにするのはきわめてむずかしい，ほとんど非現実的な目標である。しかし，だからといってお手上げ，ギブアップする必要はない。リスクを最小限に減らす方法はある。耐性菌を減らす方法もある。近年，海外ではカテーテル関連血流感染を「ほとんどゼロ」にするケアバンドル[1]という方法が開発され注目されている。アメリカやイギリスでは，感染症の報告方法などの工夫により，メチシリン耐性黄色ブドウ球菌(MRSA)のような耐性菌の感染を減らすことが確認されている[2-4]。「むずかしい」と「不可能」は同義ではない。大切なのは，学習による知識の習得とその実践である。

---

1) ケアバンドルとは，有効性が認められた複数の方法を，それぞれ単独ではなくたばねて(bundle)行う方法をいう。

2) The Agency for Healthcare Research and Quality: Declines in Hospital-Acquired Conditions Save 8,000 Lives and $2.9 Billion in Costs. 2018-06-05(https://www.ahrq.gov/news/newsroom/press-releases/declines-in-hacs.html)(参照 2018-12-18).

3) Dingle K. E. et al.: Effects of control interventions on *Clostridium difficile* infection in England, an observational study. *the Lancet Infectious Diseases*, 17(4)：411-421, 2017.

4) Newitt S. et al.: Impact of infection control interventions on rates of Staphylococcus aureus bacteraemia in National Health Service acute hospitals, East Midlands, UK, using interrupted time-series analysis. *the Journal of Hospital Infection*, 90(1)：28-37, 2015.

② あなたに求められていること

　序章に書いたように，医療従事者であればどこにいても感染症からは逃れられない。看護師であれば感染症とは縁が切れない。そして医療を行っている限り，耐性菌と院内感染はゼロにはできない。

　ゼロにできない？　では，どうすればいいの？　という声が聞こえてきそうである。もちろん，できることはたくさんある。そして，しなければならないことがたくさんある。

　前述のとおり，院内の尿路感染の原因の多くは尿道留置カテーテルの挿入である。しかし，医療において尿道留置カテーテルの存在そのものを否定することはできない。だから尿路感染をゼロにするのは現実的な目標ではない。

　しかし，不要な尿道留置カテーテルが漫然と挿入されたままになっていることも多い。尿道留置カテーテルの挿入が24時間続くと3％の確率で尿路感染をおこすといわれる。10日入っていると30％，1か月入っているとほぼ100％の確率で尿路感染をおこす計算になる。もし，看護師が尿道留置カテーテルの必要性を吟味し，1か月入れっぱなしだったカテーテルを10日目に抜去すれば，それだけで尿路感染は3分の1に減少する計算になる。ゼロにはできないかもしれないが，患者と病院が受ける恩恵は絶大だ。

　耐性菌をもった患者に触れてケアをする。その手が別の患者を触り，耐性菌が伝播する。しかし，あなたが正しい手指消毒を学び，患者ケアの前後にきちんと手を洗うかアルコール製剤による手指消毒をするだけで耐性菌の伝播は激減する。ゼロにはできないかもしれないが，患者と病院が受ける恩恵は絶大だ。

　感染対策は院内の誰かがどこかでやってくれるものではない。それはあなたがやることなのだ。あなたこそが感染対策の主役である。

　ほかにも感染症に関して，患者のためにあなたができることはたくさんある。そのための知識を伝授するのが本書である。どうだろうか。がぜん，勉強する意欲がわいてくるのではないだろうか。

B｜患者の特徴と看護の役割

　序章で述べたように，すべての患者が感染症にかかるか，かかるリスクがある。しかし，感染症に特有の問題もある。その点をここにまとめる。

① 身体的な問題

1 バイタルサイン

発熱▶ 多くの感染症の特徴は発熱である。しかし、発熱しない感染症もある。神経筋接合部に影響を及ぼすジフテリア症や破傷風がその一例だ。また、高齢者や、免疫能が抑制されている者では、感染症があっても熱を伴わないこともある。高齢者が急に意識変容をおこしたときは、脳梗塞など神経の疾患を考えるだけでなく、肺炎や尿路感染といった感染症も想起することが大切だ。

　また、発熱するからといって感染症とは限らない。いわゆる膠原病などの自己免疫疾患の多くは発熱を伴うし、薬剤により引きおこされる発熱(薬剤熱)のほか、がんや血栓塞栓症など、非感染症による発熱はめずらしくない。発熱患者を見たら「感染症か、そうでないか」を考える習慣をもつことが大事である。

バイタルサイン▶ むしろ注目したいのは体温以外のバイタルサイン、すなわち血圧、脈拍数、呼吸数である。体温が38℃でも39℃でも患者の重症度には大差なく、また診断に寄与することもない。重症感染症では血圧低下、頻脈、頻呼吸(そして低酸素血症による酸素飽和度の低下)が見られることが多い。こうしたバイタルサインに加えて、さらに上記のような意識状態の変容に着目することが感染症患者のマネジメントにおいては重要である。

2 患者情報の把握

　患者を把握することは看護師として当然のことである。実は、患者を把握することが、患者の感染症リスクを把握することとほぼ同義なのである。

基礎疾患▶ たとえば、患者の基礎疾患をみてみよう。喘息や慢性閉塞性肺疾患(COPD)のような呼吸器疾患をもつ患者はインフルエンザのような気道感染症にかかりやすく、また重症化しやすいことが知られている。新生児や高齢者、妊婦なども感染のリスクとなる。

服用している▶
医薬品 医薬品には免疫抑制作用のあるものがある。自己免疫疾患患者に用いる副腎皮質ステロイド薬などの免疫抑制薬はその典型である。がん患者に用いる化学療法薬は好中球減少の原因となり、好中球減少は致死的な細菌感染症や真菌感染症の遠因となる。腫瘍の脳転移などがあると、脳圧を低下させるために副腎皮質ステロイド薬が併用されていることもあり、要注意である(「隠れステロイド」などとよばれることもある)。既往歴、基礎疾患、内服薬など患者の十分な把握は感染リスクの把握と同義、と述べたのはこのためである。

手術部位感染▶
(SSI) また、術後の患者は創部から細菌が入り感染症をおこしやすく、手術部位感染(SSI)につながる。つまり、術後患者は全員感染症のリスクがあるのだ。心臓血管外科の術後では胸骨骨髄炎や縦隔炎をおこしやすいし、脳外科の術後では髄膜炎をおこしやすい。整形外科の術後患者は関節炎や骨髄炎のリスクが高

い。ただし，術後に抗菌薬を使用しても SSI のリスクが減るとは限らない。抗菌薬を使うと耐性菌が増えて，耐性菌による SSI が増えるリスクすらある。思いつきで感染予防を試みるのは失敗のもとである。

SSI のリスクは，皮膚が破綻（はたん）すると感染症がおきやすいことを意味している。患者についているデバイスも同様で，動静脈のカテーテル，ポートなどは血流感染のリスクである。血液透析患者の血流感染は多く，透析患者が発熱した場合では血液培養が重要となる。尿道留置カテーテルが尿路感染のリスクなのはすでに指摘したとおりであり，患者についているデバイスをすべて把握し，その要不要を毎日確認することが大切なのである。

3　感染性の把握

感染症患者の看護では，**感染性**と**感染経路**の把握をしなければならない。

たとえば，肺結核患者は結核菌を空気感染するおそれがあるため，感染性がなくなるまで，空気が外に出ない陰圧にした個室で管理する必要がある（空気予防策）。結核の院内伝播の影響は大きいため，肺結核を疑ったら空気感染予防を行う必要がある。

しかし，患者の人権や尊厳を考えた場合，あるいはコストの観点からも，過剰な感染防御は望ましくない。たとえばヒト免疫不全ウイルス（HIV）は基本的に性感染と血液感染により伝播するので，外来・病棟でも標準予防策以上の防御策は必要ない。患者を素手で看護しても問題はないし，隔離も必要ない。

治療が進歩し，患者の予後が劇的に改善したため，ほかの疾患のために手術を必要とする HIV 感染者も多いが，手術室での感染対策もほかの患者と同一で，特別な手法や機材は必要ない。いまだに非科学的な偏見から HIV 感染者の診療拒否や手術拒否の事例があるが，医療者として恥ずべき行為である。

感染経路の把握や防御策の詳細は各論に譲る。

② 心理・社会的な問題

感染症の歴史は，偏見と差別の歴史でもある。顔面の変形を伴うらい菌 *Mycobacterium leprae* による感染症は，ハンセン病（以前はらい病とよばれていた）とよばれ，古来より国内外で差別と不必要な隔離の対象となってきた。現在でもわが国には国立・私設のハンセン病療養所が 10 か所以上あり，患者がそこで生活している。

また，上述のように HIV 感染者・エイズ患者は医療者からも偏見と差別のまなざしを受けることがある。医療者は患者から感染しないような十分な防御策をとる一方で，不当で過剰な対策で患者を疎外したり，排除するような態度をとってはならない。そのためにもきちんと医学知識をもつことが重要である。また，患者や家族自身がもつ偏見を取り除くよう尽力しなければならない。

　空気感染する肺結核などの患者の場合には個室管理が必要となり，この「隔離」が患者に精神的な負担をもたらすこともある。看護の際にはこのような負担に配慮することも重要だ。

　耐性菌対策のための接触感染予防も患者にとってストレスになることが多い。ほかの患者への細菌の伝播を防ぐための予防策なのだが，医療者が自分を「きたない存在」として扱っていると感じる患者もいる。十分なコミュニケーションと説明，ケアの精神が必要となる。

　抗菌薬や予防接種(ワクチン)については，インターネット上での流言・デマが多く，患者や家族(小児の親など)が誤った知識と認識をもっていることもめずらしくない。まずは相手がどのような認識かを把握してからプロの医療者として誠実なコミュニケーションをとることが重要となる。

C｜看護を取り巻く感染症の問題

　看護を取り巻く感染症の課題は少なくない。ここでは，とくにトピックになりやすい課題を列挙する。

① 薬剤耐性菌

薬剤耐性の問題▶　1980年代からメチシリン耐性黄色ブドウ球菌(MRSA)が問題となって以来，国内外での薬剤耐性菌の増加には歯どめがかからず，現在では，多剤耐性緑膿菌(MDRP)，バンコマイシン耐性腸球菌(VRE)，多剤耐性アシネトバクター，カルバペネム耐性腸内細菌(CRE)などの多種多様な薬剤耐性菌が問題になっている。

　これらの薬剤耐性菌の増加は，医療セクターだけではなく，畜産業や水産業，獣医業など多様なセクターに関係していることが解決を一層困難にしている。

抗菌薬適性使用▶　こうした世界的な**薬剤耐性** antimicrobial resistance(AMR)問題を受けて，日
(ASP)　本もようやく重い腰を上げた。2016年には「薬剤耐性(AMR)アクションプラン」が決定され，厚生労働省をはじめとした関連省庁による活動と対策が推進されようとしている[1]。

　薬剤耐性対策において最も重要なのは，**抗菌薬適正使用** antimicrobial stewardship program(ASP)である。外来診療では，経口抗菌薬の不適切使用，とくに第3世代セファロスポリン系，マクロライド系，キノロン系といった抗菌薬

---

1) 厚生労働省：薬剤耐性(AMR)対策について．(https://www.mhlw.go.jp/stf/seisakuni tsuite/bunya/0000120172.html)(参照2021-09-21).

の不適切な処方が大きな問題となっており，上記のアクションプランでも，強い介入を要求している。入院患者においては，カルバペネム系抗菌薬（▶275ページ）をいかに適切に使用するかが目下の大きな課題になっている。

看護師の役割▶　看護領域においては，抗菌薬の不適切な選択や耐性菌の発生を防ぐことが重要となる。また，耐性菌による感染症が発生した場合は，適切な治療を行い，ほかの患者に伝播することを防ぐことも重要である（▶355ページ）。

　2018年度の診療報酬の改定により抗菌薬適正使用支援加算が新設され，**抗菌薬適正使用支援チーム**による業務に加算がつくようになった。このチームは医師，看護師，薬剤師，臨床検査技師からなるが，感染症や抗菌薬使用についての知識や技量の未熟な医師は少なくない。また，看護師や薬剤師といったいわゆるコメディカルが，抗菌薬不適切使用について医師に意見できないという，よくない風潮は根強く残っている。しかし，大切なのは患者と社会のウェルネス（よくなっていること）である。抗菌薬の使用決定に関与するのは，医師だけではない。薬剤師が抗菌薬使用をモニターして医師にアドバイスしたり，検査技師が適切な抗菌薬を提案したり，看護師が不適切使用のモニタリングをして医師に情報提供を行ったりすることは，感染対策をしっかり行うためにはあたり前のことなのだ。正しい意見が正しく伝わらない環境に真のチーム医療は存在しない。目的を達成しないチーム医療は質の高いチーム医療ではないからだ。

　抗菌薬適正使用と薬剤耐性対策のためには，医師に限らず，チームの構成員1人ひとりの職能，責務，正義感に加えて，職場の環境づくりなど，改善すべき点は多々ある。が，そこには看護師である「あなた」の参加，コミットメントが不可欠なのだ。

② 結核

　日本では，年間に人口10万人あたり8.2人弱の新規結核患者が発生している[1]（2022年）。これは英米などと比べるとまだまだ高い。日本は先進国のなかでは結核の多い国である。にもかかわらず，結核の早期診断ができていなかったり，院内感染対策が不十分であったりと，現場での問題は多い。また，予後のわるい多剤耐性結核 multidrug resistant *tuberculosis*（MDR-TB）や超多剤耐性結核 extensively drug resistant *tuberculosis*（XDR-TB）が発生しており，感染管理の徹底の重要性がさらに増している。

　結核は空気感染するため，患者を早期発見し，すみやかに隔離するなど，特殊な看護を必要とする。結核の診断については265ページを，治療薬については281ページ，空気予防策については351ページを参照されたい。

1）結核予防会結核研究所疫学情報センター：2022年結核年報速報.

③ HIV 感染症

　後天性免疫不全症候群(エイズ〔AIDS〕)の原因が，ヒト免疫不全ウイルス(HIV)である(▶333 ページ)。エイズは 1981 年にアメリカで発見され，その後わが国でもみられるようになった。当初わが国では，血友病患者が非加熱血液製剤を介して HIV に感染することが多かったが，近年は，性行為による感染が最も多く，患者の多くは男性の同性愛者である。

　これまでわが国では 3 万人超の HIV 感染者・エイズ患者が報告されている[1](2022 年)。また，毎年 1,000 人近くの新規感染者が診断されている(▶334 ページ)。未診断の感染者も多いと考えられ，実際にはさらに多くの感染者がわが国にいるかもしれない。性教育，予防医療・教育，医療機関や保健所などでの早期診断のさらなる充実が必要とされる。

　1990 年代はじめまで，エイズは「死の病」であったが，90 年代後半から実用化された多剤併用療法により，「死なない病気」に変貌しつつある。かつては入院治療が多かったが，現在では外来診療が中心になっている。一方，長期にわたる服薬による QOL の低下や薬物の副作用，慢性疾患の合併など，新たな問題も生まれている。

　HIV 感染症の診断と治療については，336 ページを参照されたい。HIV 診療はプライマリケア的観点からの包括的なケアを大事にする側面と，ウイルス・免疫学的な最先端医療の側面をあわせもつようになっており，今後の診療のあるべき姿が議論されている。

④ 性感染症

　エイズも厳密には性感染症であるが，「いわゆる」性感染症というと，梅毒，淋病，クラミジア感染症，腟トリコモナス，性器ヘルペス，尖圭コンジロームや子宮頸がん(ヒトパピローマウイルス感染)などをさす(▶303 ページ)。B 型肝炎と C 型肝炎も性行為により感染することがあり，性感染症の患者をみたら，こうした感染症の精査も必要になる。また，子宮頸がんや肛門がんの多くもヒトパピローマウイルスによる感染が原因であり，おもに性行為によって罹患する疾患である。

　HIV 感染が日本で増えつづけていることを指摘したが，ほかの性感染症も問題である。高校生における無症候性クラミジア感染は女子 13.1%，男子 6.7% であり(2007 年)，同時期のアメリカやスウェーデンよりも高かった。今後の性教育のあり方も十分に検討される必要がある。近年では，梅毒の激増が大きな問題となっている。

---

1) 厚生労働省エイズ動向委員会：令和 4(2022)年エイズ発生動向年報.

　　性感染症対策の基本は，① 適切で効果的な性教育，② 早期診断，適切な治療，③ ほかの性感染症も同時に診断，治療，④ パートナーも治療，である。パートナーを治療しないと，再び患者に感染が戻ってくる，いわゆる「ピンポン感染」の原因となる。

⑤ 新興・再興感染症

　　新しくおきた感染症，またはいったん沈静化したと思われた過去の感染症が再勃発した感染症を**新興・再興感染症** emerging and reemerging infectious diseases という。特定地域の風土病だった感染症がグローバル化によって広がり，世界的な驚異となることがあり，新興・再興感染症はそのような文脈で用いられることが多い。2002年に中国で発見され世界的な流行を引きおこした重症急性呼吸器症候群(SARS)や，2014年から西アフリカなどで流行しているエボラウイルス感染症などがその例である(▶表1-1)。

　　それだけでなく，新たな薬剤耐性菌による感染症や人為的に流行を起こす感染症(バイオテロリズム)も，新興・再興感染症に含められることもある。

原因▶　新興・再興感染症の問題はさまざまな社会的な要因が関与し，複雑である。1つの感染症の原因は1つだけではないこともしばしばである。

　　[1] **人口の増加**　人口増加やそれに伴う人口密度の高まり，人の行動範囲の拡大，移動の高速化・長距離化が，感染症の伝播の拡大に大きく関与している。

　　[2] **不適切な行動**　HIV感染症やC型肝炎のように，性行為や，注射器による違法薬物の使用が寄与していることもある。

▶表1-1　新興・再興感染症の例(2000年以降)

発生年	病原体	疾患	おもな流行地
2001年	炭疽菌	炭疽(バイオテロリズム)	米国など
2002年	SARSコロナウイルス	重症急性呼吸器症候群(SARS)	中国など
2009年	H1N1パンデミックインフルエンザAウイルス(いわゆる新型インフルエンザ)	インフルエンザ	メキシコから全世界に拡大
2012年	MERSコロナウイルス	中東呼吸器感染症(MERS)	中東や韓国など
2012年	インフルエンザウイルス(H7N9)	インフルエンザ	中国など
2013年	重症熱性血小板減少症候群(SFTS)ウイルス	重症熱性血小板減少症候群	日本(以前にも中国などでは知られていた)
2014年	エボラウイルス	エボラ出血熱(エボラウイルス感染症)	西アフリカなど
2014年	ジカウイルス	ジカウイルス感染症(母子感染含む)	ブラジルなど

[3] **食生活**　O157 として知られる腸管出血性大腸菌のアウトブレイクは，多くの場合，食べ物が原因となる。また，輸入食材の使用や新たな調理法などの食生活の変化が，食物由来の感染症の増加の原因となることもある。

[4] **免疫能の低下**　加齢により免疫能が低下している高齢者や HIV 感染症患者の増加，臓器移植に伴う免疫抑制薬による治療により人為的に免疫が抑制されている患者の増加などが遠因となる場合もある。

[5] **媒介動物**　ダニやカ(蚊)といった媒介動物が，地球温暖化による気候変動などによりその活動範囲を広げている。また，媒介動物が航空機により他地域へ輸送されることにより，感染が拡大するケースもある。

[6] **衛生環境の破綻**　自然災害や戦争・紛争などにより，流通が麻痺し，物資が不足し，水や食べ物，下水といった衛生環境の整備が不良となると，感染症は拡大する。難民や移民が感染症を広げ，その対策を困難にしていることもある。2018 年には，紛争中のイエメンでコレラが流行し，ミャンマーの少数民族ロヒンギャにジフテリアが流行した。

[7] **ワクチン接種の問題**　日本では，子宮頸がんなどの原因となるヒトパピローマウイルス(HPV)のワクチンによるとされる副反応がメディアなどで大きくとりざたされ，行政による HPV ワクチンの積極的な接種が推奨されない時期があった。そのため，HPV ワクチンの接種率が低下する事態となり，HPV ウイルス感染対策と子宮頸がん対策に大きな支障をきたしている(▶369 ページ)。HPV ワクチンの強い推奨は子宮頸がんなどの予防には必須である。その「副作用」と目された諸症状は対照群との有意差はなく，真の副作用ではないか，あるいは頻度が非常に低いまれな副作用であったと推察される。つまり，推奨をはばむ根拠にはならない。メディアの大きな報道にまどわされず，理性的かつ科学的な感染対策や政策が必須となる。現場の医療者は，科学的なデータを吟味し，的確な判断能力をもつことがとても重要となる。

新興・再興感染症▶への取り組み　では，医療現場の私たちにはなにができるだろうか。

　新興・再興感染症の最大の敵は油断である。「大した問題ではない」という看過が，流行の深刻化につながる。同時に，大きな敵はパニックである。デマやフェイクニュース，間違った情報に踊らされて過剰な対策をとることは，医療現場の疲弊につながり，市民・患者の間に差別問題を生む。

　油断とパニックは真逆の問題にみえるが，問題の本質は同じである。それは，「無知と無理解と正しい情報の欠如」である。

[1] **情報の収集**　市民においても，感染症の知識や理解，正しい情報の収集は重要だが，医療従事者ならばなおさらである。とくに現場においては，感染症の最新の発生動向をつねに確認することが重要である。

[2] **誤った情報の排除**　インターネットの普及により情報収集は容易となったが，逆に間違った情報をつかまされるリスクは増している。信頼できる発信元からの情報の収集が重要となる。

[3] 情報の解釈と判断　各人が情報を咀嚼吟味し，判断する情報マネジメント力をもたねばならない。たとえば，毎年，ワクチンの効果を論ずるさまざまな情報が流れるが，公的な機関が発表する信頼性のある調査結果をもとに，なにを優先すべきかをつねに意識し，医療者としてとるべき行動を臨機応変に判断する必要がある。

D | あなた自身をまもるために

　　感染症を勉強するのは患者ケアのためだけではない。あなた自身を感染症からまもるためにも，とても大切である。

　　たとえば，冬になるとインフルエンザが流行する。医療従事者がインフルエンザにかかると病棟のマンパワーが低下し，患者ケアの質が下がるなど問題が大きい。インフルエンザは予防接種で感染はある程度予防できるし，マスクや手洗いの徹底でそのリスクはさらに減らせる。患者への曝露があっても，曝露後の抗ウイルス薬内服を検討することもできる。

　　針刺し事故によるウイルス感染や結核など，医療従事者は多くの感染症の危険にさらされている。そのリスクを減らしたり，逆に不要なパニックを避けたりするためにはなんといっても正しい知識が重要である。医療従事者に必須の予防接種と合わせて，本書で学習してほしい。

Column　新型コロナウイルス感染症（COVID-19）について

　　2020 年から世界的な流行（パンデミック）をおこしている新型コロナウイルス感染症（COVID-19）。本感染症について各論的にここで論じることはしない。診断・診療・看護・治療など，さまざまな方面での日進月歩の情報収集・情報解析，そして開発が行われているため，つねにウェブ上の最新の論文やガイドラインを確認する必要がある。ここではより一般的で，より普遍性の高い，未来に通じる医療者としての姿勢を記す。

1. 医療と医療者をまもるために最善をつくすこと

　　すべての感染症に言えることだが，院内感染は深刻な問題である。とくに COVID-19 は患者や医療者間での感染をおこしやすい。院内感染の防止で大切なことは，「一所懸命やること」ではなく，合理的・理性的に科学的知見に基づいた方法で取り組むことである。科学を無視して，パニックやその場の感情の高まりに

流されたり，権威のある機関や立場の人からの情報を受け，うのみにしたりすると，失敗しやすい。

　　ひとたび院内感染が発生すると，医療者の入院や自宅待機，病棟の閉鎖や病院活動の縮小がおき，それは周辺の医療機関を圧迫し，ドミノ倒しのように医療崩壊が現実のものとなる。院内感染リスクをいかに最小にするかは大事な課題である。

2. 人間におそわれないように

　　COVID-19 はパニックと興奮，非理性的な判断，差別，攻撃を生みやすい。医療者もその攻撃のターゲットにされやすい。感染者をケアしている現場，院内感染がおきた現場，医療者の感染が見つかった現場，いずれにおいても患者や職員の個人情報や尊厳の保護は最大級の課題である。ここをないがしろにしてはならない。自分と周囲を，なんとしてでもまもり抜くことが，大事である。

第2章

感染症とは

A｜感染症とはなにか

　　　感染症とは，ウイルスや細菌，真菌などの微生物がヒトの体内に侵入し，増殖することによって生じるさまざまな病気の総称である。多くの疾患のなかで，感染症の罹患率や死亡率はかなりの部分を占め，とくに高齢者と乳児，免疫抑制状態にある者においてその影響ははかりしれない。

① 感染症の原因

　　　ヒトに感染症をもたらす**病原微生物**[1]（**病原体**）として，細菌・原虫・真菌・寄生虫・ウイルス・プリオンがある（▶表2-1）。これらの病原微生物は，外部環境由来のものと内部環境由来のものに分けられる。病原微生物をもたらす**感染源**には，感染したヒトや動物，その排泄物や吐瀉物，血液・分泌物，汚染された食品や環境などがある。

1 外因性感染

　　　感染症は，宿主（ヒト）と病原微生物と外部環境の関係によって成立する。冬季に流行するインフルエンザは，感染者から出る飛沫に含まれるインフルエンザウイルスが，飛沫が届く範囲にいる非感染者の咽頭・鼻粘膜に付着し，増殖することにより感染を成立させる。

　　　病原微生物には，宿主に直接感染するものだけではなく，カ（蚊）などの節足動物を**ベクター**（媒介体）として感染するものもある。また，動物が**リザーバー**（病原保有体）となって，**人畜共通感染症**（**人獣共通感染症**）の原因となる微生物を運ぶこともある。たとえば，ネコひっかき病[2]の原因となるバルトネラ-ヘンゼレという細菌がある。この細菌は，ネコには感染をおこさずにネコの体内で増殖し，これをマダニが媒介してヒトに感染するとされる。

---

[1] 『抗微生物薬適正使用の手引き第一版』（厚生労働省，2017）では，微生物は一般に，細菌・真菌・ウイルス・寄生虫に大別されるとしているため，本書もそれに準じる。

[2] ネコひっかき病は，リンパ節炎をおこしたり，ときに感染性心内膜炎という心臓の弁に細菌のかたまりを形成して持続性の菌血症をおこす疾患である。

▶表 2-1 病原微生物一覧（代表的なもののみ記す）

細菌	グラム陽性球菌	ブドウ球菌 レンサ球菌		寄生虫	線虫	鉤虫 蟯虫 糞線虫 回虫 糸状虫 アニサキス 旋毛虫
	グラム陽性桿菌	ジフテリア菌 リステリア属 破傷風菌 ボツリヌス菌			吸虫	日本住血吸虫 肺吸虫 肝吸虫
	グラム陰性球菌	髄膜炎菌 淋菌			条虫	広節裂頭条虫 包虫
	グラム陰性桿菌	大腸菌 肺炎桿菌 プロテウス属 セラチア属 緑膿菌 シトロバクター属 バクテロイデス属 サルモネラ属 赤痢菌 インフルエンザ菌 百日咳菌 野兎病菌 ビブリオ属 レジオネラ属 カンピロバクター属		ウイルス	レトロウイルス	ヒト免疫不全ウイルス 成人 T 細胞白血病ウイルス
					ヘルペスウイルス	単純ヘルペスウイルス 水痘-帯状疱疹ウイルス EB ウイルス サイトメガロウイルス ヒトヘルペスウイルス 6〜8
					オルトミクソウイルス	インフルエンザウイルス
					パラミクソウイルス	パラインフルエンザウイルス 風疹ウイルス 麻疹ウイルス 流行性耳下腺炎ウイルス
	抗酸菌	結核菌 非定型抗酸菌 らい菌			ニューモウイルス	RS ウイルス
					カリシウイルス	ノロウイルス
	スピロヘータ （病名を示す）	梅毒 レプトスピラ ライム病			フィロウイルス	マールブルグウイルス エボラウイルス
					ラブドウイルス	狂犬病ウイルス
	リケッチア （病名を示す）	ロッキー山紅斑熱 つつが虫病 日本紅斑熱			ヘパドナウイルス	B 型肝炎ウイルス
	マイコプラズマ	肺炎マイコプラズマ			フラビウイルス	C 型肝炎ウイルス 日本脳炎ウイルス 黄熱ウイルス デングウイルス
	クラミジア	トラコーマクラミジア 肺炎クラミドフィラ			ピコルナウイルス	ポリオウイルス エコーウイルス コクサッキーウイルス A 型肝炎ウイルス
真菌	カンジダ属 クリプトコックス-ネオフォルマンス アスペルギルス属 ニューモシスチス-イロベチー				レオウイルス	ロタウイルス
					アデノウイルス	アデノウイルス
					ヒトパピローマウイルス	
寄生虫	原虫	赤痢アメーバ マラリア原虫 トキソプラズマ クリプトスポリジウム ランブル鞭毛虫			コロナウイルス	SARS コロナウイルス MERS コロナウイルス 新型コロナウイルス （SARS-CoV-2）
				プリオン*	病原性プリオン	

*プリオンは，ゲノムをもたず，タンパク質のみからなる病原体である。クロイツフェルト-ヤコブ病やウシ海綿状脳症の原因となる（▶316 ページ）。

この場合，リザーバーはネコであり，ベクターはマダニである。

水平感染と▶
垂直感染
このように，ヒトからヒトへ，動物からヒトへと感染が伝播するものを**水平感染**とよぶ。水平感染は，病原微生物の侵入経路によって，**飛沫感染・空気感染・接触感染**などに分けられる（▶351ページ）。一方，母体に感染している病原微生物が，妊娠・出産・授乳を通して胎児や新生児・乳児に移行し，感染をもたらすことを**垂直感染（母子感染）**とよぶ。

2　内因性感染

常在細菌叢▶
外部環境だけではなく，ヒトの内部環境，すなわち体内にいる微生物が感染症の原因となることもある。ヒトの体表面や消化管粘膜には，さまざまな種類の微生物（おもに細菌）が定着しており，これを**常在細菌叢** nomal bacterial flora（正常細菌叢）とよぶ。たとえば，皮膚にはブドウ球菌などが，口腔内にはレンサ球菌属などが常在している。消化管内に定着しているものはとくに**腸内細菌叢**とよばれ，腸内細菌科や乳酸桿菌属の細菌などがよく知られている。

これらの常在細菌は，皮膚における生体防御（▶16ページ）や，消化管における消化・吸収に寄与しており，正常な生体防御機能をもつ健常人では，感染のリスクは低く，問題となることは少ない。しかし，皮膚や粘膜に損傷がある場合や，抗菌薬の使用で体内の細菌叢のバランスがくずれた場合，疾患や抗がん薬などにより免疫能が抑制されている場合には，常在細菌が感染の原因となりうる。

たとえば，腸管粘膜の損傷をきたすような化学療法を行っているがん患者では，腸の正常細菌叢を形成する腸内細菌群の一部が腸管粘膜の毛細血管から血流に入り，菌血症（▶316ページ）という状態にいたる。

菌交代現象▶
抗菌薬などの投与により常在微生物叢のバランスがくずれ，特定の常在微生物が優位となることにより感染が成立する現象を，**菌交代現象**とよぶ[1]。たとえば，クロストリディオイデス－ディフィシル *Clostridioides* (*Clostridium*) *difficile* は腸管に少数生息する常在細菌だが，菌交代によって大腸で優位となり，産生する毒素により大腸炎を発症する。これがクロストリディオイデス－ディフィシル感染症（CDI）である。

日和見感染▶
また，感染力の弱い病原微生物による感染症では，正常な免疫能をもつ宿主においては発症しなくても，免疫能が低下した宿主においては，免疫が微生物を排除できないために発症する場合もある。このような感染症を**日和見感染症**とよぶ。たとえば，呼吸器に常在する真菌であるニューモシスチス－イロベチーは，免疫抑制患者にニューモシスチス肺炎をおこす。

1）耐性菌が残っただけで，その耐性菌が感染症を引きおこしていないことも多い。この場合，その微生物をまた別の抗菌薬で殺す必要はない。

3 病原微生物と感染臓器

感染症の原因となる微生物は，どの臓器に感染症をおこすか，それぞれ特有の傾向をもっている。たとえば，肺炎球菌は肺炎や副鼻腔炎，中耳炎を引きおこし，さらに重症になると髄膜炎や敗血症を引きおこすが，感染性心内膜炎や下痢の原因菌になることはほとんどない。一方，大腸菌は尿路感染症の原因菌として最も頻度が高いが，ヒト体内(腸内)に常在している大腸菌は腸炎をおこさない。腸炎を引きおこすのは病原性大腸菌など特殊な大腸菌だけである。

宿主の免疫も重要な要素である。前述のニューモシスチス-イロベチーは，ヒト免疫不全ウイルス(HIV)に感染した患者や，副腎皮質ステロイド薬の長期使用者など，細胞性免疫不全の状態にある患者で肺炎を引きおこす。

患者の病歴と病原微生物を考えるにあたっては，① 微生物，② 臓器，③ 宿主の免疫の 3 方向からの理解がつねに重要である(▶252 ページ)。

② 市中感染と医療関連感染

人間の活動する場所によって生じやすい感染症は大きく異なる。通常の生活環境で感染したものを**市中感染**という。一方で，病院などの医療施設や在宅医療の場，長期療養施設など，医療が行われる場でおこるものを，**医療関連感染** healthcare-associated infection(HAI)とよぶ。**院内感染**もこれに含まれる。

医療関連施設は，① 通常の生活環境と異なり医療従事者などが病原体をほかの患者に伝播することがあること，② 疾患や治療により免疫能の低下した易感染性の患者が多いこと，③ 手術や医療ケアを原因とする感染があること，④ 抗菌薬の使用により薬剤耐性菌が生じやすいことなどが特徴である。

とくに医療処置に関連した次の感染が問題となる。

[1] **カテーテル関連尿路感染(CAUTI[1])**　尿道カテーテルを留置中におきる尿路感染である。代表的な病原体は，通常の尿路感染と同様に腸内細菌科である大腸菌やクレブシエラ属，あるいは腸球菌などである。ブドウ球菌やカンジダ属もしばしば検出されるが，これらの微生物は常在菌であり，例外はあるものの CAUTI の原因でないことが多い。同様に，発熱などの臨床症状がなければ単なる細菌尿であって治療の対象ではない。最大の予防法は，不要になった尿道留置カテーテルをすみやかに抜去することである。必要性に乏しいカテーテルを漫然と留置・放置してはならない。

[2] **カテーテル関連血流感染(CRBSI[2])**　血管内カテーテルを介した血流感染症である。カテーテル挿入部からの病原体の侵入や，カテーテルやカテーテ

---

1) catheter-associated urinary tract infection の略。
2) catheter-related blood stream infection の略。

ルのハブ部の汚染による感染などが原因となる。カテーテル刺入部の発赤・腫脹・排膿などがみられることもあるが，大多数のCRBSIはカテーテル刺入部の局所の所見がない。間違った認識で本疾患を見逃さないことが重要である。発熱などの症状があり，カテーテルを留置されている患者であれば，ほかの疾患が除外できない限りはCRBSIとみなす。血液培養は必須であり，複数セットの血液培養から同じ菌が同定されて診断されることが多い。原因菌は，黄色ブドウ球菌や表皮ブドウ球菌などのグラム陽性菌が最も多く，そのほかには緑膿菌や大腸菌，カンジダ属などが原因となる。

[3] **人工呼吸器関連肺炎（VAP[1]）**　人工呼吸管理を行っている患者に生じた肺炎で，酸素飽和度の低下や頻呼吸，分泌物（喀痰）の増加，新たな浸潤影の出現を伴う。下気道検体での原因菌の確認が必須である。大腸菌やクレブシエラ属などの腸内細菌，緑膿菌やアシネトバクター属といったグルコース非発酵グラム陰性桿菌，MRSAを含む黄色ブドウ球菌などが原因となるが，各医療機関により原因菌の分布や耐性パターン（▶258ページ）は異なる。自分が勤務する病棟でのデータ確認が重要である。

[4] **手術部位感染（SSI[2]）**　術後の創部の感染症である。熱感・発赤や排膿を伴うものや，切開部あるいはドレーンなどから排膿がみられるもの，放射線診断により膿瘍がみとめられる場合など，病状はさまざまである。MRSAを含む皮膚の黄色ブドウ球菌や腸内細菌科の細菌などが原因となる。抗菌薬治療だけではなく，膿瘍のドレナージや穿孔部の再手術など，外科的処置を要することも多い。

院内感染発生時の▶
留意事項　医療関連感染のうち，病院に入院後48時間以降に新たにおこった感染はとくに**院内感染**とよばれてきた。入院後に新たに発熱がみられた場合は，感染症の原因として以下の5項目に対する留意が必要である。

(1) 入院中に病原微生物の獲得があったかどうか

(2) 皮膚や粘膜の統合性の喪失（点滴ラインや手術創，挿管チューブ，尿道留置カテーテルなど）があるか

(3) 異物の挿入（ペースメーカや人工骨頭など）があるか

(4) 抗菌薬の使用による正常細菌叢の変化があるか

(5) 免疫抑制薬による治療があるか

③ 感染症に関する法律

感染症法▶　感染症を予防し，感染症の患者に対する医療について必要な措置を定めることにより感染症の発生と蔓延を防ぎ，これにより公衆衛生の向上と増進をはか

---

1) ventilator associated pneumonia の略。
2) surgical site infection の略。

▶表2-2 感染症法に基づく分類（2019年9月現在）

一類感染症	① エボラ出血熱，② クリミア・コンゴ出血熱，③ 痘そう，④ 南米出血熱，⑤ ペスト，⑥ マールブルグ病，⑦ ラッサ熱
二類感染症	① 急性灰白髄炎，② 結核，③ ジフテリア，④ 重症急性呼吸器症候群（病原体がコロナウイルス属 SARS コロナウイルスであるものに限る），⑤ 中東呼吸器症候群（病原体がベータコロナウイルス属 MERS コロナウイルスであるものに限る。），⑥ 鳥インフルエンザ（H5N1），⑦ 鳥インフルエンザ
三類感染症	① コレラ，② 細菌性赤痢，③ 腸管出血性大腸菌感染症，④ 腸チフス，⑤ パラチフス
四類感染症	① E型肝炎，② ウエストナイル熱，③ A型肝炎，④ エキノコックス症，⑤ 黄熱，⑥ オウム病，⑦ オムスク出血熱，⑧ 回帰熱，⑨ キャサヌル森林病，⑩ Q熱，⑪ 狂犬病，⑫ コクシジオイデス症，⑬ サル痘，⑭ ジカウイルス感染症，⑮ 重症熱性血小板減少症候群（病原体がフレボウイルス属 SFTS ウイルスであるものに限る），⑯ 腎症候性出血熱，⑰ 西部ウマ脳炎，⑱ ダニ媒介脳炎，⑲ 炭疽，⑳ チクングニア熱，㉑ つつが虫病，㉒ デング熱，㉓ 東部ウマ脳炎，㉔ 鳥インフルエンザ（鳥インフルエンザ（H5N1 及び H7N9）を除く），㉕ ニパウイルス感染症，㉖ 日本紅斑熱，㉗ 日本脳炎，㉘ ハンタウイルス肺症候群，㉙ Bウイルス病，㉚ 鼻疽，㉛ ブルセラ症，㉜ ベネズエラウマ脳炎，㉝ ヘンドラウイルス感染症，㉞ 発しんチフス，㉟ ボツリヌス症，㊱ マラリア，㊲ 野兎病，㊳ ライム病，㊴ リッサウイルス感染症，㊵ リフトバレー熱，㊶ 類鼻疽，㊷ レジオネラ症，㊸ レプトスピラ症，㊹ ロッキー山紅斑熱
五類感染症 （全数把握疾患）	① アメーバ赤痢，② ウイルス性肝炎（E型肝炎及び A型肝炎を除く），③ カルバペネム耐性腸内細菌科細菌感染症，④ 急性弛緩性麻痺（急性灰白髄炎を除く），⑤ 急性脳炎（ウエストナイル脳炎，西部ウマ脳炎，ダニ媒介脳炎，東部ウマ脳炎，日本脳炎，ベネズエラウマ脳炎及びリフトバレー熱を除く），⑥ クリプトスポリジウム症，⑦ クロイツフェルト・ヤコブ病，⑧ 劇症型溶血性レンサ球菌感染症，⑨ 後天性免疫不全症候群，⑩ ジアルジア症，⑪ 侵襲性インフルエンザ菌感染症，⑫ 侵襲性髄膜炎菌感染症，⑬ 侵襲性肺炎球菌感染症，⑭ 水痘（入院例に限る。），⑮ 先天性風しん症候群，⑯ 梅毒，⑰ 播種性クリプトコックス症，⑱ 破傷風，⑲ バンコマイシン耐性黄色ブドウ球菌感染症，⑳ バンコマイシン耐性腸球菌感染症，㉑ 百日咳，㉒ 風しん，㉓ 麻しん，㉔ 薬剤耐性アシネトバクター感染症

る目的で，**感染症の予防及び感染症の患者に対する医療に関する法律**（感染症法）が定められている。この法律により，感染症は重篤性や感染力に基づいて危険度が高い順に一類感染症から五類感染症（▶表2-2），新型インフルエンザ等感染症，指定感染症，新感染症に分類されている。この分類に応じて医師の届け出義務や罰則などが定められている。

予防接種法▶　**予防接種法**は，感染症の発生と蔓延を予防するために，公衆衛生の見知から，予防接種の実施とそれに必要な措置を講ずるとともに，予防接種による健康被害の迅速な救済をはかることを目的としている。予防接種には，予防接種法に定められている定期接種と，法によらない任意接種がある（▶361ページ）。

B 感染が成立する条件

① 感染の成立と免疫

感染が成立するためには，病原体が感染症を発症させる能力の程度（**病原性**）

と，宿主の生体防御機構の程度(**免疫能**)のバランスが問題となる。病原体は，さまざまな感染経路から宿主に侵入し，宿主の生体防御機構を突破して組織に定着して増殖し，組織の障害をもたらす。

　感染に対して，病原微生物を排除するはたらきをするのが宿主の免疫能である。宿主の免疫能には，年齢やワクチン接種の有無，既往疾患，栄養の程度，妊娠，併存疾患などの多くの要素が関係している。

　感染の成立を考えるとき，宿主の免疫能を4つのカテゴリーで理解するとよい。それは，① バリアの破綻，② 好中球の減少，③ 液性免疫の低下，④ 細胞性免疫の低下である。これらのうち，① と ② には好中球やマクロファージなどからなる自然免疫が作用しており，③ と ④ には B 細胞や T 細胞などからなる獲得免疫が作用している(▶17 ページ)。

1 バリアの破綻

　バリアとは，皮膚や消化管，呼吸器，泌尿器などの粘膜であり，病原体などの外敵から身体をまもる生体防御機構のことである(▶16ページ)。バリアの破綻とは，カテーテルの挿入や手術，放射線療法，化学療法，がんの浸潤やこれによる閉塞などによって皮膚や粘膜組織が損傷を受け，生体防御機能が破られることである。その結果，体表面や管腔内の微生物が体内に侵入し，感染を引きおこす。

　たとえば，中心静脈カテーテルの挿入により皮膚バリアが破綻した箇所から，皮膚に常在する黄色ブドウ球菌やカンジダ属が血流に入り，カテーテル関連血流感染症(CRBSI)が引きおこされる。

2 好中球の減少

　好中球の減少はおもに，腫瘍(がん)に対する化学療法によってもたらされる。なかでも急性骨髄性白血病といった血液悪性腫瘍に対する化学療法は，腎臓がんや肺がんなどの固形腫瘍に対する化学療法よりも治療が長引くため，好中球減少の程度と期間が長くなり，感染のリスクは高くなる。入院などにより医療曝露が長くなれば，MRSA や多剤耐性菌，カンジダ属，アスペルギルス属などの感染も考える必要がある。とくに死亡リスクが高いのは緑膿菌である。化学療法によるバリア破綻(口内炎など)も加わり，さらに感染リスクは高まる。

3 液性免疫の低下

　液性免疫では，B 細胞・形質細胞から産生される免疫グロブリンと脾臓のはたらきにより，おもに 莢膜を有する微生物の感染を防御している。莢膜を有する微生物の代表例として肺炎球菌があり，そのほか髄膜炎菌，インフルエンザ菌，イヌの口腔内の常在菌であるカプノサイトファーガ-カニモーサス *Capnocytophaga canimorsus* などがある。液性免疫が低下している患者においては，

これらによる感染が問題となる。

　とくに，外傷や手術による脾臓摘出後の患者や，多発性骨髄腫や慢性リンパ性白血病などの血液悪性腫瘍の患者，B細胞を抑制する化学療法であるリツキシマブ投与中の患者，造血幹細胞移植を行い移植片対宿主病(GVHD)を発症している患者においては，液性免疫の低下に注意する必要がある。

4 細胞性免疫の低下

　細胞内に寄生する微生物(細胞内寄生性微生物)に対しては，液性免疫で防御できないため，細胞傷害性T細胞のはたらきにより防御している。

　細胞内寄生性細菌には，レジオネラ属，サルモネラ属，リステリア属，ノカルジア属，抗酸菌(結核菌，非結核性抗酸菌)などがある。細胞内に寄生するウイルスには，単純ヘルペスウイルス，水痘-帯状疱疹ウイルス，サイトメガロウイルス，EBウイルスなどがある。また，細胞内寄生性真菌には，カンジダ属やクリプトコックス属，アスペルギルス属，ニューモシスチス-イロベチーが知られている。マラリア原虫やトキソプラズマ原虫，糞線虫(ふんせん)といった寄生虫も細胞内に寄生する。細胞性免疫が低下した患者では，これらの感染に留意する。

② 病原体の侵入と増殖

上皮組織 ▶ 　インフルエンザでは気道粘膜にインフルエンザウイルスが，淋病(りん)では泌尿・生殖器の上皮組織に淋菌が，細菌性赤痢では胃腸上皮組織に赤痢菌が増殖する。このように，多くの感染症は特定の上皮組織に限定して病原体が感染しておこる。

バイオフィルム ▶ 　多くの細菌や真菌などは，尿道留置カテーテルや中心静脈カテーテルといった異物の表面でも増殖する。これらの表面には，増殖した微生物とそれらが分泌した多糖類からなる膜状の構造物(バイオフィルム)が形成されていることが多い。形成されたバイオフィルム内の細菌は，抗菌薬や免疫細胞に対する抵抗性が高くなる。バイオフィルム内の微生物には抗菌薬が効果を示しにくいため，カテーテルの抜去などの異物除去が必要となる。バイオフィルム内で増殖する微生物として，緑膿菌とブドウ球菌が代表的である。

③ 感染の経過

顕性感染・
不顕性感染 ▶ 　体内で感染が成立したあと，必ずしも宿主に症状があらわれるわけではない。感染が成立したあと，熱や痛みなどの症状があらわれるものを，顕性感染(けんせい)という。一方で，HIVやB型肝炎ウイルスは，感染してからしばらくの期間は症状があらわれず，キャリア(病原体保有者)となる。このように，感染はあるが

症状がないものを**不顕性感染**といい，不顕性感染で慢性化した患者を**無症候性キャリア**とよぶこともある。

潜伏期▶　感染成立後，症状があらわれるまでの期間を，病原体の**潜伏期**とよぶ。たとえばインフルエンザウイルスは感染してから 2 日前後でインフルエンザを発症することが多く，この 2 日前後が潜伏期である。

持続感染と▶
再活性化
　感染症は比較的短期間で終わることが多いが，HIV のように感染が長期にわたるものもある。これを**持続感染(慢性感染)**とよぶ。また，いったん症状がなくなったあとでまた症状があらわれることもある。たとえば，B 型肝炎ウイルスは慢性肝炎を引きおこすが，治療薬でいったん症状はおさまる。しかし，治療を中断してしまうと再び肝炎をぶり返すことがある。これを**再活性化**とよぶ。

④ 感染症による組織障害

　感染症による組織障害は，病原体の組織への侵入と破壊，毒素の産生，宿主の応答により引きおこされる複合的な現象である。

毒素による障害▶　病原体のなかには，**毒素(トキシン)**を産生するものがある。ジフテリア菌，ボツリヌス菌，破傷風菌などにより産生される毒素は，神経などに作用し，麻痺や痙攣の原因となる。また，大腸菌やサルモネラ属，赤痢菌，ブドウ球菌，ビブリオ属，コレラ菌などが産生する**エンテロトキシン(腸管毒素)**は，腸管粘膜に作用し，下痢の一因となる。これらの細菌は，食中毒の起因菌として重要である(▶294 ページ)。ブドウ球菌属やレンサ球菌属が産生する毒素は，発熱・低血圧・紅斑・嘔吐・下痢などの全身症状が急速な経過でみられる**毒素性ショック症候群** toxic shock syndrome(TSS)の原因となる。

宿主の免疫応答に▶
よる障害
　宿主の応答は，感染の経過ならびに消退において重要である。病原体を殺菌したり阻止したりできない状況が続くと，以下に示すように，炎症や感染の進行によって，より一層の組織障害を受けることになる。

(1) 慢性感染では，宿主の炎症細胞の反応によりその組織の破壊をきたし，臓器機能低下につながることがある。たとえば，淋菌の慢性感染では，骨盤内炎症性疾患の結果として不妊にいたることがある(▶304 ページ)。

(2) 敗血症性ショック(▶244 ページ)の重症度は宿主の反応の程度による。

(3) 結核菌などの細胞内寄生細菌による感染症では，組織に多核巨細胞が形成され，宿主が寄生体を隔離しようとしている部位で，肉芽腫が形成される。

(4) ブドウ球菌属や一部のレンサ球菌属，嫌気性菌は，膿瘍の形成を引きおこす。これも病原体を除去しようとする宿主応答に対して，病原体を除去できない状態が続き，過度の継続した炎症反応により，組織障害がもたらされることによる。

⑤ 免疫不全症と感染

免疫不全症▶ 免疫系の障害により，病原体に対する正常な防御機構がはたらず，易感染性と感染の遷延・重症化がもたらされる病態を**免疫不全症**とよぶ。免疫不全症における感染症は，前述した細胞性免疫と液性免疫の，どちらがどの程度障害されているのかによって，感染する微生物が大きく異なる。

原発性免疫不全▶ 免疫不全症は，**原発性免疫不全症**と**二次性免疫不全症**に分けられる。ほとん
症・二次性免疫 どの原発性免疫不全症は乳幼児期に発生する。成人でみられる免疫不全症のほ
不全症 とんどは，薬物やウイルス感染などによる二次性免疫不全症である。

二次性免疫不全症の代表的なものは，抗がん薬や副腎皮質ステロイド薬，免疫抑制薬などを用いた治療によるものである。抗がん薬による治療では，好中球の減少により，グラム陰性桿菌敗血症などの重症細菌感染症や，アスペルギルス症・カンジダ症・ムコール症などの真菌感染症を引きおこす。副腎皮質ステロイド薬や免疫抑制薬による治療では，細胞性免疫不全による日和見感染をもたらしたり，サイトメガロウイルスや単純ヘルペスウイルス，EBウイルスを再活性化したり，結核やニューモシスチス肺炎を発症させたりすることがある。

また，補体欠損症や外傷に伴う腹腔損傷による脾臓摘出，悪性リンパ腫などによる脾臓機能不全により，肺炎球菌やインフルエンザ菌，髄膜炎菌などの莢膜をもった細菌を除去できなくなり，重症感染症がおこることがある。

後天性免疫不全▶ ウイルス感染による免疫不全症として，ヒト免疫不全ウイルス(HIV)の感染
症候群 による後天性免疫不全症候群(エイズ，AIDS)がある(▶333ページ)。CD4陽性T細胞に感染し，この細胞が減少することで細胞性免疫不全がもたらされ，多くは5～10年の潜伏期を経て日和見感染症を発症する。HIV感染による日和見感染症には，結核やニューモシスチス肺炎，サイトメガロウイルス感染症などがある。抗ウイルス薬を内服することで免疫状態が回復してくると，これらの日和見感染に罹患しにくくなる。

C 感染症の病態生理

① さまざまなレベルにおける感染症

感染症の学習では，どのようにして病気がなりたつのか，つまり病態生理の理解が重要である。病態は，社会・個人・細胞・遺伝子といったさまざまなレベルにおいてみられる。ここでは，結核菌への感染を例にして考えてみよう。

社会▶ ある社会で結核が流行したとすると，感染した個人の社会的なかかわり方が重要となる。ここでは感染管理が非常に重要な役割を果たしている。学校・刑

務所・介護施設などで結核の集団感染(アウトブレイク)がしばしばみられるが,結核菌は空気感染するため,同一の建物で生活することにより感染が拡大する。

個人▶ 個人のレベルでは,結核菌の飛沫核を吸入することによって結核菌に感染する。この段階で明らかな症状を呈することはまれであるが,副腎皮質ステロイド薬の内服や疾患への罹患,高齢などの理由で,免疫能が低下した状態になると発症する。

細胞▶ 細胞のレベルでは,T細胞が活性化され,これが結核菌への感染防御において重要な役割を果たす。とくにHIV感染などによってT細胞の機能が低下した人では,結核の初期感染や潜在性結核の再活性化のリスクが高い。

遺伝子▶ 遺伝子のレベルにおいては,マクロファージのタンパク質に関する特定の遺伝子を有する場合,肺結核の感染のリスクが高くなるといわれている。

② 敗血症と敗血症性ショック

敗血症▶ 敗血症 sepsis とは,感染に対して過剰な生体反応がおこり,組織障害や臓器障害をひきおこす病態のことで[1],感染症によりもたらされる重篤な状態である。敗血症の語源は,古代ギリシャ語の「腐敗」を意味する「septikos」からなり,その概念はヒポクラテスの時代から存在していた。1989年には,敗血症は「感染症による全身性炎症反応症候群(SIRS)」と定義され,感染症とSIRSを診断することが敗血症の診断基準として広く用いられてきた(▶316ページ)。2001年には,「感染に起因する全身症状を伴った症候」と再定義され,SIRSの項目以外にも多数の項目が診断基準として採用された。さらに2016年,敗血症は,「感染症が原因の臓器障害を伴う全身炎症反応」と定義が改められた(▶表2-3)。つまり,臓器障害が加味されることにより,重症度がより反映されることとなった。

敗血症を引きおこす病原体として,おもにブドウ球菌属や大腸菌,レンサ球菌属が知られているが,そのほかのさまざまな感染症が原因となる。敗血症は,感染症の不適切な治療が引きがねとなることもあるが,免疫能が低下していた

▶表2-3 敗血症と敗血症性ショックの定義

敗血症	定　　義:感染症による制御不能な宿主反応に起因した生命をおびやかす臓器障害 診断基準:感染症が疑われ,SOFAスコアが2点以上増加したもの
敗血症性ショック	定　　義:敗血症の部分集合であり,実質的に死亡率を上昇させる重度の循環・細胞・代謝の異常を呈するもの
	診断基準:十分な輸液負荷にもかかわらず,平均動脈圧65mmHg以上を維持するために血管作動薬を必要とし,かつ血清乳酸値が2mmol/Lをこえるもの

1) 血液中に病原体が侵入する病態として菌血症(▶316ページ)があるが,菌血症では必ずしも全身症状がみられるわけではない。

り，抗がん薬により好中球が減少していたり，糖尿病などの慢性疾患をもっていたりする 65 歳以上の高齢者がおこりやすいとされている。また，免疫能の未熟な 1 歳未満の乳幼児も，敗血症のリスクが高いとされる。

　敗血症では，感染症の結果としての症状に加えて，悪寒戦慄，発熱，疼痛や不快感，冷たく湿潤した皮膚，意識低下（混乱や見当識障害），頻呼吸・頻脈など，発症とともにさまざまな全身症状が急激にあらわれる。

敗血症性ショック▶ 　**敗血症性ショック**は，敗血症の症状に加えてさらに循環不全，すなわちショックを伴うため，死亡リスクが高い。敗血症ならびに敗血症性ショックは致死性の高い病態だが，発熱や呼吸困難などの症状の多くはほかの疾患と同じであるため，早期の鑑別が重要となる。

SOFA スコア▶ 　敗血症は，発熱や低血圧，心拍数や呼吸数の上昇などの身体所見，ならびに検査結果をもとに診断される。診断に用いられる **SOFA スコア**は，臓器障害を簡便にスコア化・記述することを目的に作成されたものである（▶317 ページ）。

qSOFA▶ 　SOFA スコアは集中治療室（ICU）内の患者を対象に作成されたため，ICU 以外でこの診断基準を用いることは困難な場合が多く，すばやく敗血症を認知することには適していない。そこで一般病棟や急性期病院以外の場で敗血症を疑うためのより簡便なツールとして，**qSOFA** が考案されている（▶318 ページ）。

　早期に診断を確定し，抗菌薬の投与とともに，全身管理により血圧の低下とそれに伴う臓器障害の進行を予防する必要がある。

D　感染症でみられる症状

　感染症の徴候は，生命をおびやかすような激しい経過から，短期的で自然によくなったり，無症候で慢性の経過をたどるようなものまで多様である。また，1 つの感染症であっても症状が複数の臓器に及ぶことも少なくないため，かすかな異常にも敏感になるべきである。これは，ある臓器の異常が，隠れている疾患の手がかりになることもあるためである。

① 気道の症状

　非特異的上気道炎（感冒）の症状は，副鼻腔や咽頭，気道といった，特定の部位のみが顕著となることはない。急性のカタル症状（多量の水分が粘膜から流出してくる状態）を呈し，鼻閉と咳嗽，咽頭痛などがともなって生じる。鼻汁については，膿性である場合とそうでない場合がある。また，発熱や倦怠感，くしゃみ，嗄声を伴うこともある。インフルエンザウイルスが原因である場合には，急激な発熱と筋痛が顕著である。結膜炎があれば，アデノウイルスなど

の感染が示唆される。

副鼻腔炎▶ 　副鼻腔炎の多くは，ウイルス性上気道炎に同時もしくはそのあとに発症する。顔面痛や圧迫感，頭痛がある場合や，かがんだ姿勢や臥位で増悪する場合は，副鼻腔炎が示唆される（▶287ページ）。

咽頭炎▶ 　咽頭炎のなかには，咽頭の発赤以外にも，前頸部のリンパ節腫脹や扁桃への滲出物の付着などの症状がみられることがある（▶288ページ）。

喉頭蓋炎▶ 　喉頭蓋炎は，喉頭蓋とそれに隣接する構造の蜂巣炎（▶307ページ）であり，急性に進行する重篤な感染症として早期の発見が必要となる疾患である（▶289ページ）。咽頭痛・嚥下痛・高熱を発症し，くぐもり声，吸息時の喘鳴が聞かれる。

② 胸痛

　胸痛の原因疾患には，狭心症・急性心筋梗塞・心外膜炎・大動脈解離などの循環器疾患や，肺の血管閉塞による肺塞栓症，気胸や肺炎などの肺疾患や胸膜炎，食道の逆流症，食道痙攣，消化性潰瘍や胆嚢炎などの消化器疾患，筋骨格系の障害などがあるが，感染症が原因となるのは肺炎・胸膜炎・心外膜炎である。

肺炎・胸膜炎▶ 　肺実質には感覚神経はないが，肺を取り囲む臓側胸膜には感覚神経が存在する。このため，肺炎において胸膜へ炎症が進展する場合や，胸膜腔内で炎症が生じる胸膜炎の場合は，鋭いナイフでえぐられるような痛みを生じ，この痛みは吸息や咳嗽によって増悪する（▶290ページ）。

心外膜炎▶ 　心外膜に痛覚はないが，隣接した壁側胸膜へ炎症が及ぶことにより，痛みとして知覚される。隣接する感覚枝に肩，頸部，背部，腹部が含まれるため，これらの範囲に痛みが生じることがある（放散痛）。典型的には，咳，深呼吸，姿勢の変化（仰臥位でしばしば増悪し，座位や前かがみの姿勢で軽減する）といった，胸膜の動きにつながる変化で痛みが増悪する。

③ 腹痛

　腹部からの疼痛は，表2-4のように分類される。腹痛のうち，感染症に関連したものとしては，細菌感染による虫垂炎（▶296ページ），穿孔，憩室炎（▶296ページ），骨盤内炎症性疾患（▶304ページ），急性胆管炎（▶297ページ）がある。

腹膜炎▶ 　腹膜炎は，虫垂炎・憩室炎・胆嚢炎などの炎症や，胃潰瘍・十二指腸潰瘍などによる穿孔が原因となる。患者は腹膜の刺激による疼痛のために仰臥位で膝を曲げた状態でじっとしていることが多い。腹膜刺激症状が軽度の圧痛で誘発され，初期には限局しているが，炎症の拡大とともに腹部全体となる。腹水の

▶表2-4 腹痛の原因の機序による分類

機序	原因疾患
壁側腹膜の炎症	細菌による汚染（虫垂炎，憩室炎〔穿孔も含む〕，骨盤内炎症性疾患），化学性刺激（穿孔性潰瘍，膵炎，排卵痛）
腹部管腔臓器の機械的閉塞	小腸および大腸の閉塞，胆管系の閉塞，尿管の閉塞
血管の障害	閉塞症または血栓症（血管破裂，圧迫または捻転による閉塞）
腹壁の異常	腸間膜のねじれまたは捻転，筋の外傷または感染
臓側面の膨張	肝嚢胞，腎嚢胞など

貯留がみられることが多く，その場合には腹水穿刺が必要となる。

④ 頭部にみられる症状

頭部の感染症は，おもに髄膜炎と脳炎に分類される。

髄膜炎 ▶ 　髄膜炎の症状は一般に急性の激しい頭痛をきたし，項部硬直などの髄膜刺激症状や，発熱を伴うことが多い。髄膜炎が疑われる場合は，腰椎穿刺検査が必須である。吐きけ・嘔吐，拍動性の頭痛，羞明などにより，片頭痛と間違われることもある（▶311ページ）。

脳炎 ▶ 　脳炎では，髄膜炎と異なり意識障害を伴うのが特徴である。髄膜刺激症状や羞明などはみられないこともある。意識障害のほかに，痙攣や，異常神経所見として片麻痺や感覚鈍麻，異常反射などがみられる。耳下腺の腫脹を伴う場合は耳下腺炎による脳炎が疑われる。帯状疱疹を示唆する集簇した水疱を伴う場合は水痘-帯状疱疹ウイルスによる脳炎が疑われる。空気にあたることや水分摂取を極端にいやがったり，喉頭痙攣や興奮を伴う場合は狂犬病による脳炎が疑われる（▶312ページ）。

⑤ 感染性心内膜炎

感染性心内膜炎とは，なんらかの原因で血液内に混入した細菌や真菌が，傷ついた心臓の弁に付着して菌塊を形成し，持続的に菌血症が生じている状態である（▶292ページ）。菌血症があるので敗血症と混同しやすいが，敗血症では一般に患者の状態は急激にわるくなるのに対して，感染性心内膜炎では菌血症が存在していても全身状態が比較的よいことが多い。どちらも血液培養を必須とする。

⑥ 皮疹

皮疹が発熱に伴ってみられる場合，特徴的な皮疹所見と臨床徴候とを組み合

▶表 2-5　感染症に特徴的な皮疹

中心分布性紅斑丘疹性皮疹	麻疹	融合しながら髪のはえぎわから下行する。手掌・足底には出ない。コプリック斑。3 日以上持続。
	風疹	髪のはえぎわから下行しながら消失。
	伝染性紅斑	明赤色の平手打ちされたような紅斑と，その後持続するレース状網状紅斑。
	突発性発疹	びまん性の紅斑丘疹性皮疹。顔面にはみられない。
	HIV 初感染	非特異的なびまん性の斑，丘疹。口腔内潰瘍や陰部潰瘍を呈することもある。
	伝染性単核球症	びまん性の紅斑丘疹性皮疹。アンピシリン投与で 90% に出現。眼窩周囲の浮腫。
末梢性皮疹	異型麻疹	紅斑丘疹性皮疹が四肢遠位部より始まり中心性に広がる。コプリック斑はみられない。
	手足口病	圧痛のある小水疱と口腔内びらん。手足に辺縁が紅斑状の丘疹が出現し，圧痛のある小水疱にかわる。
	多形紅斑	2 cm までの標的状病変。粘膜面をおかすこともある。
	細菌性心内膜炎	オスラー結節，皮膚・粘膜面の点状出血，ジェーンウェイ病変
落屑を伴う癒合性皮疹	猩紅熱(ブドウ球菌性毒素性ショック症候群)	びまん性の樹状紅斑が顔面から体幹四肢に広がる。口囲蒼白，サンドペーパー様の皮膚。線状紅斑。赤いイチゴ状舌。2 週目に落屑。
	ブドウ球菌性毒素性ショック症候群	手掌全体のびまん性紅斑。粘膜面の明瞭な紅斑，結膜炎。発症後 7〜10 日目に落屑。
小水疱・結節を呈する皮疹	水痘	斑から丘疹，ついで紅斑を基底部に持つ小水疱となり，その後膿疱となって痂皮を形成。頭皮や口腔に生じることもある。強い瘙痒。
	結節性紅斑	巨大なスミレ色の非潰瘍性皮下結節。圧痛は強い。通常は下肢。
紫斑を呈する皮疹	急性髄膜炎菌血症	急速に多数の点状出血が生じ，大きくなり水疱を形成することもある。
	播種性淋菌感染症	丘疹(1〜5 mm)は数日で中心に灰白色の壊死部を伴う出血性膿疱となる。末梢の関節周囲に病変が分布。
	ウイルス性出血熱	点状出血様皮疹

わせることで，すみやかに診断を進め，治療と緊急の感染管理のための介入を行うことができる(▶表 2-5)。

⑦ 筋・骨にみられる症状

筋・骨にみられる代表的な感染症には，化膿性関節炎と骨髄炎がある。

化膿性関節炎 ▶　化膿性関節炎は，単一の関節に炎症をきたしていることが多い。障害されている部位には著明な発赤がみられ，腫脹と圧痛，可動域制限を伴う。関節液の

貯留をきたしていることが多い。検査として，関節穿刺が行われ，治療として
は抗菌薬の投与だけでなくドレナージが重要である。早期に治療が行われない
と，関節拘縮や変形をきたす危険がある。

化膿性骨髄炎▶　化膿性骨髄炎には，周囲の組織からの波及によって生じるものと，血流に
のって細菌が椎骨などの骨に到達して生じる血行播種性のものがある。ブドウ
球菌によるものが多いが，結核菌が原因となることもある。胸・腰椎の椎体炎
は，運動によって増悪して動かすことができなくなるが，安静でも軽快しない
背部痛と発熱をきたす。

⑧ 発熱

　感染による発熱は，まずは外因性の発熱因子が免疫細胞により認識され，内
因性発熱物質が産生されることにはじまる（▶図2-1）。その結果，体温調節中
枢のセットポイント（基準値）が上昇し，血管が収縮し，末梢から中枢に血流が
移行し，皮膚からの熱喪失が防がれる。このときに悪寒を自覚する。また，ふ
るえ shivering が生じる。これは体温上昇のために筋肉で熱産生を行うことに
よる現象である。

　セットポイントが，発熱物質の減少や解熱鎮痛薬の使用によって再び下方に
修正されると，血管拡張や発汗による熱放散が始まり，体温はしだいに低下す
る。これは，血液の温度が修正されたセットポイントに近づくまで続く。

　発熱に対して，必要であれば解熱鎮痛薬が用いられるが発熱の原因となって
いる病態の治療がより重要である。

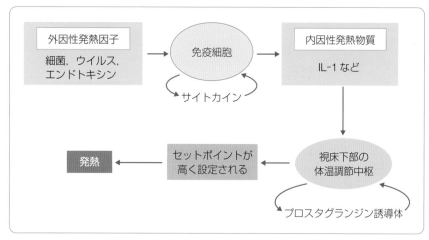

▶図2-1　発熱がおこる機序

⑨ 不明熱（FUO）

不明熱 fever of unknown origin（FUO）は，古典的には，①38.3℃以上の発熱を数回みとめ，②3週間をこえる発熱がみられ，③1週間の入院検索にもかかわらず診断にいたらないものと定義されてきた。しかし，診断技術の進歩によって新たな分類が提唱され，③については，外来では3回，入院では3日間の検査をしても診断にいたらないものとされるようになった。古典的FUO以外に，院内FUO，好中球減少性FUO，HIV関連FUOが提唱されている。

古典的FUO▶　古典的FUOは，若年者では原因不明のウイルス感染症が1/3を占める。5歳以下では川崎病が多く，5歳以上の小児ではスティル病の割合が増加する。一方，高齢者では全身性疾患の頻度がより高くなり，巨細胞性血管炎や，リウマチ性多発筋痛症，結核，リンパ腫・白血病，腎腫瘍，左房粘液腫などの割合が増加する。基礎疾患のない成人では，サイトメガロウイルスやEBウイルス感染症，腹腔内・傍脊柱・歯性の膿瘍，サルコイドーシスなどの肉芽腫性疾患が原因となる。血液検査で特定のマーカーが存在しない疾患が多く，事前に疾患名を医師が想定していなければ診断にいたらず，不明熱のままとなる。

院内FUO▶　院内FUOはその50%以上が感染症であり，すべての人工物が感染の原因となる。たとえば，気管挿管チューブは人工呼吸器関連肺炎や副鼻腔炎のリスクに，尿道留置カテーテルは尿路感染症や前立腺膿瘍のリスクに，輸液ラインはカテーテル関連敗血症のリスクになる。また，抗菌薬の使用も偽膜性腸炎のリスクになる。ただし，院内発症の発熱における25%は非感染性であり，無石性胆囊炎や，深部静脈血栓症・肺塞栓症，薬剤熱（▶52ページ），輸血反応，アルコールや薬物からの離脱，副腎機能不全，痛風や偽痛風といった疾患などが原因となる。

好中球減少性▶
FUO　　好中球減少性FUOは，好中球の減少時（500/μL以下）にみられる原因不明の発熱である。この原因としては，日和見感染症や，カテーテル関連感染症，肛門周囲の感染症があげられる。

‖ ゼミナール

▼ 復習と課題

❶ 感染症の成立に関係する外部環境と内部環境には，それぞれどのようなものがあげられるか。

❷ 感染症の機序を大きく4つに分類せよ。

❸ 敗血症性ショックとはどのような病態をさすか。

第 3 章

検査・診断

> **本章で学ぶこと** □感染症の診断における原則と，基本的な流れを理解する。
>
> □塗抹検査や培養検査など，感染症の診断において行われる各種の検査について学び，検査の対象や方法，その注意点について理解する。

A｜感染症診断の原則

感染症の診断とは，障害された臓器と原因微生物を同定することにほかならない。そのためには，どのような患者に，どのような微生物が，どこから入ってきて，どのような症状がおこるのかをよく知っておくことが重要である。

感染症診断の▶
5つの原則

感染症診断の原則は，次の5段階にまとめることができる。

(1) 病歴を詳しく聞くことで，患者がどのような病原微生物に対してリスクをもっているのか，どのような微生物と出会う可能性があったのかを考える。

(2) ていねいな診察で，身体のどこに感染がおきているのかを調べる。

(3) 感染部位と微生物を予想し，微生物の存在するところから検体を採取する。

(4) 予想(初期診断)に従って抗菌薬を選択する。

(5) 培養検査・感受性検査の結果から，最終的に原因となっている微生物を同定し，できるだけ狭域(▶258ページ)の抗菌薬に変更する。

ただ熱が高いから感染症だろうということではなく，どの臓器が，どの微生物により感染をおこしているのか，どの抗菌薬を使用するか，それぞれについて考え，決めていくことが大原則である。

B｜検査・診断・治療の流れ

感染症の診断・治療は，① 感染臓器の決定，原因微生物の推定，② 病原微生物の決定，③ 治療という流れで行われる(▶図3-1)。

① 感染臓器の決定，原因微生物の推定(初期診断)

1 主訴・症状の確認

感染症の診断は，患者がある症状を訴えたとき，そこから感染症らしい所見を見いだすことから始まる。多くの感染症で発熱がおもな訴え(主訴)となり，

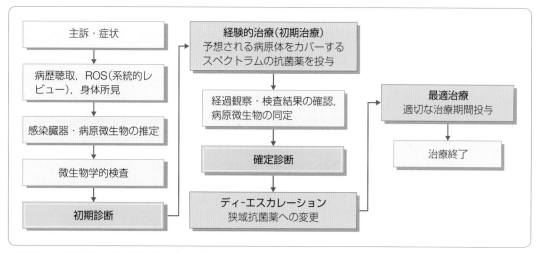

▶図 3-1　感染症における診断・治療の流れ

これにほかの症状が加わることが多い。

　症状の多くは，感染症をおこしている臓器に関係するものであるため，感染臓器を示唆する最も有用な情報の 1 つとなる。たとえば，発熱に頭痛や意識障害などが合併しているときは，頭部の感染症すなわち髄膜炎がまず鑑別にあげられる。のどが痛いときは咽頭炎が，咳（せき）をしているときは肺炎などの呼吸器感染症が考えられる。腹痛は，右上腹部痛なら胆囊炎（のう）・胆管炎が，右下腹部痛なら急性虫垂炎などが疑われる。さらに痛みの程度や発赤，熱感などによっても感染部位を知ることができる。

　また，発熱がない場合もあり，重症感染症ではしばしば低体温を示す。このような場合には，血圧や脈拍，呼吸数などのバイタルサインに異常があらわれることが多い。低血圧や頻脈，呼吸促迫，低酸素血症などが重要なサインとなる。バイタルサインの異常から感染部位を知ることはできないが，重症度を知るための重要な目安となる。

2　病歴聴取

　病歴の聴取では，患者がいつ・どこで・どのような病原微生物に出会ったかを知ることができるように質問する必要がある。潜伏期間の長い病原体もあるため，出生時からこれまでにどのような微生物に出会ったかを想像しながら聴取する。患者の生まれや，どこで暮らしていたのか，外国に行ったことはあるか，いま住んでいるところはどこか，それは都市か山の中か，といった一見関連のなさそうな病歴が，患者と微生物の接点を推理するのに重要である。

出生時〜小児期▶　出生時には，母体から B 群溶血性レンサ球菌や大腸菌が移行し，新生児に髄膜炎をおこすことがある。小児期に接種したワクチンの情報も重要である。たとえば，三種混合あるいは四種混合ワクチンをきちんと接種していればジフ

テリアのリスクはきわめて低い。

シックコンタクト▶ 幼稚園や小学校などで集団生活がはじまってからは，さまざまな病原体と接触する機会ができる。家族や友達，職場に同様の症状を示していた人がいなかったか，という情報(シックコンタクト sick contact)はきわめて重要である。

住んでいる場所・▶ 微生物との出会いを知るためには，住んでいる場所も重要である。たとえば
　日常生活 南房総などの山間地域や山地にはツツガムシというダニの一種が生息しており，これに刺されることによりリケッチアの仲間のつつが虫病オリエンチアによるつつが虫病が引きおこされる。住んでいる場所に加えて，日常生活のなかで山に入ることがあるか，水に入ることがあるかなどは，微生物との出会いを知るための目安となる。

旅行歴▶ 旅行歴も重要である。とくに海外旅行で熱帯地域に行ったなどという場合は，日本国内ではみられないマラリアなどの病気を考える必要がある。

ペットの飼育歴▶ 動物から感染する病気(人畜〔獣〕共通感染症，▶318ページ)については，ペットの飼育歴も聴取する。子ネコを飼っている人が手をひっかかれて脇の下がはれてきたら，バルトネラ-ヘンゼレによるネコひっかき病である。

摂食歴▶ 消化器感染症では，なにを食べたか病原体を知るきっかけになる。血便を伴う下痢がみられ，1週間以内に火を通さない肉を食べていた場合は，腸管出血性大腸菌O157やサルモネラ属，カンピロバクター属などが疑われる。

発症場所▶ 病気がおこったのが病院の外(市中感染)なのか，病院の中(医療関連感染)なのかも，病原微生物を推定するときに必須の項目である。

その他の病歴▶ 患者の免疫能を評価するために，糖尿病があったか，傷はなかったか，好中球減少はないかなどの病歴を聴取する。高齢者が1か月も続く咳と微熱を訴えてやってきたとき，問診で「若いころに肋膜炎にかかった」という病歴が得られれば，結核の疑いがある。

3 ROSの確認

ROS(系統的レビュー review of systems)とは，全身の症状の確認である。主訴は，患者自身が最も気にしていることのみが強調して訴えられることが多い。しかし，患者自身が訴えなかった，あるいは気づいていない症状が，感染部位を推定するための重要なキーワードとなることがある。そのため，頭の先からつま先まで(head to toe)，なにか症状が出ていないかを体系だてて再調査していくことがROSである。たとえば，吐きけを主訴に来院した高齢者のROSで，排尿時痛と血尿，腰背部痛があった場合は，腎盂腎炎が疑われる。

4 身体所見

感染臓器を推定し，診断を行うために病歴聴取と両輪をなすのが，身体所見である。頭の先からつま先まで，どこか感染部位はないか，ある感染症に特徴的な所見はないかに気をつけながら診察する。

たとえば，眼球結膜が血走ったように充血していて，頰粘膜に荒塩をまいたような白点が見られれば，麻疹が疑われる。眼瞼結膜に出血斑があり，さらに指先にもぶつけたりはさんだりしていないのに小さな出血斑があり，心雑音が聞こえる場合には，感染性心内膜炎が強く疑われる。

また，腹部の所見では圧痛の部位により感染部位が推定できる。右季肋部を圧迫しながら深呼吸すると痛みで息が吸えなくなることをマーフィー徴候といい，これは胆嚢炎を示唆する所見である。

5 画像検査

画像検査とは，病気によっておこる解剖学的な変化をさがす検査である。したがって，感染部位を調べるために行われるのが原則である。病歴と身体所見から肺炎が疑われた場合は，胸部単純X線写真で浸潤影をみとめることが多い。また，膿瘍が疑われた場合は，造影CTが非常に役にたつことがある。ただし，画像検査を行わなくても感染部位の確認ができるときは，重症度の評価に必要でなければ画像検査は不要である。

6 検体検査

血液検査や尿検査などの検体検査は，病歴と身体所見から推定した感染部位の裏づけや，疑っている病原微生物のおこす変化を確認するために行う。

たとえば，尿路感染が疑われた場合に尿中白血球数が 10/ HPF(400 倍拡大の 1 視野；high power field)以上確認されれば，膿尿として尿路感染を支持する所見となる。また，髄液の細胞数は髄膜炎の診断に特別に重要な意味をもつ。血液検査はおもに患者の身体の状態を把握するために行われ，貧血や肝障害，腎障害の有無は薬剤の選択や投与量の調節に必要な情報である。

② 病原微生物の決定

病歴や ROS，身体所見から感染臓器と病原微生物を推定したあとは，病原微生物を特定する。細菌感染症に関しては，おもに塗抹検査(グラム染色)と培養検査という 2 種類の検査を行う。

病原微生物は感染部位に存在するため，感染臓器から検体を採取する。細菌感染症を疑い，肺炎であれば喀痰を，尿路感染なら尿を，膿瘍なら膿を採取する(▶262 ページ)。まったく疑われない部位からの検体は採取しない。

1 塗抹検査(グラム染色)

塗抹検査は，検体を直接ガラス板に塗りつけて，グラム染色という方法で染めて顕微鏡で観察する検査である(▶259 ページ)。これにより，原因菌の推定，検体の評価を行う。このときに重要なのは，細菌だけでなく白血球の存在を確

認することである。白血球と一緒にいる菌は，炎症をおこしている原因菌(起炎菌)であると判断できる。すぐに答えが得られるので，抗菌薬を選択する際にはできるだけ塗抹検査を行うのが望ましい。

2 その他の迅速検査

その場ですぐに結果が判明する検査を迅速検査といい，インフルエンザウイルス抗原や，A群β溶血性レンサ球菌に対する迅速検査がよく利用される。

3 培養検査

培養検査は，検体中の細菌を培地で増やして，細菌を同定する検査である。どの抗菌薬が有効なのかを判断し，抗菌薬をより狭域なものに変更するために，**感受性検査**をあわせて行う。培養検査の欠点は時間がかかることであり，結果が得られるのは 2〜3 日後になる。

初期診断のあとは抗菌薬を投与することになるが，微生物検査においては抗菌薬の投与後に検体を採取すると著しく感度が低下するため，培養検査も抗菌薬投与前に検体を採取することが重要である。

なお，重症感があったり，感染部位が特定できない，全身感染症が疑われるなどの場合は，血液培養を必ず行う。

4 検査の妥当性について

検査の性能は，感度と特異度で評価される。ある疾患について検査を行ったときに，疾患をもつ人のうち検査陽性になる確率が**感度**，疾患のない人のうち検査陰性になる確率が**特異度**である。検査を行い，結果が陽性で疾患がある確率を**陽性予測値**，結果が陰性で疾患がない確率を**陰性予測値**という。実際の診療では予測値のほうが重要であるが，これらの確率は**検査前確率**(検査をする前に疾患をもつと考えられる確率)に影響を受ける(▶図 3-2-a)。

インフルエンザウイルス抗原検査は感度 80〜100%，特異度 90〜100% である[1]。仮に検査の感度と特異度を 90% とすると，インフルエンザの検査前確率が 10% 程度の場合に 100 人に対して検査を行うと，陽性の人の 50% はインフルエンザではなく偽陽性となる(▶図 3-2-b)。また，大流行がおきて検査前確率が 90% であるとすると，検査が陰性でもインフルエンザではない確率は 50% にとどまる(▶図 3-2-c)。つまり，流行していないときは検査が陽性でもインフルエンザとはいえず，逆に大流行時は検査が陰性だからといってインフルエンザを否定できないことになる。

このように 1 つの検査で診断をつけようとしたときには，単純に検査陽性で

1) 三田村敬子ほか：感染症迅速診断の実際——インフルエンザウイルス．小児科 44：1875-1883，2003．

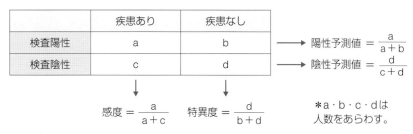

	疾患あり	疾患なし
検査陽性	a	b
検査陰性	c	d

$$陽性予測値 = \frac{a}{a+b}$$

$$陰性予測値 = \frac{d}{c+d}$$

$$感度 = \frac{a}{a+c} \qquad 特異度 = \frac{d}{b+d}$$

＊a・b・c・dは人数をあらわす。

a. 検査の性能

	疾患あり	疾患なし	合計(人)	
検査陽性	9	9	18	陽性予測値 50%
検査陰性	1	81	82	陰性予測値 98.8%
合計(人)	10	90	100	

b. 検査前確率が10%の場合

検査の感度と特異度を90%とした例。

	疾患あり	疾患なし	合計(人)	
検査陽性	81	1	82	陽性予測値 98.8%
検査陰性	9	9	18	陰性予測値 50%
合計(人)	90	10	100	

c. 検査前確率が90%の場合

検査の感度と特異度を90%とした例。

▶図 3-2　検査前確率による影響

あれば疾患があり，陰性であればないとはいえない。検査前確率の影響を大きく受けることをよく理解して検査を行う必要がある。

③ 治療

1 初期治療

　感染症の治療は，培養検査の結果が得られる前に開始される。これを**経験的治療 empiric therapy（エンピリック治療）**または**初期治療**とよぶ。初期治療においては，すでに初期診断によってあらかじめ感染臓器と原因菌の予想はついているため，患者の全身状態を加味して使用する抗菌薬を選択する。

　治療を成功させるため，想定される原因菌をすべて対象とする（カバーする）ように，多種類の細菌に対して効果のある抗菌薬を用いる。これを**広域抗菌薬**（▶270ページ）とよび，治療の初期では，広域抗菌薬が選ばれることが多い。

2 経過観察

　治療が有効かどうかの経過観察は，診断時に判断した感染臓器に特異的な目安を目標に行うことが重要である。たとえば肺炎の場合，呼吸数や酸素飽和度，喀痰の量などは，肺炎がよくなれば改善し，わるくなると悪化する。一方，発

熱やC反応性タンパク質(CRP)などは，肺炎だけでなく尿路感染や薬剤の副作用でも数値が上下する。このような非特異的な指標だけを目安にしない。

3 検査結果の確認と治療薬の変更

培養の結果から細菌名と感受性が判明した場合，結果に従って，初期治療で投与している広域抗菌薬から，菌種に応じた感受性のある薬剤のなかで最も狭域の抗菌薬(狭域抗菌薬，▶271ページ)に変更する。これを**ディ-エスカレーション** de-escalation という。原因菌に標的をしぼった治療は，**最適治療** definitive therapy ともいわれる。

そのあとは治療効果をみながら，臓器と微生物，患者の状態からあらかじめある程度予定した期間抗菌薬を投与し，状態がよければ治療を終了とする。

4 耐性菌の問題と培養検査の意義

経験的治療(初期治療)で選択した広域抗菌薬で治療ができるにもかかわらず，なぜ培養検査を行わなくてはならないのだろうか。

耐性菌の問題▶　細菌は，環境がわるくなるとなんとか生きのびようと自分たちの性質を変化させる。抗菌薬が作用する環境では，薬がきかないようなしくみを発達させる。これを**耐性**(薬剤耐性)といい，性質の変化した細菌を**耐性菌**(薬剤耐性菌)とよぶ(▶272ページ)。メチシリン耐性黄色ブドウ球菌(MRSA)に代表されるような耐性菌が原因菌となった場合は，その疾患の治療が困難になる。抗菌薬を使用すれば，必ず耐性菌が出現すると考えるべきである。

広域抗菌薬による初期治療を続けることは，いま目の前にある感染症は治療することができたとしても，将来の感染症治療をむずかしくしてしまうことにつながる。患者が次に感染症をおこしたときは，耐性菌が原因になっているかもしれない。また，医療関連感染の原因として耐性菌が増え，治療が困難になる場合もある。さらには，国レベルで抗菌薬の使用量が増えると，耐性菌の発生率が上昇する。

できるだけ耐性菌を出さないように感染症の治療を行うためには，狭域抗菌薬を選んで使用することが必要となる。可能な限り狭域な抗菌薬を用いることで，ほかの細菌が耐性化することを防ぐことができる。もし原因菌が狭域抗菌薬に対して耐性をもったとしても，より広域な抗菌薬で治療することができる。つまり「次の一手」が残っているのである。そのためにも培養検査と感受性検査が重要である。

アンチバイオ▶
グラム　施設により頻繁に使用される抗菌薬は異なるため，それぞれの施設において，各細菌の抗菌薬に対する反応性(**薬剤感受性率**)は異なる。施設ごとに，細菌別および抗菌薬ごとに薬剤感受性率を算定したものを**アンチバイオグラム**(**薬剤感受性率表**)という。初期治療においては，自施設のアンチバイオグラムを知ることで，予想される細菌に関する適切な抗菌薬を選択することができる。

　一般的には感受性率が90％以上の薬剤を選択することが望ましいが，実際には患者の状態により感受性率が最も高い薬剤を選択しなくてもよい場合もある。たとえば，蜂巣炎（蜂窩織炎）の患者には黄色ブドウ球菌を予想して，標準治療薬であるセファゾリンが選択されるが，セファゾリンは感受性率100％ではない。蜂巣炎で患者が死亡することはないため，感受性率100％のバンコマイシンではなく，より狭域なセファゾリンが選択される。

C 検査の実際

　微生物学的検査は，検体採取の仕方でその結果が大きく異なってくる。検体の採取は看護師が担うことが多く，正しい検体採取法を身につける必要がある。

① 塗抹・培養検査

　塗抹検査・培養検査は，病原体を直接見つけるための検査法である。身体のどの部分から検体を採取したかによって，結果の判断が異なる。

　また，検体は無菌部位から採取されたものと常在菌の存在する部位から採取されたものとに分けられる。無菌部位から採取された検体から細菌が検出された場合は，基本的にはすべて原因菌と考える。しかし，常在菌の存在する部位から採取された検体は，つねに常在菌による汚染（コンタミネーション contamination）を受ける可能性があり，正しく採取されたものでなければ，細菌が検出されても原因菌とは判断できない。

輸送法・保存法▶　検体の輸送と保存を適切に行うことも，正しい検査結果を得るためには重要である。一般的には，採取後できるだけ早く検査室に輸送することが望ましい。

　淋菌や髄膜炎菌が疑われる検体は，冷蔵庫などで冷やしてはいけない。これらの原因となるナイセリア属の細菌は低温に弱いため，冷やすと培養できなくなる。

1 塗抹検査（グラム染色）

検査の役割▶　グラム染色の役割は2つある。1つは迅速検査としての役割であり，10分程度で原因菌の推定ができる。グラム染色で黒っぽい紫色に染色されるのがグラム陽性菌，赤く染色されるのがグラム陰性菌である（▶図3-3）。

　もう1つの役割は検体の評価である。喀痰や尿などは，常在菌の存在する場所から採取されるので通常は無菌ではなく，これを培養すれば原因菌ではないものも検査結果として提示されてしまう。炎症がおきているところには白血球が滲出してくるため，グラム染色で白血球の有無を確認することにより，炎

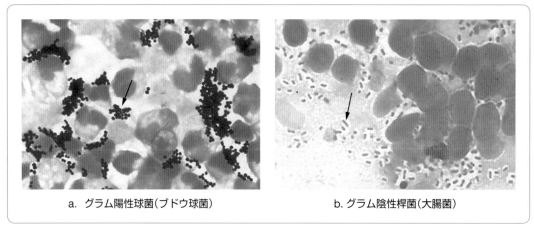

a. グラム陽性球菌(ブドウ球菌)　　　　　　　b. グラム陰性桿菌(大腸菌)

▶図 3-3　グラム陽性菌と陰性菌

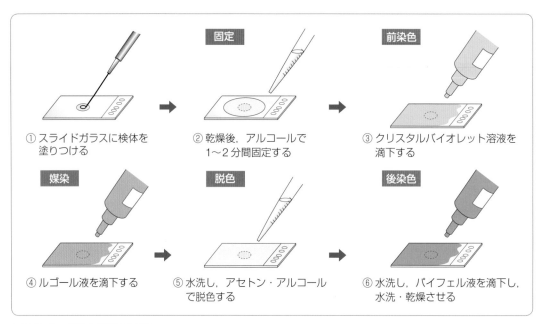

▶図 3-4　グラム染色の手順

症をおこしている菌かどうかが判断できる。たくさんの白血球とともに見られる菌は，原因菌と考えてよい。場合によっては，菌が貪食された像が見られる。反対に白血球のない検体から培養で検出された菌は原因菌ではなく，おもに常在菌からなる汚染菌であると考えられる。

検査法▶　グラム染色では，クリスタルバイオレット溶液とルゴール液(ヨウ素・ヨウ化カリウム溶液)で前染色が行われ，脱色後，パイフェル液などで後染色が行われる(▶図3-4)。

評価法▶　評価は，おもに以下の2つの観点から行われる。

[1] 原因菌かどうかの判断　グラム染色は常在菌のいるところから採取された

▶表3-1 ゲックラーの分類

群別	細胞数/1視野(100倍)		品質評価
	白血球	扁平上皮細胞	
1	<10	>25	唾液
2	10〜25	>25	唾液
3	>25	>25	痰と唾液
4	>25	10〜25	ほぼ良質痰
5	>25	<10	良質痰
6	<25	<25	希釈

顕微鏡100倍レンズの1視野あたりで計算される。白血球が多く扁平上皮細胞の少ない4・5群が培養に適した良質の喀痰であると判断される。

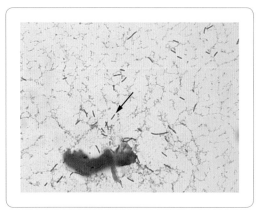

▶図3-5 尿グラム染色(矢印がグラム陰性桿菌)

検体が培養に適しているか(原因菌か汚染菌か)の判断に利用される。

とくに喀痰には口腔内の常在菌が混入することが多く，そのまま培養した場合は原因菌とまったく関係のない細菌が検出されてくる可能性が高い。そのため喀痰の質の評価としてゲックラー Geckler の分類が用いられる(▶表3-1)。

口腔内の粘膜は扁平上皮であり，気管より奥の線毛上皮とは異なる。そのため喀痰中に多数の扁平上皮が混入しているものは，口腔内の唾液が混入していると判断できる。逆に肺炎の感染巣では白血球が浸潤してくる。多数の白血球とともに菌が見えれば原因菌であると推定できる。ゲックラーの4・5群が培養において原因菌が検出できる喀痰である。3以下の場合は口腔内の常在菌が混入しており，培養された細菌は原因菌とはいえない。

尿のグラム染色では，そのまま滴下・乾燥させた検体において白血球が見えれば膿尿があると判断できる(▶図3-5)。白血球がまったく確認できない場合は，培養で見いだされた細菌が原因菌である可能性は低いと判断できる。

[2] 色と形による分類　グラム染色では，細菌を色と形の指標で分類する。グラム陽性・陰性，球菌・桿菌の組み合わせで4つのカテゴリに分類されるが，病原菌としてはほとんどがグラム陽性なら球菌(グラム陽性球菌)，陰性なら桿菌(グラム陰性桿菌)である。感染部位とグラム染色所見から，菌種の推定ができる。

これらの鑑別により，使用する抗菌薬をかなりしぼり込むことができ，治療方針の決定に役だつ。

無菌部位からの▶
検体　　　　　無菌部位から採取された検体では，細菌が観察されたら基本的にはすべて原因菌と考えてよい。髄液，および穿刺や手術で採取した膿などがこれにあたる。

通常は単一の菌が原因となっていることが多いが，腹腔内や軟部組織などの感染では複数種の細菌が同時に感染の原因となることがあり，グラム染色でも多種類の細菌が確認できる。このような場合では，そのなかに嫌気性細菌が同

時に存在することが多く、培養では見つからないことも多い。このため感染部位から嫌気性細菌の関与が推定され、複数種の細菌が見られる場合は、培養で見つからなくても嫌気性細菌を同時に治療の対象とすることを検討する。

染色されない菌▶　マイコプラズマなどは細胞壁がないため、グラム染色で染まらない。また、小さなグラム陰性桿菌のレジオネラ属や、細胞壁の構造が特殊な結核菌も染まりにくい。肺炎の患者から得られた喀痰で、白血球を多数みとめるが細菌が見えない場合は、これらの可能性を考える。結核菌を疑う場合は、後述するチール−ネールゼン染色(▶265ページ)を行う。尿道炎の患者で白血球しか見られないときは、クラミジア尿道炎の可能性を考える。

2　培養検査

検査の役割▶　培養検査の役割は、菌種の特定、ならびに感受性検査によりどの抗菌薬が有効か無効かを判断することである。検出された菌によって検査室で適切な薬剤の組み合わせが選ばれ、感受性検査の結果が報告される。検体により培養検査の方法が異なる。

● 検体の採取

◉ 血液培養

血液 10 mL 中に含まれる細菌の数は数個から数十個とされ、採血量が少ないと細菌が検体に含まれない可能性が高くなる。このため、1ボトルあたり 8〜10 mL の血液を採取することが推奨される。

使用されるボトルには、酸素が存在すると死滅する嫌気性細菌用のものと、酸素が存在しても増殖できる好気性細菌用のものの2種類がある。この嫌気・好気ボトルを1本ずつで1セットとして提出する。

血液培養は可能な限り最低2セット提出する。これには2つの理由がある。

1つは検出率を上げるためである。血液培養の感度は採血量に最も影響を受ける。1セットより2セット、2セットより3セットの方が検出率が上がるが、4セット以上での検出率はあまり上昇しないとされている。

もう1つの理由は、汚染菌かどうかの判断をするためである。血液から細菌が検出された場合は、原則としてすべて原因菌として扱う。ただし、皮膚を穿刺したときには、皮膚に常在する細菌がまぎれ込む(汚染される)可能性がある。たとえば、皮膚常在のコアグラーゼ陰性ブドウ球菌(CNS)は、カテーテル関連感染症の原因菌として最も多い。CNSが原因菌か汚染菌かを判断する際に、1セットのみ陽性の場合は通常は汚染菌として扱い、2セットとも陽性の場合は原因菌として扱うことが多い。

検体採取は清潔操作で行う。皮膚は70%アルコールで一度消毒したあと、ポビドンヨード、またはクロルヘキシジンでもう一度消毒する。ポビドンヨードは消毒効果を発揮するのに約2分を要するため、十分な時間をとって作用さ

せることが重要である。その後は清潔操作で約20 mLの採血を行い，嫌気ボトルに10 mL，好気ボトルに10 mLずつ分注する。採血時にシリンジに残った空気が入らないように，嫌気ボトルから分注する。この際，採血したときの針をかえる必要はない。ボトルのゴム栓は滅菌が保証されていないので，キャップを外したときに清潔なアルコール綿でよくふいて消毒しておく。

これと同じ作業を別の部位から行い，あわせて2セットの検体を提出する。採血時の皮膚常在菌の混入を防ぐために，常在菌の多い鼠径部からの採血はできるだけ避ける。

◉ 髄液・その他の穿刺液

髄液の採取は，医師が腰椎穿刺にて行う。一般検査用とは別の試験管に培養用として採取する。採取された検体はできるだけ早く検査室に届ける。その際には，冷蔵しないことが重要である。

胸水や腹水，閉鎖膿などの穿刺についても，医師が行う。検体の採取は滅菌操作によって行われる。髄液以外の穿刺液は嫌気性細菌検索のため，嫌気容器に入れて提出する。

◉ カテーテル先端培養（カテ先培養）

清潔操作で抜去した中心静脈カテーテルの先端5 cmを滅菌したハサミで切断し，嫌気容器または滅菌試験管に入れて提出する。このとき，生理食塩水は入れない。

◉ 喀痰

自己喀出可能な患者に，滅菌用器を渡して採取する方法が多く行われているが，これは避けるべきである。喀痰は常在菌の混入が大きな問題になるため，看護師や医師などの医療従事者が患者に付き添って採取するべきである。

歯みがきができる患者には採取前に歯みがきを行い，できない場合は含嗽や口腔ケアを行い，できるだけ口腔内をきれいにした状態で痰を喀出してもらう。

喀痰が出ない場合には誘発法を行う。これは3〜10%の高張食塩水を下気道まで吸入してもらい，浸透圧差によって喀痰をつくる手技である。注射用の10% NaCl溶液1アンプルと注射用水を1〜2アンプルずつ混合して3〜5%の食塩水40〜60 mLを作製する。これを超音波ネブライザーに30 mL以上入れて，すべて吸入してもらう。圧縮空気を利用したジェット式ハンドネブライザーは，粒子が大きすぎて下気道まで到達しないため用いない。

喀痰の評価方法 ▶ 喀痰の肉眼的評価には，ミラー–ジョーンズ Miller & Jones の分類が用いられる（▶表3-2）。粘液状の唾液成分と，膿状の喀痰成分の比率により分類され，膿状の部分が多いものが有用な検体と評価される。培養には少なくともP1以上のものを使用することが望ましく，M1またはM2であった場合は，喀痰を採取し直すのが原則である。

◉ 開放膿・褥瘡

表面を擦過して得られた細菌は原因菌でない可能性が高いため，スワブ（滅

▶表 3-2　ミラー–ジョーンズの分類による喀痰の評価

M 1：唾液，完全な粘液痰
M 2：粘液痰の中にわずかに膿性痰が含まれる
P 1：膿性部分が全体の 1/3 以下の痰
P 2：膿性部分が全体の 1/3〜2/3 の痰
P 3：膿性部分が全体の 1/3〜2/3 の痰

菌綿棒）で表面をこすって採取することは避けるべきである。膿がたまっていれば，できるだけ奥のほうから注射器などを用いて吸引したり，壊死組織をハサミで切断するなどして採取される。

● 尿

　通常は，中間尿を提出する。外尿道口を清拭し，出はじめの尿（初尿）は廃棄して中間尿を採取する。ただし，遺伝子増幅法（PCR 法）などによって淋菌やクラミジアによる尿道炎を診断することが目的の場合は，初尿を用いる。

● 便

　入院 3 日目以降の患者の便は，基本的に培養に適さない。入院してから発症する下痢の原因として最も多いのはクロストロリディオイデス–ディフィシル感染（CDI）であり，これは通常の便培養では診断できないからである。便の培養で検出するべき原因菌は，サルモネラ属やカンピロバクター属，病原性大腸菌，赤痢菌などで，いずれも通常は入院後に病院の食事をとっていれば感染がおこらないはずである。

　下痢を主訴に入院した患者の便は，培養の対象になる。便潜血検査と異なり，ある程度の量が必要となる。採便においては，できればポータブル便器などに排泄された便を用いる。

● 培養の実際

● 培養の方法

　検体を寒天培地に塗りつけ，35〜37℃で一晩おく。すると細菌が増殖して小さなかたまりをつくる。これをコロニーとよび，1 つの細菌から 1 つのコロニーができる。さらにこのコロニーを細い棒の先で触れると，1 種類だけの細菌をつり上げることができる。その菌を用い，さらに自動分析器などによって菌種の同定と感受性検査を行う。

　このため，検体提出から結果の報告までは最低 1〜2 日間かかる。細菌の増殖がわるかったり，同定に詳しい検査が必要な場合は，さらに時間がかかる。

● 血液培養

　血液に含まれる細菌の数は少ないため，通常の培養では細菌を検出できない。そのため専用のボトルに採血し，細菌を増殖させて検出する。細菌を増殖させたあとは，ほかの検体と同様の培養作業を行う。ボトルでの増殖に時間を要するため，結果の報告までは，ほかの検体より 1 日以上多くかかる。

● 血液以外の培養

検体により目的とする細菌が異なるので，それに合わせた寒天培地を用いる。培養に特殊な培地が必要で，頻度の低いものは，通常の検査(ルーチン)では検索されない。そのため，レジオネラ属やカンピロバクター属，百日咳菌などを目的とした場合は，あらかじめ検査室に連絡しておく。

3 抗酸菌検査

抗酸菌塗抹検査▶ 抗酸菌塗抹検査には，いわゆる抗酸菌染色である**チール-ネールゼン** Zie-hl-Neelsen 染色(Z-N 染色)と**蛍光染色**がある。どちらも遠心による集菌法が推奨されている。蛍光染色は簡便であり低倍率の顕微鏡で検査を行うことができ，時間も短縮できる。しかし，蛍光染色のみでは抗酸菌以外のものが染色されることがあるため，陽性となった場合は Z-N 染色で確認することが必要となる。

　従来，抗酸菌塗抹検査の半定量評価としてガフキー号数 Gaffkey scale が用いられていたが，現在では国際的な表記である＋(プラス)と－(マイナス)による記載法に変更されている(▶表3-3)。抗酸菌が検出できない場合は－，すべての視野を観察してわずかに見えるものは±，それ以上のものを 1＋から 3＋に分けて評価される。±は偽陽性の可能性があるため，再検査することが推奨される。

　喀痰塗抹検査で－の症例は排菌陰性であり，感染性はないと判断される。結核を発症していても，「うつらない結核」であり，空気予防策は不要である。陽性になった場合，それが結核菌か非結核抗酸菌かを確認するために，核酸増幅法による抗酸菌同定検査を行う。非結核抗酸菌の場合，空気予防策は不要である。

核酸増幅検査▶ 核酸増幅検査とは検体中の病原体の遺伝子を構成する核酸を増幅して調べる検査で，PCR法がよく知られている。結核菌の場合，感度は70%程度と培養法とほぼ同じであり，陰性である場合でも結核の否定には使えない。最も適切な利用法は，塗抹検査で抗酸菌が見えたときに，結核菌か非結核抗酸菌かの鑑別に用いることである。

培養検査▶ 抗酸菌培養には，小川培地という固形の培地を使う方法と，液体培地を用い自動的に検出する方法がある。結核菌は増殖に時間がかかるため，小川培地を

▶表 3-3　塗抹染色の記載法

記載法	蛍光法(200倍)	チール-ネールゼン法(1000倍)	ガフキー号数
－	0/30 視野	0/300 視野	G0
±	1～2/30 視野	1～2/300 視野	G1
1＋	1～19/10 視野	1～9/100 視野	G2
2＋	≧20/10 視野	≧10/100 視野	G5
3＋	≧100/1 視野	≧10/1 視野	G9

用いた方法では菌の検出に 4～8 週間必要となる。液体培地では約 2 週間程度で検出が可能であり，利用可能であればこちらの方法が望ましい。

　培養に引きつづいて感受性検査を行い，薬剤耐性結核菌かどうかの判定を行う。

IGRA 試験▶　インターフェロン-γ 遊離試験(IGRA 試験)は，従来のツベルクリン反応にかわる血液検査で，潜在結核(結核菌を保菌しているが発症しない状態)の診断に有用である。結核菌が最初に体内に入った際にリンパ球がそれを記憶していて，2 回目以降，結核菌の抗原によってリンパ球が再度刺激されると，インターフェロンγ という物質を放出する。IGRA 検査はこの性質を利用したものである。採血して集めたリンパ球を培養し，人工的に結核菌の抗原を投与し，産生されるインターフェロンγ の量を測定する。結核菌を体内に持つ場合(感染の既往がある場合)，インターフェロンγ が大量に産生されるので陽性となる。ただし，結核の活動性判定などには利用できない。

② 迅速抗原検査

　細菌やウイルスの抗原を直接検出するキットを用いて，迅速抗原検査が行われている。その多くはイムノクロマトグラフィという方法による。キットは，検体を濾紙に滴下し，抗原があれば試薬と反応してラインが浮かび上がるものなど，視覚的に判定できるように工夫されている。インフルエンザウイルスや，A 群溶血性レンサ球菌，肺炎球菌，レジオネラ菌などに対するキットがある。肺炎球菌とレジオネラ菌の尿中抗原検査は，尿中に菌体の一部が排出されることを利用している。

　これらの検査は，特異度は非常に高いが感度はそれほど高くないので，陽性であれば診断が確定するが，陰性であっても否定はできない。

③ 真菌抗原検査

　皮膚以外の臓器に感染する深在性真菌感染症は，培養に要する検体を臓器から直接採取する必要があるが，非常に困難である。そのため診断がきわめてむずかしく，培養によらない検査が模索されている。

　現時点では，真菌の菌体成分の一部である β-D-グルカンと，アスペルギルス属の菌体成分であるガラクトマンナンが，検査に有用とされている。しかし，これらは真菌感染を直接証明するものではなく，高値を示した場合に真菌感染の確率が高いと判断するものであり，補助診断としての利用にとどまる。

④ 抗体検査

　　抗体検査とは，感染症が生じた際に血液中に産生される抗体を測定し，特定の感染症にかかったかどうかを調べる検査である。一般に培養できないウイルス性疾患の診断などに用いられる。感染が成立してから身体が反応して抗体を産生するまでに時間がかかるので，すぐには診断に利用できない。

　　抗体には感染初期に産生される IgM と，感染後 1〜2 週間して産生される IgG がある。IgG は感染が治癒しても長期間残るため，1 回の測定だけでは，その時点の感染により産生されたものかどうかの判定ができない。このため，感染初期と感染してから 2〜4 週後の 2 回採血を行い（ペア血清），同時に抗体価を測定する。4 倍以上の抗体価の上昇があれば，現時点での感染と判断する。IgM が測定可能な場合は，1 回の採血でも著明な上昇をみとめれば，現時点での感染と判断してよい。

⑤ 毒素の検査

　　微生物そのものではなく，微生物が産生する毒素を測定する検査もある。臨床的に重要なものとしては，クロストリディオイデス-ディフィシルの産生する CD トキシンと，腸管出血性大腸菌（EHEC）の産生する志賀様毒素（ベロ毒素）がある。

　　便中の CD トキシンを測定して，クロストリディオイデス-ディフィシル感染症（CDI）の診断に用いる。トキシン A とトキシン B があり，測定キットが使用可能である。

　　志賀様毒素は O157：H7 に代表される腸管出血性大腸菌の産生する毒素で，溶血性尿毒症症候群（HUS）を引きおこすとされる。詳細な検査については，保健所を通じて都道府県の衛生研究所などに依頼することが多い。

⑥ 原虫・寄生虫検査

　　蟯 虫や原虫といった寄生虫の検査は，それぞれの疾患により検査法が異なる（▶324 ページ）。直接虫体や虫卵を検出する方法と，血清学的診断法（抗体検査）がある。

⑦ 分子生物学的検査（遺伝子検査）

　　近年，PCR 法や LAMP 法といった核酸増幅法（遺伝子増幅法）を用いた遺伝子による微生物検査が数多く臨床応用されるようになった。従来の HIV や肝炎ウイルス，結核菌，淋菌，クラミジアなどに加え，クロストリディオイデ

スーディフィシル，マイコプラズマ-ニューモニエ，百日咳菌，レジオネラ属，SARS-CoV-2（新型コロナウイルス）などの同定も利用可能となっている。

　血液培養ボトルが陽性になった場合，そこから主要な菌種の同定を遺伝子で行うためのキットが使用可能となっており，保険が適用されている。また，呼吸器関連の複数種のウイルスや細菌の遺伝子を同時に核酸増幅検査でとらえるキットや，診察室などで簡単に短時間で遺伝子検査ができる装置などが開発されている。これらのうち，保険収載されたものもあるが，コストが高い点が問題である。従来検査をすべて遺伝子検査におきかえることはできないため，専門家と相談して，どの検体に対して遺伝子検査を行うかを決める必要がある。

ゼミナール
復習と課題

❶ 広域抗菌薬と狭域抗菌薬の違いについて，使用される時期とその目的について述べよ。

❷ 血液培養において，必ず2セット提出する理由を述べよ。

❸ ある感染症の検査前確率が80％のときと20％のときについて，感度90％・特異度90％の検査を行った際の陽性予測率と陰性予測率をそれぞれ計算せよ。また，その結果から，検査前確率が診断に及ぼす影響について述べよ。

❹ 喀痰の採取において，看護師や医師などが確認しながら行う必要があるのはなぜか。

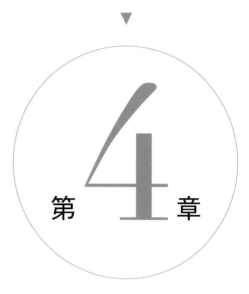

第4章

治療

| 本章で学ぶこと | □各種抗菌薬の特徴や副作用，投与の際に注意すべきポイントを理解する。 |
| | □一次予防・二次予防について，その適応と内容を理解する。 |

A 感染症治療の原則

感染症診療の流れ▶ 　感染症診療の大きな流れは，①症状のある患者について，診察や検査所見によってどの臓器の感染症かを考え（▶252ページ），②病原体をつきとめるために培養やその他の検査を行い（▶255ページ），③ある程度あたりをつけたところで想定される病原体に対する抗菌薬などで治療を行う，というものである。

　感染症診療は，最初から病原体が判明している場合が少ないという特徴がある。培養検査の結果が出るには数日を要する。その間，治療を待てる場合もあるが，待てない場合のほうが多く，その場合は原因菌を予想して治療を開始する（**経験的治療，エンピリック治療**，▶257ページ）。

　重症患者では，想定される原因菌を網羅的にカバーする広域抗菌薬で治療を開始することが多い。そして培養検査の結果が出て病原体が判明したところで，それに合った抗菌スペクトルの狭い抗菌薬（狭域抗菌薬）に変更する（**ディ-エスカレーション**）。これによって最適な治療を行うことができる（▶258ページ）。

B 抗菌薬

① 抗菌薬総論

　微生物によって産生され，細菌や真菌の発育や増殖を阻害する物質を総称して**抗生物質**という。微生物により産生される抗生物質のほかに，実際には人工的に合成されたものも含めて**抗菌薬**と総称する（▶表4-1）。抗菌薬，抗真菌薬，抗ウイルス薬，抗寄生虫薬をまとめて，抗微生物薬とよぶこともある。

1 抗菌スペクトル

　抗菌薬は試験管内において，複数の種類の細菌に対して増殖阻止作用を示す。その作用のおよぶ微生物の範囲を**抗菌スペクトル**（抗菌スペクトラム）とよぶ。

　多くの細菌に対して広く活性をもつものを**広域スペクトラム**（広域抗菌薬

▶表4-1　日常的に用いられる抗菌薬

1. βラクタム剤：ペニシリン系, セファロスポリン系, モノバクタム系, カルバペネム系	6. グリコペプチド系(バンコマイシン, テイコプラニン)
2. マクロライド系	7. リポペプチド系(ダプトマイシン)
3. アミノグリコシド系	8. オキサゾリジノン系(リネゾリド, テジゾリド)
4. フルオロキノロン系	9. クリンダマイシン
5. テトラサイクリン系	10. メトロニダゾール
	11. ST合剤(サルファメトキサゾール・トリメトプリム)

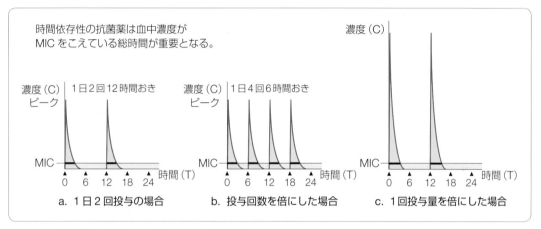

▶図4-1　抗菌薬の投与スケジュールと血中濃度

broad spectrum antibacterial)といい[1]，その代表がカルバペネム系抗菌薬である。一方，ペニシリンGのように，相対的に狭い範囲に効果を示す抗菌薬を**狭域スペクトラム**(狭域抗菌薬 narrow spectrum antibacterial)とよぶことが多い。あくまで相対的な概念で絶対的な定義はない。また，広域スペクトラムをもつ抗菌薬のほうが狭域スペクトラムの抗菌薬よりも「強い」わけではない。

2　時間依存性と濃度依存性

　　抗菌薬は，薬理作用の発現の仕方から，大きく**時間依存性**のものと**濃度依存性**のものの2つに分けられる。

時間依存性抗菌薬▶　　抗菌薬が細菌の発育を抑えることのできる血中濃度の最小値を，**最小発育阻止濃度** minimum inhibitory concentration(**MIC**)という。時間依存性の薬物は，抗菌薬の血中濃度がMICよりも高い時間が長いほど効果が高い。代表的なものに，ペニシリン系やセファロスポリン系などのβラクタム剤がある。血中濃度を長く保つには，1回投与量を増やすよりも頻回投与が必要になる(▶図4-1)。

濃度依存性抗菌薬▶　　これに対して濃度依存性の薬物は，抗菌薬の濃度が高いほど効果が高い。フルオロキノロン系やアミノグリコシド系が代表的なものである。血中濃度を上

---

1)　もともとはグラム陽性細菌とグラム陰性細菌の両者に効果のあるものを広域スペクトラムとよんでいた。

げるためには，1回投与量が十分であることが大切になる。

3 代謝・排泄

抗菌薬のおもな排泄経路としては，腎臓と肝臓がある。腎機能障害のある患者では，腎排泄の抗菌薬の使用にあたっては1回投与量を減量するか投与間隔を空ける必要がある。同様に肝障害のある患者では，肝排泄の抗菌薬を減量する必要があるが，これについては現在のところよい指標がない。

▶血中濃度
モニタリング　アミノグリコシド系やグリコペプチド系は治療域と副作用発現域(中毒域)が近いので，**血中濃度モニタリング**が必要となる。投与直後の血中濃度を**ピーク値**(最高血中濃度)，次回投与直前の血中濃度を**トラフ値**(最低血中濃度)とよぶ。

4 副作用(アレルギー)

抗菌薬の副作用のなかで，アレルギーは比較的頻度が高い。軽い蕁麻疹程度のものから重症のアナフィラキシーまで重症度の幅は広い(▶51, 93ページ)。

抗菌薬を内服したあとにみられる吐きけ・嘔吐，下痢などの症状をアレルギーと認識している患者は少なくないが，これは本当のアレルギーではない可能性が高い。アレルギーではない症状に対してアレルギーという診断が下されてしまうと，患者は今後，本来使用すべき薬剤が使用できなくなってしまう。患者の訴えるアレルギーが本当にアレルギー反応かどうかは，病歴で確認する必要がある。

本当のアレルギーの可能性が高い病歴は，粘膜病変があった場合や臓器障害を伴っていた場合，入院した場合，アドレナリンを使用していた場合，点滴または内服の副腎皮質ステロイド薬を使用していた場合，皮膚生検を行ったことのある場合などである。なお，アレルギー反応は，抗菌薬だけではなく，いかなる薬物でもおこる可能性があり，また，薬物の投与量にかかわらずおこりうる(▶93ページ, 表5-5)。

アレルギー反応の発現を予測するためには，事前のアレルギー歴の聴取が必須だが，アレルギーの既往がなくてもおこりうるため，早期発見とアナフィラキシーへの適切な対処が日常的にできるようになっておくことが大切である。

5 薬剤耐性獲得

病原体となる微生物のなかには，抗菌薬に対する**耐性**(薬剤耐性)を獲得することにより，抗菌薬の効果を無効とするものが知られている(▶338ページ)。薬剤耐性獲得の機序にはさまざまなものがある。

[1] **酵素による不活化**　微生物により抗菌薬を不活化する酵素が産生される。ある種の耐性菌が産生するβラクタマーゼは，後述するβラクタム剤のβラクタム環を分解して薬効を失わせる。

[2] **外膜変化による透過性低下**　病原体をおおう外膜を変化させることにより，

抗菌薬が病原体の細胞質内に入りにくくなる。

[3] **排出ポンプ**　ポンプにより，微生物の細胞内に入ってきた抗菌薬を細胞外へくみ出す。

[4] **薬物作用点の変化**　DNA や RNA の変異により，抗菌薬の作用点が変化する。

② βラクタム剤

作用機序▶　βラクタム剤は，細菌の細胞壁の合成を阻害することにより，細菌の増殖過程で殺菌的にはたらき，抗菌活性を発揮する。βラクタム剤には**ペニシリン系，セファロスポリン系，モノバクタム系，カルバペネム系**がある。

耐生菌▶　βラクタム剤は，化学構造のなかに**βラクタム環**とよばれる特殊な環状構造をもつことが特徴である。細菌のなかには，このβラクタム環を分解する**βラクタマーゼ**を産生し，βラクタム剤の抗菌作用を失わせるものもある。さまざまなβラクタム剤が使用されるに伴い，多種多様なβラクタマーゼを産生する耐性菌の存在が問題となっている。

副作用▶　一般的にβラクタム剤は，アレルギーの副作用に注意すれば安全性の高い薬剤である。ヒトの細胞には細胞壁がないため濃度依存性の副作用は少ない。

1 ペニシリン系薬

半減期が短いため，十分な効果を得るためには頻回投与（1 日 4〜6 回）が必要である。

副作用▶　安全性の高い薬物ではあるが，副作用としてアレルギーが問題となる（ペニシリンアレルギー）。先進国では，5〜15％の人がペニシリンアレルギーと診断されているが，その大部分は真のアレルギーではないといわれる。たとえば，消化器症状や頭痛，皮疹はなく，瘙痒（そうよう）のみといった反応は，真のアレルギーでない可能性が高い。

即時型アレルギー反応として最も多いのは蕁麻疹である。重症のアナフィラキシーショックの発現頻度は注射薬で 0.001％，経口薬で 0.0005％といわれる。βラクタム剤のアレルギーは交差反応をおこすことがあるため，アレルギー歴の聴取は重要である。

即時型アレルギー以外にも，スティーブンス-ジョンソン症候群や，溶血性貧血，顆粒球減少症，血小板減少症，間質性腎炎をおこすことがある。また，大量投与で痙攣（けいれん）発作を誘発することがある。とくに腎不全患者では血中濃度が上昇しやすく，投与量の調整を要する。

各薬剤の特徴▶　[1] **ベンジルペニシリン**　最初に開発された抗菌薬で，グラム陽性球菌に対するものである。耐性菌の問題はあるものの，現在でもペニシリン感受性の肺炎球菌やレンサ球菌感染症，梅毒には第一選択の薬物である。

　　腎機能が正常な場合，血中半減期が約30分であるため，4時間ごと（1日6回）という頻回投与が必要になる。最近では，24時間持続投与を行うこともある。腎排泄であるため，腎不全患者では投与量調節が必要である。

　　[2] アミノベンジルペニシリン（アンピシリン，アモキシシリン）　グラム陽性球菌のほか，一部のグラム陰性桿菌にも活性を示すようになっている。リステリア属や腸球菌，βラクタマーゼ非産生インフルエンザ菌などに用いることが多い。伝染性単核球症患者に投与すると95％以上に全身性の紅斑を生じるので禁忌である。腎排泄であるため，腎不全患者では投与量調節が必要である。

　　[3] 緑膿菌用ペニシリン（ピペラシリン）　緑膿菌に活性をもつように開発された。緑膿菌を標的にする場合は大量投与を必要とする。血中半減期が30〜60分であるため，4〜6時間ごと（1日4〜6回）の頻回投与が必要である。

　　[4] ペニシリン・βラクタマーゼ阻害剤合剤（アンピシリン・スルバクタム，アモキシシリン・クラブラン酸，タゾバクタム・ピペラシリン）　細菌のなかにはβラクタマーゼを産生することによって耐性を発揮するものがある。これらの抗菌薬は，そのβラクタマーゼを阻害することによって耐性菌に対して効果を発揮する。抗菌スペクトルは広く，とくにβラクタマーゼを産生する嫌気性菌（おもにバクテロイデス属）まで含めてカバーするときに用いることが多い。

2 セファロスポリン系薬

　　セファロスポリン系薬[1]は，開発された年代に応じて第1世代から第4世代に分けられるが，臨床的な適応による分類とは必ずしも一致しない。対象となる疾患によって使い分ける必要がある。セファロスポリン系全般の特徴として，腸球菌には無効である。

副作用▶　最も安全に使用できる薬物であるが，副作用としてはアレルギー反応が最も多い。ペニシリンアレルギーのある患者の約2％に交差アレルギーを示すといわれるので注意を要する。アレルギー歴の聴取が重要である。

　　数％に非特異的な抗菌薬関連下痢症がおこる。とくにクロストリディオイデス−ディフィシルがおこす腸炎は重症になる場合がある。ほかには好酸球増多や顆粒球減少症をおこすことがある。

各薬剤の特徴▶　**[1] セファゾリン（第1世代）**　グラム陽性球菌，とくにメチシリン感受性黄色ブドウ球菌やレンサ球菌属に対して効果が高く，皮膚・軟部組織感染症に対して用いられることが多い。市中の大腸菌や肺炎桿菌（クレブシエラ−ニューモニエ），尿路感染の原因となるプロテウス属にも活性をもつ。メチシリン耐性黄色ブドウ球菌（MRSA）には無効である。髄液には移行しないので，細菌性髄

---

1) セフェム系薬とよばれることもある。厳密には，セファロスポリン系薬とセファマイシン系薬を総称したものがセフェム系薬だが，わが国で使用可能なセファマイシン系薬はセフメタゾールのみであり，セフェム系はセファロスポリン系とほぼ同義となっている。

膜炎に使用することはできない。

[2] セフォチアム(第2世代)　セファゾリンよりもグラム陽性球菌に対する活性は弱いが，大腸菌やクレブシエラ属などのグラム陰性桿菌に対する活性は強くなっている。市中の尿路感染症によい適応になる。

[3] セフメタゾール(第2世代：嫌気性菌用)　セフォチアムに比べると嫌気性菌に対する活性が強い。軽症の腹腔内感染症に対して用いられることが多い。厳密にはセファマイシン系薬に分類される。ほかの機序で耐性でなければ，基質特異性拡張型βラクタマーゼ産生菌(ESBL産生菌，▶340ページ)による軽症感染症の治療にも使うことができる。

[4] セフトリアキソン，セフォタキシム(第3世代)　セファゾリンやセフォチアムに比べるとさらに好気性のグラム陰性桿菌に対する活性が強くなっている。緑膿菌はカバーしない。肺炎球菌やレンサ球菌属など大部分のグラム陽性球菌に活性があり，黄色ブドウ球菌にも中等度の活性をもつ。市中肺炎や細菌性髄膜炎の経験的治療に使用されることが多い。

[5] セフタジジム(第3世代：緑膿菌用)　緑膿菌に対してすぐれた活性をもっている。グラム陽性球菌への活性はほとんどない。緑膿菌を標的にする場合に使う薬物で，院内発症の尿路感染症や肺炎で用いることが多い。

[6] セフェピム(第4世代)　緑膿菌を含む好気性グラム陰性桿菌を広くカバーする。肺炎球菌やレンサ球菌属，黄色ブドウ球菌(MRSAを除く)などのグラム陽性球菌にもすぐれた活性をもっている。好中球減少患者の発熱や院内発症の感染症に対して用いることが多い。脳症の原因になることがあるため，投与中の意識障害に注意が必要である。

3 モノバクタム系薬(アズトレオナム)

好気性のグラム陰性桿菌に対してのみ活性をもつ。耐性がなければ緑膿菌感染症にも用いることができる。グラム陽性球菌，嫌気性菌には無効である。原則的にほかのβラクタム剤と交差アレルギーを示さないので(セフタジジムを除く)，βラクタム剤へのアレルギーのある患者に有用である。

4 カルバペネム系薬(メロペネム，イミペネム，ドリペネム)

グラム陽性球菌およびグラム陰性桿菌(嫌気性菌を含む)を広くカバーする。MRSAやクロストリディオイデス-ディフィシル，日和見感染症の原因菌となるステノトロフォモナス-マルトフィリア *Stenotrophomonas maltophilia* などは耐性である。

重症の腹腔内感染症やガス壊疽，壊死性筋膜炎など複数菌による重症感染症に対して用いることが多い。きわめて広域なスペクトルを有しているので，正常細菌叢のほとんどすべての細菌をも殺してしまう。基本的にはほかの薬物がきかないときの最後の手段として温存しておきたい薬物である。多剤耐性菌で

ある ESBL 産生菌にはよい適応になる。

③ マクロライド系薬

作用機序▶　細菌のリボソームに結合してタンパク質合成を阻害することによって抗菌作用を発揮する。

特徴▶　おもな薬物としては，開発された順にエリスロマイシン，クラリスロマイシン，アジスロマイシンがある。新しいものほど消化器系の副作用や薬物相互作用が少なくなって使いやすくなっている。グラム陽性菌などの耐性のメカニズムは世代をこえて同じなので，1つのマクロライド系薬に耐性であればほかのマクロライド系薬にも耐性である。

グラム陽性球菌と一部のグラム陰性桿菌に活性をもつ。従来はペニシリンアレルギーのある患者の皮膚・軟部組織感染症に対して用いられていたが，国内ではブドウ球菌属やレンサ球菌属の大部分がマクロライド耐性になっており，使用できないことが多い。カンピロバクター腸炎や百日咳，マイコプラズマ感染症，レジオネラ感染症，クラミジア感染症に使われることが多い。

安全に使用できる薬物だが，薬物相互作用には注意が必要であり，併用薬を確認する必要がある。

副作用▶　消化管の蠕動促進作用による下痢や嘔吐，腹痛などの副作用があり，エリスロマイシン，クラリスロマイシン，アジスロマイシンの順で強い。発熱や皮疹などのアレルギー反応はどのマクロライド系薬でもおこりうる。QT 延長作用があり，とくにエリスロマイシンの急速静注は禁忌である。

1 エリスロマイシン

消化器系の副作用があることや半減期が短く頻回投与が必要であること，薬物相互作用が多いことから，最近ではほとんど使用する機会はなくなっている。

2 クラリスロマイシン

スペクトルにおいてはほかのマクロライド系薬と大差がない。胃炎・胃がんの原因となるヘリコバクター−ピロリの除菌や非結核性抗酸菌感染症(とくに *Mycobacterium avium* complex〔MAC〕症)に対して用いられることが多い。

3 アジスロマイシン

肺炎マイコプラズマやレジオネラ属，肺炎クラミドフィラなどによる市中肺炎に用いられることが多い。クラミジア−トラコマティスによる尿道炎や子宮頸管炎にも効果がある。また，CD4 陽性 T 細胞が 50/μL 未満の HIV 感染者に対して，MAC 症の予防として用いられる。

マクロライドのなかで最も副作用が少なく，薬物相互作用も少ない。また，

組織内に蓄積するため，投与終了後も組織内濃度が数日維持されるという利点がある。QT延長の副作用およびそれに伴う致死的不整脈に注意が必要である。

④ アミノグリコシド系薬

作用機序▶　細菌のリボソームに結合し，タンパク質合成を阻害することによって殺菌的に作用する。

特徴▶　代表的な薬物には，ゲンタマイシン，トブラマイシン，アミカシン，ストレプトマイシンなどがある。緑膿菌を含む好気性グラム陰性桿菌全般に効果をもつ。腸球菌属やレンサ球菌属，黄色ブドウ球菌には，単独では効果が乏しいが，βラクタム剤と併用することによって相乗効果(シナジー効果)を期待できる。濃度依存性の薬物であるため，1回投与量は十分量を投与する必要がある。

副作用▶　おもな副作用としては，腎毒性，耳毒性，神経筋ブロックがある。血中濃度の治療域と中毒域の幅が狭く，副作用を防ぐためには，血中濃度モニタリングを行う必要がある(▶272ページ)。血中濃度のモニターには，投与後30分の採血によるピーク値(最高血中濃度)と，次回投与前30分の採血によるトラフ値(最低血中濃度)を調べる。ピーク値は臨床的な治療効果のモニターに，トラフ値は副作用のモニターに有用である。

［1］**腎毒性**　バンコマイシンやアムホテリシンB，フロセミドなど，腎毒性をもったほかの薬物と併用するとおこりやすくなる。高齢者や腎不全患者，脱水状態の患者ではとくに腎障害発生のリスクが高く，注意を要する。一般にはアミノグリコシドによる腎障害は可逆性で，投与を終了すれば回復するが，ときに不可逆的な障害を残すことがある。

［2］**耳毒性**　内耳の有毛細胞を傷害することによっておこる。聴覚だけでなく，前庭機能も障害する。そのため，とくに高齢者では転倒のリスクになる。腎障害と違い，耳毒性による障害は不可逆的である。

［3］**神経筋ブロック**　頻度は低いが，急速静注によって呼吸筋の麻痺や弛緩性麻痺をきたすことがあるため，避ける必要がある。30〜60分かけて緩徐に投与すれば回避できる。

使用上の注意▶　βラクタム剤とまぜると不活化されるため同じ溶液中に溶解してはならない。

⑤ フルオロキノロン(ニューキノロン)系薬

作用機序▶　DNA合成阻害作用により抗菌作用を発揮する。

特徴▶　シプロフロキサシン，レボフロキサシン，モキシフロキサシンが代表的な薬剤である。濃度依存性の抗菌薬であり，原則的に1日1回投与(シプロフロキサシンは1日2回)する。経口からもよく吸収される。

抗緑膿菌活性のある抗菌薬のなかで唯一経口薬があるので，大切に使用した

いことから，市中感染症に安易に使うべきではない。

副作用▶　吐きけや下痢，腹部不快感などの消化器系の副作用が一般的である。中枢神経系への副作用として，頭痛やめまい，睡眠障害などがある。痙攣（けいれん）の閾値（いきち）を下げるので，痙攣の既往がある患者での使用は注意を要する。そのほか，光線過敏症や QT 延長，腱炎，アキレス腱断裂，大動脈瘤，大動脈解離の報告もされている。小児においては軟骨障害の懸念があり，一般的には使用されない。妊婦や授乳婦での使用は一般に禁忌とされる。

使用上の注意▶　酸化マグネシウムなどの緩下剤や，アルミニウムを含む粘膜保護薬，鉄剤，カルシウム製剤といっしょに内服するとフルオロキノロン製剤がほとんど吸収されなくなる。少なくとも 2 時間以上，内服の間隔を空ける必要がある。

1　シプロフロキサシン

緑膿菌を含む好気性のグラム陰性桿菌にすぐれたスペクトルをもつ。マイコプラズマやレジオネラ属にも活性をもつ。旅行者下痢症や尿路感染症によく用いられる。とくに前立腺への移行性が良好であり，前立腺炎に推奨される。市中感染症には安易に使用しない。

2　レボフロキサシン

シプロフロキサシンに比べるとグラム陽性球菌への活性が強く，とくに肺炎球菌への活性が強い。マイコプラズマやレジオネラ属，クラミドフィラ属などにも活性をもつため，外来での市中肺炎治療に重宝される。

しかし，フルオロキノロン系薬一般にいえることだが，抗結核菌作用があり，市中肺炎で安易に使うと肺結核の診断を遅らせてしまう危険性がある。

3　モキシフロキサシン

レボフロキサシンのスペクトルに加えて嫌気性菌への活性を有しており，非常に広域な抗菌薬である。ほかのフルオロキノロン系薬が腎排泄なのに対して，モキシフロキサシンのみが肝排泄であり，腎障害のある患者でも投与量の調節が不要である。尿中への排泄がよくないので，尿路感染症には使用しにくい。

⑥ テトラサイクリン系薬

作用機序▶　細菌のリボソームに作用し，タンパク質合成阻害作用をもつ。増殖を抑制するだけの静菌的な抗菌薬である。

特徴▶　おもな薬剤にはミノサイクリンとドキシサイクリンがある。抗菌スペクトルは非常に広く，肺炎や尿路感染症，性行為関連感染症などに使用できるが，ほかに第一選択薬となる薬剤が存在するため，テトラサイクリン系が第一選択になる場合は少ない。ライム病やリケッチア症（つつが虫病・日本紅斑熱）で使用

されることが多い。

副作用▶　吐きけ・嘔吐，下痢などの消化器系の副作用が比較的多い。水を飲まずに内服すると食道に引っかかって食道潰瘍をおこすことがあるため，十分な水を用いて内服する必要がある。ミノサイクリンでは可逆性の前庭神経症状(めまい，運動失調)をきたすことがある。光線過敏症が生じる場合もある。骨の発育障害や歯の色素沈着の報告があり，8歳以下の小児や妊婦には通常使用しない。

使用上の注意▶　経口での吸収は良好であるが，フルオロキノロン系薬と同様，マグネシウム製剤や鉄剤，アルミニウム製剤，カルシウム製剤と一緒に内服すると吸収が阻害されるので，少なくとも2時間以上間隔を空けて内服する必要がある。

⑦ グリコペプチド系薬

作用機序▶　細胞壁合成阻害作用とRNA合成阻害作用をもつ。

特徴▶　薬剤には，バンコマイシンとテイコプラニンがある。グラム陽性菌全般に活性をもつ。とくにMRSAに第一選択とされる。ほかにもβラクタム剤にアレルギーをもつ患者でのグラム陽性菌感染症に使用される。

分子量が大きく，経口薬は腸管からは吸収されないため，通常は静注薬として使用する。クロストリディオイデス-ディフィシルがおこす腸炎には，腸管内濃度が高くなる経口バンコマイシンが使用される。また，腎排泄であるため腎不全患者における投与量調節が必要である。

副作用▶　以前のバンコマイシン製剤は不純物を多く含んでおり，腎障害などの副作用が多かった。最近の製剤では不純物が少なくなっており，単独使用での腎障害は以前と比べると少なくなっている。ただし，高用量の使用では腎障害もおこりうる。また，アミノグリコシド系薬との併用で腎障害が生じやすい。一般に腎障害は可逆的であるとされる。

最も多い副作用としてレッドマン red man 症候群がある。バンコマイシンそのものにヒスタミン遊離作用があるため，急速静注すると顔面・頸部・胸部などに紅潮や蕁麻疹を生じる。バンコマイシンをゆっくり(1時間以上かけて)点滴することにより避けられる。ほかに聴覚障害の副作用もある。副作用発現を防ぐためには，血中濃度を測定し，トラフ値を継続的に測定する必要がある。

⑧ リポペプチド系薬

作用機序▶　細胞壁の合成阻害や細胞膜透過性の破壊など，複数の作用機序をもつ。

特徴▶　薬剤にはダプトマイシンがある。MRSAを含む黄色ブドウ球菌や，レンサ球菌属，バンコマイシン耐性腸球菌を含む腸球菌など，グラム陽性球菌に活性を有する。MRSAによる敗血症，感染性心内膜炎，皮膚・軟部組織感染症などで用いられる。肺サーファクタントで不活化されるので，肺炎の治療には使

用できない。

副作用▶ 消化器症状, 肝機能異常, ミオパチー(血清クレアチンキナーゼ〔CK〕の上昇), まれに好酸球性肺炎などがある。

⑨ オキサゾリジノン系薬

作用機序▶ 細菌のリボソームに結合し, タンパク質合成を阻害する。

特徴▶ 薬剤にはリネゾリドとテジゾリドがある。ほとんどの好気性グラム陽性菌に非常によい活性があり, MRSAとバンコマイシン耐性腸球菌(VRE)にも効果がある。経口薬と静注薬がある。消化管からの吸収は良好で, 経口薬でも高い血中濃度を達成できる。

副作用▶ 吐きけ・嘔吐, 下痢などの消化器症状がおこることがある。血小板減少症や貧血, 白血球減少症は比較的よくおこるが可逆性である。セロトニン受容体阻害薬と併用するとセロトニン症候群(発熱や興奮, 意識状態の変容, 振戦)をおこしうるので併用するべきではない。

⑩ クリンダマイシン

作用機序▶ 細菌のリボソームに結合して, タンパク質合成を阻害する。

特徴▶ 黄色ブドウ球菌やレンサ球菌属に活性をもつ。嫌気性菌にも活性があるが, 嫌気性菌であるバクテロイデス属は耐性を示すものが多くなっている。ペニシリンアレルギーのある患者へのレンサ球菌感染症や軟部組織感染症によい適応がある。そのほか, 誤嚥性肺炎や肺化膿症などの横隔膜上の嫌気性菌が関連する疾患にも用いられる。経口薬でもよく吸収される。肝排泄であり, 腎不全患者でも原則として投与量を調節する必要はない。

副作用▶ クロストリディオイデス–ディフィシル感染症(CDI)を引きおこすリスクが高く, 下痢症などの腸炎を生じる患者も多い。急速静注により心停止をきたすことがあるので, 30〜60分かけて点滴投与する必要がある。

⑪ メトロニダゾール

作用機序▶ DNA傷害などにより抗菌作用を発揮する。

特徴▶ 国内では抗原虫薬(▶332ページ)に分類されているが, 細菌にも活性がある。嫌気性菌全般に効果を示す。経口薬でも吸収は非常によい。

もともとトリコモナス腟炎に用いられていたが, アメーバ性肝膿瘍やジアルジア症にも効果がある。前述のように嫌気性菌には第一選択の抗菌薬である。クロストリディオイデス–ディフィシルがおこす腸炎には第一選択になる。

副作用▶ 嫌酒薬様の作用があり, アルコールと一緒に摂取すると吐きけなどの症状を

きたす。末梢神経障害や小脳失調などの副作用も，まれながら報告されている。長期使用で脳症をおこすことがある。

⑫ ST 合剤（スルファメトキサゾール・トリメトプリム）

作用機序▶ スルファメトキサゾールは細菌の葉酸合成を阻害し，トリメトプリムはその活性を高める。

特徴▶ 免疫抑制患者のニューモシスチス肺炎の治療に第一選択である。ほかにも黄色ブドウ球菌・肺炎球菌・レンサ球菌属などのグラム陽性球菌や，大腸菌・肺炎桿菌（クレブシエラ-ニューモニエ）などのグラム陰性桿菌など幅広いスペクトルをもつが，近年は耐性菌の問題がある。臨床的には膀胱炎に使用されることが多い。放線菌の一種であるノカルジア属の感染によるノカルジア症にも第一選択薬である。ニューモシスチス肺炎の予防にも用いられる。

副作用▶ 皮疹が多い。多形紅斑やスティーブンス-ジョンソン症候群をきたすこともあり，皮疹が出現したらすぐに投与を控える必要がある。尿細管でのクレアチニン分泌を抑制するので，見かけ上の血清クレアチニン値が上昇することがある。また，カリウムの排泄を抑制し，血清カリウム値を上昇させる。骨髄抑制により，好中球減少症や血小板減少など血球減少をきたすこともある。

⑬ 抗結核薬

イソニアジドやリファンピシン，エタンブトール塩酸塩，ピラジナミド，ストレプトマイシン硫酸塩などが代表的である。

結核の治療は多剤併用が原則である。1剤投与では耐性を獲得されやすく治療は不可能である。3剤以上（通常は4剤）の抗結核薬で治療を開始し，最低6か月間（場合によっては9〜12か月間）投与を継続する必要がある。

長期にわたる内服のため，患者が服薬を自己中断し，それにより耐性菌が生じることが問題となる。そのため，医療従事者の前で内服させて服薬を確認する直接監視下短期化学療法（DOTS）が導入されている（▶291ページ）。

おもな副作用には肝障害がある。ほかの抗結核薬も肝障害の副作用があり，食欲低下や吐きけ，倦怠感，右上腹部痛などの肝炎様の症状を生じた場合は医療機関を受診するよう，患者に指示しておく必要がある。

[1] イソニアジド おもな副作用として肝障害がある。ビタミン B_6 の排泄を増加させて末梢神経障害をおこすことがあるが，これはビタミン B_6 の補充で予防することができる。

[2] リファンピシン 結核菌をはじめとして，非結核抗酸菌にもすぐれた活性をもつ。抗酸菌のほかに黄色ブドウ球菌やレンサ球菌属にも活性をもつが，単独投与ではすぐに耐性化してしまうので，他剤と併用することが大切である。

　副作用としては肝障害がある。尿や汗，涙などのすべての体液がオレンジ色になることも患者に知らせておく必要がある。薬物相互作用が多く，ワルファリンやテオフィリン，ジゴキシン，フルコナゾールなどのほか，副腎皮質ステロイド薬が影響を受ける。他剤と併用する場合は，相互作用を必ず確認する必要がある。

　[3] **エタンブトール**　おもな副作用として視神経炎がある。赤緑色覚異常や視力低下といった症状があれば眼科医の診察を受ける必要がある。長期間内服する場合は眼科医による定期的な診察も必要である。

　[4] **ピラジナミド**　肝障害をきたすことがある。尿細管からの尿酸排泄を抑制するため高尿酸血症をおこすことがあるが，無症状で痛風発作の既往がなければ治療の必要はない。

　[5] **ストレプトマイシン**　腎毒性と聴覚障害がおもな副作用である。原則として筋注で使用され，経口投与できないため，外来での治療には不向きである。

C｜抗真菌薬

　真菌は真核生物であり，細胞壁と核をもつ。ミカファンギンナトリウムやカスポファンギン酢酸塩などは，真菌の細胞壁の合成を阻害する。真菌に特有の細胞膜成分の合成を阻害する薬物には，アムホテリシンBとアゾール系薬がある。アゾール系薬は，イミダゾール系（ミコナゾールなど）とトリアゾール系（フルコナゾール，イトラコナゾール，ボリコナゾールなど）に分けられる（▶表4-2）。フルシトシン（5-FC）は，真菌の核酸合成を阻害する。

D｜抗ウイルス薬

　ウイルスは宿主の細胞の代謝システムを利用して，みずからの核酸やタンパク質を合成して増殖する。**抗ウイルス薬**は，各ウイルス特有の複製機能を阻害することにより，ウイルスの増殖を抑制する（▶表4-3）。

抗B型肝炎▶
ウイルス薬　慢性B型肝炎ウイルスに対しては，インターフェロン療法やラミブジン，エンテカビル，アデホビル ピボキシル，テノホビル ジソプロキシルなどの抗ウイルス薬が用いられる。

抗C型肝炎▶
ウイルス薬　慢性C型肝炎にはインターフェロンα＋リバビリン併用療法が行われてきたが，最近では新しい作用の抗ウイルス薬（**直接作用型抗ウイルス薬〔DAAs〕**）が開発されており，治療成績が非常によくなっている。

▶表4-2　おもな抗真菌薬とその特徴

一般名	おもな適応	おもな副作用	その他
アムホテリシンB	• アスペルギルス症 • カンジダ症 • クリプトコックス症 • ムコール症	• 発熱, 悪寒, 吐 　け・嘔吐, 低 　血圧, 頻脈など • 腎障害, 低カリ 　ウム血症をおこ 　しやすい。	• 発熱に対して, アセトアミノフェ 　ンや非ステロイド性抗炎症薬 　(NSAID), 副腎皮質ステロイド薬 　を前投薬する場合がある。 • リポソーム製剤は投与時の副作用 　や腎障害が少ない。
フルコナゾール	• 多くのカンジダ症 • クリプトコックス症	• 消化器症状 • 皮疹 • 肝障害	• ワルファリン, フェニトイン, シ 　クロスポリン, タクロリムス, ジ 　ドブジンなどと相互作用がある。 • アスペルギルス属やムコール(ケ 　カビの一種)などには無効。
イトラコナゾール	• 多くのカンジダ症 • アスペルギルス症 • クリプトコックス症 　など	• 消化器症状 • 皮疹 • 肝障害　など	• 腸管からの吸収がフルコナゾール 　に比べるとよくない。 • 髄液に移行しないので髄膜炎には 　使用できない。
ボリコナゾール	• カンジダ症 • アスペルギルス症 • クリプトコックス症 　など	• 羞明, 視覚障害, 　霧視 • 肝障害 • 皮疹　など	• 腸管からの吸収は良好。 • リファンピシン, カルバマゼピン, 　ワルファリン, スルホニル尿素系 　製剤(SU剤), スタチン, ベンゾ 　ジアゼピンなどと相互作用がある。
ポサコナゾール	• ムコール症 • フサリウム症　など	• 消化器症状 • 頭痛 • 肝障害 • 皮疹 • QT延長　など	• 点滴静注薬, 経口薬ともに販売さ 　れている。 • CYP3A4によって代謝される薬物 　との相互作用がある。
ミカファンギンナ トリウム カスポファンギン 酢酸塩	• カンジダ症 • アスペルギルス症	• 肝障害 • 皮疹　など	• 肝排泄なので腎障害があっても投 　与量の調節の必要がない。 • クリプトコックス-ネオフォルマ 　ンスやムコールなどには無効。
フルシトシン (5-FC)	クリプトコックス髄膜 炎にアムホテリシンB と併用して使用	• 骨髄抑制 • 肝障害 • 消化器症状	• 腎排泄である。骨髄抑制は用量依 　存性であり, アムホテリシンBと 　併用する場合, 腎障害が出現した 　ら投与量を調節する必要がある。 • 単独では使用しない。

E 一次予防と二次予防

　　　まだかかっていない病気に将来かからないようにすることを**一次予防**という。**二次予防**は再発予防のための治療であり, 一度かかってしまった病気を治療したあとにもう一度かからないようにするためのものである。

一次予防▶　感染症の一次予防の例として予防接種(▶361ページ)があげられる。また, HIV感染症では, CD4陽性T細胞の値に応じて, ニューモシスチス肺炎やト

▶表4-3　おもな抗ウイルス薬とその特徴

一般名(商品名)	おもな適応	おもな副作用	その他
アシクロビル バラシクロビル塩酸塩 ファムシクロビル	単純ヘルペスウイルス感染症，水痘，帯状疱疹	・静脈炎 ・腎障害(可逆性) ・振戦，幻覚，痙攣　　など	バラシクロビルはアシクロビルのプロドラッグ(前駆体)であり，腸管からの吸収が改善されている。
ガンシクロビル バルガンシクロビル塩酸塩	サイトメガロウイルス感染症	・骨髄抑制(無顆粒球症，貧血，血小板減少症) ・発熱，皮疹，肝障害，吐きけ　など	バルガンシクロビルはガンシクロビルのプロドラッグであり，腸管からの吸収が改善されている。
レテルモビル	サイトメガロウイルス感染症の発症抑制	・吐きけ，下痢，嘔吐	現在は同種造血幹細胞移植患者のサイトメガロウイルス感染症の予防にのみ適応がある。
オセルタミビルリン酸塩 (タミフル®)	インフルエンザ	・吐きけ・嘔吐 ・頭痛　など	内服後の異常行動は因果関係が示されなかった。
ザナミビル水和物 (リレンザ®)	インフルエンザ	・下痢，発疹，吐きけ・嘔吐　など	吸入薬。喘息やCOPD患者では，気管支攣縮に注意。
ペラミビル水和物 (ラピアクタ®)	インフルエンザ	・下痢，吐きけ・嘔吐	点滴静注薬。
ラニナミビルオクタン酸エステル水和物 (イナビル®)	インフルエンザ	・下痢，吐きけ　など	吸入薬。喘息やCOPD患者では気管支攣縮に注意。治療についてプラセボへの優位性は示されていない。
バロキサビル マルボキシル(ゾフルーザ®)	インフルエンザ	・下痢　など	経口薬。ほかと比べると使用経験が浅い。

キソプラズマ脳症，MAC症(非結核性抗酸菌感染症)などに対する抗菌薬の予防投与が適応になることがある。また，造血幹細胞移植における単純ヘルペス既感染者に対するアシクロビル投与も適応になる。

二次予防▶　二次予防が有効であるとされている感染症には，HIV感染症におけるニューモシスチス肺炎やMAC症，トキソプラズマ脳症，クリプトコックス症，サイトメガロウイルス網膜炎といった日和見感染症があり，再発予防のためにCD4陽性T細胞数が回復するまで予防的に抗菌薬を使用することがある。

ゼミナール
復習と課題

❶ ペニシリン系抗菌薬の使用において，頻回投与が必要となるのはなぜか。
❷ セファロスポリン系抗菌薬の使用において，アレルギー歴の聴取が重要となるのはなぜか。
❸ アジスロマイシンを投与する際に心電図変化に注意する必要があるのはなぜか。
❹ バンコマイシンの投与において，1時間以上かけて点滴投与するのはなぜか。

第5章

5

疾患の理解

A 発熱・不明熱

概要▶　体温は，視床下部にある体温調節中枢により調節されている。体温には日内変動があり，正常な状態でも1日のうちに36.1〜37.4℃程度の範囲で変動がある。一般的には朝方が低く，夕方になると上昇する。体温が上昇する異常には，**発熱 fever** と**高体温 hyperthermia** がある。

発熱は，体温調節中枢の基準値(セットポイント)がなんらかの刺激によって上昇することによりおこる(▶249ページ)。この刺激には感染症や悪性腫瘍，膠原病などがあり，さまざまなサイトカインが分泌され，プロスタグランジンが産生されることにより熱が産生されて，体温を上昇させる。

これに対し高体温は，体温調節中枢の基準値はかわっていないが，身体の体温調節がうまく制御できない状態である。熱の産生が過剰になる熱中症や悪性症候群[1]が代表例である。

何℃以上を発熱と定義するかは一定していない。一般的には38℃ぐらいで区切ることが多いが，37℃台でも臨床では柔軟に対応する必要がある。

発熱は，感染症以外にもさまざまな原因によっておこるが，その原因が不明な**不明熱(FUO)**の場合もある(▶250ページ)。3週間以上38.3℃以上の発熱が続き，外来で3回，入院して3日間精査しても原因が見つからないものを古典的不明熱とよぶ(▶表5-1)。

診断▶　詳細な病歴聴取とていねいな診察が診断のカギになる。検査は侵襲の小さいものから始め，診断がつかなければ侵襲の大きいものへと進んでいく。この間も病歴聴取と身体診察を繰り返していく必要がある。

治療▶　発熱の治療では，原因疾患の治療が主となる。

発熱に対しては解熱鎮痛薬などで対症療法を行う。感染症に対する発熱は生体防御反応の1つであり，とくに理由がなければ，解熱させることは必須では

---

1) 抗精神病薬などによりおこる高熱や意識障害，錐体外路症状(筋強剛や振戦など)，自律神経症状(頻脈や頻呼吸，血圧上昇，発汗など)を呈する症候群である。

▶表5-1 不明熱のおもな原因

感染症	結核, 感染性心内膜炎, HIV感染症, 腹腔内膿瘍, 椎体炎, EBウイルス感染症, サイトメガロウイルス感染症, 歯周炎, 人工血管感染など
悪性腫瘍	悪性リンパ腫, 血管免疫芽球性T細胞リンパ腫, 大腸がん, 子宮頸がん・子宮体がん, 肺がん, 胃がん, 腎がん, 膵がん, 乳がんなど
膠原病	成人スティル病, リウマチ性多発筋痛症, 高安病(大動脈炎症候群), ベーチェット病, 関節リウマチ, 全身性エリテマトーデス, ANCA関連血管炎など
その他	菊池病, 亜急性甲状腺炎・慢性甲状腺炎, 薬剤熱, 詐熱*, キャッスルマン病など

*詐熱とは, 詐病の一種で, 本当は発熱がないのに発熱があるかのように装ったものである。

ない。ただし, 慢性心不全や慢性肺疾患などがあり, 心肺機能が低下した患者では, 発熱自体が身体の酸素消費量を上げて心不全や呼吸不全のリスクになるので, 積極的な解熱を考慮する。ほかにも, 脳症をおこしている場合や, 脳梗塞患者, 高齢者, 熱による不快感や倦怠感が強い場合は, 解熱する必要がある。

対症療法としての解熱の方法には, おもに解熱鎮痛薬の投与と物理的なクーリング(冷却)の2つがある。発熱の場合には体温の基準値が上昇しているため, 物理的なクーリングのみを行うと, 身体はさらに体温を上げようとする。手足のふるえや血管収縮により, かえって体力の消耗をきたす可能性があるので, プロスタグランジンの産生を抑える非ステロイド性抗炎症薬(NSAID)などの解熱鎮痛薬を併用する。一方, 体温調節機能が障害されておこる高体温の場合には解熱鎮痛薬が無効であり, 物理的なクーリングが有効である。また, 発熱・高体温に伴いやすい脱水への対処も大切になる。

B 上気道感染症

① 急性副鼻腔炎

概念▶ **急性副鼻腔炎** acute sinusitis は, 副鼻腔内の細菌叢が乱れ, 細菌が異常増殖し, 炎症をきたす疾患である。

症状▶ 前頭部痛や膿性鼻汁, 発熱などがおもな症状である。

診断▶ 病歴や副鼻腔領域の叩打痛などから診断する。

治療▶ 本来, 副鼻腔内はインフルエンザ菌 *Haemophilus influenzae*, モラクセラ-カタラーリス *Moraxella catarrhalis*, 肺炎球菌 *Streptococcus pneumoniae* などが常在している環境である。なんらかの原因でこれらが異常増殖したことが副鼻腔炎発症の原因であると考えられている。治療の目的は副鼻腔内の細菌を死滅させることではなく, 通常の細菌叢程度に戻すことである。そのため, 抗菌薬は

必ずしも必要ない。アモキシシリン水和物などの内服を数日行い，残りは対症療法のみでよいとされている。

② 急性咽頭炎・扁桃腺炎

概念▶　急性咽頭炎 acute pharyngitis・扁桃腺炎 tonsillitis は，咽頭・扁桃において感染が成立し，炎症をきたす疾患である。細菌やウイルスなどの，さまざまな微生物が原因となる。A 群溶血性レンサ球菌 group A *Streptococcus* やエプスタイン-バーウイルス Epstein-Barr virus（EB ウイルス），アデノウイルス *Adenoviridae* などが原因として多い。

症状▶　咽頭痛，嚥下時痛，発熱などがおもな症状である。

診断▶　咽頭痛や発熱などの典型的な症状に加え，咽頭の発赤，滲出液の増加，前頸部リンパ節の腫脹，圧痛などから診断する。

治療▶　病歴や症状などから原因微生物を診断することはむずかしい。抗菌薬投与が必要となる状況は全咽頭炎症例の 10％程度である。しかし，実際の臨床現場では抗菌薬が漫然と投与されていることが多い。ほとんどの症例では，原因が細菌によるものであっても，対症療法のみで自然軽快することが多い。

③ かぜ症候群

概念▶　自然軽快する上気道の炎症をかぜ症候群 cold syndrome とよぶ。ライノウイルス *Rhinovirus*，コロナウイルス *Coronaviridae*，アデノウイルス，パラインフルエンザウイルス Human parainfluenza virus，RS ウイルス Human respiratory syncytial virus，エンテロウイルス *Enterovirus* といったウイルスが原因となることが多い。

症状▶　おもな症状は，鼻水，咽頭痛，微熱である。

診断▶　典型的な症状から診断することが多い。特殊な検査は存在しない。

治療▶　対症療法のみで軽快することが多い。

予防▶　安静や流行シーズンのうがい，手洗い，自身が新たな感染源とならないよう，咳エチケット（咳が出る場合には自分の手をあて，飛沫を少なくする，咳のあとには手洗いを行う，といった患者自身が行うことのできる予防策の 1 つ，▶351 ページ）の教育などを行う。

④ インフルエンザ，インフルエンザ様疾患

概念▶　インフルエンザ influenza は，急激な発熱，咽頭痛，全身倦怠感，関節痛などを主症状とする熱性疾患であり，冬季に流行する。インフルエンザ様疾患 influenza-like disease では，インフルエンザとは診断されず，原因が不明であ

るが，インフルエンザ様の症状を呈するものを総称している。インフルエンザはインフルエンザウイルス *Influenza virus* が原因である。インフルエンザ様疾患はインフルエンザウイルス以外のウイルスが原因となる。

症状 ▶　発熱・咽頭痛を主症状とし，全身倦怠感や関節痛といった全身に随伴症状が出現する。発症は急激であることが多い。

診断 ▶　流行時期に，典型的な症状であれば，インフルエンザである可能性が高い。インフルエンザウイルス抗原を定性的に検出する，簡易迅速診断キットも市販されているが，必須の検査ではない。

治療 ▶　発症 48 時間以内であれば，抗ウイルス薬の使用が，有症状期間を 1〜2 日短縮するとされている。必ずしも抗ウイルス薬の投与が治療に必須ではない。3〜10 日程度で自然軽快する。乳幼児と高齢者では，インフルエンザ発症後に肺炎などを合併することがあり，重症化しやすいため，注意が必要である。

　　　国内では，経口薬(オセルタミビルリン酸塩，バロキサビルマルボキシル)，吸入薬(ザナミビル水和物，ラニナミビルオクタン酸エステル水和物)，静注薬(ペラミビル水和物)が使用可能である(▶284 ページ, 表 4-3)。

⑤ 急性喉頭蓋炎

概念 ▶　急性喉頭蓋炎 acute epiglottitis は，細菌やウイルスによる炎症のため喉頭蓋が腫脹し，急激な気道閉塞をきたし，窒息することもある疾患である。

診断 ▶　典型的な症状(発熱・呼吸苦・喘鳴)で診断する。急激に気道閉塞をきたすこともあり，本疾患を疑った場合は緊急気道確保の手段を整えて慎重に経過観察することが必要である。

治療 ▶　気道閉塞による窒息の危険がある場合，炎症がおさまるまで気管挿管や気管切開を行って気道確保することもある。インフルエンザ菌やモラクセラ-カタラリスなどが原因となることがあり，抗菌薬投与を行うこともある。

C 下気道感染症

① 肺炎

概念 ▶　肺炎 pneumonia とは，病理学的に，肺の重量増加・硬化による正常な構造の置換や，白血球・赤血球・フィブリンで満たされた肺胞などを所見とする。臨床的には，発熱，悪寒，咳，胸膜痛，喀痰，高体温または低体温，呼吸数の増加，山羊声，水泡音，喘鳴，摩擦音など，さまざまな症状や徴候がみられる。また，胸部 X 線検査で少なくとも 1 か所の浸潤影をみとめる。多くの非感染性疾患でも類似した所見をとることがある。

多くの病原微生物が肺炎の原因となる。肺炎球菌を代表に肺炎マイコプラズマ *Mycoplasma pneumoniae* やレジオネラ-ニューモフィラ *Legionella pneumophila* などの細菌によるものと，ウイルスによるものに分類されることが多い。

診断▶　臨床症状と胸部 X 線検査による浸潤影で診断することが多い。原因の診断のためには，下気道から直接検体を採取することが望ましいが実際にはむずかしく，口から得られる喀痰検査を用いる。喀痰検査は口腔内の常在菌が混入することもあり，下気道から直接採取したものに比べて診断精度は落ちるが，適切に採取した場合に得られる結果は，下気道から得られた結果と高い一致率を示す。特定の菌種の場合，尿中に抗原が排泄されることを利用して，尿中抗原を迅速診断に役だてることもある。

治療▶　肺炎の治療にあたっては，市中由来か，入院中の発症か，誤嚥（ごえん）を契機としているかなどのさまざまな情報を総合して，抗菌薬を選択する。治療開始時には目的とする病原微生物はわからないことが多いので，患者の病歴を参考にしながら，想定される菌種をなるべくカバーする抗菌薬を使用する（経験的治療）。そして検査結果が判明しだい，標的となる病原微生物のみを目的とする抗菌薬に変更することが多い（ディ-エスカレーション，▶258 ページ）。

　市中肺炎の場合，肺炎球菌，インフルエンザ菌，モラクセラ-カタラーリスなどの菌が原因となる。ペニシリン系やセファロスポリン系抗菌薬で治療する。

　院内発症の場合は市中発症の肺炎とは異なり，緑膿菌 *Pseudomonas aeruginosa* やアシネトバクター *Acinetobacter* 属といった，環境中にも存在する弱毒菌が原因となることが多い。耐性菌も多く，緑膿菌にも治療効果のあるような抗菌薬を選択することが多い。

　肺炎マイコプラズマ，レジオネラ-ニューモフィラ，肺炎クラミドフィラ *Chlamydophila pneumoniae*（クラミドフィラ-ニューモニエ）などによる非定型肺炎は，一般の細菌性肺炎とは治療薬が異なり，マクロライド系やフルオロキノロン系の抗菌薬を用いる。

② 胸膜炎・膿胸

概念▶　肺炎が肺実質の炎症であるのに対し，胸膜炎 pleuritis や膿胸 pyothorax は肺の外側の炎症である。感染経路としては侵入経路がなく，通常は肺炎からの炎症の波及によって隣接する胸膜に炎症がおこることが多い。

診断▶　胸水貯留をみとめた場合には，穿刺（せんし）を行う。これは，胸水が炎症に伴うものか，それ以外のものかを分類するために必須である[1]。また，胸水の細胞数や培養検査，グラム染色などが診断に役だつことが多い。滲出性胸水を呈するほ

1）炎症を伴う場合は滲出性の胸水となる。それ以外では，心不全や低栄養に伴う漏出性胸水が多い。

かの疾患(悪性腫瘍，外傷，横隔膜下の炎症の波及)の除外が必要である。

治療▶　原因菌に対する抗菌薬治療が重要だが，膿胸の場合にはそれだけでは治療が成功しないことが多い。これは抗菌薬が到達しにくい部位であることや，胸水の貯留とともにフィブリンなどにより隔壁が形成されてしまう場合があることによる。したがって，抗菌薬治療のほかに，ドレナージを併用する。治療期間は肺炎よりも長い場合が多く，4〜6週間程度要することが多い。

③ 肺結核

概念▶　抗結核療法の進歩により，**肺結核** pulmonary tuberculosis は過去の病気と考えられていたが，近年の患者数は横ばいまたは微増している。高齢者の増加や，HIV 感染症や副腎皮質ステロイド薬治療などによる免疫不全患者の増加，および医療者側の結核に対する認識の低下が増加の原因となっている。空気感染するため，診断の遅れにより多数の感染者が出ることがある。医療機関や学校，学習塾などで集団感染が発生しやすい。近年では，日本に留学してきた海外出身者による語学学校での集団感染が問題となっている。

診断▶　市中肺炎に比べて，数か月続く咳や，発熱，体重減少，寝汗，全身倦怠感など，ゆっくりとした経過をとることが多い。曝露歴が診断のカギとなることも多いので，結核を疑った場合には早めに検査を行う。

　結核菌 *Mycobacterium tuberculosis* は通常の培養検査では検出されず，特殊な染色(チール-ネールゼン染色)と特殊な培養が必要となる(▶265 ページ)。喀痰からの検出が基本だが，誘発喀痰や気管支鏡，胃液などが用いられる場合もある。ツベルクリン反応も参考とするが，日本人の場合には BCG の影響もあることに注意する。また，結核に特異的な血清学的検査であるインターフェロン-γ 遊離試験(IGRA 試験；クオンティフェロン®TB ゴールドプラス〔QFT-Plus〕，T-スポット®.TB〔T-SPOT〕)を使用して診断する(▶266 ページ)。

治療▶　多剤併用療法と直接監視下による内服が重要となる(▶281 ページ)。

　結核菌は薬剤耐性を獲得しやすい。このため，初期の2か月はイソニアジド，リファンピシン，エタンブトール塩酸塩，ピラジナミドの4剤を併用して強力に治療を行い，その後4か月はイソニアジド，ピラジナミドの2剤に減らして治療を継続する。治療歴がある場合や耐性をもっている場合は，さらに治療薬を追加したり，期間を延長したりする。

　また，服用する薬剤数が多く患者の負担が大きいことと，比較的早期に自覚症状が改善することから，患者が内服を自己中断したり，通院を中止することがある。治療途中での中止により，残存する結核菌が薬剤耐性を獲得することになる。これを防ぐため，患者には医療従事者の前で直接内服させて確認することが効果的である。WHO が中心となって打ち出されたこのような方針を，**直接監視下短期化学療法** direct-observed therapy, short course(DOTS)といい，

　服薬遵守率を向上させて，治療を短期間で確実に終了させることが目標である。DOTS の導入により，世界の結核治療成績は向上している。

　日本でも近年は保健所の支援により，人的資源の問題から毎日はむずかしいが，定期的な服薬確認が行われている。世界で標準とされるような毎日の観察が制度として成立していくことが望まれている。

D｜心血管系感染症

　心血管系に感染をおこした場合は，循環系の破綻を生じる危険があり，ときとして生命にかかわる重篤な病態を引きおこす。感染経路についても，血行性に病原体が運ばれるという点で類似している。

① 感染性心内膜炎

概念▶　**感染性心内膜炎** infective endocarditis は，心臓の内膜(心内膜)に病原微生物が付着し疣贅を形成し，心臓の構造を破壊することでさまざまな病態をおこす疾患である。疣贅から，細菌や免疫複合体が血流に沿って各臓器に運ばれて沈着し，新たな感染症や血管塞栓をおこす。原因微生物としてはとくに黄色ブドウ球菌 *Staphylococcus aureus*・緑色レンサ球菌・腸球菌 *Enterococcus* 属などが多く，場合により真菌や腸内細菌科の細菌なども原因となる。

症状▶　心臓内の症状と心臓外の症状に分けられる。

　(1) 心臓内：心臓(弁膜，伝導系)が病原体により破壊されることで，心機能の低下をきたす。それによって，いわゆる心不全の病態(動悸，息切れ，不整脈，労作時呼吸苦など)が生じる。

　(2) 心臓外：菌血症の症状，紅斑(ジェーンウェイ病変)，塞栓症状(発熱，全身倦怠感，体重減少，発疹〔オスラー結節〕，血斑〔ロート斑〕)，体内他部位への感染(化膿性骨髄炎，腸腰筋膿瘍)などが生じる。

診断▶　血液培養による病原微生物の証明，および心臓弁膜の破壊の所見(心臓超音波検査，病理検査など)の両者がそろうと確定診断となる。しかし，実際に両者を証明することはむずかしい。そのため，複数の診断基準がつくられており，いくつかの要素をこの基準にあてはめて診断することが多い。

治療▶　検出された病原微生物ごとに適切な抗菌薬で治療するが，微生物が判明しない場合は原因として頻度の多いもの(黄色ブドウ球菌，緑色レンサ球菌，腸球菌など)すべてに効果がある抗菌薬を選択する。血液培養で病原微生物および薬物感受性が判明した場合，その微生物に最も効果があるとされる抗菌薬に変更する。一般的に 4〜6 週間の長期間にわたる大量投与が必要となる。抗菌薬

投与にもかかわらず弁破壊が進む場合や，心不全の進行がコントロールできない場合は，手術による弁置換術が適応となる。タイミングを誤らずに手術を施行することが必要である。

② 感染性大動脈瘤

概念▶ **感染性大動脈瘤** infected aortic aneurysm は，大動脈の血管壁に病原微生物が付着する感染症である。

症状▶ 血管壁に付着・感染することで持続的菌血症となる。菌血症の症状(発熱，全身倦怠感，悪寒戦慄(せんりつ)など)が主体である。炎症の進行に伴い血管壁が破綻(破裂)すると，血行動態が致命的に悪化し，死亡することもある。

診断▶ 血液培養による病原微生物の証明と，炎症をきたしている血管壁をみとめる場合，感染性動脈瘤と診断する。

治療▶ 抗菌薬は培養結果を参考に選択する。治療は手術による感染巣除去が必要であり，感染部位の人工血管置換が最善である。ただし，手術困難な部位にある場合は抗菌薬投与しか治療方法はない。手術を行った場合でも，再発予防のために生涯にわたり抗菌薬の内服が必要であると考えられている。

③ 化膿性血栓性静脈炎

概念▶ 静脈になんらかの原因で血栓が形成され，その血栓に微生物が付着し感染をおこす疾患である。先行してカテーテル関連血流感染(CRBSI，▶237ページ)をおこしていることが多い。

診断▶ 血液培養が陽性となり，新たに生じた血栓の存在から診断となる。末梢静脈であれば，視診や触診にて発赤・硬結をみとめることもある。中心静脈カテーテルの挿入部に生じた場合は血栓の有無をCT検査や超音波検査で検索することが必要になる。

治療▶ 血栓が器質化，溶解するまで，6〜8週間の長期抗菌薬投与が必要になることが多い。改善しない場合には手術も検討する必要がある。

E 消化管感染症

ここでは病原微生物による感染症だけでなく，食中毒についても述べる。消化管感染症は原因別に，① 病原微生物の産生する毒素によるものと，② 病原微生物自体によるものがある。これらを意識して症状と病歴を考え合わせると，原因がわかりやすい。

① 食中毒を主とした消化管感染症

　　　食中毒は，天然毒(フグ毒，キノコ毒など)や化学物質などの非病原微生物による毒素が原因となるものと，病原微生物由来のものに大別される(▶表5-2)。食中毒を引きおこす病原微生物には，毒素を産生するものや病原微生物自体によって症状を引きおこすものなど，さまざまな種類がある(▶表5-3)。

症状・診断▶　①上部消化管症状の有無(吐きけ・嘔吐など)，②全身症状(おもに発熱，悪寒戦慄など)，③下部消化管症状の有無(下痢などの便の性状，腹痛など)の3点がポイントとなる。

▶表5-2　食中毒の分類

分類			原因となる生物・物質
毒や化学物質	自然毒	植物毒	キノコ，スイセン
		動物毒	フグ
	化学物質		ビタミンA
微生物由来	毒素性のもの		黄色ブドウ球菌，腐敗細菌により産生されるヒスタミン
	体内で毒素を産生するもの		ウェルシュ菌，コレラ菌，腸管出血性大腸菌
	病原微生物自体によるもの		病原性大腸菌，サルモネラ属，カンピロバクター属，ノロウイルス，サポウイルス

▶表5-3　食中毒の原因と症状

原因	原因食材	原因微生物	症状や経過
ヒスタミン	保存状態のわるい魚介類	腐敗細菌(魚肉中のヒスチジンからヒスタミンが合成されることによる)	頻脈や顔面紅潮，蕁麻疹
ビタミンA	イシナギなどの肝臓	—	頭痛，吐きけ
黄色ブドウ球菌の外毒素	黄色ブドウ球菌に汚染された食材	黄色ブドウ球菌	上部消化管症状
ベロ毒素	生の牛レバー	腸管出血性大腸菌	溶血性尿毒症候群の合併，下血
細菌	生の鶏肉や汚染された食材	カンピロバクター属，サルモネラ属	下部消化管症状と全身症状
	原因細菌に汚染され食材や水	コレラ菌	小腸性下痢症による著明な脱水
	汚染された食材および調理後の増殖	ウェルシュ菌	下部消化管症状と全身症状
	汚染された食材とその後の増殖(真空環境)	ボツリヌス菌	末梢神経の麻痺症状による呼吸困難や運動麻痺
	汚染された食材とその後の増殖(冷蔵庫内など)	リステリア属	妊婦や免疫抑制者の敗血症，子宮内胎児感染
ウイルス	ウイルスに汚染された食材	ノロウイルス，サポウイルス	上部消化管症状

これらの症状の組み合わせで，ある程度，原因となる微生物が推測できる。

(1) おもに上部消化管症状の場合：おもに黄色ブドウ球菌やセレウス菌 *Bacillus cereus* による毒素型食中毒，ノロウイルス *Norovirus* など。

(2) おもに下部消化管症状の場合：腸炎ビブリオ *Vibrio parahaemolyticus*，コレラ菌 *Vibrio cholerae*，腸管出血性大腸菌

(3) おもに上部消化管症状と下部消化管症状の両方：ノロウイルス，ロタウイルス *Rotavirus* やランブル鞭毛虫

(4) おもに全身症状で消化管症状が少ない：チフス菌，エルシニア *Yersinia* 属

(5) 下部消化管症状＋発熱など全身症状：カンピロバクター *Campylobacter* 属，サルモネラ *Salmonella* 属，赤痢アメーバなど

また，病歴聴取のポイントとしてはシックコンタクト（▶254ページ）の確認が最も重要である。それに加え，下記の摂食歴・生活歴，行動歴がポイントとなり，原因となる微生物をある程度推測することができる。

(1) 1週間以内の生肉（鳥刺や牛レバーなど），生卵の摂食歴：カンピロバクター属，サルモネラ属など

(2) 数日以内の生魚介類の摂食歴：腸炎ビブリオ

(3) 12時間以内の，素手で調理したおにぎり，つきたての餅，焼き飯の摂食歴：黄色ブドウ球菌，セレウス菌などによる毒素型食中毒

(4) 日本国外渡航歴：チフス菌，ランブル鞭毛虫，赤痢アメーバなど

(5) 男性同性愛者および異性間肛門性交の有無：赤痢アメーバ

治療▶ 治療は，抗菌薬投与が必要なものと不要なものとに大別される。

食中毒の代表であるサルモネラ腸炎とカンピロバクター腸炎については，いまだ抗菌薬の役割は明らかになってはいない。細菌自体ではなく，産生される毒素で症状をおこす場合も，細菌を殺しても有症状期間はあまりかわらないとされ，原則として抗菌薬投与の適応にはならない（コレラはのぞく）。

抗菌薬投与は，① 菌血症などの全身症状を伴う患者，② 小児，③ 高齢者が適応とされる。① には腸チフスやアメーバ赤痢が含まれる。また，④ 人工関節・人工弁・ペースメーカを使用している患者においても抗菌薬投与を考慮すべきである。感染症による下痢症では，腸管蠕動自体が細菌排出に役だっているため，いわゆる腸管蠕動を停止させる止痢薬は処方するべきではない。

● 腸管出血性大腸菌感染症

概念▶ 大腸菌群のなかで，ベロ毒素を産生するものを**腸管出血性大腸菌** Enterohemorrhagic *Escherichia coli*（EHEC）という。腸管出血性大腸菌感染症は，症状のみられる患者だけでも年間約2,500症例の報告がある（国立感染症研究所，2019）。

最も重篤な合併症として**溶血性尿毒症症候群** hemolytic uremic syndrome（HUS）がある。HUS は約12％の患者で死亡や腎不全をきたし，回復しても

25％は長期にわたる腎不全に伴う高血圧などの合併症に苦しめられる[1]。

診断▶　EHEC にはさまざまな血清型があり，食中毒のアウトブレイクの報告では世界共通で O157 が最も多い。ただし血清型のみで EHEC であるか否かを判断することはできず，かならずベロ毒素の産生の有無を確認する。

治療▶　EHEC による下痢では，抗菌薬使用により HUS の発症率が上昇する可能性があるとされる。日本以外のアジア諸国と北アメリカ，ヨーロッパ各国では通常，抗菌薬投与は行われないが，日本ではホスホマイシンの投与が行われることがある。HUS を合併した患者においては対症療法が中心となる。

②虫垂炎

概念▶　虫垂炎 appendicitis は，盲腸の先端にある虫垂がなんらかの原因（腫脹したリンパ組織やがんなど）で閉塞することによっておきると考えられている。自覚症状としては腹痛・発熱をみとめ，典型的な例では右下腹部（マックバーニー点）の圧痛や腰筋徴候[2]psoas sign などをみとめる。

診断▶　腹部エコーでは，腫大した虫垂や糞石をみとめる。腹部造影 CT では，同様の所見に加えて周囲の脂肪組織の濃度上昇がみとめられる。血液検査では白血球の上昇や核の左方移動[3]がみとめられるが，みとめられない場合もある。

治療▶　治療の基本は手術による虫垂切除術である。抗菌薬を中心として内科的に加療されることもある。しかし，再発が多くなる可能性も指摘されている。また，回盲部や虫垂の悪性腫瘍により虫垂炎が引きおこされていることもある。外科的治療を行わない場合は，大腸内視鏡による悪性腫瘍の確認が望ましい。

③憩室炎

概念▶　腸管の筋層のすきまに落ち込んだ穴（憩室）に便が詰まり，炎症を生じることによっておこるものを**憩室炎 diverticulitis** という。炎症の場所に一致した疼痛や圧痛が生じる。

診断▶　腹部 CT によって，憩室周囲の炎症がみとめられる。血液検査では，白血球上昇や核の左方移動をみとめる。

治療▶　軽症の場合，経口抗菌薬投与による治療も可能である。しかし，膿瘍形成などの合併症をおこしている場合などでは，入院による経静脈的な抗菌薬投与が必要となる。おもな標的はグラム陰性桿菌と横隔膜下の嫌気性菌であり，セ

---

1) Garg, A. X. et al. : Long-term renal prognosis of diarrhea-associated hemolytic uremic syndrome: a systematic review, meta-analysis, and meta-regression. *The Journal of the American Medical Association.* 290(10)：1360-70, 2003.
2) 左側臥位で右下肢をのばした状態で背部に強く引くと，右下腹部に疼痛を訴えること。
3) 「核の左方移動」とは，血液中に成熟前の未熟な白血球が増加する現象をさす。

ファマイシン系などが使用される。穿孔をおこして腹膜炎を続発した場合には，開腹による洗浄ドレナージが必要となる。

F 肝胆道系感染症

① 肝膿瘍

概念▶　肝膿瘍 liver abscess は，おもに腸管から門脈を通じて細菌が移行することによっておこると考えられている。また，原発性肝細胞がんや転移性肝細胞がんが壊死をおこして感染した場合にも，二次性の膿瘍を形成することがある。

　原因微生物によって，細菌性肝膿瘍とアメーバ性肝膿瘍に分けられる。

　[1] **細菌性肝膿瘍**　おもな原因菌は大腸菌など腸内のグラム陰性桿菌や嫌気性菌であり，多くは複数の菌による混合感染と考えられている。また血行性に転移してきたと考えられる黄色ブドウ球菌やレンサ球菌 *Streptococcus* 属による肝膿瘍もあり，この場合には単独菌の感染がほとんどである。

　[2] **アメーバ性肝膿瘍**　原因微生物は赤痢アメーバである。アメーバ性腸炎を合併することもある。開発途上国への渡航歴や肛門性交を伴う性交渉が危険因子となる。

診断▶　いずれも発熱などを主訴に受診し，腹部エコーや腹部 CT などの画像診断，膿瘍穿刺や血清学的検査などによって診断される。肝逸脱酵素の上昇はないか，あっても軽度で，黄疸やビリルビン値の上昇は一般にみとめられない。

治療▶　[1] **細菌性肝膿瘍**　基本的には，膿瘍を針などで穿刺してできる限り除去（ドレナージ）しつつ，グラム陰性桿菌と嫌気性菌を標的とした抗菌薬（アンピシリンナトリウム・スルバクタムナトリウム合剤など）を投与する。投与期間は 4〜6 週間程度が必要であり，短すぎる投与期間は再発の危険がある。

　[2] **アメーバ性肝膿瘍**　メトロニダゾールなどの抗アメーバ薬の投与でのみ治療可能とされる。ドレナージは一般に不要とされる。再発予防のためにはメトロニダゾールに加え，腸管内の囊子（シスト）を殺す薬剤（パロモマイシン硫酸塩など）が必要である。

② 急性胆管炎

概念▶　急性胆管炎 acute cholangitis とは，結石やがんなどの異物によって胆管が閉塞して内圧が高まり，胆汁内の細菌が逆流しておこる全身感染症である。症状としては，① 発熱，② 黄疸，③ 右季肋部痛がシャルコーの 3 徴とよばれて特徴的であるが，これらすべてがそろわない場合もある。また，これらに意識障害と血圧低下を加えてレイノーの 5 徴とよび，より進行した状態を示す。

診断▶　血液検査では黄疸指数の上昇などをみとめることが特徴的である。腹部エコーや腹部 CT，内視鏡的逆行性胆管造影(ERC)などの画像検査によって，胆管の拡張をみとめることが診断につながる。また，内視鏡的乳頭括約筋切開術(EST)後や胆管空腸吻合術後などでは，乳頭括約筋のバリア機能が低下したり失われたりすることにより，胆管炎をおこすことがある。この場合は胆管の閉塞がみとめられないこともある。

治療▶　急性胆管炎の治療の基本は，あくまでも閉塞の解除とドレナージおよび抗菌薬投与である。ERC においては，診断と同時に内視鏡的乳頭括約筋切開術などによる治療も可能である。EST など内視鏡的にドレナージが不可能な場合，経皮経肝胆道ドレナージ術(PTCD または PTBD)によって，体外からドレナージすることもある。抗菌薬は，おもに腸内のグラム陰性桿菌と嫌気性菌を標的にしたアンピシリンナトリウム・スルバクタムナトリウム合剤などが一般に使用される。

③ 急性胆嚢炎

概念▶　**急性胆嚢炎 acute cholecystitis** とは胆嚢自体に炎症が生じる疾患であるが，出口である胆嚢管に結石が詰まっておこる通常の**胆嚢炎**と，まったく胆嚢内結石などを有さない**無石胆嚢炎**がある。いまだに詳細な発症機序はわかっていない病気でもあり，病原微生物がどの程度関与しているかも不明である。

　通常の胆嚢炎では食後の右季肋部痛を主訴として受診することが多い。一方，無石胆嚢炎は大手術の術後や多発外傷後などに発症することが多いとされる。

診断▶　身体所見としては，右季肋部を押さえて息を吸い込むと痛みで吸息できなくなる**マーフィー徴候**が特徴的である。血液検査では一般的な炎症所見をみとめるが，黄疸(ビリルビン値の上昇)は一般にはみとめられない。同時に胆管の閉塞をきたした場合は黄疸をみとめ，**ミリッツィ症候群**とよばれる。

治療▶　いずれの胆嚢炎でも，治療の基本は胆嚢摘出術である。同時に，腸内のグラム陰性桿菌や嫌気性菌を標的として，アンピシリンナトリウム・スルバクタムナトリウム合剤などの抗菌薬投与が行われる。ほかの感染症治療と同様，感染巣と考えられる胆嚢が摘出されれば投与は終了となる。胆嚢摘出は，腹腔鏡と開腹手術のいずれによっても可能であり，患者の状態などを考慮して選択される。発症から 48 時間以上経過した場合などにおいては，抗菌薬を投与しつつ，感染がおさまってから待機的に行った方がよい。

　胆嚢摘出がさまざまな要因によって行えないときは，エコーガイド下に経皮経肝胆嚢ドレナージ(PTGBD)が行われるが，胆嚢摘出術に比べて再発が多いことや胆汁性腹膜炎などの合併症が問題となる。

④ ウイルス性肝炎

1 A型肝炎

概念▶　A型肝炎は，おもに便中に排出されたA型肝炎ウイルス Hepatitis A virus (HAV)の経口摂取で感染する。感染経路としては海産物(とくに生ガキ)の摂食などが知られているが，そのほかの食品からも感染しうる。糞便からの感染(糞口感染)が主であるため，衛生状態の保持が困難な精神病院などでもアウトブレイクが報告されている。ほかの重要な感染経路は性行為である。肛門性交による感染のリスクが男女ともにあり，ときにアウトブレイクの原因となる。臨床症状としては，黄疸や発熱，ときに皮疹がみとめられる。ときに重症化し，劇症肝炎に進展した場合，致命的となりうる。慢性化することはない。

診断▶　確定診断は血清中の IgM型 HA抗体が上昇していることでなされる。

治療▶　治療法は対症療法しかない。予防としては有効なワクチンがある(▶368ページ)。海外渡航前の予防接種としては最も有効性が高く，代表的な渡航前ワクチンでもある。

2 E型肝炎

概念▶　E型肝炎は，A型肝炎と同様に，おもに便中に排泄されたE型肝炎ウイルス Hepatitis E virus(HEV)によって感染する。ほかの重要な感染経路として，生肉の摂食，人獣共通感染症としてのものがあり，国内ではブタやシカなどの生食による集団感染が報告されている。急性肝炎としての症状が一般的であり，慢性化することはない。妊婦の感染では劇症肝炎のリスクが高いとされる。予防に有効なワクチンは日本国内にはない。

診断▶　一般的に IgA型 HE抗体の上昇により診断がなされる。

治療▶　治療法は対症療法である。

3 B型肝炎

概念▶　B型肝炎はB型肝炎ウイルス Hepatitis B virus(HBV)の感染によりおこり，世界中いずれの国においても疫学上の大きな問題である。感染経路は，性交渉や母子感染，血液感染(輸血，注射針の使いまわし)が中心であるが，感染源が不明な症例も少なくない。医療従事者の職業曝露，とくに針刺傷では，つねにB型肝炎ウイルスの有無の検討が必要となる。

　ほかの肝炎と同様，急性肝炎をおこす。肝炎が鎮静化せず慢性活動性肝炎となれば，しだいに肝機能が低下し肝硬変へと進展する。肝細胞がんも大きな合併症の1つであるが，C型肝炎とは異なり，非肝硬変患者でもみとめられる。

診断▶　IgM型 HBc抗体の上昇により診断がなされる。HBe抗原が消失し，HBe抗体が出現すると肝炎が鎮静化することもある。HBe抗体に加え，HBs抗原

が消失し，HBs 抗体が出現するとほぼ落ち着いた状態となる。しかし，HBs 抗体が陽性で HBs 抗原が陰性の患者でも，抗がん薬の一種であるリツキシマブの投与や超大量化学療法，TNF-α阻害薬の投与により B 型肝炎の再活性化がおこることがあるため，注意が必要である。また感染後，時間がたつと HBc 抗体以外はすべて陰性となってしまうこともある。

治療▶　インターフェロン製剤と核酸アナログ製剤の投与が行われる。インターフェロン製剤は HBe 抗体，できれば HBs 抗体の形成を促し，肝炎の鎮静化を促すが，有効性の低さが問題となる。核酸アナログ製剤は，B 型肝炎ウイルスの増殖を抑制し，ひいては肝炎の鎮静化を促すが，耐性ウイルスの形成が問題となる。

　性感染症の 1 つでもあるため，合併する他疾患，とくに HIV 感染症の有無が重要である。ラミブジンやエンテカビル水和物などの B 型肝炎に対する核酸アナログ製剤は抗 HIV 効果も有するため，HIV 感染に気づかずこれらを単剤で投与した場合，HIV に対して取り返しのつかない耐性が生じる場合がある。

　重度の肝不全症例では肝移植が考慮されることもある。

　予防としては不活化ワクチンが一般に使用される(▶368 ページ)。2016 年 10 月より，日本でも定期接種が導入されたが，未接種者が数多く存在している。

4　C 型肝炎

概念▶　C 型肝炎は C 型肝炎ウイルス Hepatitis C virus(HCV)の感染によりおこる。おもな感染経路は血液感染(輸血，静脈内注射のまわし打ちなど)，性行為などである。母子感染は B 型肝炎ウイルスに比較するとまれだが，HIV に共感染している患者などではウイルス量が多いため，リスクが高くなる。急性肝炎の症状をきたし，そのなかで 80〜100％程度が慢性肝炎に移行すると考えられる。その後，鎮静化しなければ，肝硬変や肝臓がんへと進展していく。C 型肝炎ウイルスは，B 型肝炎ウイルスとならんで，慢性肝炎・肝硬変・肝臓がんの原因ウイルスである。

診断▶　HCV 抗体(EIA 法)が陽性ならば PCR 法による HCV-RNA 同定によってウイルス自体を測定し，感染の有無が確認される。遺伝子型 genotype(ジェノタイプ)により治療法への反応が異なるため，患者の遺伝子型を同定してから治療戦略をたてることが望ましい。

治療▶　C 型肝炎の治療法は，各種プロテアーゼ阻害薬 protease inhibitor(PI)によって劇的にかわりつつある。従来のインターフェロン療法は，宿主の免疫を賦活化することで，C 型肝炎を排除するという戦略で行われていた。一方，現在主流となりつつあるウイルス自体への治療薬は，前者と比較される意味合いで**直接作用型抗ウイルス薬** direct acting antivirals(DAAs)と称されている。従来の治療はペグインターフェロンと抗ウイルス薬のリバビリンの併用が中心であったが，これにさまざまな PI を組み合わせることにより奏効率も劇的に高まり

つつある。さらに近年では PI のみによる治療が各遺伝子型で主流となってきている。治療方針も日々かわりつつある疾患であり，必ず肝臓病専門医に相談して治療することが望ましい。予防に有効なワクチンはない。

G 尿路感染症

　　尿路感染症は，① 若い女性の膀胱炎，② 女性の再発性膀胱炎，③ 女性の急性腎盂腎炎，④ 複雑性尿路感染症，⑤ 無症候性細菌尿の，大きく 5 つの群に分類される。尿道炎は男女ともに性感染症の側面が強いため，ここでは膀胱炎とその上流の腎盂腎炎について述べる。

① 膀胱炎

概念▶　膀胱炎 cystitis はおもに女性，とくに性活動期の女性に多くみとめられる。男性に膀胱炎のみがみとめられることはまれである。原因はおもに大腸菌などのグラム陰性桿菌単独の感染である。ここでは，若い女性の膀胱炎および女性の**再発性膀胱炎**について述べる。

診断▶　急性の排尿時痛や頻尿，肉眼的血尿などが主訴となる。発熱はほとんどみとめない。尿検査にて白血球尿や細菌尿をみとめる。

治療▶　再発性膀胱炎は，生まれつき泌尿器系臓器の上皮の大腸菌に対する親和性が高い患者に繰り返しおこる。患者がきちんと服薬しているかの確認が必要である。性交と関係する場合は，性交後の排尿などが効果的とされる。

　　その地域の大腸菌の感受性にもよるが，ST 合剤やセファロスポリン系の経口抗菌薬を 3 日間投与することで治療できる。再発を繰り返す患者に対しては，予防投与も考慮することもある。尿培養は，地域の耐性菌の動向を知ることにもつながるので提出してもよいが，必須ではない。

② 女性の急性腎盂腎炎

概念▶　急性腎盂腎炎 acute pyelonephritis は急性膀胱炎と同様，排尿時痛と頻尿に加え，背部の限局性の圧痛(肋骨横隔膜角の疼痛)などをみとめる。発熱などの全身症状をみとめることもある。

診断▶　尿検査では白血球尿と細菌尿を，血液検査では白血球の上昇などをみとめる。菌血症をおこし，血液培養から原因菌が検出されることも少なくない。原因菌の大半が好気性グラム陰性桿菌である。

治療▶　おもに経静脈的な抗菌薬投与によって治療される。望ましい投与期間は 2 週

間ほどで，地域でのグラム陰性桿菌の感受性を参照しつつ行われる。尿培養や血液培養の結果も抗菌薬投与の参考となり，ディ-エスカレーション(▶258ページ)も検討できる。

③ 複雑性尿路感染症

概念▶ **複雑性尿路感染症** complicated urinary tract infection は，尿道カテーテルの存在や，尿管結石・前立腺肥大などの尿路の問題や，基礎疾患(糖尿病，腎不全など)に関係する尿路感染症である。また，耐性菌の問題にもつながる。おもにグラム陰性桿菌が原因となるが，腐性ブドウ球菌 *Staphylococcus saprophyticus* や腸球菌などのグラム陽性球菌もまれに原因菌となることがある。

診断▶ 尿検査により尿中白血球と細菌尿を確認し，臨床症状全体のそれぞれをあわせて診断する。後述する無症候性細菌尿や無症候性膿尿との区別はむずかしい。尿のグラム染色の所見などとあわせて総合的な判断が必要となる。

治療▶ 基本的にはその医療施設の抗菌薬の感受性表(アンチバイオグラム)をみながら，おもにグラム陰性桿菌に効果のある抗菌薬を選ぶこととなる。したがって，尿のグラム染色の所見は経験的治療において非常に重要である。たとえば，尿中からグラム陽性球菌がみとめられ，患者の状態が非常にわるければ，腸球菌エンテロコッカス-フェシウム *Enterococcus faecium* について考慮されることになる。この菌は，ペニシリン系の効果はなく，バンコマイシンしか効果がないため，バンコマイシン塩酸塩の投与を開始することもありうる。

④ 無症候性細菌尿

概念▶ **無症候性細菌尿** asymptomatic bacteriuria とは，臨床症状はないが細菌尿をみとめる状態である。原則的には治療の対象とはならないが，①妊婦，②泌尿器科の術前，③先天性尿路奇形の場合は治療の対象となる。妊婦を治療の対象とするのは，放置すると高率に腎盂腎炎に進展するためである。

診断▶ 妊婦においては，妊娠初期に尿培養を施行して無症候性細菌尿を確認すべきとされる。

治療▶ 妊婦の場合は胎児への影響があるため，ペニシリン系やセファロスポリン系抗菌薬が使用される。ST合剤は，とくに妊娠末期では使用できない。泌尿器科手術の術前では，培養されてくる細菌に合わせて抗菌薬投与を選択する。

H 性感染症

　性感染症 sexually transmitted disease（STD）とは，性行為に関連する感染症をさす。性感染症の主要な症状と原因微生物の一覧を**表 5-4** に示す。感染経路が同じであるため，1 種類のみに感染していることは少なく，ほかの性感染症を合併していることが多い。1 つの性感染症を診断した場合，ほかの性感染症の検索を行うことが大切である。また，再発防止のためにはパートナーを同時に治療することも重要である。

　A 型肝炎は糞口感染という感染経路があるため，性行為に関連する感染症でもある。B 型肝炎も性行為に関連して感染することがある（▶299 ページ）。

▶表 5-4　性感染症と原因微生物

性感染症		原因微生物	症状
陰部潰瘍	陰部ヘルペス	単純ヘルペスウイルス（HSV）	陰唇に多発する有痛性の小水疱や潰瘍，圧痛を伴う鼠径リンパ節腫脹がみられる。
	梅毒	梅毒トレポネーマ	1～2 個の潰瘍がみられ，多くは無痛性である。
陰部疣贅（いぼ）	尖圭コンジローマ	ヒトパピローマウイルス（HPV）	陰部の疣贅
男性の尿道炎	淋菌性尿道炎	淋菌	排尿時痛，灼熱感，尿道分泌物
	クラミジア尿道炎	クラミジア-トラコマティス	
	非淋菌性尿道炎	マイコプラズマ-ジェニタリウム マイコプラズマ-ホミニス ウレアプラズマ属	
精巣上体炎	淋菌感染症*	淋菌	発熱，排尿時痛，陰嚢痛
	クラミジア精巣上体炎	クラミジア-トラコマティス	
腟炎	カンジダ腟炎	カンジダ-アルビカンス	腟の不快感，痛み
	トリコモナス腟炎	トリコモナス-バジナリス	
	細菌性腟症	嫌気性細菌	
子宮頸管炎	淋菌性子宮頸管炎	淋菌	無症状のことが多い
	クラミジア子宮頸管炎	クラミジア-トラコマティス	
	非淋菌性子宮頸管炎	マイコプラズマ-ジェニタリウム マイコプラズマ-ホミニス ウレアプラズマ属	
骨盤内炎症性疾患（PID）		淋菌 クラミジア-トラコマティス 腸内細菌科の細菌（大腸菌など） 嫌気性細菌	発熱，下腹部痛，膿性帯下

＊淋菌感染症は，淋疾・淋病とよばれることもある。

また，HIV 感染症も性感染症である（▶333 ページ）。

① 尿道炎

概念▶　尿道炎 urethritis は，クラミジア-トラコマティス *Chlamydia trachomatis*（トラコーマクラミジア）や淋菌 *Neisseria gonorrhoeae* によりおこる。排尿時の灼熱感や頻尿，排尿困難を訴える。男性では尿道からの膿性分泌物が目だつが，女性では比較的軽症で無症状のこともある。

診断▶　尿道分泌物のグラム染色が役だつ。グラム陰性球菌が見られれば淋菌性尿道炎の可能性が高い。白血球が見えても細菌が見えない場合は，クラミジア-トラコマティスによる尿道炎を考える。尿道検体あるいは尿の遺伝子検査が用いられる。

治療▶　淋菌に対しては，第 3 世代のセファロスポリン（セフトリアキソンナトリウム水和物）が用いられる。最近ではセフトリアキソン耐性淋菌も報告されており，アジスロマイシンを使用することもある。クラミジア-トラコマティスに対してはマクロライド系，テトラサイクリン系およびフルオロキノロン系の抗菌薬が用いられる。合併率は高く，両者の治療を同時に行うことが多い。

② 骨盤内炎症性疾患

概念▶　骨盤内炎症性疾患 pelvic inflammatory disease（PID）は子宮頸部の微生物が子宮内膜や卵管，卵巣および周囲の骨盤内構造物に広がることによりおこる。原因菌として多いのは，淋菌とクラミジア-トラコマティスである。腸内細菌科の細菌や嫌気性菌が関与することもある。

月経の 7 日以内に発症することが多い。複数の性交渉の相手がいたり，PID の既往がある者が高リスクである。コンドームの使用は予防的にはたらく。

下腹部痛が最も多い訴えである。発熱や性器出血，腟分泌物の増加などを伴う。炎症が肝周囲に及ぶこともあり，この場合は右上腹部痛を呈することがある（フィッツ-ヒュー-カーチス症候群）。

診断▶　卵管卵巣妊娠の可能性を除外するために，妊娠検査を行う必要がある。両側下腹部の圧痛や内診での子宮頸部移動痛，膿性頸管分泌物は有力な所見である。淋菌とクラミジアの検査は必須である。

治療▶　淋菌やクラミジア-トラコマティス，腸内細菌科の細菌をカバーできるように選択した抗菌薬を 14 日間投与する。卵管卵巣膿瘍を合併した場合は腹腔鏡や開腹術が行われることもある。実際には診断がむずかしいことも多いが，後遺症として不妊や慢性骨盤痛，異所性妊娠があるため，性活動のある若年者では厳密な診断にこだわらずに治療することも多い。

③ 陰部潰瘍

概念▶ 　陰部潰瘍は，単純ヘルペスウイルス2型 herpes simplex virus 2（HSV-2）による陰部ヘルペスが多い。梅毒や軟性下疳によることもある。非感染症であるベーチェット病（▶169ページ）においてもみられる。潰瘍による疼痛や鼠径リンパ節の腫脹がみられる。

診断▶ 　診断のための検査は感度が低かったり，結果が出るまで時間がかかるため，有痛性の陰部潰瘍で，ほかの原因が明らかでなければ，陰部ヘルペスとして対処することが多い。梅毒検査やHIV検査を行う必要がある。

治療▶ 　単純ヘルペスに対しては，アシクロビルまたはバラシクロビル塩酸塩で治療する。第1期梅毒に対してはペニシリンが第一選択薬である。

④ 梅毒

概念▶ 　**梅毒** syphilis の原因菌である**梅毒トレポネーマ** *Treponema pallidum* subsp. *pallidum* は，細長いらせん状の細菌で，スピロヘータ科のトレポネーマ属に属する。性交渉や経胎盤的に伝播し，胎盤を通過することで先天性感染をおこす。

　梅毒の有症状期は3つ（潜伏性を合わせれば4つ）に分かれる。

[1] 第1期梅毒　梅毒トレポネーマは皮膚を通じて侵入し，皮下で増殖する。感染のあと約3週間で皮膚潰瘍や無痛性の硬性下疳を生じる。

[2] 第2期梅毒　梅毒トレポネーマがリンパ系や血流へ侵入し，全身へ広がる。通常は曝露から2～8週間で症状がおこりはじめる。ピンク～赤色の斑状，斑丘疹状もしくは膿疱性皮疹が体幹から始まり，四肢，手掌，足底へ広がる（バラ疹）。全身性のリンパ節腫脹，とくに上腕内側上顆リンパ節の腫大を伴う。脳底部髄膜炎，前部ブドウ膜炎，糸球体腎炎，肝炎，滑膜炎，骨膜炎もおこす。

[3] 潜伏性梅毒　免疫により播種がコントロールされたあと，梅毒トレポネーマが症状をおこさずに体内にとどまることがある。初感染から1年以上，しばしば20～30年以上無症状の期間が続く。

[4] 第3期または晩期梅毒　無治療の梅毒患者のうち約40%で，晩期梅毒を発症する。神経梅毒[1]（動脈炎による若年性の脳梗塞，進行麻痺，脊髄癆），心血管梅毒（大動脈弁逆流症，うっ血性心不全，大動脈の囊状動脈瘤），ゴム腫（皮膚，骨，粘膜）をおこす。

診断▶ 　第1期および第2期梅毒では，病変部位から採取した検体の暗視野顕微鏡法によって病原体を観察することができるが，実施できる施設は限られている。

　第2期梅毒では，血清学的診断が診断法の主体になる。血清学的検査には，非トレポネーマ検査と特異的トレポネーマ検査の2種類がある。

---

1) 神経梅毒は，第3期に限らずどの時期でも発症しうる。

非トレポネーマ検査はレアギンとよばれる脂質に対する抗体検査であり，ガラス板法，VDRL 法 venereal disease research laboratory（米国性病研究所法），RPR 法 rapid plasma reagin test などの検査法がある。これは梅毒の活動性の指標になるが，生物学的偽陽性をおこすことがある[1]。

特異的トレポネーマ検査は，梅毒トレポネーマに対する特異的な抗体を検査する。これが陽性であるということは，患者が過去に梅毒に曝露されたということを意味するのであり，梅毒の活動性をみるものではない。治療によっても通常は陰性化しない。

治療▶　すべての病期において，ペニシリンが第一選択薬である。

⑤ 尖圭コンジローマ

概念▶　尖圭コンジローマ condyloma acuminatum は，ヒトパピローマウイルス Human papillomavirus（HPV）が原因となる。外陰部に紅色から褐色の 1 mm 未満〜数 mm のいぼ状の丘疹（疣贅）がみられる。自覚症状はほとんどないが，大きさや部位により痛みやかゆみを伴うことがある。男性では陰茎，女性では大小陰唇に好発する。肛門性交による肛門周囲の病変もみられることがある。

治療▶　液体窒素療法やレーザー手術などが有効である。子宮頸部への感染は子宮頸がんのリスクになる。HPV に対するワクチンが開発されている（▶369 ページ）。

I 皮膚軟部組織感染症

皮膚の感染症においては，どの組織が感染しているか，どの深さまで感染しているかをみることが重要である。

① 癤・癰

概念▶　いずれも毛穴の感染症で，癤 furuncle は 1 つの毛穴，癰 carbuncle は複数の毛穴の感染症である。おもに黄色ブドウ球菌が原因となり，膿をつくる。

治療▶　おもに局所への抗菌薬クリームの使用や対症療法で治療される。繰り返す場合には，黄色ブドウ球菌の除菌が考慮される。

---

1) 生物学的偽陽性の例としては，膠原病，多数輸血，高齢，妊娠，慢性肝疾患，急性ウイルス性感染症（麻疹，水痘，伝染性単核球症），細菌感染症（結核，肺炎球菌感染症，リケッチア症，マラリア），ほかのスピロヘータ疾患などがあげられる。

② 毛包炎

概念▶　毛包炎 folliculitis は，毛の根もとのみに白色の膿をつくる感染症である。

治療▶　多数集合している場合には，黄色ブドウ球菌に効果のある第1世代セファロスポリン系などの抗菌薬の全身投与も行われる。

③ 丹毒

概念▶　丹毒 erysipelas とは，皮膚表層の感染である。境界の明瞭な発赤と周囲の皮膚からの盛り上がりが特徴で，疼痛が生じる場合もある。ほとんどはA群溶血性レンサ球菌が原因だが，まれに黄色ブドウ球菌が原因となることもある。

治療▶　黄色ブドウ球菌やA群溶血性レンサ球菌を標的に，第1世代セファロスポリン系などの内服薬を使用する。

④ 蜂巣炎（蜂窩織炎）

概念▶　蜂巣炎 cellulitis（蜂窩織炎）とは，皮膚の小さな傷から細菌が侵入し，皮膚や軟部組織に感染がおきるものである。罹患した部位の腫脹・発赤や疼痛が特徴である。丹毒と異なり，発赤の境界は不明瞭である。炎症は筋膜や筋肉までは達さない。糖尿病や慢性腎不全，慢性肝疾患，リンパ浮腫（乳がんのリンパ郭清後の上腕など）などが危険因子となる。

治療▶　おもに黄色ブドウ球菌を含んだグラム陽性球菌を標的として，第1世代セファロスポリン系抗菌薬が使用される。

肝硬変や糖尿病，腎不全などの基礎疾患がある場合は，グラム陰性桿菌などの混合感染がおこる。黄色ブドウ球菌を含んだグラム陽性球菌とグラム陰性桿菌を標的として，アンピシリンナトリウム・スルバクタムナトリウム合剤などが使用される。

治療においては，下肢や上腕などの罹患部位を挙上することも重要である。

⑤ 壊死性筋膜炎（壊死性軟部組織感染症）

診断▶　壊死性筋膜炎 necrotizing fasciitis とは，蜂巣炎と異なり，筋膜直上の感染症である。壊死性軟部組織感染症ともよばれる。A群溶血性レンサ球菌が最も代表的な原因菌であるが，ほかのレンサ球菌属や黄色ブドウ球菌も原因となる。また，グラム陰性桿菌のエロモナス *Aeromonas* 属やビブリオ-バルニフィカス *Vibrio vulnificus* が原因となることもある。後者はアルコール性肝硬変やウイルス性肝炎などの慢性肝疾患患者の海水への曝露や，生の海産物の摂取が危険因子となる。糖尿病患者などの壊死性筋膜炎では複数菌による感染の場合が多い

とされる。

治療▶　筋膜の上を急速に広がるため，早急な壊死組織のデブリドマン（創部郭清^(かくせい)）が必要である。デブリドマンが無理な場合には，切断術（アンプテーション）も行われる。抗菌薬は，原因菌がわかるまではカルバペネム系抗菌薬，および細菌の産生する毒素を減らすことを期待してクリンダマイシンを使用する。

　　A群溶血性レンサ球菌が原因の場合，抗菌薬投与開始後1日の接触感染予防が望ましいとされる。これはケアにあたった医療従事者が感染し，壊死性筋膜炎に罹患した例が報告されているからである。また近年，手術中の切創による医療従事者の感染も報告されており，注意が必要である。

⑥ 表在性血栓性静脈炎

概念▶　**表在性血栓性静脈炎** thrombophlebitis とは，静脈に感染して炎症をおこし，血栓を伴うものである。表在静脈や門脈，中心静脈，骨盤静脈，海綿静脈洞などの，さまざまな静脈が罹患する。これらのほとんどは，医療行為に伴ういわゆるカテーテル関連血流感染（CRBSI，▶237ページ）によっておこる。

　　皮膚表面の黄色ブドウ球菌がおもな原因となる。医療施設内ではメチシリン耐性黄色ブドウ球菌（MRSA）も原因となる。また，グラム陰性桿菌が原因となることもあり，この場合は静脈の発赤が少ないのが特徴である。

治療▶　基本は，ただちにラインを抜去する。血液培養を2セット採取したあとに，施設内での発生例では耐性グラム陽性球菌を想定し，経験的治療としてグリコペプチド系抗菌薬が使用されることが多い。緑膿菌を含むグラム陰性桿菌をカバーする緑膿菌用セファロスポリン系抗菌薬が併用されることもある。

⑦ リンパ管炎

概念▶　**リンパ管炎** lymphangitis は，血管の走行と異なるリンパ管に沿った直線状の発赤が特徴である。おもな原因はA群溶血性レンサ球菌であるが，まれに黄色ブドウ球菌も原因となる。

治療▶　高率に菌血症をおこすので，抗菌薬治療が必要である。黄色ブドウ球菌を含むグラム陽性球菌を標的に，第1世代セファロスポリン系抗菌薬やクリンダマイシンが使用される。

J｜眼の感染症

　　眼の感染症は，視覚にかかわることも多いため重要である。治療のタイミン

グを逃すと視力が失われ，回復を見込めない疾患もある。症状としては，視覚異常のほかに赤い眼 red eye がよくみられる。

① 結膜炎

概念▶ 　結膜炎 conjunctivitis の発生頻度は，眼の感染症において最も高い。症状は，眼脂や流涙，眼のかゆみなどが多い。眼脂の量が増え，ときとして起床時に眼脂がつき開眼できない場合もある。後述する角膜炎とは異なり，眼痛はない。角膜炎を合併した場合，眼痛が生じる。

　結膜炎の原因となる病原微生物は，次に示すようにさまざまである。

(1) 細菌：肺炎球菌，ブドウ球菌属，インフルエンザ菌，コリネバクテリウム *Corynebacterium* 属，淋菌など

(2) クラミジア科：クラミジア-トラコマティス，クラミドフィラ-ニューモニエ

(3) ウイルス：アデノウイルス，エンテロウイルス，単純ヘルペスウイルス，麻疹ウイルス，水痘-帯状疱疹ウイルス

(4) 真菌：まれにみられる。カンジダ属が多い。

[1] **細菌性結膜炎**　代表的な疾患に急性細菌性結膜炎がある。細菌による結膜炎であり，ブドウ球菌や肺炎球菌などが原因となることが多い。眼の充血や眼脂，流涙といった分泌物の増加などが症状としてみとめられる。臨床経過から診断することが多い。分泌物のグラム染色で細菌をみとめることもある。

[2] **クラミジア結膜炎**　出産時に新生児が経産道的に感染する。クラミジア-トラコマティスによる結膜炎は，しばしば重篤な眼障害をおこす。

[3] **ウイルス性結膜炎**　ウイルス性結膜炎は，アデノウイルスとコクサッキーウイルスによるものが重要である。

　①咽頭結膜熱　結膜炎に咽頭炎を伴うもので，いわゆるプール熱である。アデノウイルス感染によるもので，プールを通じて小児に流行することが多い。5〜7日程度の潜伏期間を経て，咽頭痛，発熱，結膜炎症状にて発症する。

　②流行性角結膜炎　これもアデノウイルスによる結膜炎である。結膜炎だけでなく角膜炎も合併するため，眼痛が出現することもある。場合により，治癒後も角膜混濁が残存する。5〜7日の潜伏期間を経て，咽頭結膜熱よりも長く14〜21日程度症状が続く。医療施設で集団感染がおこることもあり，感染管理上，症状消失まで欠勤することも必要になる。

　③急性出血性結膜炎（アポロ熱）　アポロ計画により人類が月面着陸を果たした1969年に初めて発見された結膜炎である。結膜下の出血をおこすことがある。原因はコクサッキーウイルス coxsackie virus A 24 型とされる。

[4] **新生児結膜炎**　生後4週間以内に発症する結膜炎である。全身症状の一環として症状が結膜炎に先行しておこることがあり，注意が必要である。上述の

あらゆる病原微生物が原因となりうる。特徴的な病原体として、淋菌やクラミジアが経産道的に感染することで発症するものがある。

治療▶　点眼薬による治療が行われる。

② 感染性角膜炎

概念▶　角膜炎 keratitis は、角膜の炎症である。感染症以外の化学的刺激や物理的刺激などによってもおこりうる。角膜炎が進行した場合、視機能に重篤な影響を及ぼすため、ある程度診断を予測して早期に治療を始めることもある。いずれにしても眼科医の診察も必要となる疾患である。

原因▶　感染性角膜炎 infectious keratitis に感染するリスクとしては、コンタクトレンズの装着や外傷、汚染された点眼薬などによる角膜表皮の破壊があげられる。破壊された部位に病原微生物が侵入し、感染が成立することが多い。

　原因となる微生物としては、細菌、ウイルス、原虫などがある。

　ほかにも、アカントアメーバ属の原虫による角膜炎が知られている。アカントアメーバは水道水に存在し、コンタクトレンズの容器の煮沸消毒をきちんと行わなかった場合、容器からレンズに付着し、その後、角膜に感染し、最終的に角膜炎を引きおこす。治療抵抗性であり、注意が必要である。

治療▶　ウイルス性角膜炎の場合には、対症療法として点眼薬を投与する。アメーバ角膜炎の場合には、抗原虫薬を投与する。

③ 眼内炎

概念▶　眼内炎 endophthalmitis は、眼内に病原微生物が侵入することで発症する。侵入経路としては、眼球表面からの侵入によるものと、菌血症によって血行性に侵入するものがある。

原因▶　眼球表面から侵入する場合の原因としては、白内障術後感染や外傷があげられる。コアグラーゼ陰性ブドウ球菌やバシラス Bacillus 属などの皮膚常在菌によって引きおこされることが多い。

　血行性眼内炎では、菌血症が先行して存在し、それが眼内に波及した結果として生じる。レンサ球菌属や黄色ブドウ球菌、カンジダ属などが原因となる。感染性心内膜炎の原因となりやすい菌により生じやすいため、明らかな表面からの侵入要素がない眼内炎を診断した場合には、全身の検索が必要である。逆に、眼内炎の原因となりやすい菌による菌血症をみとめた場合にも、眼内炎の有無について調べるべきである。

治療▶　治療においては、硝子体除去術および抗菌薬投与(全身性および眼内注入)が行われる。早期の手術が視機能の予後につながるが、早期治療でも失明することも多い。視力の予後はわるい。

④ 眼窩蜂巣炎

顔面，とくに眼窩の蜂巣炎が発症した場合，炎症部位が眼窩内に波及し，**眼窩蜂巣炎 orbital cellulitis** を生じやすい。眼窩の炎症がさらに周囲の臓器，とくに眼内炎や頭蓋内に波及する危険があるため，注意が必要な疾患である。

K 中枢神経感染症

中枢神経は硬膜や髄膜といった膜に包まれて保護されており，本来無菌的な部位である。中枢神経に感染症がおこると，生命予後に大きくかかわる重篤な症状をおこすことが多い。

① 髄膜炎

概念▶ **髄膜炎 meningitis** は，中枢神経感染症のなかでも頻度が高い疾患である。原因微生物により，細菌性髄膜炎，ウイルス性髄膜炎，真菌性髄膜炎，結核性髄膜炎に分類される。細菌では肺炎球菌，インフルエンザ菌，リステリア *Listeria* 属，B群レンサ球菌などが多く，ウイルスではヘルペスウイルスやムンプスウイルス，エコーウイルス echovirus など，真菌ではクリプトコックス-ネオフォルマンスが多い。脳室-腹腔シャントの存在や開頭手術後に髄液漏がある場合などでは，腸内細菌科の細菌や表皮ブドウ球菌，黄色ブドウ球菌などが原因となることもある。

発熱・意識障害・頭痛がおもな症状であり，これらの症状を呈した場合，髄膜炎を疑う。また特徴的な症状として，羞明や吐きけなどの自覚症状のほか，項部硬直，ケルニッヒ徴候，ブルジンスキー徴候などがある。これらを**髄膜刺激症状**とよび，これらの症状を呈する場合，髄膜炎を疑う。

診断▶ 診断は臨床症状から疑い，疑った時点で髄液検査を行う。髄液中の細胞数増加や，髄液からの病原微生物の証明などで診断される。培養検査だけでなく，グラム染色(一般細菌)，抗酸菌染色(結核菌)，墨汁染色(クリプトコックス-ネオフォルマンス)により検体から直接病原体を見つけたり，抗原検査(クリプトコックス-ネオフォルマンス)や，PCR法によるウイルス遺伝子の検出(ヘルペスウイルス)などで確定診断を行う。

治療▶ 治療方法は，年齢や免疫状態，基礎疾患の有無などによって異なる。髄膜炎，とくに細菌・ウイルス・真菌による髄膜炎は，治療が遅れると予後は悪化する。髄膜炎を疑った場合は，培養結果・検査結果による確定診断を待つ前に，即座に治療を開始すべきである。

細菌性髄膜炎である可能性が高く，疑われる場合には，すみやかに推定される菌種を治療対象として抗菌薬を投与する。とくに肺炎球菌髄膜炎の場合，抗菌薬に先行して副腎皮質ステロイド薬を投与した場合，投与しない場合に比べて髄膜炎治療の予後がよいとされており，近年では髄膜炎の治療前に先行して副腎皮質ステロイド薬(デキサメタゾン)を投与することが多い。

真菌性髄膜炎ではクリプトコックス-ネオフォルマンスが原因となることが多い。治療にはアムホテリシンBやフルコナゾールといった抗真菌薬を用いる。治療期間は数か月から年単位に及ぶこともある。HIV感染症を基礎疾患にもつ患者に髄膜炎が疑われる場合，クリプトコックス髄膜炎の可能性を必ず考える必要がある。

結核性髄膜炎の経過は，比較的ゆるやかに進行する。培養検査に数週間を要し，結核菌の診断がむずかしいこと，治療が長期間に及ぶことなどが，治療をむずかしくしている。HIV感染患者や結核流行地域では，必ず結核性髄膜炎の可能性を検討すべきである。

② 脳炎

概念▶　髄膜炎は髄膜の炎症が主体であるのに対し，**脳炎** encephalitis は脳実質主体の炎症である。そのため，意識障害などの高次脳機能障害がより出現しやすい。

原因としてはウイルス性脳炎が最も多く，ヘルペス脳炎が高頻度にみられる。日本脳炎や西ナイル熱のようなカ(蚊)によって媒介されるウイルスによる脳炎もあるが，頻度としてはまれである。

診断▶　ウイルス性脳炎の場合には診断が困難である。発熱・頭痛・意識障害などの臨床症状から疑い，髄液検査で髄膜炎を否定する。MRIなどの画像検査にて所見をみとめることで診断することもある。直接病原体を証明することはむずかしい。ウイルスの遺伝子をPCR法などで検出することが可能な場合もある。

治療▶　抗ウイルス薬は，ヘルペス脳炎に対して効果がある。発熱や意識障害をきたした患者で脳炎が疑われる場合，検査結果が判明するまでアシクロビルを投与することが多い。そのほかの脳炎の場合に有効な治療薬は存在せず，痙攣がおこった場合の抗痙攣薬などの対症療法を行うことが多い。

③ 脳膿瘍

概念▶　**脳膿瘍** brain abscess とは，原因菌の侵入によって脳実質内に膿瘍を形成した状態である。一般的には血行性に感染することが多く，黄色ブドウ球菌や腸内細菌科，レンサ球菌属などによるものが多い。自由生活性アメーバなどによるものもまれにみられる。

診断▶　CT検査やMRI検査などで膿瘍をみとめる。

治療▶　膿瘍一般の治療として，ドレナージが必要になる場合が多い。脳膿瘍でも同様で，つねにドレナージの可能性を考慮する。手術がむずかしい部位や膿瘍のサイズが小さい場合には，抗菌薬のみで治療する。

L｜悪性腫瘍，造血幹細胞移植，固形臓器移植に伴う感染症

① 悪性腫瘍に関係する免疫不全と感染症

　悪性腫瘍の患者は，疾患による免疫能の低下に加え，さまざまな治療を行うことによってさらに易感染性の状態になる。ここでは悪性腫瘍自体に伴う感染症とその治療に伴う感染症に分けて述べる。

　それぞれの免疫不全が単体で生じることはあまりない。いくつかの免疫不全が組み合わさることによって，さまざまな病原微生物に対して易感染性となる。

液性免疫の低下▶　液性免疫(▶18ページ)が低下した場合には，肺炎球菌やインフルエンザ菌などが原因菌として問題となる。

細胞性免疫の低下▶　細胞性免疫(▶18ページ)が低下した場合には，細菌，ウイルス，真菌のすべてが問題となる。細菌ではとくに，リステリア属やサルモネラ属などの細胞内寄生をする細菌が問題となる。ウイルスでは，水痘-帯状疱疹ウイルスの再燃やサイトメガロウイルスなどが問題となる。真菌では，カンジダ属やアスペルギルス属，ニューモシスチス-イロベチーなどが問題となる。それ以外では，原虫・寄生虫疾患として，トキソプラズマ原虫(▶332ページ)や糞線虫(▶326ページ)の再燃などが問題となる。

好中球減少に▶
伴うもの　好中球減少により，さまざまな細菌(とくに緑膿菌)や真菌への易感染性が問題となる。好中球数 500/μL を目安として，これ以下を**好中球減少 neutropenia** といい，この状態での発熱を**好中球減少時の発熱 febrile neutropenia** とよぶ。この場合，決まったアルゴリズムで治療される。真菌ではとくに播種性カンジダ感染症や侵襲性アスペルギルス感染症が問題となる。

　また，高度な免疫不全では，ニューモシスチス肺炎やサイトメガロウイルス肺炎などの特殊な肺炎を発症するリスクが高いため，可能であれば躊躇(ちゅうちょ)せず気管支鏡検査を施行し，気管支肺胞洗浄(BAL)や経気管支肺生検(TBLB)を施行して診断する必要がある。

1　悪性腫瘍自体に伴う感染症

　悪性腫瘍は大きく固形腫瘍と血液腫瘍に分けられる。血球成分自体ががん化

した血液腫瘍のほうが，胃がんや乳がんといった固形腫瘍に比べ，正常な免疫能がより低下するため感染症をおこした場合に重篤になりやすい。血球の生産工場である骨髄は，とくに血液腫瘍の浸潤を受けやすい。ここが腫瘍細胞で埋めつくされると，好中球・リンパ球とも減少してしまい，液性免疫・細胞性免疫とも極度に低下する。

　また，機能に異常をきたした好中球・リンパ球は，生体防御の役目をきちんと果たすことができない。したがって末梢血において未熟な芽球として存在する好中球は悪性細胞としてカウントされ，正常な好中球数としてカウントできない。このような患者は好中球減少状態と考えるべきである。

2　抗がん薬治療に伴う感染症

　抗がん薬治療に伴う免疫抑制状態は当然，易感染性につながる。具体的には①好中球減少に伴う免疫不全と，②同時に併用する副腎皮質ステロイド薬などによる細胞性免疫の低下の両方が出現する。

　また，好中球減少により，細菌感染と真菌感染の危険性が増す。細菌では，グラム陽性球菌に加え，グラム陰性桿菌が問題となる。とくに緑膿菌感染の場合は，致死率が高いため，迅速な治療が要求される。したがって，好中球が化学療法で減少した状態や，造血幹細胞移植後で好中球がまだ生着していない状態で発熱があった場合(好中球減少時の発熱)，感染巣がわからなければ緑膿菌をカバーする抗菌薬投与を開始することが必須である。その際には，その施設ごとの緑膿菌の感受性表(アンチバイオグラム，▶258ページ)を念頭において抗菌薬を選ぶ必要がある。たとえば，セフタジジム耐性の緑膿菌が大半の施設ではセフタジジム水和物はこの時点では使用できない。

②　造血幹細胞移植に伴う感染症

　悪性腫瘍の治療のなかでもとくに極限状態の免疫抑制状態にさらされるのは，**超大量化学療法**併用の**同種造血幹細胞移植**である。自分自身の造血幹細胞を移植する自己造血幹細胞移植と異なり，同種造血幹細胞移植では他者の造血幹細胞を移植される。同種造血幹細胞移植には，移植する造血幹細胞の種類によって，骨髄移植，末梢血幹細胞移植，臍帯血移植があり，いずれにおいても生着するまでは高度な免疫抑制状態になる。同種造血幹細胞移植の対象疾患としては，悪性腫瘍だけではなく，再生不良性貧血などもあげられる。また，骨髄浸潤のない悪性リンパ腫や，卵巣がん・精巣腫瘍などでは，自己造血幹細胞移植を併用した超大量化学療法も行われる。

前処置まで▶　前処置の段階では，特別な免疫抑制状態にある場合でなければ，通常の院内感染の原因菌が感染の原因となる。院内肺炎やカテーテル感染などが中心であるため，通常どおり，カテーテル挿入部の観察やバイタルサインの観察などが

重要となる。

移植後1か月▶
から生着まで

　まだ移植された造血幹細胞が生着しておらず, 好中球が減少した状態である。高度の免疫抑制状態にあり, 細胞性免疫障害によるウイルス感染や細菌感染, 真菌感染が問題となる。具体的にはサイトメガロウイルス肺炎, 緑膿菌肺炎, カンジダ感染症やアスペルギルス肺炎が問題となる。造血幹細胞が生着するまで, カンジダ感染予防のためのフルコナゾールや, ニューモシスチス肺炎予防のためのST合剤が使用されることもある。

移植後1か月▶
から3か月まで

　造血幹細胞が生着すると, 好中球が増えてくる時期となる。また, 造血幹細胞を生着させるために免疫抑制薬を投与することもあり, 細胞性免疫不全が前面に出てくる。

　同時に**移植片対宿主病** graft versus host disease(GVHD)が問題となってくる。GVHDの症状としては, 皮膚症状や下痢に加えて, 肝障害や胆道障害などが生じてくる。いずれも, 感染症によって生じる皮膚の紅斑や, クロストリディオイデス−ディフィシルによる下痢症や胆管炎などとの鑑別が困難である。またGVHDの各症状は各薬剤の副作用(薬疹・肝障害, 亜ヒ酸による遅発性の下痢症)などとの鑑別も困難である。

　この時期は免疫抑制薬による細胞性免疫不全により, 水痘−帯状疱疹ウイルス, B型肝炎ウイルス, C型肝炎ウイルス, EBウイルスなどの再活性化や, アスペルギルス肺炎などが問題となってくる。造血幹細胞が生着しない場合は高度の免疫抑制状態が持続することになる。

移植後4か月▶
以降

　生着しても, 造血幹細胞移植後は永続的に機能的な無脾(ひ)状態にあると考えられている。莢膜(きょうまく)のある細菌(肺炎球菌やインフルエンザ菌)への感染の危険性が高いとされており, 生涯にわたり注意が必要である。

　最近, いわゆるB型肝炎の既感染とされてきたHBs抗体陽性症例でも, 化学療法や抗がん薬であるリツキシマブの投与により免疫能が低下すると, B型肝炎が再活性化してしまうことが問題となっている。そのため, 化学療法やリツキシマブ投与前から投与中はB型肝炎ウイルスDNAを測定し, 上昇がみとめられた場合は予防的に抗B型肝炎核酸アナログ製剤の投与を検討する。

③ 固形臓器移植に伴う感染症

　日本では脳死移植が一般的ではないため, 固形臓器移植のほとんどが腎移植であり, ついで肝移植, ごく少ない症例で心移植・肺移植・膵島移植などが行われている。造血幹細胞移植とのおもな違いは, ① 造血能が保たれていて一般的に好中球減少がないことと, ② 手術という過程を経るため術後合併症の危険性があることの2点である。一方, 生着に向けた免疫抑制薬の投与は, 造血幹細胞移植と同様に高度な細胞性免疫不全をもたらし, 各種のウイルス感染症が問題となる。

移植後1か月▶
まで
　創部感染症に加えて，移植した臓器に対応した感染症が問題となる。すなわち，腎移植なら尿路感染症，肝移植なら胆管炎，肺移植なら肺炎が問題となる。

移植後1か月▶
から半年程度まで
　この時期は，臓器が生着してくるとともに，免疫抑制薬による細胞性免疫不全が非常に高度になってくる。細胞性免疫不全においてリスクの高い病原微生物は前述のとおりである。

　また，臓器に対する GVHD がとくに問題となる時期でもある。GVHD が強い場合は，免疫抑制薬の増量も考慮しなければならず，移植臓器の生検が必要となる。たとえば肝移植では GVHD と胆管炎の鑑別が困難であるだけでなく，しばしば合併することがあるため，頻回の肝生検が必要となることもある。

移植後半年以降▶
　免疫抑制薬を長期間内服する必要があることから，ニューモシスチス肺炎予防として ST 合剤を内服することが多い。使用する免疫抑制薬の種類によるが，固形臓器移植後では，通常 6 か月から 1 年程度を目安に内服する。

④生体材料移植由来の特殊な感染症としての クロイツフェルト-ヤコブ病

クロイツフェルト-▶
ヤコブ病とは
　プリオンとは感染性のタンパク質を意味するが，正常型のプリオンタンパク質は，中枢神経系を含め赤血球などにも存在する。異常型のプリオンが脳内に蓄積し，神経細胞の変性と脱落が生じ，特有のスポンジ状の脳組織となる疾患を，プリオン病とよぶ。プリオン病には，クロイツフェルト-ヤコブ Creutzfeldt-Jakob 病(CJD)，遺伝性の家族性致死性不眠症やウシ由来のウシ海綿状脳症などがある。

　医療行為に関連する感染症としてのクロイツフェルト-ヤコブ病では，脳外科術後のヒト硬膜移植により発症したものと，ヒトの下垂体由来ホルモン製剤によるものが重要である。いずれも遺体から採取された硬膜やホルモンが使用されており，献体者がクロイツフェルト-ヤコブ病に罹患していたと考えられている。現在は死者由来の医療材料は使用されないようになっている。

　プリオンタンパク質はさまざまな消毒薬に抵抗性であるため，手術器具などはできる限り使い捨てにする。使い捨てができない場合は，3％ドデシル硫酸ナトリウム(SDS)で洗浄後に，高圧蒸気滅菌器(オートクレーブ)を行うなどの方法で不活化する必要がある。

M｜菌血症・敗血症

概念▶
　菌血症 bacteremia とは，細菌が血液中に侵入した状態をさし，血液培養から細菌が検出される。敗血症 sepsis は，長年，感染症による全身性炎症反応症

候群 systemic inflammatory response syndrome（SIRS）（▶表5-5）と定義されてきたが，2016年に「感染症に対する宿主の異常反応により生命を脅かす臓器障害」と，国際定義が改訂された。臓器障害の判定には SOFA スコアを使い，ベースラインから2点以上の上昇を臓器障害ありと判定する（▶表5-6）。SIRS も感染症を疑う基準としてはまだ有用である。

　敗血症の症状として，発熱や頻脈，低血圧，頻呼吸，意識状態の変化などのバイタルサインの異常が重要である。発熱だけでなく，低体温も予後不良因子として重要なサインである。末梢循環が悪化すると乳酸の蓄積がおこり，乳酸アシドーシスになる。また，呼吸中枢が刺激されて頻呼吸になると，呼吸性ア

▶表5-5　全身性炎症反応症候群（SIRS）

以下の4つのうち2つ以上を満たすもの
1）体温 ＞38℃または＜36℃
2）心拍数 ＞90/min
3）呼吸数 ＞20/min または Pa_{CO_2} ＜32 mmHg
4）末梢血白血球数 ＞12,000/μL または ＜4,000/μL，あるいは未熟型白血球 ＞10%

(Singer, M. Deutschman, C.S. Seymour, C.W, et al.: The Third International Consensus Definitions for Sepsis and Septic Shock (Sepsis-3). *The Journal of the American Medical Association*, 315: 801-810, 2016.)

▶表5-6　SOFA スコア

	0点	1点	2点	3点	4点
意識 （グラスゴ-コーマ-スケール〔GCS〕）	15	13〜14	10〜12	6〜9	＜6
呼吸 $Pa_{O_2}/F_{I_{O_2}}$(mmHg)	≧400	＜400	＜300	＜200 および呼吸補助	＜100 および呼吸補助
循環	平均血圧≧70 mmHg	平均血圧＜70 mmHg	ドパミン＞5μg/k g/min あるいはドブタミンの併用	ドパミン5〜15μg/kg/min あるいはノルアドレナリン≦0.1μg/kg/min あるいはアドアドレナリン0.1μg/kg/min	ドパミン＞15μg/kg/min あるいはノルアドレナリン＞0.1μg/kg/min あるいはアドレナリン＞0.1μg/kg/min
肝 血漿ビリルビン値(mg/dL)	＜1.2	1.2〜1.9	2.0〜5.9	6.0〜11.9	≧12.0
腎 血清クレアチニン値(mg/dL) 尿量(mL/day)	＜1.2	1.2〜1.9	2.0〜3.4	3.5〜4.9 ＜500	≧5.0 ＜200
凝固 血小板数(×10³/μL)	≧150	＜150	＜100	＜50	＜20

(Singer, M. Deutschman, C.S. Seymour, C.W, et al.: The Third International Consensus Definitions for Sepsis and Septic Shock (Sepsis-3). *The Journal of the American Medical Association*, 315: 801-810, 2016.)

▶表5-7　qSOFA

感染症を疑う患者で以下のうち2つ以上を満たす場合に敗血症を疑い，臓器障害の所見をSOFAスコアで評価する。
- 意識変容（GCS ＜15）
- 収縮期血圧 ≦100mmHg
- 呼吸数 ≧22回/分

(Singer, M. Deutschman, C.S. Seymour, C.W, et al.: The Third International Consensus Definitions for Sepsis and Septic Shock (Sepsis-3). *The Journal of the American Medical Association*, 315: 801-810, 2016.)

ルカローシスもおこる。さらには**急性呼吸促迫症候群** acute respiratory distress syndrome（ARDS）による呼吸不全，尿量低下や急性腎不全，播種性血管内凝固症候群 disseminated intravascular coagulation（DIC）などの多臓器不全にいたる。

診断▶　敗血症を疑う簡便な指標として**qSOFA**（quick SOFA）が提唱されている（▶表5-7）。バイタルサインの変化が重要である。qSOFAは2つ以上満たすと予後がわるいことが知られているが，1つだけ満たしている場合も要注意である。症状や診察所見により感染臓器をしぼる。血液培養2セット，尿培養，胸部X線撮影を行い，想定した感染巣に応じて培養を採取することにより原因微生物の同定を行う。

治療▶　早期に有効な抗菌薬を投与することが重要であり，循環や呼吸などに対する全身管理が中心になる。腹膜炎や膿瘍など外科手術の適応がある場合は，早期に外科手術が必要である。

　原因菌が同定されるまでは経験的治療を行う。感染部位や，施設・地域の抗菌薬感受性，耐性菌の割合などに応じて，想定される原因菌に対してもれがないように初期の抗菌薬を決定する。血液培養などによって原因菌が同定されたら，抗菌薬を最適なものに変更（ディ-エスカレーション）する。

　循環管理としては，血圧を保つためにリンゲル液などを用いて細胞外液の十分な輸液負荷を行う。それでも血圧が保てない場合は，ノルアドレナリンなどの昇圧薬を用いる。治療中はバイタルサインの変動に加えて，尿量の確認も大切である。

N｜人動物咬傷

① 動物咬傷

　通常，動物は口腔内に多くの細菌を有しており，牙または歯によってかみつかれると，これらが人体に押し込まれることになる。また一部の動物はウイルスを有しているので，ウイルス感染の危険性もある。

細菌感染▶　細菌感染については，ネコのパスツレラ-ムルトシダ *Pasteurella multocida* や

イヌのカプノサイトファーガ *Capnocytophaga* 属などが有名である。これらのグラム陰性桿菌と黄色ブドウ球菌を含むグラム陽性球菌を標的にアンピシリンナトリウム・スルバクタムナトリウム合剤やアモキシシリン水和物・クラブラン酸カリウム合剤などを受傷直後から使用する。感染をおこしていなければ3日で中止可能である。

ウイルス感染▶ ウイルス感染では，狂犬病ウイルス *Rabies lyssa virus* が最も問題となる。**狂犬病を発症するとほぼ100%死亡する。**国内での感染例は近年報告されていないが，輸入例は散発的に報告がある。狂犬病の予防は，① 危険な動物に近寄らない(地方によってはコウモリなどもキャリアになる)，② 危険な地域に旅行する前の曝露前予防接種，③ 曝露後の適切な狂犬病ワクチン投与と曝露後予防接種である(▶368ページ)。

狂犬病ウイルス以外では，猿咬傷の B ウイルス *Macacine herpesvirus 1* が有名である。かまれてから数日〜5週間ほどで脳脊髄炎として発症する。かまれた場合はバラシクロビル塩酸塩やアシクロビルなどを2週間内服することが予防に有効とされる。

② 人咬傷

人咬傷でも動物咬傷と同様，かまれた直後から汚染外傷として同様の抗菌薬投与を開始し，感染していなければ3日で中止する。しかし，かまれた相手がヒトの場合，感染するウイルスが多いことが問題となる。

代表的なのは B 型肝炎ウイルス，C 型肝炎ウイルス，HIV である。いずれも職業的な針刺し事故の際の対応と同様である。相手が活動性 B 型肝炎で被害者が HBs 抗体陰性ならば，グロブリンの投与と B 型肝炎ワクチン投与の開始が必要である。相手が HIV キャリアの場合は，抗 HIV 薬の予防内服が必要である。C 型肝炎では曝露後予防策はないが，感染の有無について，3か月程度の経過観察が必要である。

O｜麻疹・風疹・水痘

① 麻疹(はしか)

概念▶ 麻疹 measles ははしかともよばれ，麻疹ウイルス *Measles morbillivirus* の飛沫・空気感染による疾患である。潜伏期間は8〜12日間である。感染力は発疹出現5日前(発熱2日前)から発疹出現後4日間まであり，カタル期の後半に最も強いと考えられている。

2015年3月に，WHO より日本国内での麻疹根絶が宣言されたが，麻疹の

予防接種率の低さに起因する輸入症例による国内感染の拡大事例があとを絶たない。麻疹の流行を防ぐためには，麻疹含有ワクチンを確実に2回接種することが強く望まれる（▶364ページ）。

症状▶　麻疹の臨床経過は，そのおもな症状から，カタル期・発疹期・回復期の3つのステージに分類される。

[1] **カタル期**　カタル期は，発熱・咳嗽（がいそう）・鼻汁・結膜炎が特徴的な所見である。結膜炎の程度が強いと羞明（しゅうめい）を訴えることもある。カタル期は通常2〜3日だが，8日間持続することもある。麻疹に特異的な所見として，口腔の頬粘膜の臼歯（きゅうし）の反対側に**コプリック斑**とよばれる1〜3mm程度の白斑がみとめられるが，麻疹患者すべてにみとめられるわけではない。カタル期の後半に出現し，12〜72時間程度で消退する。

[2] **発疹期**　カタル期の発熱が2〜3日続いたあと，12〜24時間程度で一時解熱するが，その後，顔面，耳の後ろから始まる発疹がみとめられる。発疹はやがて体幹から四肢へと広がるが，通常，手掌や足底はおかされない。重症例では発疹に出血を伴うことがある。コプリック斑は発疹出現時から徐々に消退するため，麻疹に特徴的な発疹をみたときには，すでに消失していることも多い。

発疹出現後，3〜4日経過すると発疹は徐々に色素沈着を残して消退する。発疹は通常6〜7日続くが，発熱は発疹の出現後，通常3〜4日で軽快するため，4日以上発熱が続いた場合は合併症をきたしている可能性が高い。

[3] **回復期**　発疹期に入って3〜4日すると解熱傾向がみられ，カタル症状は軽快する。咳嗽は数日続くことが多い。麻疹は終生免疫であり，一度罹患すれば，原則として再感染することはない。

合併症▶　麻疹の合併症には，中耳炎やクループ，気管支肺炎，下痢などがある。しばしば神経学的後遺症を残す脳炎は，1,000例に1例程度の頻度で発症する。肺炎や脳炎による死亡は1,000例に1〜3例程度である。白血病やHIV感染症，重症栄養失調の小児では，死亡率が増加する。**亜急性硬化性全脳炎** subacute sclerosing panencephalitis（SSPE）は行動や知的退行，痙攣を特徴とするまれな中枢神経変性疾患であり，麻疹罹患後7〜10年経過して発症する。

治療▶　特異的な抗ウイルス療法はない。対症療法が中心である。

曝露後予防▶　麻疹患者と接触後72時間以内であれば，免疫不全などの禁忌がない限り，麻疹生ワクチンを接種することによって，感染を防止できる可能性がある。

生ワクチンの禁忌があったり，麻疹患者と接触後72時間以上6日以内であれば，ヒト免疫グロブリン投与による受動免疫によって，麻疹の予防あるいは軽症化が期待できる。

② 風疹

概念▶　風疹 rubella は，風疹ウイルス *Rubella virus* が飛沫を介して感染するが，お

よそ 25〜50％は不顕性感染である。**三日はしか**ともよばれる。潜伏期間は 14〜23 日(通常 16〜18 日)である。

　国内では 2012〜2013 年に 16,000 例をこえる風疹患者が発症し，その 77％が男性であった。またその流行に関連して 2012〜2014 年の 3 年間で 45 例の先天性風疹症候群の患者報告があった。年齢別にみると，男性は 20〜40 代，女性は 20 代に多かった。これは 1962〜1989 年度までに生まれた女性および，1979〜1989 年度までに生まれた男性の多くが 1 回接種であったため，十分に免疫が獲得されなかったためと考えられる。このため国内では，風疹を排除するために，1 歳児および小学校入学前の子に対して行っている風疹の予防接種および妊娠を希望する女性に対する風疹抗体検査の助成に加えて，抗体保有率の低い男性に対しても抗体検査を行い，陰性の場合には風疹の定期接種を行えるようにした。その結果，2019 年には 2,306 人の風疹患者が報告されていたが，2020 年では 100 人にまで減少した。国内での風疹の排除のためには，風疹含有ワクチンの 2 回接種が強く望まれる(▶364 ページ)。

症状▶　多くの風疹は不顕性感染であるが，発症した場合も全身の紅斑性斑状丘疹，全身のリンパ節腫脹，微熱がみとめられる程度で，比較的おだやかな症状である。発疹は麻疹と同様顔面から始まり，24 時間以内に全身に広がり，平均 3 日で終息する。三日はしかとよばれるゆえんである。

　妊婦が感染すると，胎児に**先天性風疹症候群** congenital rubella syndrome (CRS)を引きおこす。先天性風疹症候群でおもにみとめられる奇形は，白内障などの眼科疾患や，動脈管開存症などの心疾患，感音性聴覚障害・精神発達遅滞などの神経疾患である。発症時期が妊娠第 12 週までの場合は先天的な障害は 85％にみとめられ，妊娠第 13〜16 週なら 54％，妊娠 17〜28 週までなら 25％にみとめられる。

診断▶　急性期と回復期の血清で 4 倍以上の抗体上昇または抗体陽転化は感染を示す。新生児で風疹特異的 IgM を検出すれば，先天感染を意味する。

合併症▶　血小板減少性紫斑病(1：3,000 症例)，脳炎(1：5,000 症例)があるが，まれな合併症である。

治療▶　特異的な抗ウイルス療法はない。対症療法のみである。

曝露後予防▶　ヒト免疫グロブリンの投与が考慮されるが，先天性風疹症候群を予防できるという保証はない。

③ 水痘

概念▶　**水痘**は，水痘-帯状疱疹ウイルス varicella-zoster virus による接触・空気感染である。潜伏期間は 10〜21 日間であり，発症する 2 日前からすべての水疱が痂皮化するまで感染力がある。

　1987 年に水痘ワクチンが国内で認可されたが，水痘の発症数は 2012 年まで

ほぼ横ばいで推移していた。2012 年に日本小児科学会が水痘ワクチンの 2 回接種(▶366 ページ)を推奨したことで発症数の減少がみられ始め，2014 年の定期接種化以降，さらに減少している。

症状▶　微熱とともに，全身に瘙痒感を伴う小水疱が出現する。典型的には小さい紅斑が出現し，まもなく丘疹となり，最終的には水疱形成へといたり，やがて痂皮化する。水疱のまわりには発赤がみとめられる。全身に皮疹が広がるころには，紅斑や丘疹，水疱，痂皮化した水疱などさまざまな皮疹がみとめられるのが特徴である。頭部の水疱も，水痘に特異的な所見である。

合併症▶　皮膚の細菌による感染(とくに A 群溶血性レンサ球菌が多い)に加え，肺炎や小脳炎，血小板減少性紫斑病などがある。小児よりも成人の方が重症化しやすく，成人では肺炎が重症化しやすい。妊娠第 28 週までに罹患すると，胎児死亡や四肢形成不全，皮膚瘢痕，眼異常，中枢神経障害を特徴とする先天性水痘症候群をきたす。発症率は 1〜2% である。

治療▶　12 歳未満の小児では，慢性皮膚疾患(アトピー性皮膚炎など)や慢性呼吸器疾患(気管支喘息など)といった基礎疾患があったり，副腎皮質ステロイド薬による治療中である場合は治療の対象となるが，それ以外は治療は不要である。12 歳以上の小児または成人では重症化しやすいため，治療を行うべきである。治療はアシクロビルの経口投与により行う。免疫不全の患者では経静脈的に投与する。

曝露後予防▶　水痘患者と接触した 12 月齢以上の小児または成人に，接触後 72 時間以内，遅くとも 120 時間以内に水痘ワクチンを接種すると，発症予防・軽症化の可能性がある。免疫不全がある場合，接触後 96 時間以内にヒト免疫グロブリンを投与する。96 時間をこえている場合は，アシクロビルを経口投与する。

P｜真菌感染症

真菌による感染症の特徴として，患者の免疫状態がある程度低下しているときにおこるということがあげられる。また，真菌の種類により，どこの臓器に感染をおこしやすいかが異なる。真菌感染症ごとに生じやすい病態も異なるため，理解が必要である。

真菌の分類▶　形態学的には，**酵母**と**糸状菌**に分類される。酵母はべったりとしたもの，糸状菌は粉のようなものと考えるとイメージしやすい。酵母にはカンジダ属，クリプトコックス属などが含まれる。糸状菌で代表的なものはアスペルギルス属である。真菌感染症では，この 3 種が重要である。

高リスク患者▶　真菌感染症が健康な成人におきる可能性は低く，免疫状態の低下により感染と発症のリスクが高まる。真菌感染症の高リスク患者としては，HIV 感染症

などにより免疫不全疾患をもつ患者や，副腎皮質ステロイド薬などの免疫抑制薬投与中の患者，高齢者，糖尿病患者，がん患者などがあげられる。

① カンジダ症

カンジダ症 candidiasis はカンジダ属による感染症であり，臨床で最も多くみられる。なかでもカンジダ-アルビカンス *Candida albicans* が最多である。カンジダ属は口腔・消化管・陰部などに常在している真菌だが，宿主のさまざまな因子により異常増殖し，感染症を発症することが多い。

感染部位はカンジダ属に共通で，粘膜感染(**口腔カンジダ症，食道カンジダ症，腟カンジダ症**)，血流感染(**カンジダ菌血症**)が多い。まれに致命的な疾患として，心内膜炎をおこすことがある。

治療▶　治療においては，アゾール系の抗菌薬であるフルコナゾールが多くのカンジダ属に効果的である。カンジダ属のなかにはフルコナゾールに耐性をもつ種類もあり，その場合にはミカファンギンナトリウムやアムホテリシン B といった別系統の抗真菌薬が用いられる。

② アスペルギルス症

アスペルギルス *Aspergillus* 属はカンジダ属とは異なり，胞子として空中をただよっている。これを吸入することで感染・発症する。つまり，気道感染する病原体である。ただし，環境中に存在している真菌のため，健常人が吸い込んでも発症することはなく，免疫不全状態が発症に関与している。

アスペルギルス属による感染は，造血幹細胞移植後や抗がん薬使用後の好中球減少状態が続いている高度の免疫抑制状態の患者において発症しやすい。肺結核治療後や肺気腫，気管支拡張症といった肺の構造が破壊されている患者では，肺内に定着して菌球を形成することもある。

アスペルギルス症 aspergillosis の発症形式は，宿主の免疫状態により異なる。最重症は**侵襲性肺アスペルギルス症**であり，造血幹細胞移植後や抗がん薬治療による骨髄抑制が強い状態で発症する。早期診断が重要であるが，予後は非常にわるい。免疫抑制状態がそれほど強くない場合には慢性の経過をたどり，これは**慢性壊死性肺アスペルギルス症**とよばれる。この疾患では，気管支炎の症状が主体となる。予後は比較的良好で，宿主の免疫状態が改善することで自然に軽快することもある。

治療▶　侵襲性肺アスペルギルス症や慢性壊死性肺アスペルギルス症に対しては，アスペルギルス属に有効な抗真菌薬を選択する。ボリコナゾールが第一選択薬である。ほかには，アムホテリシン B やミカファンギンナトリウムといったエキノキャンディン系抗真菌薬などで治療する。

③ クリプトコックス症

クリプトコックス-ネオフォルマンス *Cryptococcus neoformans* は，通常，鳥類の腸管内に常在している真菌である。鳥類の糞に含まれる胞子を吸入することで人体に入る。細胞性免疫の低下した患者，とくに HIV 感染・エイズ患者や副腎皮質ステロイド薬の長期内服患者が高リスクである。

クリプトコックス症 cryptococcosis の特徴は，中枢神経感染症である。皮膚感染や呼吸器感染もおこすが，臨床的に頻度が高く治療のむずかしいものはクリプトコックス髄膜炎である。頭痛や発熱といった髄膜炎に特徴的な症状で発症し，髄液中の細胞数増加や，グラム染色・墨汁染色・培養検査にて菌体を直接見つけることで診断する。

治療▶　治療は，フルコナゾールやアムホテリシン B(場合によってフルシトシン〔5-FC〕の併用)により行う。数週間の点滴治療のあと，経口内服に切りかえて，治療を数か月継続することが多い。HIV 感染・エイズ患者においては，再発予防のための内服を続ける必要があるとされている。

④ その他の真菌感染症

上記以外にも，多種多様な病原性真菌がある。そのなかの 1 つとしてムコール症 mucormycosis というまれな真菌感染症がある。糖尿病患者の壊死性副鼻腔炎などが有名である。抗真菌薬による治療だけではまずたすからず，感染部位の広範囲の切除手術が必要となる。

そのほか，ブラストミセス症 blastmycosis，ヒストプラズマ症 histoplasmosis，コクシジオイデス症 coccidioidomycosis といった真菌感染症がある。これらの真菌感染症は日本ではほとんどみられないが，世界各地に流行地域がある。国内で発症した場合，診断のためには流行地域への旅行・滞在歴が大切である。また，流行地域出身の患者や，旅行歴(病原体曝露を疑う病歴)がある患者では，このような特殊な真菌感染症も考慮する必要がある。

Q｜寄生虫感染症

ヒトに感染症をおこす寄生虫は，大きく，蠕虫 helminth(線虫 nematode，吸虫 trematode，条虫 cestode)と原虫 protozoa に分けられる(▶図 5-1)。ヒトの体内で成虫になることのできない寄生虫による感染症を，幼虫移行症として別に分類することもある。

古来，わが国においても多くの寄生虫感染症が大きな問題となってきた。し

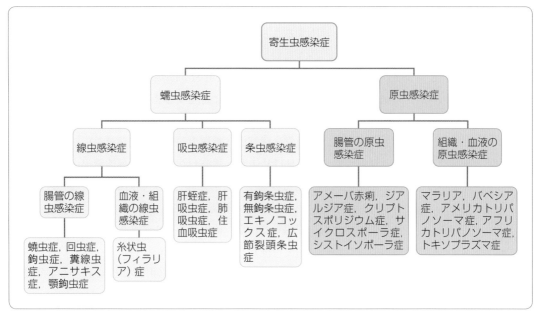

▶図5-1　寄生虫感染症の分類

かし公衆衛生学の発達により，日本住血吸虫症や熱帯熱マラリアは，国内では1970年代後半にほぼ撲滅された。

　しかし，いまだに国内においても，性交渉による赤痢アメーバ感染症や，ウシの排泄物に汚染された水系の植物摂取による肝蛭症，サワガニなどの生食による肺吸虫症，媒介動物の糞便からの虫卵接種によるエキノコックス症などの重篤な寄生虫感染症が残っている。

　寄生虫感染症は，一般には感染した寄生虫が寿命を迎えると自然に軽快するはずであるが，再感染や自分自身が排出した虫からの再感染(蟯虫，糞線虫など)によって感染状態が持続することもある。

① 線虫による感染症

[1] **回虫症**　ヒトを終宿主とする回虫 *Ascaris lumbricoides* による感染症である。おもに土壌中に存在する虫卵の摂取によって感染する。摂取された虫卵は小腸で孵化し，肺などに移動したあと，再び小腸内で成虫となる。症状としては肺に移動する際に咳嗽が生じ，小腸内で発育した成虫による腸閉塞・胆管閉塞などがある。診断は便中の虫卵による。閉塞症状をきたした場合は外科的除去が必要となる。治療はアルベンダゾールとメベンダゾールを3日間使用することで駆虫できる。

[2] **蟯虫症**　ヒトを終宿主とする蟯虫 *Enterobius vermicularis* による感染症である。症状は肛門部の不快感程度で臨床的な意義としては大きくはない。まれ

に卵管に迷入して卵管炎をおこすことがある。診断は朝一番の肛門へのテープ装着により幼虫を検出することで行われる。治療はアルベンダゾールで行われる。

[3] 糞線虫症　土壌中に存在する糞線虫 *Strongyloides stercoralis* が足底部の皮膚から侵入し，成虫が十二指腸や小腸に寄生する感染症である。国内では沖縄以南で問題となるが，沖縄などから引っこしてきた患者がキャリアとなっていることも少なくない。通常は腸管内に糞線虫がいても問題はないが，免疫抑制薬を投与された場合や，HTLV-1 が共感染した場合に播種性糞線虫症を引きおこす。その場合，髄液内に糞線虫とともに移行した腸内細菌科の細菌(グラム陰性桿菌)による髄膜炎などがとくに問題となる。

診断は便中の幼虫を確認して行う。治療はイベルメクチンの内服が第一選択である。播種性糞線虫症を合併した場合は，髄液に移行するグラム陰性桿菌用抗菌薬(セフタジジム水和物やセフェピム塩酸塩水和物など)の投与が必須である。

[4] 糸状虫症(フィラリア症)　線虫の一種である糸状虫 filaria(フィラリア)によって引きおこされ，カ(蚊)やブユによって媒介される(▶表5-8)。ヒトを宿主とするフィラリアには，東南アジアにおけるバンクロフト糸状虫 *Wuchereria bancrofti* やマレー糸状虫 *Brugia malayi*，ロア糸状虫 *Loa loa*，オンコセルカ *On-*

▶表5-8　各種フィラリア症の比較

	バンクロフト糸状虫症	マレー糸状虫症	ロア糸状虫症	オンコセルカ症
疫学	東南アジア	東南アジア	中央アフリカ	イエメンなどアフリカ大陸の一部
媒介生物	ハマダラカなど	ハマダラカなど	アブの一種	ブユ
症状	リンパ管閉塞による象皮症，乳び尿	リンパ管閉塞による象皮症	眼球への侵入	硬化性角膜炎症，結膜炎，網膜炎などによる失明，皮膚の腫瘤，皮膚炎
診断	夜間の血液塗沫での検出や血清抗体	夜間の血液塗沫での検出や血清抗体	昼間の血液塗沫での検出や血清抗体	皮膚の生検，血清抗体
治療	DEC(ジエチルカルバマジンクエン酸塩)＋ドキシサイクリン塩酸塩水和物併用	DEC	寄生数が多いときはアルベンダゾール，少なければDEC	イベルメクチン
特徴	象皮症をきたすことはまれだが，形成された場合は形成外科的治療が必要となる。	象皮症をきたすことはまれだが，形成された場合は形成外科的治療が必要となる。		眼球感染では，不用意なDECの投与などは失明の危険がある。幼虫がさまざまな部位に迷入し，炎症を引きおこす。成虫を殺さないイベルメクチンが第一選択となる。

chocerca volvulus などがある。それぞれ診断方法と治療法が異なる。国内では
バンクロフト糸状虫症とマレー糸状虫が見られていたが，近年激減した。

② 吸虫による感染症

[1] **肝蛭症**　ヒツジやウシを終宿主とする肝蛭（かんてつ）(*Fasciola hepatica* や巨大肝蛭
F. gigantica などの総称)による寄生虫感染症である。巻貝を一次中間宿主とし，
川辺の水草に付着して孵化した幼虫をウシが経口摂取して感染する。ウシのレ
バーの生食やウシの放牧場に近い川辺や淡水で栽培する野菜(クレソンなど)を
生で食べたヒトに感染する。症状としては好酸球上昇を伴う右季肋部痛が特徴
的とされる。胆管を閉塞した場合，胆管炎や閉塞性黄疸を合併する。急性期の
診断は血清学的診断と画像診断による。慢性期では便中の虫卵の検出による診
断も可能である。治療は，胆管閉塞などがある場合は外科的または内視鏡的に
除去する。加えて，トリクラベンダゾール(**熱帯病治療薬研究班**[1]**から入手**)に
より治療される。国内での感染例も報告されている。

[2] **肺吸虫症**　イノシシなどを終宿主とするウェステルマン肺吸虫 *Paragoni-*
mus westermani などによる感染症で，イノシシの生肉の摂食や二次中間宿主で
あるサワガニの生食で感染する。症状は，肺への病巣形成が主であるが，とき
に脳などに病巣を形成することもある。原因不明の好酸球性肺炎や胸膜炎とし
て発症することもある。診断は病歴に加え，血清診断で行われる。治療はプラ
ジカンテルで行う。

[3] **住血吸虫症**　原因となる住血吸虫 *Schistosoma* 属には，アジアで多い日本
住血吸虫 *S. japonicum* や中東に多いビルハルツ住血吸虫 *S. haematobium*，南
米・中東・アフリカ大陸に広がるマンソン住血吸虫 *S. mansoni* など，さまざま
な種類がある。感染経路は経皮感染が最も重要であり，汚染された淡水での水
泳によって感染する。過去には，水田での耕作による感染が大きな問題であっ
た。

　症状として，日本住血吸虫では慢性期の肝硬変が問題となる。ビルハルツ住
血吸虫は膀胱上皮に感染して血尿をもたらし，長期的には膀胱扁平(へんぺい)上皮がんを
引きおこす。マンソン住血吸虫では血便がみられ，虫卵による門脈圧亢進症な
どが問題となる。いずれも急性感染の際には片山熱とよばれる一過性の発熱が
みられることがある。急性期は血清診断が行われ，慢性期は便中の虫卵で診断
される。治療はプラジカンテルが使用される。

[4] **横川吸虫症**　ヒトなどを終宿主とする横川吸虫 *Metagonimus yokogawai* に

---

1) 熱帯病治療薬研究班は，正式名称を，「我が国における熱帯病・寄生虫症の最適な診断
治療体制の構築」に関する研究班，という。この研究班による感染症実用化研究事業
(新興・再興感染症研究事業)では，熱帯病・寄生虫症治療のための国内未承認稀用薬の
輸入や保管，供給などを行っている。

よる感染症である。第二中間宿主はアユなどであり，これらの生食で感染する。やや長引く下痢が主症状であり，臨床的には重篤化しない。そのため，感染者数は多いものの対策はとくにとられていない。治療法としては対症療法が中心となるが，薬物療法としてはプラジカンテルが使用される。

③条虫による感染症

[1] 有鉤条虫症・有鉤囊虫症　有鉤条虫症は，ブタを終宿主とする有鉤条虫 *Taenia solium* による感染症である。有鉤条虫の幼虫である有鉤囊虫を保有しているブタ肉を，加熱不十分な状態で摂食することにより感染する。ブタの生肉由来では腸管から条虫が排泄される条虫症として発症する。有鉤囊虫による感染症は**有鉤囊虫症**とよばれる。ブタの生肉由来での有鉤囊虫症の発症はまれであるとされている。

虫体が破壊されると，内部に未成熟な虫体を含む幼虫囊子 larval cyst が播種する。便中に排出される卵を誤って経口摂取してしまうことによる**神経有鉤囊虫症**が，臨床的に最も重要である。ヒトは終宿主ではないため，成虫とはならないが，その部位の組織を破壊することで障害をおこすことがある。とくに有名なのは大脳における**脳囊虫症** neurocysticercosis であり，開発途上国における痙攣の原因として重要である。

治療は幼虫がまだ生きている場合は抗寄生虫薬であるアルベンダゾールを用い，幼虫が死んで時間がたっている場合には抗寄生虫薬を投与せず，神経囊虫症の痙攣に対する抗痙攣薬の投与など，対症療法がおこなわれる。

[2] エキノコックス症　キツネなどイヌ科の動物を終宿主とする多包条虫 *Echinococcus multilocularis* や単包条虫 *E. granulosus* の幼虫形である包虫の感染によっておこり，**包虫症**ともよばれる。誤って経口摂取してしまった虫卵が数年後から数十年後に孵化することで発症する。国内では北海道のキタキツネが宿主として有名だが，ほかのイヌ科の動物も宿主となりうる。

おもな症状は幼虫がつくる囊胞による臓器障害である。肝臓に限局していて外科的に摘出可能であれば，外科的治療または PAIR[1]法とよばれる低侵襲治療法が第一選択となる。腹膜に播種すると根治は困難である。一方，単包条虫は多包条虫ほど臨床症状が重篤ではないことが多いとされる。抗寄生虫薬としてはいずれもプラジカンテルが使用される。

---

1) PAIR 法とは，穿刺 puncture，吸引 aspiration，注入 injection，再吸引 re-aspiration により，囊胞を穿刺し，内部の虫体を殺す治療法である。

④ 幼虫移行症やその他の寄生虫感染症

[1] **顎口虫症**　ライギョやナマズなどを中間宿主とする顎口虫 *Gnathostoma spinigerum* などによる幼虫移行感染症である。これらを生食することで感染する。皮下を幼虫がはいまわることによる症状が主である。ときに脳などに病巣を形成することもある。最近でもブラックバスの刺身などからの国内感染例が報告されている。治療は外科的に皮膚から摘出するか，アルベンダゾールなどの内服にて治療する。

[2] **アニサキス症**　アニサキス *Anisakidae* 科の線虫であるアニサキス-シンプレックス *A. simplex* やアニサキス-フィステリス *A. physeteris*，シュードテラノーバ-ディシピエンス *Pseudoterranova decipiens* などによって引きおこされる幼虫移行症である。海洋哺乳類を終宿主とし，これらが多く存在する海域の魚介類に幼虫が寄生する。ヒトは，魚介類に寄生した幼虫を直接摂食することによって感染する。

　症状として，幼虫が胃壁へ迷入した場合は心窩部痛を，小腸・大腸へ迷入した場合はその部位の疼痛をきたす。潜伏期間は5時間程度である。ときに蕁麻疹や，虫体に対するアナフィラキシーショック（アニサキスアレルギー，▶45ページ），小腸イレウスをきたすこともある。

　診断は，海産物の生食歴の聴取や，胃の場合は治療を兼ねた上部消化管内視鏡によって行われる。小腸・大腸のアニサキス症の診断はときに困難である。原因がはっきりとしない強い腹痛のため，試験開腹によって診断されることもある。わが国では上部消化管内視鏡が普及しているため，治療は内視鏡による摘出が行われる。

[3] **旋毛虫症**　線虫の一種である旋毛虫 *Trichinella* によっておこる感染症であり，日本では *T. spiralis* などによるものが代表的である。ブタやイノシシ，キツネ，クマなどのさまざまな動物に感染し，これらの肉の生食または不十分な調理によって筋肉内の嚢子（シスト）を摂取して感染する。

　症状は激しい筋肉痛であり，ときにリウマチ性多発筋痛症などとの鑑別に迷うこともある。病歴に加え，血清抗体の上昇により診断される。治療は対症療法が主で，ときに副腎皮質ステロイド薬が使用される。

[4] **イヌ回虫症，ネコ回虫症（トキソカラ症）**　線虫の一種であるイヌ回虫 *Toxocara canis*，ネコ回虫 *Toxocara cati* の感染によっておこる幼虫移行症である。イヌやネコの便中に排出される虫卵を摂取して感染する。国内ではペットからの感染と考えられる網膜病変を有する症例が多い。治療はアルベンダゾールなどが使用される。

⑤ 原虫による感染症

1 マラリア

マラリアは，おもに4種類のマラリア原虫が，カ(蚊)の一種であるヒトハマダラカによって媒介される感染症である。熱帯熱マラリア原虫 *Plasmodium falciparum*，三日熱マラリア原虫 *P. vivax*，卵形マラリア原虫 *P. ovale*，四日熱マラリア原虫 *P. malariae* が，おもにヒトを標的とする。近年，サルをおもな感染哺乳類とするサルマラリア原虫 *P. knowlesi* もヒトに感染することが知られている。なかでも死亡率の高い熱帯熱マラリアが問題となる。

予防▶　予防が最も重要であり，流行している地域(アフリカ大陸，東南アジア，ソロモン諸島)への旅行者は，渡航以前に渡航医学の専門家に相談する必要があり，メフロキン塩酸塩やドキシサイクリン塩酸塩水和物などの予防投与を考慮すべきである。またディート deet などの虫よけも効果的である。

診断▶　流行地域への旅行者が帰国後に発熱した場合は，必ずマラリアを疑う。診断は，おもに末梢血を塗抹法で観察し，原虫感染を確認する。わが国では一部の病院で研究目的として使用されているのみだが，迅速キットも世界では普及している。

治療▶　中等症までのマラリアにおいて，わが国で使用可能な抗マラリア薬は，内服薬であるメフロキン塩酸塩とアルテメテル・ルメファントリン合剤(2017年より)である。アルテメテル・ルメファントリン合剤は，有効性が高く，耐性マラリアにも有効であることから，使用が推奨される。重症熱帯熱マラリアに最も効果が高い静注アーテスネート製剤は熱帯病治療薬研究班からも入手することはできない。次善の薬剤である静注キニーネは，同研究班の研究参加施設から参加入手可能である。またマラリア予防の薬剤としては，アトバコン・プログアニル塩酸塩の合剤(マラロン®)が使用可能である。

また，三日熱マラリアと卵形マラリアは，感染後に休眠体 hypnozoite とよばれる状態で潜伏し，再燃することがある。上記の薬剤とは別に，プリマキンリン酸塩の投与が必要となる。プリマキンは，グルコース-6-リン酸脱水素酵素(G6PD)欠損症患者では投与により溶血性貧血をきたすことがあるため，事前に欠損の有無を確認することが望ましい。

2 リーシュマニア症

リーシュマニア症は，原虫の一種であるリーシュマニア *Leishmania* 属による感染症である。インドや東南アジア，南米などで大きな問題となっている。サシチョウバエ(スナバエ sand fly)に吸血されることにより感染する。症状としては，皮膚潰瘍が中心となる皮膚リーシュマニア症や，おもにインド亜大陸でみられる内臓リーシュマニア症，おもに南米でみられる粘膜リーシュマニア

症などがある。

　診断は感染部位からの虫体の検出やPCR法でなされる。治療はスチボグルコン酸ナトリウム(グルコン酸アンチモナトリウム，国内未承認)が使用される。耐性症例や内臓リーシュマニア症などの重症例ではアムホテリシンBのリポソーム製剤の投与が行われる。粘膜リーシュマニア症には抗がん薬の一種であるミルテホシン水和物(国内未承認)を使用する。

3 トリパノソーマ症

▶アメリカトリパノソーマ症

　アメリカトリパノソーマ症は，中南米において見られるクルーズトリパノソーマ *Trypanosoma cruzi* による原虫感染症で，**シャーガス Chagas 病**ともよばれる。カメムシの一種であるサシガメ Triatomine bug に吸血され，その排泄物を吸血部位とともに引っかくことで感染する。また，感染した母体からの母乳感染や垂直感染，さらに輸血や固形臓器移植による感染が問題となっている。

　急性期にはロマーニャ徴候 Romana sign とよばれる眼瞼上部の腫脹や結膜炎程度で自然治癒することが多い。一方，慢性期に巨大食道症や巨大結腸症をきたすことが大きな問題となる。また肥大型心筋症様の心肥大は，不整脈や心不全の原因となる。診断は病理組織や血液塗抹での虫体の確認で行われる。

　感染の急性期や，先天感染，18歳以下の無症候感染，HIV感染者・疫抑制薬使用者では治療を行うべきである。心筋症がみられない成人でも同様に治療を行うが，心筋症をおこしてしまっている場合には投薬治療は行わない。ニフルチモックス(国内未承認)とベンズニダゾール(国内未承認)を治療薬として使用する。心筋症による重症心不全症例には心移植が行われる。急性症状をきたしている母体から母乳を介しての感染もあるため，母乳を煮沸殺菌するか人工乳に切りかえるべきである。

▶アフリカトリパノソーマ症(眠り病)

　アフリカトリパノソーマ症は，西アフリカおよび中央アフリカではガンビアトリパノソーマ *Trypanosoma brucei gambiense*，東アフリカではローデシアトリパノソーマ *Trypanosoma brucei rhodesiense* によりもたらされる原虫感染症で，ともにツェツェバエ Tsetse fly によって媒介されるが，それぞれ臨床像は異なる。いずれも初期は発熱とリンパ節腫脹がみられ，進行すると髄膜炎から脳炎をおこす。ローデシアトリパノソーマ症はより経過が速く，重症化することが多い。末期の患者の昏睡状態から**眠り病**とよばれる。

　診断には髄液や血液中からの虫体の検出でなされる。治療には，ガンビアトリパノソーマ症の初期ではペンタミジンイセチオン酸塩が，髄膜炎をおこした場合は塩酸エフロルニチン(国内未承認)＋ニフルチモックス(国内未承認)の併用療法や，メラルソプロール(国内未承認)が使用される。ローデシアトリパノソーマ症は初期段階ではスラミン(国内未承認)を使用し，髄膜炎期ではメラルソプロール(国内未承認)によって治療する。エフロルニチンもメラルソプロールも神経症状などの副作用，とくに脳症が問題となる。

4　トキソプラズマ症

　　トキソプラズマ症は，原虫のトキソプラズマ-ゴンディイ *Toxoplasma gondii* による感染症である。この原虫は世界中の環境中に存在する。感染経路としては，生の豚肉(生ハム)や，貝類の摂食，およびこれらによる食材の汚染による感染が中心である。また，動物ではネコの糞便中に含まれることが多く，これらの糞や汚染された土壌の不注意な扱いによっても感染する。

　　感染すると，免疫能が正常であれば，ほぼ微熱か無症状で，ときにリンパ節腫脹や伝染性単核球症の症状をきたす。一方，免疫不全者では初感染によっても既感染の再燃によっても，大脳や眼，肝臓などの臓器に障害をきたす。

　　また妊婦の初感染では，胎児に**先天性トキソプラズマ症**をきたす。感染胎児の一部は子宮内死亡または死産となるが，一部は出生する。出生した新生児は当初は症状がないことが多いが，成長につれて中枢神経系や眼などに症状が出現することがある。

　　診断は病歴の調査や身体診察による眼底所見，脳炎によって疑い，血清抗体によって診断する。妊婦の急性感染では IgM 上昇，IgG 陰性で診断できるが，IgM が長期間陽性となることなどから確定診断には IgG アビディティー検査[1] などを併用する。羊水穿刺によるトキソプラズマ原虫の PCR 法を行うこともある。胎児感染が確実と考える場合はピリメタミン(国内未承認)＋スルファジアジン(国内未承認)＋ホリナートカルシウムによって治療を行う。また，免疫不全者のトキソプラズマ症においても同様の併用療法を行う。

5　アメーバ赤痢

　　アメーバ赤痢(赤痢アメーバ症)は赤痢アメーバ *Entamoeba histolytica* による感染症である。便中に排泄された嚢子の摂取によって感染する。また，肛門性交も都市部での感染原因として重要であり，性感染症の1つでもある(▶303ページ)。症状としては腸管症状が主で，血便がみとめられることが多い。また腸管外では肝膿瘍が重要である。

　　診断は血清抗体や便中の嚢子や栄養体の検出でなされる。治療は栄養体を殺すためのメトロニダゾールやチニダゾール，嚢子を殺すためのパロモマイシン硫酸塩などの併用が必要となる。メトロニダゾールのみによる治療では，生き残った嚢子から周囲への再感染や嚢子からの再発などが問題となる。

6　ジアルジア症(ランブル鞭毛虫症)

　　原虫の一種であるランブル鞭毛虫 *Giardia intestinalis* による感染症をジアル

---

1) IgG アビディティー検査は，IgG 抗体と抗原との親和性を測定することにより，初感染か既感染かを知る検査である。研究事業であり，日本では診断薬としては未承認である。

ジア症とよぶ。動物やヒトの便中に含まれる嚢子を摂取することで感染する。後述するクリプトスポリジウム属とならんで上水道の汚染原因として重要である。また肛門性交による感染や，老人保健施設でのアウトブレイクなども問題となっている。症状は，下痢・吐きけ・腹痛などである。

　診断は，便中の嚢子や栄養体の検出によってなされる。慢性感染では，十二指腸液の顕微鏡検査などで診断できることもある。治療には，メトロニダゾールやチニダゾールが使用される。

7　クリプトスポリジウム症

　クリプトスポリジウム症は，原虫の一種であるクリプトスポリジウム *Cryptosporidium* 属（ヒトの場合は一般にヒトクリプトスポリジウム *C. parvum*）によりおこる感染症で，動物やヒトの便から排出される嚢子の経口摂取によって感染する。症状としては慢性の下痢が主であり，免疫が正常な成人では重症化することはない。しかし，エイズ患者においては重症化し，ときに致命的である。

　診断は，便中嚢子の抗酸菌染色変法で行われる。治療薬は有効性が証明されているものはなく，パロモマイシン硫酸塩などが使用される。HIV感染者・エイズ患者では，強力な多剤併用療法の開始により免疫の回復をはかることが最善の治療である。

R｜HIV 感染症と日和見感染症

① HIV 感染症

概念▶　後天性免疫不全症候群 acquired immunodeficiency syndrome（AIDS；エイズ）は，ヒト免疫不全ウイルス *Human immunodeficiency virus*（HIV）によっておこる疾患である。HIVに感染すると，数年間の潜伏期間を経てエイズを発症する。HIV感染があり，エイズ指標疾患を発症した時点で「エイズ発症」と診断する（▶表5-9）。

　エイズ患者は，1981年にアメリカではじめて報告された。最初の症例が男性同性愛者であったことから，男性同性愛特有の奇病といわれ，偏見と差別が生じた。その後，血友病患者や，静脈内注射により麻薬を用いた者，男女間の性的接触者にも感染が拡大していった。わが国でも1985年にエイズ患者がはじめて報告された。アメリカでつくられた非加熱凝固因子製剤によって，血友病患者のHIV感染は全世界に広まった。わが国でも加熱製剤の導入が遅れて血友病患者に感染がおこり，いわゆる薬害エイズとして大きな問題になった。

　1996年ごろから何種類かの抗HIV薬を組み合わせた**多剤併用療法** anti-retroviral therapy（ART）が開発され，先進国ではエイズ患者の死亡率が減少してき

▶表 5-9　エイズ指標疾患

A. 真菌症	1) カンジダ症(食道，気管，気管支，肺) 2) クリプトコックス症(肺以外) 3) コクシジオイデス症(① 全身に播種したもの，② 肺，頸部，肺門リンパ節以外の部位におこったもの) 4) ヒストプラズマ症(① 全身に播種したもの，② 肺，頸部，肺門リンパ節以外の部位におこったもの) 5) ニューモシスチス肺炎
B. 原虫感染症	6) トキソプラズマ脳症(生後 1 か月以後) 7) クリプトスポリジウム症(1 か月以上続く下痢を伴ったもの) 8) イソスポーラ症(1 か月以上続く下痢を伴ったもの)
C. 細菌感染症	9) 化膿性細菌感染症(13 歳未満で，ヘモフィルス，レンサ球菌などの化膿性細菌により以下のいずれかが 2 年以内に，2 つ以上多発あるいは繰り返しておこったもの：① 敗血症，② 肺炎，③ 髄膜炎，④ 骨関節炎，⑤ 中耳・皮膚粘膜以外の部位や深在臓器の膿瘍) 10) サルモネラ菌血症(再発を繰り返すもので，チフス菌によるものを除く) 11) 活動性結核*(肺結核または肺外結核) 12) 非結核性抗酸菌症(① 全身に播種したもの，② 肺，皮膚，頸部，肺門リンパ節以外の部位におこったもの)
D. ウイルス感染症	13) サイトメガロウイルス感染症(生後 1 か月以後で，肝，脾，リンパ節以外) 14) 単純ヘルペスウイルス感染症(① 1 か月以上持続する粘膜，皮膚の潰瘍を呈するもの，② 生後 1 か月以降で気管支炎，肺炎，食道炎を併発するもの) 15) 進行性多巣性白質脳症
E. 腫瘍	16) カポジ肉腫 17) 原発性脳リンパ腫 18) 非ホジキンリンパ腫(① 大細胞型・免疫芽球型，② Burkitt 型) 19) 浸潤性子宮頸がん*
F. その他	20) 反復性肺炎 21) リンパ性間質性肺炎・肺リンパ過形成：LIP/PLH complex(13 歳未満) 22) HIV 脳症(認知症または亜急性脳炎) 23) HIV 消耗性症候群(全身衰弱またはスリム病)

* C11 活動性結核のうち肺結核，および E19 浸潤性子宮頸がんについては，HIV による免疫不全を示唆する症状または所見がみられる場合に限る。

(厚生労働省エイズ動向委員会：サーベイランスのための HIV 感染症／AIDS 診断基準．2007 による)

ている。

　厚生労働省エイズ動向委員会の報告によると，2022 年の新規 HIV 感染者の報告は 632 件であった(▶図 5-2)。感染経路としては，異性間の性的接触が 100 件(約 16%)，同性間の性的接触が 443 件(約 70%)であり，性的接触によるものが約 8 割 5 分となっている。わが国では，エイズ発病後にはじめて HIV 感染が判明する例(いわゆる「いきなりエイズ」)がまだ多いのが現状である。

症状 ▶　症状は，① 急性感染期，② 無症候期，③ エイズ発症により異なる(▶図 5-3)。

　[1] 急性感染期　通常 2〜6 週間の潜伏期のあとに，発熱やリンパ節腫脹，咽頭炎などといった感冒症状および，伝染性単核球症様の症状を呈することが多い。吐きけ・食欲不振・下痢などの消化器症状もよくおこる。ほかにも皮疹や無菌性髄膜炎などもおこりうる。これらの症状は約 2 週間で軽快することが多

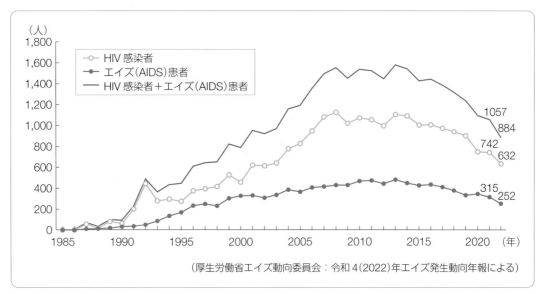

▶図5-2 新規HIV感染者およびエイズ患者の年次推移

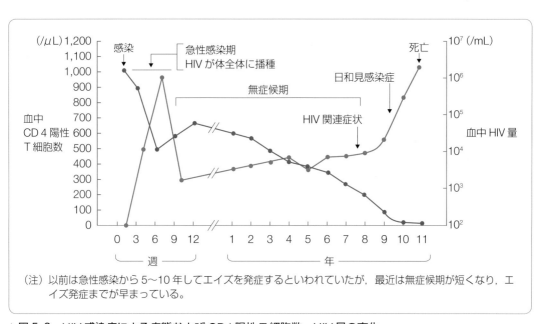

▶図5-3 HIV感染症による病態およびCD4陽性T細胞数・HIV量の変化

い。症状が非特異的なため，疑わなければ見逃されてしまう。

　[2]**無症候期**　急性感染期のあと，数年間は無症状の時期が続く。HIVは免疫系の司令塔であるCD4陽性T細胞に感染し，免疫系を破壊していく。この間は無症状のことが多いが，CD4陽性T細胞の減少による細胞性免疫の低下とともに，口腔内カンジダ症や帯状疱疹などを繰り返すことがある。徐々にCD4陽性T細胞は減少していき，エイズ発症へと向かっていく。

　この時期は，手術前のスクリーニング採血で偶然見つかったり，性感染症の診断をした際にほかの合併症を検索した結果，見つかることが多い。

　[3] エイズ発症　HIV により CD4 陽性 T 細胞数が減少していくと，エイズ指標疾患にあるようないわゆる日和見感染症を発症するようになる。

診断▶　血清中の抗 HIV 抗体でスクリーニングを行う（ELISA 法）。この抗体は感染後数週間してから出現する。急性感染期においては，感染して症状は出ているが，抗体が検出されない時期がある。このため，急性感染を疑っている場合は，抗体陰性では除外することはできず，HIV の RNA の遺伝子増幅検査（PCR 法）を行う必要がある。近年の HIV 抗体検査の感度・特異度はともに 99％以上とかなり高くなっているが，有病率の低い患者群でスクリーニング検査を行うと偽陽性がおこることは少なくない（▶256 ページ）。このため，リスクの低い患者では，抗体検査陽性であることが即 HIV 感染と早とちりしないことが大切である。抗体検査が陽性になった場合は，イムノクロマトグラフィー法や遺伝子増幅法などで確認する必要がある。

　エイズの発症や進行速度の予測には，CD4 陽性 T 細胞の数とウイルス価が役だつ。CD4 陽性 T 細胞が 200/μL 未満となると日和見感染症発症のリスクが高くなり，ウイルス価が高ければ高いほど HIV 感染症の進行が速い。

治療▶　以前は CD4 陽性 T 細胞数と日和見感染症の有無によって治療適応を決めていたが，最近では CD4 陽性 T 細胞数にかかわらずすべての HIV 感染者に治療開始が推奨されるようになっている。多剤併用療法により，最低 3 剤の抗ウイルス薬を組み合わせて投与する。

　免疫不全が進行した状態（CD4 陽性 T 細胞数が非常に少ない状態）で多剤併用療法を開始すると，数か月以内に治療中の日和見感染症が悪化したり，潜在していた病原微生物による日和見感染症が発症することがある。これは**免疫再構築症候群** immune reconstitution inflammatory syndrome（IRIS）とよばれる（▶表5-10）。IRIS は，多剤併用療法による CD4 陽性 T 細胞数の改善に伴って，体内に存在する病原体に対する免疫応答が過剰になり，引きおこされると考えられている。

▶表5-10　免疫再構築症候群の診断基準

1）HIV 陽性
2）抗ウイルス薬治療を実施
- 治療前より HIV-1 RNA 量が低下
- 治療前より CD4 陽性細胞が増加
3）炎症反応に矛盾しない臨床症状
4）臨床経過が以下で説明できない
- 既に診断されている日和見感染症の予想される経過
- 新しく診断された日和見感染症の予想される経過
- 薬剤の副作用

(S. A. Shelburne et al.: Immune reconstitution inflammatory syndrome: more answers, more questions. *Journal of Antimicrobial Chemotherapy*, 57: 167-170, 2006. による)

治療開始にあたっては，患者の準備状態(治療の効果や副作用，内服の重要性の理解)が整っていることが大切である。月に数回の飲み忘れでもウイルスは耐性を獲得することがある。治療の継続にあたっては，患者が治療方針決定に参加し，みずからの決定に従って服用し，それを続けていく姿勢(アドヒアランス)の維持が大切である。また，抗HIV療法は健康保険の適用のみでは自己負担が高額になるため，医療費助成制度を利用する場合が多い。適宜，ソーシャルワーカーなどに相談していく。

CD4陽性T細胞数が減少している間は，日和見感染症の予防薬も投与する。

② 日和見感染症

正常な免疫能を有する人には病原性を示さない微生物が，免疫能の低下した患者に感染したものを**日和見感染**とよぶ(▶236ページ)。

1 ニューモシスチス肺炎

以前はカリニ肺炎とよばれていたが，病原体の名前がかわったため現在はニューモシスチス肺炎 *Pneumocystis jirovecii* pneumonia とよばれる。

症状▶ CD4陽性T細胞数が200/μL未満になると発症しやすくなる。乾性咳嗽や呼吸困難ではじまり，発熱，体重減少，倦怠感を伴う。体動時の息切れが特徴的である。HIV感染者におけるニューモシスチス肺炎は，非HIV感染者よりも緩徐に進行する傾向がある。

診断▶ 胸部X線において，典型的には両側びまん性の間質陰影を呈するが，HIV感染者では正常なこともある。β-D-グルカンの上昇は補助診断になる。確定診断は，気管支肺胞洗浄液や誘発喀痰におけるニューモシスチス-イロベチーの菌体の証明によってなされる。

治療▶ ST合剤が第一選択である。そのほか，ペンタミジンイセチオン酸塩やアトバコンも用いられる。低酸素血症を伴う場合は副腎皮質ステロイド薬を併用する。

予防▶ 一次予防としてCD4陽性T細胞が200/μL未満の場合に，また治療終了後の再発予防(二次予防)に，ST合剤などを用いる。HIV感染者ではST合剤により皮疹が出やすいので注意が必要である。

2 結核

結核(▶291ページ)は，免疫正常者においても発病するが，非HIV感染者では結核に感染しても発病のリスクは生涯に10%程度である。これに対し，HIV感染者では年間7〜10%の発病のリスクがあるといわれている。HIV感染者では，症状も非典型的なものがあらわれやすい。

ツベルクリン反応が陽性であったり，活動性肺結核患者との接触があれば，

HIV 感染者の場合，一次予防としてイソニアジドを投与する。

3 カンジダ症

カンジダ症(▶323ページ)は，最もよくみられる日和見感染症である。通常，口腔カンジダ症では，白色斑を容易にはがせるのが特徴である。しばしば口腔カンジダ症は食道カンジダ症を伴い，嚥下困難や胸痛の原因になる。フルコナゾールなどで治療する。

4 トキソプラズマ脳症

トキソプラズマ症(▶332ページ)は，健康成人においては多くは不顕性感染である。HIV により免疫能が低下してくるとトキソプラズマが再活性化し，トキソプラズマ脳症をおこす。CD4 陽性 T 細胞数が 200/μL 未満でおこりやすい。片麻痺や痙攣，頭痛，発熱，錯乱などがおもな症状である。

スルファジアジン(国内未承認)，ピリメタミン(国内未承認)，ホリナートカルシウムにより治療する。

一次予防としては，トキソプラズマに対する IgG 陽性かつ CD4 陽性 T 細胞数 100/μL 未満の場合に ST 合剤投与を行う。治療終了後は再発予防(二次予防)としてスルファジアジンとピリメタミンで予防する。

5 クリプトコックス髄膜炎

HIV 感染者の髄膜炎の原因として最も多い。症状は頭痛や発熱が多い(▶324ページ)。診断は，髄液の墨汁染色，または抗原検査によって行う。

治療は，アムホテリシン B リポソーム製剤やフルコナゾールで行う。治療終了後はフルコナゾールで二次予防を行う。

6 サイトメガロウイルス網膜炎

CD4 陽性 T 細胞数が 50/μL 未満でおこりやすい。亜急性の飛蚊症・視野欠損・視力障害が自覚症状である。眼底検査により診断できる。無治療であれば網膜剝離や失明がおこる。治療はガンシクロビルで行う。

S｜多剤耐性菌感染症

抗菌薬の濫用に伴って，メチシリン耐性黄色ブドウ球菌(MRSA)やバンコマイシン耐性腸球菌(VRE)，多剤耐性緑膿菌(MDRP)，基質特異性拡張型 β ラクタマーゼ(ESBL)産生菌などの耐性菌が出現し，社会問題になってきている。

① メチシリン耐性黄色ブドウ球菌（MRSA）

黄色ブドウ球菌はβラクタマーゼ（ペニシリナーゼ）を産生することにより，ほとんどがペニシリン耐性になっている。これに対してつくられたのがペニシリナーゼ抵抗性ペニシリン（国内では単剤としては発売中止）であり，メチシリンもその1つである。ところが，このメチシリンにも耐性を示す，メチシリン耐性黄色ブドウ球菌 methicillin-resistant *Staphylococcus aureus*（MRSA）が出現してきている。これは，実際はメチシリンだけでなく，そのほかのβラクタム剤も無効な多剤耐性菌である。地域や施設にもよるが，今日では国内で検出される黄色ブドウ球菌の約半数が MRSA である。

MRSA の病原性や感染性は，通常の黄色ブドウ球菌と同様と考えて問題はない。黄色ブドウ球菌は，軟部組織感染症や血管内感染症（感染性心内膜炎やカテーテル関連血流感染）をおこすことが多い。

治療▶ バンコマイシン塩酸塩やテイコプラニンなどのグリコペプチド系抗菌薬が第一選択である。グリコペプチド系薬が使えない場合には，リネゾリドやダプトマイシンも用いられる。市中型の MRSA はβラクタム剤以外の薬剤（クリンダマイシンやミノサイクリン塩酸塩，フルオロキノロン系，ST 合剤など）に感受性を有することがある。

感染予防▶ MRSA は，医療従事者などの手指を介して接触感染により広がる。このため，感染の伝播を防ぐために最も重要なのが手洗いである。

保菌者の検索は，特別な疫学的調査や研究目的以外では行うべきではない。医療従事者か患者かを問わず，いつ誰が保菌者になるかわからない状況では，保菌者のみに感染予防策を施せばよいという問題ではなく，すべての患者に対して標準予防策を徹底することが大切であるからである。

感染または保菌状態とわかれば，接触予防策も必要である。

② バンコマイシン耐性腸球菌（VRE）

バンコマイシン耐性腸球菌 vancomycin-resistant *Enterococcus*（VRE）は，バンコマイシンの使用増加に伴い，腸球菌がこれに耐性をもつようになったものである。腸球菌自体はヒトの腸内の常在菌であり，病原性は比較的弱い。たとえ VRE が検出されても，健常人であれば日常生活に支障がでることはない。

問題となるのは，手術後や免疫不全など抵抗力の低下した入院患者である。VRE により，尿路感染症や，まれに感染性心内膜炎が引きおこされる。

治療▶ リネゾリド，キヌプリスチン・ダルホプリスチン合剤といった新しい抗菌薬が使用される。

感染予防▶ MRSA と同様，日ごろからの標準予防策の徹底が重要である。感染または保菌状態とわかれば，接触予防策も必要である。

③ 多剤耐性緑膿菌（MDRP）

　　緑膿菌は，医療関連感染の原因菌となる代表例である。流し台などの水まわりからしばしば検出され，施設内の環境菌である。一般にグラム陰性桿菌の感受性は，各施設における抗菌薬の使用頻度により左右される。施設により第一選択薬が異なることも少なくない。

　　長期入院患者や免疫低下患者に感染症をおこすことが多い。肺炎や尿路感染症，敗血症，カテーテル感染症，細菌性髄膜炎などの原因菌になりうる。

　　多剤耐性緑膿菌 multiple drug-resistant *Pseudomanas aeruginosa*（MDRP）は，緑膿菌に有効な3系統の抗菌薬，すなわち抗緑膿菌βラクタム剤，フルオロキノロン系，アミノグリコシド系のすべてに耐性をもつものをいう。有効な抗菌薬は限られており，治療は非常に困難である。

感染予防▶　日ごろからの抗菌薬の適正使用（緑膿菌以外に抗緑膿菌活性のある抗菌薬をなるべく使用しない）と，標準予防策の徹底が重要である。

　　人工呼吸器やネブライザー，吸引ドレナージチューブなどが汚染されないように注意することも大切である。

④ 基質特異性拡張型βラクタマーゼ（ESBL）産生菌

　　ESBL産生菌は，カルバペネム系とセファマイシン系を除いたすべてのβラクタム剤（ペニシリン系，セファロスポリン系，モノバクタム系）を分解する基質特異性拡張型βラクタマーゼ extended-spectrum β-lactamase（ESBL）を産生し，これら薬剤に耐性をもつ。クレブシエラ属や大腸菌などの腸内細菌科の細菌に多いので，尿路感染症や胆道系感染症で問題になる。

治療▶　重症例ではカルバペネム系が第一選択になるが，軽症の尿路感染症などではセファマイシン系のセフメタゾールナトリウムも使用可能である。感受性があればβラクタム剤以外の薬剤も使用可能である。

感染予防▶　日ごろからの標準予防策を徹底し，保菌者に対して接触予防策を行う。

▌▌ゼミナール
▼ 復習と課題

❶ 発熱と高体温の違いについて述べなさい。また，それぞれにおいて解熱鎮痛薬が有効かどうかについても説明しなさい。

❷ 肺結核の治療において，DOTSとよばれる治療方針について説明しなさい。

❸ 造血幹細胞移植に伴う感染症について，術前・術後などそれぞれの時期ごとに，どのような感染症のリスクが考えられるのかを述べなさい。

❹ エイズ発症を示すエイズ指標疾患についてまとめなさい。

感染症
▼

第**6**章

患者の看護

A 感染予防

① スタンダードプリコーションと感染経路別予防策

　医療施設などにおける医療関連感染がさまざまなかたちで認識されている。心臓の病気で入院したはずの患者が，手術後に創部の感染をおこして入院期間も治療期間も延長し，場合によっては生命の危機的状況へ陥ってしまうなど，本来の入院目的以外の理由で治療を受けるようなことがおきている。

　ナイチンゲール F. Nightingale は，『看護覚え書』(1860年)のなかで，「真の看護が感染を問題とするならば，それはただ感染を防止するということにおいてだけである」と記述しており，そのころから感染予防は看護の重要な役割であった。目の前にいる患者に対して，看護師としてどのように感染を予防するか，その基本的な考え方を理解し，ベッドサイドで実践することが必要となる。

　また，医療施設では，医療従事者も感染症の危険と隣り合わせでいる。たとえば，C型肝炎の患者に使用した針を誤って自分に刺してしまうことで，医療従事者がC型肝炎に感染している。ほかにも，清掃担当者が使用後の針を刺してしまうなど，感染の危険にさらされている。このような感染症の危険を回避するために，「患者をまもる」「自分をまもる」「仲間をまもる」という視点で感染予防(感染管理)を考え，実践することが必要である。

　では，実際にはなにを実践すればいいのだろうか。ここで最も基本となるのは，スタンダードプリコーション(標準予防策)と感染経路別予防策である。スタンダードプリコーションとは，アメリカ疾病対策センター Centers for Disease Control and Prevention(CDC)が1996年に発表した，医療関連感染対策の国際標準ともいえる基本的な方法であり，わが国でも厚生労働省の作成したさまざまな感染対策ガイドラインにも利用されている。

　まずは，スタンダードプリコーションが確立されるまでの感染対策の中心であった隔離対策の変遷をみてみよう。

② 隔離対策の変遷

普遍的予防策 ▶
（UP）の成立

1877年，感染性疾患をもつ患者を分離施設に収容することを勧告した隔離予防策がアメリカで施行された。1910年には隔離個室システムの導入により，個室システムに加えてマスクやガウン，手袋などの適切なバリアを使用して患者へケアを提供するバリアー-ナーシングが導入された。そして1985年，エイズの流行に伴い，針刺しや皮膚汚染から医療従事者が HIV に感染したという報告がなされると，いくつかの医療施設で隔離予防策の修正が行われた。「多くの血液媒介性感染症の患者が，あらかじめ認知されてはいない」という事実に基づき，「推定される感染病態がなんであれ，血液・体液予防策をすべての人々に普遍的に適用すべきである」という考え方から，**普遍的予防策** Universal Precautions（UP）という名称ができた。UP は針刺しや粘膜曝露などの血液体液予防策を拡張したが，便や鼻水，喀痰（かくたん），汗，涙，尿，吐物（とぶつ）に対しては，「目に見える血液」で汚染されていない限り対象とはならなかった。

生体物質隔離 ▶
（BSI）の提案

1987年，**生体物質隔離** Body Substance Isolation（BSI）とよばれる新しい隔離システムが提案された。これは，推定される感染病態にかかわらず，患者の，湿性で，潜在的感染性のあるすべての生体物質（血液，便，尿，喀痰，唾液，創部排膿液，汗を除くその他の体液）を，おもに手袋を使用することによって隔離することに焦点をあてたものであった。

隔離予防策 ▶
ガイドラインの
作成と改訂

UP と BSI は，病院における血液媒介病原体の伝播（でんぱ）防止のために作成され，多くの共通点を有しているが，手袋使用と手洗いの勧告に関して重大な相違があった。UP では，血液や体液との接触が予測される際に手袋を着用し，手袋を外した直後に手洗いを実施するとされていた。一方 BSI では，いかなる湿性生体物質であっても接触が予測される場合には手袋を着用し，手袋を外したあとは目に見えて汚染されていなければ手洗いが必要とはされていなかった。そこで，1996年に CDC により，UP と BSI のおもな特徴を統合して，推定される感染病態にかかわらず，病院の全患者のケアに使用される一連の感染対策であるスタンダードプリコーション（標準予防策）と，感染経路別対策を主とした「病院における隔離予防ガイドライン」が作成された。

さらに CDC は2007年に，医療提供の場が一次急性治療病院からほかの医療施設（在宅医療，外来医療，長期医療など）へと移行していることを考慮して，あらゆる医療施設に適用できるように，「病院における隔離予防策ガイドライン」を改訂して「隔離予防策のためのガイドライン——医療施設における感染性物資の伝播予防2007」を発表した。ガイドラインは新たな病原体の出現，既知の病原体の進化についての懸念，新しい治療法の開発，生物兵器の脅威に対する懸念の増大を再確認し，広範囲にわたる問題に対応する必要性を示している。そして，スタンダードプリコーションの追加項目として，呼吸器衛生・咳（せき）エチケットおよび安全な注射業務（脊椎穿刺（せきついせんし）を伴う特定のハイリスクかつ長

時間処置実施時のマスク着用など)をあげている。

③ スタンダードプリコーションの基本概念

スタンダードプリコーションは，湿性生体物質からの病原体の感染リスクを減らすために，「すべての患者の血液・体液・(汗を除く)分泌物・排泄物・傷のある皮膚・粘膜は感染性がある対象」として対応する方法である(▶表6-1)。

▶表6-1　CDCガイドラインに基づいた医療施設における隔離予防策

	スタンダードプリコーション (全患者共通)	空気予防策	飛沫予防策	接触予防策
手指衛生	● 血液，体液，分泌物，排泄物に触れたあと ● 手袋を外した直後 ● 患者と患者のケアの間	――	――	――
手袋	● 血液，体液，分泌物，排泄物に触れる場合 ● 粘膜や傷のある皮膚に触れる場合	――		● 部屋に入るときには手袋を着用する ● 汚染物に触れたあとは交換する ● 部屋を出るときは外し，手指消毒をする
マスク・ゴーグル・フェイスシールド	血液，体液，分泌物のはねや飛沫をつくりやすい処置や患者ケアの間(とくに吸引，気管挿管)	部屋に入るときはN95マスクを着用する	1m以内でケアをするときは，サージカルマスクを着用する	――
ガウン	衣類／露出した皮膚が血液，体液，分泌物，排泄物に接触することが予想される処置および患者ケアの間	――	――	患者や周囲の環境に接触しそうなときは，部屋に入るときに着用し，部屋を離れるときに脱ぐ
汚染した器具	● ほかの人や環境への微生物の伝播を避ける方法で取り扱う ● 肉眼的に汚染していれば手袋を装着する ● 手指衛生を実施する	――	――	● できれば患者専用にする ● できなければ，ほかの患者へ使用する前に消毒する
環境表面	環境表面(とくに患者ケア区域の高頻度接触表面)の日常ケア，洗浄，消毒のための手順を作成する	――	――	患者の周辺環境(とくに高頻度接触表面)は清掃または必要に応じて環境消毒薬で清掃する
リネン	ほかの人や環境への微生物の伝播を避ける方法で取り扱う	――	――	――

▶表6-1 （続き）

	スタンダードプリコーション（全患者共通）	空気予防策	飛沫予防策	接触予防策
鋭利器材	● 針などをリキャップしない，曲げない，折らない，使用後の針を手で扱わない ● 利用できれば安全器材を用いる ● 使用した鋭利物は耐貫通性専用廃棄容器に入れる ● リキャップが必要な場合は，片手ですくう手技のみ使用	——	——	——
患者配置	伝播の危険が高い，環境を汚染させやすい，適切な衛生を保持できない，感染後に発症したり不運な結末になる危険性が高い人は優先的に個室を使用する	● 個室隔離：部屋の条件 (1)部屋の換気は陰圧に設定 (2)1時間あたり6〜12回の換気 (3)適切な方法で戸外へ排気あるいは，空気再循環は高性能濾過フィルターを通して行う ● 入室時以外はドアを閉めておく	個室隔離あるいは集団隔離あるいは1m以上離す	個室隔離あるいは集団隔離あるいは病原体の疫学と患者人口を考えて対処する
患者移送	——	● 制限する ● 必要なとき，患者にサージカルマスクを着用させる	● 制限する ● 必要なとき，患者にサージカルマスクを着用させる	● 制限する
呼吸器衛生・咳エチケット	● 症状のある人には，くしゃみ・咳をするときは，口・鼻をおおうように指導する ● ティッシュペーパーを用い，手を触れなくてもすむ容器に廃棄する ● 気道分泌物に触れたあとには手指衛生を行う ● 咳をしている人に外科用マスクを着用してもらう ● 可能であればほかの患者と1m以上離れて座るようすすめる	——	呼吸器症状のある患者を診察する人は，濃厚接触に備えてサージカルマスクを着用する	——
安全な注射手技	● 1つの注射器から複数の患者へ薬剤投与はしない ● 注射溶液および投与セットは1人の患者のみに用い，使用後は適切に廃棄する	——	——	——
腰椎穿刺手技	脊柱管や硬膜下腔にカテーテルを留置したり薬剤を注射するときは外科用マスクを装着	——	——	——

④ スタンダードプリコーションの実際

1 適切な手指衛生

感染予防の最も基本となるのが手指衛生である。

通常，皮膚には無数の細菌が存在する（常在細菌叢，一過性細菌叢）。常在細菌叢のほとんどは無害で皮膚と共存状態にあり，皮膚にとってはむしろ有益な存在ともいえる。一方，一過性細菌叢とは，人やものに接触することで新しく付着した微生物であり，病原性をもつ場合が多い。大腸菌や緑膿菌，セラチア属などが一過性に手に付着し皮膚上で生存することがある。

正しい手指衛生の▶
方法

これらの細菌を除去するためには，正しい**手指衛生**の方法を身につける必要がある。手指衛生とは，普通石けんや消毒薬を用いた手洗いと，擦式手指消毒薬による手指の消毒を総称した表現であり，① 実施する適切なタイミングと，② 正しい手順を身につける必要がある。手指衛生のタイミングは，医療従事者の理解のしやすさから，WHO（世界保健機構）ガイドラインのカテゴリーが多くの医療機関で用いられている。

● 手指衛生のタイミング

手指衛生のタイミングは，5つの場面にカテゴリー分けすることができ，このタイミングで実施する（▶図6-1）。単純なカテゴリーではあるが，臨床において，5つのカテゴリーがどの場面となるのかということを，考えながら行動しなければ，実践できないことが多い。

[1] **患者に触れる前**　手指を介して伝播する病原微生物から患者をまもる目的で行う。具体的な場面としては，動作の介助の前，バイタルサインの測定の前，入浴や清拭の前，呼吸音の聴診の前，腹部の触診の前などがあげられる。

[2] **清潔・無菌操作の前**　患者の体内に病原微生物が侵入するのを防ぐ目的で行う。具体的な場面としては，口腔ケアの前，分泌物の吸引の前，皮膚病変のケアの前，創傷処置の前，皮下注射の前，カテーテルの挿入の前，輸液の接続の前，食品・薬・創傷セットの準備の前などがあげられる。

[3] **体液の曝露の可能性があったあと**　患者の体液に含まれる病原微生物から医療従事者をまもる目的で行う。具体的な場面としては，口腔ケアのあと，分泌物の吸引のあと，皮膚病変のケアのあと，創傷処置のあと，ドレーンなどを開けたあと，検体の採取・取り扱いのあと，尿・排泄物の処理のあと，創部の被覆材やおむつなどの廃棄のあと，目に見えるよごれがある物や場所の清掃のあとなどがあげられる。

[4] **患者に触れたあと**　患者の病原微生物から，医療従事者や医療環境をまもる目的で行う。具体的な場面としては，動作の介助のあと，バイタルサインの測定のあと，入浴や清拭のあと，呼吸音の聴診のあと，腹部の触診のあとなど

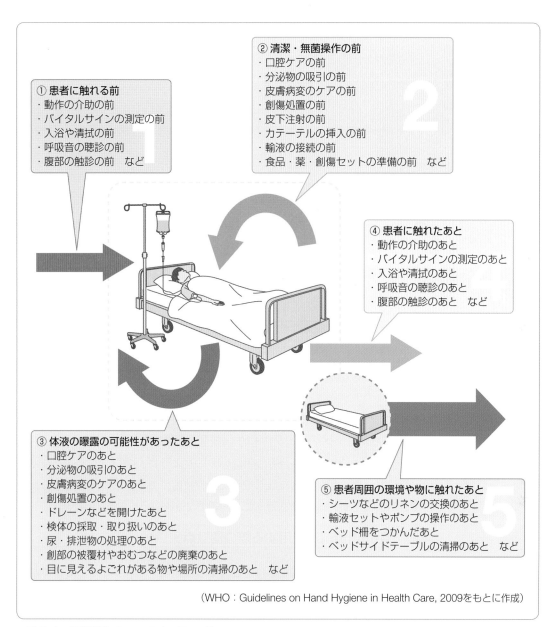

① 患者に触れる前
・動作の介助の前
・バイタルサインの測定の前
・入浴や清拭の前
・呼吸音の聴診の前
・腹部の触診の前　など

② 清潔・無菌操作の前
・口腔ケアの前
・分泌物の吸引の前
・皮膚病変のケアの前
・創傷処置の前
・皮下注射の前
・カテーテルの挿入の前
・輸液の接続の前
・食品・薬・創傷セットの準備の前　など

④ 患者に触れたあと
・動作の介助のあと
・バイタルサインの測定のあと
・入浴や清拭のあと
・呼吸音の聴診のあと
・腹部の触診のあと　など

③ 体液の曝露の可能性があったあと
・口腔ケアのあと
・分泌物の吸引のあと
・皮膚病変のケアのあと
・創傷処置のあと
・ドレーンなどを開けたあと
・検体の採取・取り扱いのあと
・尿・排泄物の処理のあと
・創部の被覆材やおむつなどの廃棄のあと
・目に見えるよごれがある物や場所の清掃のあと　など

⑤ 患者周囲の環境や物に触れたあと
・シーツなどのリネンの交換のあと
・輸液セットやポンプの操作のあと
・ベッド柵をつかんだあと
・ベッドサイドテーブルの清掃のあと　など

（WHO：Guidelines on Hand Hygiene in Health Care, 2009をもとに作成）

▶図6-1　手指衛生の5つのタイミング

があげられる。

　[5] **患者周囲の環境や物に触れたあと**　患者の病原微生物から，医療環境をまもる目的で行う。具体的な場面としては，シーツなどのリネンの交換のあと，輸液セットやポンプの操作のあと，ベッド柵をつかんだあと，ベッドサイドテーブルの清掃のあとなどがあげられる。

● 手指衛生の手順

　手洗いは，手を湿らせるところから乾燥までの工程を含め40〜60秒の時間

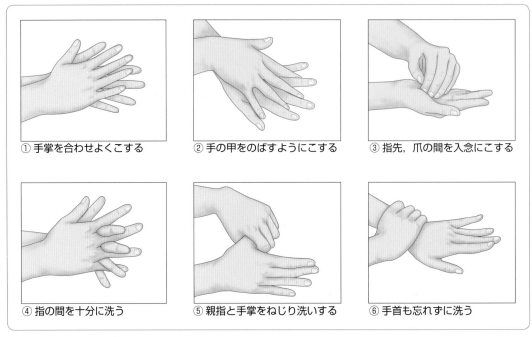

① 手掌を合わせよくこする　　② 手の甲をのばすようにこする　　③ 指先，爪の間を入念にこする

④ 指の間を十分に洗う　　⑤ 親指と手掌をねじり洗いする　　⑥ 手首も忘れずに洗う

▶図6-2　手洗いの方法

をかけて実施する。爪先，指と指の間，親指，手首などに洗い残しを生じやすいため，洗い残しがないよう基本的な手洗い方法を身につける（▶図6-2）。擦式手指消毒剤を使用する場合も，手洗いと同じように，手指にまんべんなく消毒剤をすり込む。手指衛生は最も重要な看護技術であり，この技術を十分に習得できるようトレーニングを行うことが重要である。

● 擦式手指消毒剤を使用する際の留意点

擦式手指消毒剤は，場所を選ばずどこでも手指衛生を実施することができるため，臨床では多くの医療従事者が使用している。しかし，擦式手指消毒剤の使用には次の注意が必要である。

(1) 擦式手指消毒剤は，物理的によごれを落とすことができないため，手に目に見えるよごれがある場合は必ず手洗いを実施する。

(2) クロストリディオイデス-ディフィシル感染や疥癬が確認されている場合は，擦式手指消毒剤の効果が期待できないため，手洗いが必要となる。

(3) 感染性胃腸炎の原因となるノロウイルスは，効果が期待されている擦式手指消毒剤もあるが，すべての擦式手指消毒剤で一律の効果が期待できないため，できる限り手洗いの実施を推奨する。

2 個人防護用具（PPE）の使用

感染防止は，患者からケア提供者へ，またケア提供者から患者への微生物の

伝播を予防することで実践される。ケアの内容により，血液や体液，分泌物，排泄物，汚染物などの湿性生体物質や粘膜などの接触を回避するため，**個人防護用具** personal protective equipment（PPE）を使用する。PPE はシングルユース（1つの目的に用い，使いまわしをしない）が基本であり，動線を考えて配置する。ただ着用するだけでなく，正しい装着方法を理解し，さらに汚染を広げないような外し方についても実践する。

● 手袋

　湿性生体物質・粘膜に皮膚が触れる場合やその可能性がある場合，静脈穿刺や血管確保を行う場合，および薬液調剤時などの場合に使用する。

- 粘膜や傷のある皮膚に触れる直前に清潔な手袋をつける。
- 同じ患者への処置を行う場合でも，微生物に汚染されている場所や物に触れたあとはそのつど手袋を交換する。
- 使用後の手袋で，汚染されていない物や周囲環境表面に触れない。すぐに外し手洗いを行う。
- 別の患者のところへ行く前にはただちに手袋を外し，手指衛生を行う。
- 手袋の除去は汚染表面に触れないように行う。

● マスク

　湿性生体物質の飛沫（しぶき）を発生させるような手技や患者ケア中に，湿性生体物質から鼻や口の粘膜をまもるために使用する。

- マスクは鼻と口をすきまなくおおうようにする。
- マスクが湿ったら交換する。
- 飛沫を発生させるような患者ケアに使用したマスクは表面が汚染されているため，表面に触れないように廃棄する。

● エプロン・ガウン

　湿性生体物質の飛沫を発生させるような，あるいは衣服を汚染するような手技やケア中に，湿性生体物質から皮膚や衣服の汚染を防ぐために使用する。

- 撥水性あるいは防水性のエプロン・ガウンでなければ，血液や体液が衣服へ浸透するため防護効果が得られない。
- 使用後はほかの患者や環境への汚染を防ぐため，汚染表面に触れないようにすみやかに脱ぎ，手指衛生を行う。

● ゴーグル

　湿性生体物質の飛沫を発生させるような手技や患者ケア中に，湿性生体物質から眼の粘膜をまもるために使用する。側面シールドつきのメガネやゴーグル，フェイスシールドなどが用いられる。

3 患者ケアに使用した器材などの取り扱い

　　患者のケアに使用したあとの，血液・体液・分泌物・排泄物でよごれた器具は，皮膚・粘膜・衣服への汚染を防ぎ，またほかの患者や環境への微生物の伝播を防ぐ方法で取り扱う。再使用可能な器具は，適切に洗浄され，再処理されるまでは，ほかの患者ケアには使用しない。使い捨ての器材は適切に廃棄する。

4 周囲環境対策

　　ベッドやベッド柵，ベッドサイドテーブル，ベッドサイド器具など，頻繁に触れる環境表面の清掃を適切に実践する。

　　日常的な清掃が手順通りに行われていることを確認する。

5 リネン

　　血液・体液・分泌物・排泄物で汚染されたリネンは，皮膚や粘膜，衣服への汚染を防ぎほかの患者や環境への微生物の伝播を防ぐ方法で使用・運搬・処理する。

6 鋭利器材の取り扱い

　　針やメス，そのほかの鋭利な器具を使用するときは，負傷しないように気をつける。使用済みのディスポーザブル針やメスは耐貫通性専用廃棄容器にすみやかに廃棄する。また，**使用済みの針はけっしてリキャップしない**。どうしてもリキャップをする場合は片手で行うスクープ法か，針キャップを保持するよう作製された器具を使用する。手でディスポーザブル注射器から針を外したり，曲げたり，折ったりしない。

　　手術室では，**ハンズフリー法**(中間ゾーンを設けること)により鋭利器材の直接手渡しを制限したり，声をかけ合い，視覚的な確認操作を加えたりすることで互いの安全に留意する。

　　鋭利器材による切創時は，必ず報告書を提出する。

7 救急蘇生・人工呼吸

　　救急蘇生時に口による蘇生術を行う機会を最小限とするために，蘇生術の必要性が予測される場所では，マウスピースや蘇生バッグなどの換気用器具を備えて，使用可能な状態にしておく。

8 患者配置

　　周囲環境を汚染する可能性のある患者，または適切な環境を維持することに協力が得られない患者は個室に配置する。

　　個室の確保がむずかしい場合は，感染管理専門家に相談する。

9 呼吸器衛生・咳エチケット

咳エチケットは，感染力のある呼吸器感染症の患者，およびその同伴家族・友人を対象としており，まだ病気の診断が下されていなくとも，咳・充血・鼻水・呼吸器分泌物の増加といった症状のあるすべての人に適応される。

これには，①咳のある人はティッシュペーパーで口と鼻をおおい，使用したティッシュペーパーは迅速に廃棄する，②咳をしている人には外科用マスクを着用してもらう，③鼻水や飛沫が付着した場合は手指衛生を遵守する，④待合室では呼吸器感染のある人から1m以上間隔を空けて座る，④医療スタッフ・患者・面会者に咳エチケットの教育を行う，という項目が含まれる。

10 安全な注射手技

患者ごとに滅菌の単回使用の使い捨て注射針および注射器を用いることで，注射器材および薬剤の汚染を防ぐ。可能であれば，非経口薬剤には単回使用のバイアルを用いることが推奨されている。

11 腰椎穿刺処置での感染制御

口腔咽頭の細菌叢の飛沫感染を予防するため，脊髄内・硬膜外にカテーテルを挿入または薬剤を注入する人は，外科用マスクを着用する。

⑤ 感染経路別予防策と隔離方法

感染経路別予防策とは，感染症やその疑いがある症状に応じて，スタンダードプリコーションに追加して行う予防策である。強い感染性をもつ微生物や疫学的に重要な微生物が感染または定着している患者あるいはその疑いがある場合，それらの微生物がほかの人の体内に侵入し，感染を成立させるための経路を遮断する対策が必要となる。

感染が成立するには，①感染源，②感染経路，③感受性宿主の3つの因子が必要となる。「病院における隔離予防策のガイドライン」では「感染経路を遮断する」という考えに基づき，感染伝播の経路を空気・飛沫・接触の3つに分類している（▶図6-3）。それぞれの経路に応じて，**空気予防策，飛沫予防策，接触予防策**が展開される。

1 空気予防策

空気感染とは，病原体を含む飛沫核（大きさが5μm以下）が長時間空気中を浮遊し，空気の流れによって拡散し，同室内あるいは遠く離れた感受性のある人が吸入することにより伝播することをさす。病室の空調は，室内が廊下よりも陰圧になるようにする必要がある。

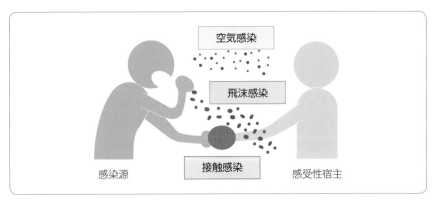

▶図6-3　感染伝播の3つの経路

　麻疹ウイルスや水痘-帯状疱疹ウイルス，結核菌などの感染患者，またはその疑いのある患者には，スタンダードプリコーションに加えて空気予防策を実施する。

2 飛沫予防策

　飛沫感染とは，患者の咳・くしゃみ，会話，気管内吸引などの処置により飛沫が発生し，感受性のある人の結膜・鼻腔・口腔粘膜に接触することで病原体が伝播することをさす。飛沫は空中を浮遊せず，通常は短い距離（約1m）を飛ぶため，患者の1m以内でケアを行うときにはサージカルマスクを着用する。飛沫予防のために特殊な空調設備は必要ない。

　髄膜炎菌や百日咳菌，インフルエンザ菌，インフルエンザウイルス，アデノウイルス，ムンプスウイルス，風疹ウイルスなどの感染患者，またはその疑いのある患者には，スタンダードプリコーションに加えて飛沫予防策を実施する。

3 接触予防策

　接触感染とは，体位変換や入浴などの身体的接触を要するケアを実施する場合に，患者との直接接触や汚染された医療器具を介した間接接触によって病原体が伝播することをさす。最も重要で，頻度の高い医療関連感染の伝播様式である。

　メチシリン耐性黄色ブドウ球菌（MRSA）やバンコマイシン耐性腸球菌（VRE），多剤耐性緑膿菌（MDRP）といった多剤耐性菌や，ロタウイルス，ヒゼンダニなどの感染患者，またはその疑いのある患者には，スタンダードプリコーションに加えて接触予防策を実施する。

⑥ 洗浄・消毒・滅菌

　感染が成立するには，①感染源，②感染経路，③感受性宿主の3つの因子

が必要である。洗浄・消毒・滅菌は，このうち ① 感染源の除去および ② 感染経路の遮断を行う対策であり，感染管理上重要である。

それぞれの用語の定義は以下のとおりである。

[1] **洗浄**　対象物からあらゆる異物(汚物，有機物など)を物理的に除去する。

[2] **消毒(環境)**　芽胞[1]を除くすべての，または多くの病原微生物を殺滅する。

[3] **消毒(生体)**　皮膚や粘膜表面に化合物(薬物)を塗布することにより，病原微生物を減らす。

[4] **滅菌**　物質中の芽胞を含むすべての微生物を殺滅除去する。

1 医療器材の分類と処理方法

スポールディング E. H. Spaulding は，医療器材について，使用目的と使用部位による感染の危険度に応じて，3つのカテゴリーに分類した(▶表6-2)。この**スポールディングの分類**により感染症の危険度を予測し，適切な処理を判断し，過不足なく実施する必要がある。

①クリティカル分類　組織や血管系に使用される器材が芽胞を含むなんらかの微生物に汚染された場合，患者の感染リスクは高い。よって，クリティカル(高度リスク)分類の器材は，洗浄後すべて滅菌処理される。

②セミクリティカル分類　通常，正常粘膜は芽胞による感染に抵抗性がある

▶表6-2　スポールディングの分類とその処理方法

器材の分類	器材の例	処理分類	根拠
クリティカル(高度リスク)分類：無菌の組織または血管系に挿入するもの	植え込み器材，外科用メス・針・その他手術用器材	滅菌 対象が耐熱性であれば加熱洗浄処理後に高圧蒸気滅菌，非耐熱性であれば，洗浄後に低温での滅菌処理	芽胞を含めた，あらゆる微生物で汚染された場合に感染の危険性が高いため，すべて滅菌する
セミクリティカル(中等度リスク)分類：粘膜または，傷などのある皮膚に接触するもの(歯科用を除く)	呼吸器回路，消化器内視鏡，喉頭鏡，気管内チューブ，その他同様の器材	高水準消毒 ただし，対象器材が耐熱性であれば高圧蒸気滅菌も可能，非耐熱性であれば低温での滅菌処理も可能	正常粘膜は，芽胞による感染には抵抗性があるが，結核菌やウイルスなど，そのほかの微生物に対しては感受性が高い
	体温計(粘膜に接触)	中水準消毒 結核菌殺菌性とラベル表示のある病院用消毒薬	
ノンクリティカル(低度リスク)分類：粘膜に接触しない，創傷のない無傷の皮膚と接触する，あるいはまったく皮膚と接触しないもの	尿器・便器，血圧計のマンシェット，聴診器，テーブル上面など	低水準消毒 結核菌殺菌性とラベル表示のない病院用消毒薬	健常な皮膚は通常，微生物に対して防御機構を有するため，無菌性は必須ではない

1) 一部の細菌は，生育環境が悪化すると，芽胞という形態をとり，熱や薬剤，乾燥に対して耐性を示すことにより，生きのびようとする。芽胞のままでは増殖できないが，環境が整えば増殖の可能な通常の状態(栄養型)となる。

が，そのほかの微生物には感受性がある。よって，セミクリティカル(中等度リスク)分類の器材は，芽胞を除くすべての微生物を殺滅除去するため，洗浄後には高レベル消毒，器材によっては中水準消毒処理が行われる。

　③**ノンクリティカル分類**　正常な皮膚は，ほとんどの微生物に対して防御機構を有する。粘膜と接触しない器材，創傷のない皮膚と接触する器材，あるいは皮膚と接触しない器材は，ノンクリティカル(低リスク)分類とされ，加熱洗浄処理，または必要に応じて洗浄後に低水準消毒処理される。

2　洗浄

　洗浄とは，目に見えるよごれや，異物(汚物，有機物など)を対象物から物理的に除去することである。消毒や滅菌処理前に異物の除去を行わないと，消毒や滅菌が無効となることがある。方法としては，水や機械的作用，洗浄剤や酵素製剤によるものがある。

　一般的には，用手的に行うこともあるが，自動洗浄機(超音波洗浄機やウォッシャーディスインフェクターなど)を使用すると，周囲環境の汚染も少なく，作業者への汚染物曝露がおこりにくい。用手的に洗浄を行う場合は，手袋と，撥水性(はっすい)のガウン，およびマスク・ゴーグルなどを使用し，作業者への汚染物曝露を避ける。

3　消毒

　消毒とは，対象とする器材から，芽胞を除くすべての，または多数の病原微生物を除去する方法である。**消毒薬**などによる化学的消毒法と，湿熱や紫外線を用いる物理的消毒法がある。アメリカでは消毒薬を環境に使用するものと生体に使用するものとに区別しているが，わが国では区別が明確でなく，濃度に応じて使用を分けているため注意が必要である。

　処理可能な微生物の分類から，消毒薬はスポールディングにより次の3つに分類されている。

[1] **高水準消毒薬**　多数の芽胞を除くすべての微生物を殺滅する。接触時間を長くすることで芽胞にも有効な消毒薬を，化学滅菌剤とよんでいる。

[2] **中水準消毒薬**　結核菌，栄養型細菌，ほとんどのウイルスおよびほとんどの真菌を不活性化するが，必ずしも芽胞を死滅させない。

[3] **低水準消毒薬**　細菌のほとんどと，数種のウイルスおよび数種の真菌を死滅させることはできるが，結核菌や芽胞など抵抗性のある微生物の殺滅は期待できない。

　消毒薬は非常に多くの場所で利用されるが，さまざまな因子により効果が発揮されないことがある。薬液の濃度，作用時間，作用温度，pH，事前の洗浄の程度，対象物の形状などの影響を受けるため，適切な管理のもとに効果的に使用することが重要である。

4 滅菌

滅菌とは，微生物を完全に除去あるいは殺滅することである。現在は無菌保証レベルとして 10^{-6} レベル[1]が採用されている。方法としては，高圧蒸気滅菌，乾熱滅菌，酸化エチレンガス滅菌，プラズマ滅菌，放射線滅菌などがある。医療現場では放射線滅菌以外の方法が活用されている。対象となる器材が高温・高湿度に耐えられない場合は，低温滅菌を選択する。

滅菌は，その作業工程が適切かどうか，物理的・化学的・生物学的にインジケーター(指標)を使用して管理する。

滅菌されたものは，パッケージが破損しないように扉がある場所に収納し，湿気の多いところには保管しない。パッケージが破損したものは滅菌保証がなされないため，廃棄するか，すみやかに再滅菌を行う。

⑦ アウトブレイクへの対応

同一微生物による感染症例が通常より多く発生することを，**アウトブレイク** outbreak(**集団感染**)という。アウトブレイクは，医療施設や地域社会のなかでいつでもおこる可能性がある。

アウトブレイク発生時には，専門家によって疫学的手法に基づいた詳細な調査が実施され，全容解明と原因および再発防止策が明確にされる。しかし医療施設においては，多くの場合に最初の異変に気づくのは看護師である。したがって，看護師がアウトブレイクへの対応について学んでおくことは，早期対応につながり，新たな患者の発生を予防することとなる。

▶アウトブレイクを疑う　医療関連感染の発生が通常の感染率より高い場合や，通常は検出されない微生物がみとめられた場合にはアウトブレイクを疑う。アウトブレイクは，特定の患者集団や場所，治療法，汚染された器具，医療提供者や医療実践に関連しておこることから，これらに焦点をあてて調べることで早期対応につなげる。

調査の視点は，感染源，微生物，宿主，および伝播様式である。これらの感染発生のプロセスを疫学的に表現したのが**感染成立の輪** chain of infection とよばれるものであり，この輪を断ち切ることで感染伝播が遮断される(▶図6-4)。

①**病因**　感染症の原因となる微生物として，細菌やウイルス，真菌，原虫などがある。

②**病原巣**　微生物が増殖できなくても生存できる場所として，ヒト(医療従事者，患者)，物，場所などがある。

③**排出門戸**　微生物が病原巣を出るときに通過する場所で，口や鼻，肛門な

---

1) 滅菌後に，生育可能な1個の微生物が，対象となる器材などに存在する確立が 10^{-6}，つまり $1/10^6$ であることを意味している。

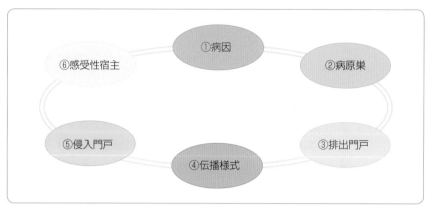

▶図6-4　感染成立の輪

どがある。

　④**伝播様式**　微生物が病原巣から感受性宿主の侵入門戸に移るための経路である。様式としては，飛沫，空気，接触があげられる。

　⑤**侵入門戸**　微生物が感受性宿主に入るときの場所で，鼻や口などがある。カテーテル刺入部や開口部，損傷している皮膚なども侵入門戸となる。

　⑥**感受性宿主**　感染をおこすリスクがあるヒトや動物のことである。感染は，年齢や免疫状態といった患者の内因性リスク因子と，医療従事者の技術などといった外因性リスク因子に左右される。

調査と対策▶　感染成立の輪を理解したうえで，① 感染症発生時の原因を調査し，② 感染リスクの判断と感染の拡大を監視し，③ 適切な感染対策の実施を行う。

　[1] 発生時の原因調査　施設内で感染しているのか，市中感染によるものなのかについて調べる。調査に際しては，ヒト・場所・時間という要素で状況を整理していくとわかりやすい。

　[2] 感染リスクの判断と感染拡大の監視　アウトブレイク対策を開始するまでの周囲への感染リスクを判断し，患者の状態や医療行為の内容によって対象を限定していく。その後，医療処置や看護ケアの内容を確認し，伝播経路を適切に遮断するための方法を立案していく。原因となる微生物の特徴を整理し，どのような人に感染のリスクがあるのかを確認し，周囲の患者や医療従事者への感染を防止するための計画を立案する。

　[3] 適切な感染対策の実施　具体的な感染対策を検討して実施する。この対策は，臨床現場に即してすみやかに実践できる内容であることが重要となる。また，それらの対策が実施されているかどうかの監視を行うことが必要である。

⑧ 職業感染対策

　私たちがプロフェッショナルの医療従事者として働くためには，みずからの

健康管理(安全管理)を行うこともたいへん重要である。医療従事者が業務を通じておこす感染症を**職業感染**という。

　針などの鋭利器材による切創から発生する血液・体液曝露(針刺し事故)が,職業感染の大きな要因となっている。血液・体液曝露で問題となる病原体は,おもにB型肝炎ウイルス(HBV),C型肝炎ウイルス(HCV),ヒト免疫不全ウイルス(HIV)である。針刺し・切創による経皮的曝露による感染の発生割合は,HBVでは6〜30%,HCVでは平均1.8%,HIVでは平均0.3%といわれている[1]。とくに器材が目に見えて血液に汚染されている場合や,採血後の中空針で刺した場合,感染源となる患者の血中ウイルス量が多いときなどには,感染のリスクが高くなる。

　国内におけるHIVの職業感染者は公表されていない。HCVに関しては,針刺し切創報告数7,708件中,C型肝炎に感染した職業感染事例数は28件との報告があった[2]。職種別でみると看護師の報告数が多かった。現在においても事故は発生しており,予防のための意識を高めていくことが重要となる。

1 予防のための具体策

　針刺し・切創などがおこりやすい状況をアセスメントし,回避することが最大の予防策となる。

適切な廃棄▶
システム　針を廃棄するときには,針が貫通しない,専用の廃棄容器を使用する。不適切な廃棄容器を用いると,容器から針が突き出てくることがある。また,容器いっぱいまで針を入れてしまうと,次に入れようとした人が容器の口側から飛び出した針で針刺しをしてしまう危険性がある。容量の80%程度に達したら,容器を新しいものにする。

　針をすみやかに廃棄できるよう,使用する場所に近接して廃棄容器を設置し,安全な動線を確保する。廃棄容器を病室に設置する場合は,患者の安全も考慮して場所を検討する。

スタンダードプリ▶
コーションの実施　鋭利器材を取り扱うときは血液や体液に曝露することが多いため,医療従事者の安全を確保するためにスタンダードプリコーションを実践する。とくに採血針や留置針を挿入・抜去する際には,手袋を着用して血液曝露を予防する。なお,血液曝露量を減量するため,手袋は器材を廃棄するまで着用する。

安全機構つき器材▶
の使用　針刺しのリスクを減少させるためには,使用する器材のデザインを選択することが重要である。静脈留置針や翼状針,ランセットなど各種の安全機構つき器材が販売されているため,積極的に使用する。

　手術室などでは,鋭利な器材に2名が同時に触れないよう,ハンズフリーテ

1) Centers for Diseases Control and Prevention編,職業感染制御研究会監訳:針刺し事故防止のCDCガイドライン——職業感染防止のための勧告.メディカ出版,2001.
2) 木村哲ほか:医療従事者における針刺し・切創の実態とその対策に関する調査.厚生労働科学研究費補助金厚生労働科学特別研究事業平成14年度研究報告書,2003.

クニックを導入し，トレイなどを使用して交差を予防する。

　床に落ちた鋭利器材は素手で拾わず，クズバサミなどを使用し，受傷の危険性を減少させる。

ワクチン接種▶　血液・体液曝露で問題となる病原微生物のなかで，ワクチンにより予防できるのがHBVである。多くの医療施設でワクチン接種が導入されている。血液や体液に接触する可能性のある医療従事者は，積極的にワクチン接種を実施する必要がある。

教育・指導▶　針刺し・切創予防においては，ポイントを押さえて正しい器材の使用方法を身につけることが重要となる。器材の変更や職員の入れかわりごとに，適切なトレーニングを積極的に実施していく。

　教育の具体的な内容としては，①針刺しにより発生する感染症の理解，②針刺し予防のための具体的な行動，③針刺し発生時の対応などがあげられる。

2　針刺し・切創発生時の対応

　針や鋭利な器材による血液・体液の曝露時は，ただちに石けんと水を使用して受傷部位を洗浄する。洗浄する時間などの規定はないが，十分な時間をかけて適切に洗浄を行う。皮膚消毒薬の使用による予防効果については，科学的な根拠なく漂白剤などを用いないようにする。

　次に，針刺し・切創の程度を，部位，血液・体液などの曝露量，深さや器材の種類などによって評価し，具体的な対応を決定する。その後，所定の報告書を提出する。

　針刺し・切創時の対応は，それぞれの医療施設で組織的に構築して取り組むものであるが，医療従事者1人ひとりが針刺し・切創の危険性を理解し，対策を実践していくことこそが，自身の安全をまもる最大の要因となる。

3　その他の職業感染

　血液・体液曝露以外にも職業感染は発生する。近年問題となっているのが，結核感染である（▶228ページ）。結核は空気感染（飛沫核感染）であるため，集団感染（アウトブレイク）になることも多い。ときには，医療従事者が感染源となった集団感染の報告もある。

　このような状況をふまえた結核感染対策として重要なのが，血液検査による結核感染の評価とN95マスクの利用である。

結核感染の検査▶　就業時に結核感染の評価を行う医療機関が増えている。結核検査には，インターフェロンγ遊離試験（IGRA試験，▶266ページ）と，皮内に薬液を注入して評価するツベルクリン反応検査がある。どちらの検査においても，結果が陽性となった場合は，結核感染の可能性をアセスメントして適切な対策を検討する。

マスクの利用▶　結核患者の病室に入るときや診察を行うときには，専用の微粒子マスク（N95マスク）を着用する。N95マスクは平均径0.3 μm微粒子を95％以上捕

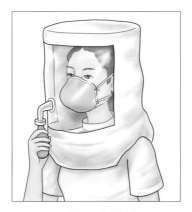

a．フィットテスト

N95マスクを装着して大きなフード
をかぶって内部にサッカリンを噴霧
し，その甘みを感じるかどうかによ
ってもれがないかを確認する。

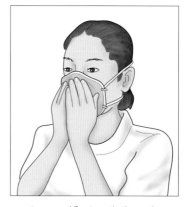

b．ユーザーシールチェック

マスクを軽くおさえ，息を吐く。
鼻の周囲から空気がもれる場合は鼻
の金具を，マスク周囲からもれる場
合はゴムひもを調整する。

▶図6-5　N95マスクのフィットテストとユーザーシールチェック

集することが可能である。ただし，マスクが本来の機能を発揮するには，適切
な方法で使用することが条件となる。そのため，N95マスクを使用する前に
はフィットテストやユーザーシールチェックを行い，自分に適切な型やサイズ，
着用方法を把握しておく（▶図6-5）。

⑨ サーベイランス

1 サーベイランスとは

サーベイランス surveillance とは，直訳すると「監視」という意味であり，
ここでは医療に関連する感染症を監視することをさす。「監視」という言い方
からは威圧的な印象を受けるかもしれないが，実際には医療施設における業務
改善のために使用される「道具」の1つである。

CDCでは，医療関連感染サーベイランス（以下，サーベイランス）とは，感
染管理にかかわる対策の立案・導入・評価に不可欠な医療関連感染（HAI）に関
するデータを，継続的，系統的に収集・分析・解釈し，その結果を改善できる
人々とタイムリーに共有する活動と定義している。ある施設で，どのような感
染がどの程度おきているのか（発生率）を明らかにし，それらを減らすことを目
的として実践される活動である。

2 得られる効果

サーベイランスによって得られる効果は，以下のとおりである。

(1) どのような医療施設でも，多かれ少なかれ医療関連感染は発生している。そのため，日常的な感染の発生率を明らかにし，それを低減する。

(2) 感染の発生率を算出することで，他施設との比較や，自施設における対策の前後での効果の比較を行うことが可能となり，感染対策の評価と改善ができる。

(3) つねに感染の発生状況を監視することで，アウトブレイクの早期発見につながる。

(4) サーベイランスは職員の行動の結果を反映している。職員の感染対策への強い動機づけにつながり，職員教育ができる。

(5) 第三者による病院の評価の１つとしてサーベイランスが含まれている。

3 方法

対象の選択▶　サーベイランスを効率的かつ効果的に感染防止につなげるには，感染リスクが高い患者に対し，実施頻度の高い侵襲的処置により生じる感染の頻度を明らかにする。このように対象をしぼり込んで行うサーベイランスを**ターゲットサーベイランス**という。これに対して，施設内全体を対象として行うものは**包括的サーベイランス**という。

　一般的なターゲットサーベイランスには，中心静脈カテーテル関連血流感染 central line-associated bloodstream infection（CLABSI）サーベイランス，尿道留置カテーテル関連尿路感染（CAUTI）サーベイランス，人工呼吸器関連肺炎（VAP）サーベイランス，手術部位感染（SSI）サーベイランスなどがある。また，サーベイランスでは医療行為の結果（アウトカム）を評価したり，発生率を減らす過程で行われるさまざまな対策を評価することもできる。

疾患定義▶　感染の「ある」「なし」を決めるためには，判断のための基準が必要となる。人によって判断が異なると，公平に比較し，対策を評価することがむずかしくなるため，感度・特異度・的中率などの，妥当性が検証されている定義を用いることが望ましい。有名なものとしては CDC の定義がある。

データ収集▶　サーベイランスは継続することに意義があるため，少なくとも数か月は必要なデータを厳選して収集する。

　データの収集方法には，感染管理担当者が直接データを集める能動的な方法と，サーベイランス対象部署の職員が感染管理担当者にデータを報告する受動的な方法とがある。また，データ収集の時期によって，患者が入院した時点で実施する前向き法と，患者が退院したあとにデータ収集を開始する後ろ向き法とに分けられる。

発生率の算出▶　サーベイランスの集計にあたっては，感染対策を公平に評価するため，「ど

の程度おきているか」を実数ではなく割合として算出する。

　発生率の算出には，分子と分母を決める必要がある。分子は，疾患の定義に該当する患者の数となる。分母は，分子と同じ期間のなかで感染のリスクを反映するものを選択する。たとえば，中心静脈カテーテル関連の場合，カテーテル関連感染をおこすリスクがあるのはカテーテルを挿入している人であり，リスクが最も高くなるのは，挿入している期間が最も長い場合となる。そのため，リスクを反映する数値として，中心静脈カテーテルの使用日数を分母とする。

　なお，このように，分子と分母をあてはめ計算すると，発生率が小数点以下の細かい数字になってしまうため，1,000 を乗じて用いる。

　以下のような計算式を用いる。

$$\text{発生率} = \frac{\text{一定期間の感染件数}}{\text{分子と同じ期間ののべ医療器具使用日数}} \times 1,000$$

医療器具使用比▶　器具の使用頻度をあらわす指標となる。使用比が高ければ高いほど感染のリスクは高くなる。

$$\text{医療器具使用比} = \frac{\text{一定期間ののべ医療器具使用日数}}{\text{分子と同じ期間ののべ患者日数}}$$

評価▶　対策評価の方法の 1 つが，**ベンチマーク**である。ベンチマークは「継続的な改善のために，同様の活動をしている他者と自分とを比較する」過程であり，代表的なベンチマークに，CDC が統括する NHSN(National Healthcare Safety Network)システムがある。ベンチマークするための条件として，CDC の疾患定義を用いて分子の判定を行っていること，発生率と医療器具使用比の算出方法が CDC と同じであることが必要である。

　そのほか，自施設内で新たな感染対策を導入する前とあとの，異なる期間で比較を行うこともできる。

⑩ 予防接種とワクチン

1 予防接種総論

　細菌やウイルスなどの病原体が生体に侵入すると，一般的に，生体はそれらの病原体の一部を抗原として認識して，免疫応答が成立する(▶19ページ)。一度認識された抗原は，リンパ球によって記憶され(**免疫記憶**)，2 度目に同じ抗原にさらされた際には，一般的に 1 回目と比較してより速く，強い免疫応答がおこる。この機構を利用したのが，**予防接種**である。つまり，疾患を引きおこさない程度の病原体の抗原(**ワクチン**)をあらかじめ投与して記憶させておけば，実際に病原体に曝露した際には，効率よく免疫応答が引きおこされて病原体を排除し，発病を 免 れることができる。

　ワクチンには，麻疹ワクチンのように免疫記憶は一生つづく生ワクチンもあ

るが，インフルエンザワクチンのように，数か月で消失する不活化ワクチンも
ある。

● 予防接種の目的

　予防接種には，ワクチンを接種することで，疾病に対する免疫を獲得させ，
疾病を予防したり軽症化したりする目的がある。予防接種を適切に行ったこと
で，天然痘は世界から撲滅され，ポリオやジフテリアも先進国ではまれな疾病
となった。わが国は遅れをとっていたが，麻疹や侵襲性インフルエンザ菌 b
型(Hib)感染症も，予防接種が適切に行われるようになってきたため，ほかの
先進国と同様に発生がまれな疾患となった。以上のことからも，予防接種が人
類にもたらした影響は大きいといえる。

● 予防接種の分類

能動免疫法・▶
受動免疫法
　予防接種には**能動免疫法**と**受動免疫法**がある。ワクチンを接種することで免
疫反応をおこさせることを能動免疫法とよび，免疫グロブリンを投与すること
で一時的に免疫反応をおこさせることを受動免疫法とよぶ。

生ワクチン・▶
不活化ワクチン
　ワクチンは，**生ワクチン**と**不活化ワクチン**とに大きく分けられる。生ワクチ
ンとは，弱毒化した生きた病原体を接種して免疫を獲得させるものである。弱
毒化しているとはいえ生きた病原体が含まれるので，接種すると体内で増殖し
て強く免疫を獲得させる。このため，その効果は高いものの，妊婦や免疫不全
者では禁忌である。

　不活化ワクチンには，病原体そのものを不活化して(殺して)つくったワクチ
ンと，病原体がつくる毒素を精製し無毒化してワクチンにした**トキソイド**があ
る。不活化ワクチンは接種しても体内で増殖することはないため，免疫の獲得
は一般に弱く，数回の接種が必要であるが，妊婦や免疫不全者に禁忌ではない。

添加物として含ま▶
れる物質
　アジュバントや防腐剤などの添加物が含まれるワクチンもある。水酸化アル
ミニウムなどといったワクチンの効果を高めるために添加されているものをア
ジュバントとよぶ。防腐剤として含まれるものには**チロメサール**などがあり，
チロメサールは自閉症の原因になるのではないかと議論をよんだものの，現在
では否定されている。

● 定期予防接種，任意予防接種

　定期予防接種とは，法律(予防接種法，▶239 ページ)により定められた予防
接種である。市町村長が実施し，対象者は予防接種を受けるように努めなけれ
ばならない。

　一方で，**任意予防接種**とは，法律により定められた予防接種ではなく，希望
者に行う予防接種である。

▶表6-3　予防接種の不適当者

- 明らかな発熱を呈している者
- 重篤な急性疾患にかかっていることが明らかな者
- 予防接種の接種液成分で強いアレルギー症状(アナフィラキシー)をおこしたことがある者
- 明らかに免疫能に異常のある疾患を有する者，および免疫抑制をきたす治療中の者(生ワクチンの場合)
- 外傷などケロイドのみとめられる者，および結核の既往のある者(BCGの場合)
- その他　接種が不適当な状態にある者

● 予防接種の不適当者

表6-3に示した者には，予防接種を行ってはならない。

● 接種方法

BCGは皮内注射，B型肝炎ワクチンは皮下あるいは筋肉内注射，成人の13価肺炎球菌ワクチンは筋肉内注射を行い，そのほかのワクチンは皮下注射することになっている。

接種部位としては，上部大腿の前外側部あるいは上腕三角筋部が推奨されている。この部位は神経や血管を傷つける可能性が低く安全である。殿部は坐骨神経を傷つける可能性があり，また一部のワクチンでは効果が下がってしまうため避けたほうがよい。一般に，とくにアジュバントの含まれるワクチンは筋肉内注射のほうが皮下注射より副反応は少ないとされ，アメリカでは筋肉内注射が推奨されている。

ワクチン接種後はとくに接種部位をもむ必要はなく，ワクチン接種後の入浴も可能である。複数のワクチン接種が必要な場合には，同時に複数のワクチンを接種することが可能である。ただし，異なったワクチンをまぜて接種してはならない。同じ側の四肢に接種できるが，2.54 cm(1インチ)以上の間隔を空けて接種する。

ワクチンを別々に接種する場合には，生ワクチンは27日以上，不活化ワクチンは6日以上間隔を空けて接種することになっている。これは，先に接種したワクチンの副反応の影響を避ける目的と，生ワクチンどうしの場合は互いに干渉してしまい効果が下がる可能性があるためである。しかしながら，不活化ワクチンの接種間隔を空ける点に関しては異論もある。

● 副反応と救済制度

副反応▶　期待される免疫反応とは別に，発熱や接種部位のはれなどの期待されない反応がおこることがあり，これを副反応という。ワクチンの副反応は，一般に考えられているほど多くはない。しかし，きわめてまれであるがアナフィラキシーなどの致死的なアレルギー反応もみられるため，いざというときの備えは

必要である。不活化ワクチンの副反応には重篤なものはほとんどない。接種部位の発赤や腫脹などの局所反応が数％でみられるのみであり，これらは自然に消退する。生ワクチンは，弱毒株とはいえ体内で病原体が増殖するため，発熱や発疹，リンパ節腫脹などがみられることがある。

救済制度▶　予防接種においては，きわめてまれであるが，関係者が細心の注意をはらっていても不可避的に健康被害がおこりうる。このため，予防接種による健康被害に対しては救済制度が設けられている。定期予防接種で健康被害が生じたときには予防接種法による救済制度があり，任意予防接種で健康被害が生じた場合には独立行政法人医薬品医療機器総合機構法による救済制度がある。

2　予防接種各論

各疾患に対する予防接種・ワクチンについて以下に述べる。また，予防接種スケジュールは，巻末資料を参照のこと(▶398 ページ)。

● 麻疹・風疹ワクチン

◉ 麻疹ワクチン

麻疹(はしか)は麻疹ウイルスによる感染症で，発熱，発疹と頬部粘膜のコプリック斑が特徴の急性疾患である(▶319 ページ)。

麻疹ワクチンは，麻疹単独あるいは風疹との混合ワクチン(MR ワクチン)として使用することができる生ワクチンである。ワクチンを適切に接種することで，麻疹は適切に予防することができる。ワクチン接種により亜急性硬化性全脳炎(SSPE，▶320 ページ)のような合併症の発症も防ぐことができる。生後 12 か月以降に 1 回接種すると，95％で免疫が得られるものの 5％は免疫を得ることができない。これを一次性ワクチン不全 primary vaccine failure という。さらに一部では数年後に効果が減弱して防御能を失う。これを二次性ワクチン不全 secondary vaccine failure とよび，防御能の低下により麻疹へ罹患した場合を修飾麻疹とよぶ。

小学校入学前に 2 回目の接種を追加することで，より確実な免疫を得ることができる。2 回接種により，多くの先進国で麻疹はまれな感染症となった。わが国では 2006 年に 2 回接種が法制化され，麻疹の国内発症はまれとなったが，麻疹が流行する外国からの輸入感染症として問題となっている。

麻疹ワクチンは生ワクチンであるため，妊婦や免疫不全者への接種は禁忌である。

接種部位のはれのほか，発熱や発疹，リンパ節腫大，関節痛がみられることがあるが，麻疹の自然感染による症状と比較すると，頻度も低く軽度である。

◉ 風疹ワクチン

風疹は風疹ウイルスによる感染症である(▶320 ページ)。妊娠中の風疹罹患では，流産・胎児死亡・先天奇形(先天性風疹症候群)をおこす原因となる。

　風疹ワクチンは単独，または麻疹との混合ワクチン（MRワクチン）として使用することができる生ワクチンである。12か月以上の小児への2回のワクチン接種でほとんどの接種者に長期の免疫が得られる。風疹ワクチンを広く接種することにより，個人・集団の免疫を得ることで，妊婦の風疹感染を予防することができる。

　風疹ワクチンは生ワクチンであるため，妊婦や免疫不全者への接種は禁忌である。

　接種部位のはれや，発熱，発疹，リンパ節腫脹がみられることがあるが，風疹の自然感染よりも頻度は低い。接種後28日間は妊娠しないように指導する必要がある。

● ポリオワクチン

　ポリオを発症するポリオウイルスは，感染しても多くは無症状の不顕性感染となることが多い。しかし，一部で無菌性髄膜炎をおこし，さらには脊髄炎をおこして四肢・下肢に麻痺を生じることがあり，**急性灰白髄炎**ともよばれる。ワクチンにより予防することが可能である。

　ポリオワクチンには経口生ワクチンと注射用の不活化ワクチンがある。経口生ワクチンは腸管免疫も誘導され効果が高く，野生のポリオウイルスの流行を抑えることにより，第二次世界大戦後のわが国のポリオの抑制がもたらされた。しかしながら生ワクチンであることから毒性も強く，周囲への感染や，**ワクチン関連麻痺性ポリオ脊髄炎** vaccine-associated paralytic poliomyelitis（VAPP）の危険性もある。

　一方で，注射用不活化ワクチンは効果は劣るものの VAPP の心配はないため，ポリオの発症のないわが国では，2012（平成24）年9月から，定期接種は経口生ワクチンから注射用不活化ワクチンに切りかえられることとなった。また，2012年11月から，ジフテリア・百日咳・破傷風・不活化ポリオの4種混合ワクチン（DPT-IPV）が定期接種に導入された。生後3〜12か月に3回，18〜23か月に1回接種する。不活化ワクチンの副作用は接種部位のはれや痛み程度である。

　現在ではポリオはインドやアフガニスタン，アフリカなどの一部地域でしか発症しない疾患となっている。これらの地域では，経口生ワクチンによりおこるワクチン関連麻痺性ポリオ脊髄炎が問題となっている。

● BCG

　結核はヒト型結核菌による感染症である（▶291ページ）。BCGは，ウシ型結核菌を無毒化して用いた，結核に対する生ワクチンである。

　BCGは，小児におきる髄膜炎や，粟粒結核のような結核による重篤な状態を予防する効果がある。肺結核の予防効果についてはよくわかっていない。

BCG は生後 1 年以内に 1 回のみ接種する。接種法は日本独自に開発された経皮接種法(スタンプ式)による皮内注射が行われている。日本の乳児の結核罹患率は低いため，BCG を行う前にツベルクリン反応を調べる必要はない。

● ムンプスワクチン

流行性耳下腺炎はムンプスウイルスによる耳下腺をはじめとした唾液腺の腫脹を特徴とする感染症であり，おたふくかぜともよばれている。**ムンプスワクチン**はムンプスウイルスに対する弱毒生ワクチンである。

生ワクチンであり，妊婦や免疫不全者には禁忌である。1 回の接種で 95 ％以上に免疫が得られる。外国では麻疹と風疹との混合ワクチン(MMR ワクチン)として接種できるが，わが国においては過去に無菌性髄膜炎の副反応が生じたため，現在は MMR ワクチンとしては接種が認められていない。任意接種として接種できる。

副反応として 1〜3 ％で耳下腺腫脹がおきる。まれに無菌性髄膜炎をおこすことがあるが，自然感染より頻度は低く，程度も軽く予後良好である。

● 水痘ワクチン

水痘と帯状疱疹は水痘-帯状疱疹ウイルスによる感染症である(▶321 ページ)。

水痘ワクチンの重症化の予防効果は 95 ％，発症予防効果は 70〜90 ％とされ，発症した場合でもワクチンを接種しているほうが軽症で早く回復する。1 回の接種で 95 ％が免疫を獲得できる。万が一，水痘に曝露した場合の予防にもワクチンは有効であるが，生ワクチンのため妊婦には禁忌である。生ワクチンは，高齢者の帯状疱疹の予防と後遺症軽減の効果もある。さらには，帯状疱疹を予防する不活化ワクチンも最近承認された(2018 年)。わが国では定期接種として，生ワクチンを生後 12〜15 か月の間に 1 回，接種後 6〜12 か月に 1 回接種する。

● 3 種混合ワクチン(DPT ワクチン)

DPT ワクチンは，ジフテリア(diphtheria；D)，百日咳(pertussis；P)，破傷風(tetanus；T)の 3 種類の混合不活化ワクチンである。ジフテリアは偽膜を形成する咽頭扁桃炎と毒素による心筋炎や神経障害をおこす感染症である。2001 年以降はわが国での報告はない。破傷風は，創傷部位から破傷風菌が侵入し，破傷風菌が出す神経毒による開口障害(牙関緊急)がおきて，進行すると呼吸筋麻痺が生じてときに死亡にいたる疾患である。百日咳は特有の咳発作を特徴とする乳幼児に多い気道感染症である。

基礎免疫(1 期)として DPT を生後 3〜90 か月のうちに 4 回接種し，2 期として DT を 11〜12 歳で 1 回接種することになっている。不活化ワクチンのため，しだいに効果が減弱することで，成人での破傷風の発症や百日咳の流行が

問題になっている。破傷風ワクチンは10年ごとの追加接種や受傷時の追加接種を行う必要があり，百日咳ワクチンについても接種法の見直しが望まれている。2012年11月より不活化ポリオワクチンを含めた4種混合ワクチンとして定期接種が導入されている。

● 日本脳炎ワクチン

日本脳炎ウイルスはコガタアカイエカにより媒介されて，ヒトに脳髄膜炎をおこす。その名のとおり，1960年代まではわが国に多くの患者がいたが，予防接種により減少し，現在では患者は西日本を中心に年間10人未満である。

2005年に日本脳炎ワクチン接種後に急性散在性脳脊髄炎 acute disseminated encephalomyelitis（ADEM）というアレルギー性の脳脊髄炎が発生したため，日本脳炎ワクチンが原因であるという証拠はないものの，厚生労働省は積極的接種を控えるよう通達を出した。2009年に新しいワクチンが開発され，接種が再開されている。

日本脳炎ワクチンは不活化ワクチンである。1期として3歳以降に3回（3～4歳で2回，2回目からおよそ1年の期間をおいて1回），2期として9～10歳で1回接種する。

● インフルエンザワクチン

インフルエンザワクチンは，鶏卵を用いてつくられる不活化ワクチンである。A型インフルエンザウイルスH1N1，H3N2，2種類のB型インフルエンザウイルスの4種類の混合ワクチンとなっており，組成はWHOの推奨をもとに国内の流行状況などを加味して，毎年決められる。

成人でのワクチンの有効性は，流行株とワクチン株が一致した場合にインフルエンザ（▶288ページ）の発症を50～80％予防する。高齢者や小児での予防効果は下がるものの，重症化や死亡のリスクを下げる効果が証明されている。インフルエンザワクチンは発病をほぼ確実に阻止するほどの効果は期待できないが，高熱などの症状を軽くし，合併症による入院や死亡を減らすことができる。とくに65歳以上の高齢者や基礎疾患（気管支喘息などの呼吸器疾患や，慢性心不全や先天性心疾患などの循環器疾患，糖尿病，腎不全，免疫不全症など）を有する者ではインフルエンザが重症化しやすいので，ワクチン接種による予防がすすめられる。副反応は一般に軽度である。成人ではワクチンは毎年1回，小児では2回接種する必要がある。

● 肺炎球菌ワクチン

肺炎球菌はその名前のとおり，市中肺炎の重要な原因菌であるばかりか侵襲性の敗血症や髄膜炎のような非常に重篤な感染症を引きおこす細菌である。莢膜の抗原性によりおよそ90種類の肺炎球菌に分類される。そのうち，23

種類に対応する23価肺炎球菌ワクチン（23価多糖体ワクチン）が従来から接種可能であったが，2歳以下では十分な効果が乏しいため，より免疫原性を高めた7価肺炎球菌ワクチン（7価タンパク結合ワクチン）が開発され，接種が開始された。現在はさらに13価タンパク結合ワクチン（プレベナー13®）として接種することができる。

23価多糖体ワクチンは2歳以上に接種可能で，脾摘患者や脾機能低下者，免疫不全者などに接種（任意接種）する。65歳以上の高齢者に対する定期接種も開始された。侵襲性敗血症や髄膜炎のような重症感染症を防ぐ効果がある。ワクチンの効果は5〜9年間とされるため，再接種も認められている。

13価タンパク結合ワクチンは小児に接種（定期接種）することで侵襲性感染症を減らし，抗菌薬に耐性がある肺炎球菌の感染症を減らす効果もみとめられている。通常は生後2, 4, 6, 12〜15か月の計4回接種する。副反応は一般に軽度である。65歳以上の高齢者にも適応が認められており（任意接種），ワクチン株による肺炎球菌肺炎を減らすことがわかっている。

● A型肝炎ワクチン

A型肝炎ワクチンは不活化ワクチンであり，有効性と安全性は高いため，東南アジア・インド・中南米・アフリカなど流行地への中長期旅行者に接種が推奨される。そのほかにも，肛門性交での感染があるため，同性愛者や，重複感染すると重症化するリスクが高い慢性B・C型肝炎がある者，HIV感染者などで接種が推奨されている。

● B型肝炎ワクチン

B型肝炎ウイルスに急性感染すると，ときに重篤な劇症肝炎をおこして死亡することがあり，母子垂直感染や免疫不全者での感染がおきると持続感染をおこし，一部では慢性肝炎・肝硬変・肝臓がんの原因となる。

母子感染や針刺し曝露後では，HB高力価γグロブリンによる受動免疫と，ワクチンによる能動免疫を行うことで感染を予防することができる。水平感染の予防では3回のワクチン接種を行うことにより90%以上で抗体を獲得することができる。副反応はきわめて軽度である。

● 狂犬病ワクチン

狂犬病は感染したイヌやネコ，キツネ，アライグマ，コウモリなどから狂犬病ウイルスの感染をうけて発症する（▶319ページ）。発症すると有効な治療はなく恐水発作など神経症状が進行し死亡するため，不活化ワクチン接種で予防することが大切である。

接種には，かまれる前の予防（曝露前予防）とかまれたあとの予防（曝露後予防）がある。狂犬病の流行地域へ旅行する場合には曝露前予防をするか，かま

れたあとにすみやかに曝露後予防を受ける必要がある。前予防をしていても，後予防は必要となるが，接種回数は減らすことができる。

● HPV ワクチン

ヒトパピローマウイルス(HPV)は子宮頸がんの原因となる。とくに 16 型ならびに 18 型の HPV は子宮頸がんの原因になる頻度が高い。HPV ワクチンは 16 型と 18 型をカバーした 2 価ワクチンと，さらに 6 型と 11 型もカバーした 4 価ワクチン，さらに 31 型，33 型，45 型，52 型，58 型をカバーした 9 価ワクチンが接種可能である。4 価・9 価ワクチンは尖圭コンジローマも予防できる。

10 歳以上の女性に 3 回接種する。子宮頸がん発症に対する高い予防効果が期待されているが，接種をした場合でも子宮頸がん検診を受ける必要がある。

● Hib ワクチン

インフルエンザ菌は，肺炎・中耳炎・副鼻腔炎のような気道感染症と，喉頭蓋炎・髄膜炎・敗血症のような侵襲性感染症をおこす細菌である。とくに莢膜の抗原が b 型のものを Hib(*Haemophilus influenzae* type b)とよぶ。Hib は小児に侵襲性感染症をおこすため，ワクチン接種が重要である。

わが国では 2008 年より接種(任意接種)が可能となり，2013 年より定期接種の対象疾患となった。アメリカやヨーロッパ諸国では以前より接種されており，Hib による侵襲性感染症が著しく減少している。通常，生後 2，4，6，18〜23 か月の計 4 回接種が行われる。副反応は一般に軽度である。

B 症状に対する看護

① 発熱

発熱によって脱水や下痢がおこると水・電解質のバランスがくずれ，食欲がなくなり栄養状態が低下して体力を消耗していく。熱性痙攣や意識障害を伴うこともあるため，十分な観察を行うことが必要となる。

アセスメントの ▶
ポイント

(1) 発熱の種類・程度・経過：熱型と持続時間，全身・局所症状の有無，対象の特性(年齢，妊娠の有無，月経周期など)

(2) 発熱の原因の有無と程度：発熱前の活動範囲，ペットの飼育状況，使用薬剤など，多角的な病歴の聴取

(3) 発熱による随伴症状の有無：悪寒戦慄，倦怠感，顔面紅潮，頭痛，めまい，関節痛，筋肉痛など

(4) 発熱に対する診断と検査結果：病歴内容，フィジカルアセスメント，検査結果(血液検査，培養検査，画像検査など)

　　　　(5) 治療・効果・副作用：輸液などの薬物療法，安静，冷罨法など

　　　　(6) 患者や家族の反応：心身の安静がとれているかなど

ケアのポイント▶　(1) 体温の調節：寒けのある場合は，寝具や電気毛布などで保温する（湯たんぽを使用するときは低温熱傷に注意する）。発熱時は氷囊などによる冷罨法を実施し，頸動脈，腋窩動脈，鼠径動脈部分を冷却する。また，空調・照明の調節や騒音の防止により療養環境を整え，刺激をできるだけ避けるようにする。

　　　　(2) 栄養・電解質バランスの維持：脱水を予防するため，経口摂取ができる場合には，お茶や氷片などをベッドサイドに置いておく。食事は消化のよいものを選択する。

　　　　(3) 清潔の維持：発汗の状態に合わせて寝衣を選択し，適宜交換する。口腔内の保清を行い，感染の予防に努める。

　　　　(4) 安楽の保持：体温が上昇すると，代謝が増加する。そのため，エネルギーの消耗を防ぎ，症状の悪化を予防する。枕やギャッチベッドを使用して安楽な体位を保持し，適時体位交換を行う。

　　　　(5) 心理的支援：長期にわたり発熱が持続すると，身体面の問題のみならず治療への不安や不信も生じやすい。患者の苦痛を考慮したケアと，身体状況についての情報の適切な提供が必要である。

　　　　(6) 治療に対するケア：経口摂取が困難な場合は，輸液療法が行われるため，適切な管理を行う。解熱薬の使用により血圧低下などの症状を引きおこすことがあるため，重症患者や高齢者の場合は厳重な観察を行う。

② 発疹

　　発疹とは，皮膚表面上に肉眼的にみられる皮膚病変であり，感染症によるもののほか，アレルギー疾患や膠原病によるものがある。皮膚病変が限局されている場合や，全身症状の 1 つであったりすることから，大きさ・色調・配列・境界などを経時的に観察していくことが重要となる。また，感染症による発疹の場合は，伝播する可能性を考え，隔離予防策が必要となることがある。

アセスメントの▶　(1) 発疹が出現する前後の経過：発疹が出現する前の症状として，発熱や下痢ポイント　　　　の有無，また発疹出現後の症状の変化を確認し，病因を検討する。

　　　　(2) 発疹流行の有無：感染症による発疹の場合，周囲で同様の症状を呈している人がいないかを詳細に確認する。また，隔離の有無について検討する。

　　　　(3) 海外渡航や国内旅行の有無：その地域で流行している感染症に罹患する機会の有無を確認し，感染症による発疹の可能性を検討する。

　　　　(4) 薬物使用や食事内容の確認：アレルギーによる発疹の可能性を考え，過去の薬物使用歴やどのような反応があったかを確認する。食事内容についても同様に確認する。

(5) 発疹の形態・発生部位の確認：発疹の部位・範囲・色・大きさ・かゆみ・疼痛・知覚異常の有無などを確認し，原発疹か続発疹かを判断し，ある程度の病因や病態を予測する。

(6) 治療と効果の判定：全身への治療と局所への治療が行われるが，発疹の形態や部位を連続的に観察し，効果をみていく。

(7) 患者や家族の反応：治療や病気に対しての理解や，感染拡大予防をどの程度理解し，まもられているかをみていく。

ケアのポイント▶ (1) 清潔の維持：発疹部位に傷などがつくことにより感染をおこす可能性がある。そのため，発疹部位の皮膚やその周辺部位の清潔を維持する。

(2) 隔離予防策の実施：感染症による発疹の場合，必要に応じて適切な隔離予防策を実施する。とくに空気予防策が必要となる場合には，医療施設の方針を確認して実施することが重要である。

(3) 発熱・疼痛・瘙痒感などの全身症状の緩和：各症状の項目を参照のこと。

(4) 容姿変化への支援：発疹が全身におよぶ場合，一時的であっても容姿が変化する。とくに治癒過程では痂皮化したり滲出液が漏出するなど，不安を伴うことも多い。病状の理解と患者の苦痛を考慮したケアや管理を行う。

(5) 治療に対するケア：局所への治療として塗布薬を使用する場合は，適切な清潔手技と医療従事者への感染予防策を実施できるようにする。

③ 下痢

　下痢とは，糞便中の水分が増加し，泥状あるいは液状の糞便を排泄する状態をいう。排便回数は問わないが，一般的に増加する。

おもな原因▶ 　細菌やウイルスなどの病原体や，薬物などが原因となる。そのほか，食物アレルギー，鉛・水銀・毒キノコなどの中毒，甲状腺機能亢進症や糖尿病などの機能的疾患，潰瘍性大腸炎やクローン病などの器質的疾患，胆囊炎・肝炎・腫瘍などの胆囊胆道疾患，ストレスなどによってもおこる。

アセスメントの▶ (1) 便の状況：健康時の排便と現在の排便の状態，ならびに便の性状と量を確認する。
ポイント

(2) 排便への影響因子：食物の摂取量や内容，生活リズム，運動量，ストレス，薬物使用などの確認をする。

(3) 原因の有無と程度：病歴やフィジカルアセスメントにより原因をしぼり込む。

(4) 下痢の随伴症状の有無と程度：消化器症状(吐きけ・嘔吐，腹痛，口渇，食欲不振，肛門部の疼痛やびらんなど)，全身症状(発熱，全身倦怠感，不眠，めまい，体重減少など)

(5) 下痢に伴う症状の有無と程度：肛門部周囲のびらん，水・電解質バランスの異常，栄養状態の悪化，貧血，体力の消耗など

(6) 診察と検査の結果：病歴，フィジカルアセスメントの確認，便検査・血液検査など

(7) 治療の有無と内容：安静療法と保温，食事療法，薬剤治療，外科的治療など

(8) 患者や家族の反応と期待

ケアのポイント▶ (1) 随伴症状の緩和：絶食や消化のよいものを摂取するなどにより食事のコントロールを行うとともに，脱水を予防するための水分補給や，寒冷刺激を避けての保温，ストレスの軽減などを行う。

(2) 心身の安静と保温：安静にして消耗を最小限とする。不安や恐怖など精神的緊張を避ける。

(3) 皮膚・粘膜の清潔保持：頻回の下痢により肛門周囲にびらんや擦過傷を生じて感染をおこしやすくなるため，皮膚の保護薬や潤滑油を使用する。また脱水により口腔内が乾燥するため，含嗽や歯みがきで口腔内を清潔に保つ。

(4) 薬物療法の管理：水・電解質補正のため，輸液療法が行われる。適切な輸液の管理を行う。

(5) 精神的なケア：肛門周囲のケアにおいては，患者の羞恥心に配慮する。室内で排便をする場合は臭気や音が気になることもあるため，消臭剤の使用や個室の使用などを検討する。下痢や脱水が続いて低栄養状態の患者は，不安をかかえることが多いため，話をよく聞き，治療計画などを説明して不安の解消をはかる。

(6) 食生活の指導：食中毒が原因である場合，家庭における食中毒対策を確認する。食材の購入から冷蔵庫での保管方法，調理のときに食材の汚染がおこらないようにする方法，加熱調理の方法など，食中毒の予防が実践できるように，患者の生活背景を確認し，指導する。

C 検査・治療における看護

① 検体採取時の看護

感染症の診断や治療効果の確認のためには，微生物培養検査が必須である。看護師は，検体の採取や，採取された検体が迅速かつ正確に検査されるために重要な役割を担う。不適切な検体の取り扱いにより，治療が誤った方向に進んでしまうこともある。看護師は，検体の採取・適切な保存方法と，検査の意味を十分理解する必要がある（▶表6-4）。

▶表6-4　おもな検体の採取容器と保存方法

検体の種類	採取容器	保存方法	注意事項
血液	血液培養ボトル	孵卵器または室温	● 皮膚の常在菌の混入を避けるため，十分な消毒と無菌操作で検体採取を行う。 ● 手技の問題による微生物の混入を判断するため，異なる部位から2セットの採血を行う。 ● 抗菌薬投与前に採取する。 ● カテーテルからの検体採取は不向きである。
髄液	滅菌試験管，必要に応じて嫌気容器	孵卵器または室温（細菌は室温，ウイルスは4℃以下）	● 髄膜炎菌は低温で死滅しやすいため室温または孵卵器で保存する。 ● 検体採取時はアルコールやポビドンヨードで皮膚消毒を行う。 ● ウイルスが疑われる場合は冷蔵する。
穿刺液（腹水・胸水・心嚢液・関節液）	滅菌試験管，嫌気容器など	冷蔵庫（淋菌は室温）	● 淋菌を疑う場合は保存せず，すみやかに検査する（やむをえず保存する場合は室温）。 ● 皮膚常在菌が混入しやすいため，表面の分泌物を取り除いてから採取する。
喀痰	滅菌カップ	冷蔵庫	● 歯みがきと含嗽をしたあとに採取し，口腔内の雑菌の混入を防ぐ。 ● 唾液ではなく，喀痰のみを採取できるよう，患者指導を行う。 ● 早朝起床時が適している。
尿	滅菌試験管など	冷蔵庫	● 尿道口を洗浄し，乾燥または清浄綿で十分に清拭する。 ● 糖尿やタンパク尿では細菌増殖がとくに速いため，採取後すみやかに提出する。 ● 尿道留置カテーテルから採取する場合，蓄尿バッグに貯留した尿は培養しない。
カテーテル先端など	滅菌試験管	冷蔵庫	● 皮膚の常在菌汚染を避けて抜去し，先端を5cm程度切り，容器に採取する。 ● カテーテルが乾燥する前に検査室へ持っていく（保存は不向き）。

1　看護目標

(1) 患者が安全・安楽に検体採取を受けられるよう援助する。

(2) 正しい検体採取と適切な検体保存により，感染症治療を支援する。

(3) 検体採取では感染性物質を取り扱うため，感染予防策を徹底する。

2　看護活動

[1] 観察項目

(1) 感染症を疑う症状の確認：発熱，呼吸器症状（呼吸回数，呼吸音，呼吸様式など），血圧の低下，脈拍（徐脈，頻脈），意識障害の有無，皮膚の損傷の有無，など。

(2) 検体採取後の患者の状態に異常がないかをモニターする。

[2] 実施内容

(1) 検体採取を実施するタイミングは，抗菌薬を投与する前や，外来・入院における治療開始の前である。

(2) 血液培養検査を実施するタイミングは，発熱，悪寒戦慄，意識障害，血圧の低下，代謝性アシドーシス，低体温，白血球の異常高値・低値，麻痺などの脳血管障害の出現などがみられるときである。

(3) 採取容器は，頑強で空気もれのない，検査しやすい物を選ぶ（▶表6-4）。

(4) 検体採取の必要性について，患者に説明する。

(5) 検体採取時は，患者のプライバシーをまもる。

(6) 検体採取前には手指衛生を行い，検体採取時に自分自身が血液や体液に触れないよう，手袋・マスク・ガウンなどを着用する。

(7) 良質な検体を採取できるよう，無菌操作や清潔操作を徹底する。

(8) 検体は適量を採取する。

(9) 検体を採取したら，容器のラベルには採取日時・患者名・患者ID・採取部位を記載する。

(10) 検体はできる限り早く検査室に届ける。低温で死滅したり，室温で増殖したりする細菌があるため，適切に保存する（▶表6-4）。

[3] 患者教育

(1) 検体採取の必要性について，患者に説明する。

(2) 良質な検体を採取するため，患者の協力を得る。

(3) 検体採取後のケアが必要な場合，患者に説明する。

② 抗菌薬投与中の看護

　看護師は，治療の効果を最大限得られるよう，医師に処方された薬剤の投与方法をしっかりとまもる必要がある。また，薬剤の投与によりアレルギーや副作用が発生する可能性があるため，それらの早期発見も看護師の重要な役割である。

1　看護目標

(1) 抗菌薬を適切に投与できるようにする。

(2) 副作用をモニタリングして異常を早期発見する。

(3) 患者自身が薬物治療について理解し，治療を完遂できるよう支援する。

2　看護活動

[1] 観察項目

(1) 抗菌薬投与開始後5〜15分以内に発生するアナフィラキシーに関連する症状の有無を確認する。患者の自覚症状によって確認すると，早期に対応

することができる。呼吸困難感，冷汗，吐きけ，意識レベルの低下，皮疹などの症状を確認したら，血圧，脈拍などを確認する。

(2) 皮疹や腎機能障害など，アナフィラキシー以外の副作用のモニタリングを行う。

(3) 抗菌薬投与による治療効果を，発熱の有無や，呼吸回数・血圧・脈拍の測定などにより確認する。

[2] 実施内容

(1) 過去に薬剤によるアナフィラキシーの発現がないかを確認する。医療施設や，治療内容，症状，医師の対応など，具体的な内容を詳細に確認する。

(2) アナフィラキシーショックが発現した場合は，投与を中止し，すみやかに人を集め一次救命処置を開始する。

(3) 輸液ラインを使用する場合は，感染源とならないよう清潔操作を徹底する。

(4) 血液検査により，腎機能・肝機能障害の有無について確認する。

(5) 薬剤の種類により投与間隔や投与方法が異なるため，適切に投与ができるよう調整する。

(6) 抗菌薬治療の必要性について，患者がどの程度理解しているかを確認する。

[3] 患者教育

(1) 抗菌薬投与中に，気分がわるい，冷汗・吐きけがある，などの症状がみられる場合は，医師や看護師にすぐに知らせるよう説明する。

(2) 抗菌薬が治療効果を発揮し，また薬剤耐性菌の発生を予防するためには，症状が改善しても予定どおり投与する必要があることを説明する。

(3) 内服薬を処方された場合は，すべて飲みきることを指導する。

D 疾患をもつ患者の看護

① HIV 感染症・エイズ患者の病期に応じた看護

HIV 感染症はヒト免疫不全ウイルス（HIV）による慢性のウイルス感染症であり，免疫能が低下して二次的合併症（日和見感染）や，ある種の悪性腫瘍を発症している状態を後天性免疫不全症候群（AIDS，エイズ）とよぶ（▶333 ページ）。

HIV が発見された 1980 年代は，対症療法が中心であり死亡率も高かったが，治療の進歩により HIV の増殖を長期にわたり抑えることが可能となった。しかし，HIV 感染症自体は治癒しないため，生涯にわたる治療が必要とされる。看護師は，病気の告知を受けた患者が，これからの自身の生活についてさまざまな意思決定を行うための，情報提供や相談に応じるなどの支援をする。また，社会資源の利用や，カウンセリング，感染予防，栄養管理など，患者に必要な支援を行うほかの専門職への橋渡しの役割を担う。

看護のポイント▶ **[1] 患者自身の自己決定の尊重**　HIV 感染症は，一生涯継続する感染症であることから，患者が自分自身の心身の状態を理解し，コントロールできるようになることが重要である。そのため医療者は，患者のコンプライアンスを求めるのではなく，アドヒアランスを確立するよう関係を築いていく必要がある（▶61 ページ）。

[2] 検査データの管理と受診の継続　HIV 感染症は，免疫系を破壊する病気である。医療機関を定期的に受診することで，患者自身が，免疫状態の指標となる CD4 陽性 T 細胞数と HIV-RNA 量などの検査データを管理し，日常生活における日和見感染症のリスクを回避する。

[3] 服薬の支援　抗 HIV 薬による治療は，HIV の増殖を抑えて感染症の進行を遅らせることや，免疫能を高め，日和見感染症の発症を予防するために実施する。服薬の開始前には，内服の継続が可能かを評価し，服薬のオリエンテーションと服薬シミュレーションを必ず実施する。服薬が継続できない場合には，薬剤耐性ウイルスが出現し，治療の失敗につながる。服薬を継続するためには，患者の服薬アドヒアランスを確立する必要がある。

[4] 人的サポートの形成　HIV 感染について話をすることができる人の存在は，治療を継続するために有効であり，このような存在を得られるように支援する。ピアカウンセリングなどの利用も可能ではあるが，身近な存在からのサポートを得られるよう支援する。

[5] 他人への感染予防　患者は，周囲の人へ迷惑をかけるのではないかと心配することが多いため，日常生活でどのようなことに注意をすればよいのか，具体的に説明をする。HIV は血液や体液を介して感染するため，日常生活において出血があった場合の処理は，基本的に患者自身が行う。カミソリや歯ブラシ，ピアスなどの共有はしない。一方，血液や体液に触れなければ感染はしないため，握手などでは感染しないことを伝える。このほか，患者自身の生活スタイルに合わせ，1 つひとつていねいに説明をする。

[6] 性生活について　HIV は精液を介して感染するため，性生活について介入することも必要となる。通常，性生活は他人には話しにくいことであり，患者が自身の性的指向やふだんの性生活について話し，相談できるようにするためには，医療者の姿勢が重要となる。性のあり方について，正常・異常や優劣ではなく，多様な個人を理解する中立的な対応を示し，患者を尊重する姿勢が求められる。患者の性生活に合わせて，コンドームの使い方や，パートナーと性生活について話し合うことなど，具体的な予防方法を指導する。

[7] 医療費の対策　抗 HIV 療法は経済的負担が大きく，患者は今後の治療費への不安をいだくことが多い。身体障害者手帳の取得や自立支援医療の手続きなどについて説明し，ソーシャルワーカーと連携し，経済的なサポートが得られるよう支援する。

ⓐ 急性感染期

　　発熱や頭痛，倦怠感，リンパ節腫脹といった，インフルエンザのような急性上気道炎様の症状を呈し，数週間以内に自然に軽快する。この時期には，血液検査を行っても，検査方法によっては HIV 感染と気づかずに，見逃されることが多い。

　　HIV 感染と診断された場合，症状に対する対処療法とともに，病気について告知を受けた患者の，病気への偏見や差別，人間関係といった精神的側面の支援と，病気を正しく理解して日和見感染症のリスクを回避するための身体的側面の支援が必要となる。看護介入は，無症候期と同様に実施する。

ⓑ 無症候期

　　HIV に感染しているが無症状である無症候期は，通常数年間続く。特別な症状がなく，手術前の検査や性感染症の診断をした際に，発見されることが多い。そのため患者は，HIV 感染について突然告知されることになる。この時期に HIV 感染が明らかになり，病気について告知を受けた患者は，病気への偏見や差別，人間関係への影響，プライバシーの漏洩について心配する。また，誰にも話せない病気であり，理解や支援は得られないと思い，孤独に陥ることが多い。

1 アセスメント

[1] **身体の状況**

(1) HIV 感染に伴う症状と，エイズを発症しているかを確認する。

(2) HIV 感染・エイズの経過や進行状況を検査データから確認する。

(3) エイズを発症している場合は，日和見感染症を合併すると治療が難航して入院期間が長期化する。日和見感染症が発症しないよう，また発症しても早期に対応できるよう観察を行う。

[2] **心理・社会的状況**

(1) 治療を継続しながら日常生活を維持できる支援について検討するため，HIV 感染に対する認識や理解を確認する。

(2) 長期にわたる治療が継続できるよう，患者が安心して相談できる環境について確認する。

(3) HIV 感染が伝播しないよう，感染予防についての理解や方法を確認する。

[3] **治療効果と副作用**　多剤併用抗 HIV 療法(▶333ページ)を始めると，開始後 8 週間以内に，免疫再構築症候群(▶336ページ)がおこることがあるため，薬剤の効果や副作用について観察する。

2 看護目標

(1) 免疫状態の評価とウイルス量，日和見感染がないかを評価し，HIV 感染の告知を受けた患者が次のようになることを目ざす。

- 恐怖心や孤独感，予後への不安を，心身ともにのりこえることができる。
- 仕事や経済面において，治療と生活(療養)の見通しをもつことができる。
- 病気を理解し，定期的な受診の必要性を理解することができる。

(2) 抗 HIV 薬による治療が開始されている場合，薬剤による副作用を早期に発見し，対処する。

3 看護活動

[1] 観察項目

(1) 抗 HIV 薬による副作用の有無：激しい嘔吐，下痢，発疹，しびれ，頻脈など。

(2) 日和見感染症症状の有無：発熱，呼吸困難，皮膚病変，リンパ節腫脹など。

(3) 患者と支援者の理解：疾患・感染経路・治療方針・社会資源について，患者と支援者がもつ疑問点・不安・知識，患者と支援者の理解の状況を確認する。患者の治療への意欲，経済状況，社会資源の活用の意思を確認する。

(4) 服薬に関連した情報を患者がどの程度もっているのか確認する。服薬について，患者の選択した内容を確認する。

(5) 長期にわたる服薬が必要となるが，生活環境が変化すると，服薬だけでなく受診も不定期となる場合がある。生活状況および服薬状況について継続して面談し，確認する。面談により，患者の社会的な役割の変化，外見の変化，受診状況，不眠などを確認する。

(6) 性交渉により相手に HIV を感染させるだけでなく，患者自身がほかの性感染症に感染する可能性がある。性交時の感染予防について正しく理解しているか，また実践しているのかを確認する。

[2] 実施内容

(1) HIV 感染症とはどのような疾患なのか，どのように感染するのか，治療はどうするのか，活用できる社会資源にどのようなものがあるのかについて，疑問点，不安，知識，理解の状況について話し合う。不足する内容については情報を共有する。

(2) 抗 HIV 薬による，短期的・長期的副作用について情報を提供する。

(3) 患者自身の免疫能の状態に合わせ，日和見感染症について情報を提供し，日和見感染症の予防内服がある場合は，必要性について理解してもらう。

(4) 人的サポートシステムが形成できているか，患者が医師と良好なコミュニケーションをとれているかを確認する。治療を妨げる因子があれば，介入する。

(5) 服薬について，患者が十分な知識を提供されたうえで薬剤を選択できるよう援助する。意思決定の権利が患者にあることを保証し，サポートしてくれる人がいる場合は，患者の意思決定を励ますように指導する。

(6) 服薬を継続する必要性について，患者とともに考える。アドヒアランスの低下がみられる場合，ストレスを軽減させる方法が見いだせるよう支援し，カウンセラーや医療ソーシャルワーカーなど，ほかの専門職を紹介する。

[3] 患者教育

(1) 薬物治療の副作用のモニタリング：治療に伴う副作用について，具体的な症状を患者に説明する。また，薬剤耐性ウイルスについて説明する。トラブルが発生したときや薬が内服できないような状況の場合，すみやかに病院へ連絡するよう説明し，連絡方法を伝える。自己判断で内服を中断しないように説明する。

(2) 患者自身の免疫レベルを説明し，日和見感染症を疑うような症状が出現したら，すみやかに病院へ連絡するよう説明する。

(3) 服薬を継続することの必要性と，抗 HIV 薬を一生涯服薬することを説明する。服薬について意思決定をする必要性と，決定をしない場合のリスクについて説明する。

(4) 治療や通院が長期間になる場合，アドヒアランスの低下がみられることがある。意図的に声をかけ，定期受診や服薬を確実に実施することの必要性について，再度説明する。

(5) 患者に HIV の感染経路を理解してもらい，より安全な性交の必要性を理解してもらう。交際相手への告白について，また性交相手に HIV 抗体検査をすすめる必要性について話し合う。パートナーにも HIV の感染経路を理解してもらう。

ⓒ エイズ発症期

　HIV 感染により CD4 陽性 T 細胞が低下してくると，エイズ指標疾患にある日和見感染症を発症する。無症候期に HIV 感染に気づかず，エイズを発症してはじめて HIV 感染が明らかになることもある。代表的なエイズ指標疾患であるニューモシスチス肺炎は，入院による治療が行われ，HIV 感染症の急性期の局面となる。

　急性期には肺炎に対する介入を実施する。安定期にはセルフケアが行えるようにするための援助や，HIV 感染症についての患者の知識の習得が必要となる。ここでは，急性期の看護についてまとめる。回復期には，無症候期と同様の看護介入が必要になる。

1 看護目標

(1) 日和見感染症を管理し，最小限に抑える。

(2) 労作時の呼吸困難感を最小限に抑え，セルフケアが行える。

(3) 患者がHIV感染症に対する正しい知識を身につけ，不安や疑問を話すことができる。

2 看護活動

[1] 観察項目

(1) バイタルサイン，息切れ，呼吸困難，酸素飽和度。

(2) 活動量の低下による筋力低下に伴う日常生活動作(ADL)の変化，めまい，ふらつき，便秘の有無。

(3) 薬剤による副作用の有無。

(4) HIV感染症についての患者の思い，不安の内容，睡眠状況。

[2] 実施内容

(1) 免疫能の低下について患者に理解してもらい，症状がある場合すみやかに医師に報告する。

(2) 呼吸状態の回復に合わせて離床をすすめ，ADLを拡大する。離床の見まもりや介助を実施する。自覚症状がある場合，活動を停止し，安全を保持する。

(3) 酸素・輸液の管理：酸素や輸液の投与ラインが外れることなく投与できるよう管理する。

(4) 患者が，疾患に対する正しい知識を得る機会をつくる。HIV感染症に対する治療方法や感染経路，日常生活での注意点，感染予防，定期受診について患者と話し合う。その際には，プライバシーをまもれる環境を確保する。

(5) 今後のライフスタイルについて話し合い，サポートシステムを確立する。

[3] 患者教育

(1) 日和見感染症の症状と観察方法を指導する。症状がある場合，病院にすぐ連絡をしてもらう。

(2) 無理な活動をしないよう説明し，症状が改善すれば自分でできることが増えることを説明する。

(3) HIV感染症について，ひとりで悩まずサポート体制を整える必要性があること，またその流れを説明する。

(4) HIV感染症について，また，その治療方法や感染経路，日常生活における注意点，感染予防，定期受診について説明する。

(5) 感染予防について説明する。

② 敗血症患者の看護

敗血症は，微生物の侵入により，発熱や低体温，臓器不全など，全身で炎症

反応がおこる病態である(▶316ページ)。

　血圧が下がるなどのショック症状がみられる状況を**敗血症性ショック**という。敗血症性ショックは生命の危機に直結するため，早期発見・早期対応が重要となる。

1 アセスメント

[1] 身体の状況

(1) ショックの徴候の有無と程度，発生時期，経過を観察する。

(2) 敗血症の原因となる微生物の侵入経路について，輸液や創部，皮膚・粘膜の傷などを確認する。

[2] 心理・社会的状況

(1) ショックに伴う自覚症状やさまざまな検査・治療などにより，患者の不安や恐怖が増大するため，患者の思いを確認する。

(2) 急激な状況の変化や死に対する家族の不安ならびに，治療効果に対する期待を確認する。

2 看護目標

(1) 患者は，敗血症による生命の危機的状況を回避できる。

(2) 看護師は，侵襲的器具の使用に伴う感染を予防することができる。

(3) 看護師は，発熱や活動性の低下に伴う合併症を予測し，予防することができる。

(4) 患者や家族が不安や苦痛を表出し，それらを軽減することができる。

3 看護活動

[1] 観察項目　なによりもまずバイタルサインを確認する。

(1) 体温：発熱は最もよくみとめられる症状であるが，低体温や正常体温を示すこともある。低体温は予後不良因子といわれ，適切な炎症反応がおこっていないことを示している。

(2) 呼吸：組織への血液の灌流が低下すると，乳酸の産生が増えて蓄積する。この代償作用として呼吸中枢が刺激され，呼吸数が増加する。これは，ショックが差し迫った段階でみられる最初の顕著な変化となる。この初期の段階で変化に気づくことが，非常に重要である。

(3) 血圧：低血圧を早期に補正できないと，抗菌薬やほかの治療法に反応しない状態となる。低血圧を補正できる状態をプレショックとよび，皮膚はあたたかく，意識低下と尿量低下がみられる。しかしこの状況が持続すると，冷たい皮膚や，急性腎不全などを呈する。

(4) 皮膚・粘膜の変化：初期においては交感神経が強く刺激され，血管が強く収縮するため，皮膚は蒼白となり，冷感があり，冷汗がみられる。口唇や

眼瞼結膜などの粘膜も蒼白となってくる。

(5) 脈拍：血圧が低下する代償として，心拍数が増加して脈が速くなる。

[2] 実施内容

(1) アセスメント：発生時期(いつから)と経過，原因の有無と程度，検査の結果などを確認する。

(2) バイタルサインの補正：静脈路の確保，ショックの種類・程度に応じた薬物療法，呼吸管理(酸素吸入や気道の確保)を行う。

(3) 安楽な体位の援助：褥瘡の予防など。

(4) 感染予防：輸液などの取り扱い，手指消毒，全身の保清などに留意する。

(5) 苦痛や不安に対する援助：疼痛などがある場合は，緩和ケアを実施し，家族の不安をやわらげられるように配慮する。

[3] 患者教育

(1) 家族との面会時間を確保し，精神的不安をやわらげる。

(2) 家族とのコミュニケーションをとり，家族の不安を解消できるよう医師や患者との調整をする。

(3) 検査や治療，処置について家族を含めて説明する。

③ 日和見感染に対する看護

　　日和見感染とは，ヒトが本来備えている生体防御機構が障害されることによって，通常では問題にならない病原体からも感染症を発症することである (▶337 ページ)。生体防御機能が障害されている患者を**易感染患者** compromised host といい，日和見感染が発症すると，重症あるいは持続的な感染を呈し，難治の状態となり，死亡する場合もある。

1 アセスメント

[1] 身体の状況

(1) 日和見感染を示す症状や徴候を確認する。

(2) 日和見感染を引きおこす原因と程度について確認する。

(3) 日和見感染を発症しやすい患者の危険因子の有無と程度を確認する。

[2] 心理・社会的状況

(1) 長期治療や，感染予防策に伴う患者・家族の不安と期待を確認する。

(2) 感染予防など，主体的な自己管理ができるよう，セルフケアについての知識を確認する。

[3] 治療効果と副作用　原疾患に対する治療や，対症療法などの薬物療法に伴う副作用を観察する。

2 看護目標

(1) 看護師が，免疫不全の合併症を管理し，悪化を防ぐことができる。
(2) 患者自身が感染のリスクを理解し，日常生活の管理をすることができる。

3 看護活動

[1] 観察項目

(1) 輸液ラインを挿入している場合や皮膚病変がある場合の局所症状の有無と程度：発赤，腫脹，疼痛，熱感など。
(2) 全身症状の有無と程度：寒け，発熱，倦怠感，関節痛，発汗，吐きけ・嘔吐など。
(3) 呼吸：呼吸回数，呼吸困難感，呼吸音の変化。
(4) 口腔粘膜の症状の有無と程度。
(5) 皮膚症状の有無と程度：痛み，かゆみなど。
(6) 患者の免疫能の状態を反映する検査データの確認。
(7) 頭痛，記憶障害，判断力低下，意識障害，認知症の有無と程度。
(8) 視力障害の有無と程度。
(9) 抗菌薬などによる治療効果の判定。

[2] 実施内容

(1) 感染源から隔離するため，面会者の調整，面会者への感染予防の指導，動植物との接触制限を実施する。
(2) 身体への病原体の侵入を阻止するため，口腔ケア，爪の手入れ，清拭，シャワー浴を実施する。
(3) 侵襲的な処置による感染を避けるため，輸液ライン・尿カテーテルなどの使用を最小限にする。
(4) 病原体の伝播を予防するため，ベッド周囲，洗面台などの清掃を徹底する。
(5) 感染症に対する抵抗力を強化するため，十分な睡眠を確保し，過度な疲労を回避する。皮膚粘膜の損傷を避け，皮膚のバリア機能を維持する。

[3] 患者教育

(1) 寒け，発熱，倦怠感，関節痛，発汗，吐きけ・嘔吐などの全身症状を自覚したら，すみやかに医療者へ知らせるよう説明する。
(2) 感染症への抵抗力を強化するため，食事などの栄養管理，心身の安静，皮膚・粘膜の損傷防止，生体防御機能低下の防止(禁煙，適度な運動の実施)など，生活習慣の調整が必要であることを説明する。
(3) 薬剤により感染症の治療・予防を行っていることを説明し，自己判断で薬剤を中断しないよう説明する。

④ 造血幹細胞移植を受ける患者の看護

造血幹細胞移植は，正常な造血幹細胞を移植して，造血・免疫系を再構築することを目的とする治療手段である（▶314ページ）。

造血幹細胞移植を行うには，あらかじめ患者に大量の抗がん薬の投与や放射線照射を行い，白血病細胞と患者免疫細胞の根絶をはかるための処置（前処置）を行う。また，移植後も合併症の予防のため，免疫抑制薬の投与が続く。このため，患者は移植前から移植後の生着までの長期にわたり，免疫抑制の状態が続く。看護師は，免疫抑制に合併する症状の緩和と異常の早期発見，免疫抑制に関連する感染症の予防に努める。

[1] **造血幹細胞移植前（前処置）** 造血幹細胞移植の前に，移植する造血幹細胞が生着しやすいようにすることを目的として，造血組織以外には致死的障害を与えない範囲で腫瘍細胞と患者免疫細胞を破壊するため，移植のおよそ7〜10日前から，抗がん薬投与や放射線照射を行う。この時期には，前処置に伴う副作用の軽減や，免疫抑制に伴う感染症の予防が必要となる。症状としては，重篤な口内炎や下痢，肝機能異常，腎機能障害，肺や心臓の障害などが出現し，ときには生命をおびやかすこともある。

[2] **造血幹細胞移植** 前処置終了から24〜48時間経過後に造血幹細胞を投与する。投与時には，血圧の低下や呼吸困難などの症状がないかといった合併症のモニタリングと，緊急時の対応が必要となる。

[3] **造血幹細胞移植後** 移植された造血幹細胞は2〜4週で生着する。生着後は白血球数も徐々に増えるが，移植片対宿主病（GVHD）の合併を予防するため，免疫抑制薬の投与が必要になる場合があり，患者は免疫抑制状態が続く。GVHDには，移植後100日以内におこる急性GVHDと，移植後100日を過ぎてからおこる慢性GVHDがある。急性GVHDでは，発熱・黄疸・下痢などの症状がみられ，慢性GVHDでは，皮膚の黒ずみ・硬化，口や眼の粘膜の乾燥，黄疸，呼吸困難感，関節や筋肉の硬化など，いわゆる関節リウマチや全身性強皮症のような症状がみられる。

1 アセスメント

[1] 身体の状況
(1) 白血病細胞の臓器への浸潤によりおこる症状の緩和をはかるため，苦痛症状を確認する。
(2) 白血病細胞の増殖や化学療法による骨髄抑制により易感染状態となるため，感染症の徴候を観察し，出血などの合併症についても観察する。

[2] 心理・社会的状況
(1) 身体的苦痛や長期にわたる治療により，患者は不安定になりやすいため，病気や治療法に対する認識や理解を確認する。

(2) 長期間の治療継続にあたり，感染予防などの主体的な自己管理ができるよう，セルフケアについて知識を確認する。

(3) 長期の入院や治療により，家庭や社会での役割を遂行できなくなることが多いため，患者の思いを確認する。

[3] **治療効果と副作用**　造血幹細胞移植後におこる GVHD の症状を観察し，その緩和をはかる。

2　看護目標

(1) 感染症の合併を予防し，早期発見する。

(2) 患者が，合併症を予防するための行動をとることができる。

(3) 治療に伴う合併症による苦痛が緩和される。

(4) 疾患や移植，予後への不安や，クリーンルームでの生活に関連した不安が軽減する。

3　看護活動

[1] **観察項目**

(1) 全身症状：発熱，寒け，倦怠感，発汗，吐きけ・嘔吐，下痢，関節痛など。

(2) 点滴挿入部：発赤，腫脹，疼痛，熱感などの有無。

(3) 皮膚の状態：発疹，出血，瘙痒感など。

(4) 消化器症状：下痢，腹痛，吐きけ，食欲不振などの有無。

(5) 肛門周囲の発赤，潰瘍の有無，便量・便性の確認。

(6) 粘膜：口腔内，眼などの粘膜異常の有無。

[2] **実施内容**

(1) 侵襲的処置における無菌操作を徹底する。

(2) 手指衛生，口腔内の衛生，皮膚・会陰・肛門部のケアが実施できているか，確認する。

(3) 皮膚の保清・保湿を保ち，傷ができないよう保護する。

(4) におい，換気，衣服，体位などの調整をする。

(5) 疼痛をモニタリングし，コントロールする。

(6) 発熱時は，解熱，鎮痛，症状緩和をはかる。

(7) 血液検査による，肝機能障害や腎機能障害の有無について確認する。

(8) 脱毛がみられる場合は，毛髪が散乱しないようベッド周囲を清潔に保つ。

[3] **患者教育**

(1) 患者が疾患についてどの程度理解しているか，患者の思いや考え，不安を確認する。患者が納得して治療にのぞめるよう説明する。

(2) 感染予防の必要性を説明し，手指衛生，口腔内の衛生，皮膚・会陰・肛門部のケア方法について説明する。

(3) 感染の早期発見の重要性を説明し，肛門周囲の炎症など，言いだしにくい

　　　　自覚症状についても教えてほしいということを伝える。

(4) 脱毛など，治療に伴い外観が変化することを事前に説明する。また，治療後の経過についても説明する。

(5) 病院内で工事を行っている場所などへの立ち入りを制限する。

(6) 患者や家族に，生花など植物の持ち込みを制限するよう説明する。

ケアのポイント▶ (1) 感染の既知原因や潜在的原因への曝露予防の実施：施設の方針に従い管理されているクリーンルームなどを使用する(空調管理・清掃手順などを確認)。行動範囲については，病院内で工事を行っている場所などへの立ち入りの制限をする。手指衛生を徹底し，スタンダードプリコーションと感染経路別予防策を遵守する。ほかにも，皮膚・粘膜の保清，生花など植物の制限，食事の制限(生野菜や果物など)，食後口腔内の保清，排便後の肛門周囲の保清などを実施する。また，病気を持ち込まないように，医療従事者は予防可能な病気の予防接種などを行う。

(2) 侵襲的処置時における無菌操作の徹底：点滴取り扱い時，気管内吸引時，尿道留置カテーテル挿入時などにおける管理。

(3) 患者・家族に対する説明と感染予防のための教育の実施：医師からの病気についての説明内容を，患者がどの程度理解しているかを確認する。皮膚や粘膜の状態，感染徴候について継続して観察することの必要性を説明し，その情報を医療従事者へ教えてほしいことを伝えておく。最適な食事摂取の指導や，心身の安静の必要性についての指導などを実施する。

ゼミナール
復習と課題

❶ スタンダードプリコーション(標準予防策)において，感染性がある対象にはどのようなものがあるか。

❷ 血管内留置カテーテルなどの侵襲的処置を行う際には，どのような手指衛生を行うのが適切か。

❸ 感染伝播の 3 つの経路とはなにか。

❹ 髄膜炎菌が疑われる髄液検体の保存において，注意すべきポイントはなにか。

❺ HIV 感染症・エイズ患者の看護における看護師の役割にはどのようなものがあるか。

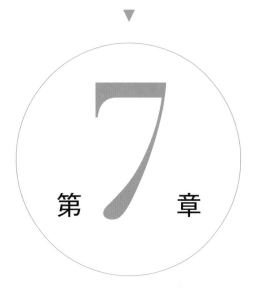

第 **7** 章

事例による
看護過程の展開

A｜脳梗塞により侵襲的処置を受ける患者の看護

　看護師は，患者に最も近い場所で清潔の維持への援助や環境整備などの直接的なケアを行ったり，感染徴候を早期に発見することができる立場である。したがって感染のリスクを減らし，予防に積極的に関与し，感染予防策を確実に実践することが求められる。ここでは，脳梗塞で入院となり侵襲的処置を受ける患者を事例として取り上げ，感染対策の要点と実践内容について解説する。

① 患者についての情報

1 患者のプロフィール

- 患者：K 氏(55 歳・男性)
- 入院時診断名：脳幹梗塞，高血圧，脂質異常症
- 既往歴：3 年前，会社の検診で高血圧と脂質異常症を指摘されている。
- 職業：会社員，中間管理職，デスクワークや管理がおもな役割
- アレルギー：とくになし
- 健康管理：高血圧と脂質異常症に対する内服薬を処方されていたが，ときどき飲み忘れることがあった。健康のために気をつけていることはとくにない。
- 家族関係：妻(52 歳，主婦)，子ども 2 人(24 歳の長男は会社員で別居，次男は大学生で同居)，家族関係は良好
- 嗜好：喫煙(20 本/日×35 年)，飲酒(機会飲酒)
- 清潔習慣：毎日入浴する。歯みがきは 1 回/日。
- 排泄：排尿困難などはなく 5〜6 回/日排尿がある。排便は 1 回/日程度。

2 入院までの経過

　2 月 2 日，トイレの前で倒れているところを家族が発見した。発見時には意識がなく，いびき様の呼吸をしていた。救急車により病院に搬送された。

3 入院時の状態

　入院時の意識レベルは，ジャパン-コーマ-スケール(JCS)でⅢ-200(痛み刺激で覚醒せず弱い反応のみ)。グラスゴー-コーマ-スケール(GCS)で開眼 E1(開眼しない)，発語 V1(発語しない)。瞳孔は 3.5 mm×4.0 mm で不同あり。対光反射は両眼とも消失。共同偏視はなし。徒手筋力テスト(MMT)は四肢ともすべて1(不可)。除脳硬直様の姿勢あり。バビンスキー反射は陽性。血圧

180/90 mmHg, 脈拍 60 回/分, 体温 36.2℃。呼吸は失調様で, 救急来院時は経口で挿管され, 人工呼吸器装着となっている。

MRI の結果, 脳幹部に低吸収域像が確認され, 脳幹梗塞と診断される。神経因性膀胱（ぼうこう）の可能性が高く, 膀胱留置カテーテルが挿入される。血管確保と栄養供給の目的で, 右鎖骨下静脈より中心静脈カテーテルが挿入される。

4 入院後の状態

- 栄養代謝：身長 175 cm, 体重 82 kg。最近の体重の変化はなし。嚥下（えんげ）障害あり。皮膚に異常はなく, 色も通常。カテーテル類は経口挿管, 膀胱留置カテーテル, 中心静脈カテーテルが挿入されている。鎖骨下静脈より挿入されている中心静脈カテーテルから, 高カロリー輸液が投与されている。

- 検査データ：白血球数(WBC)10,700/μL, 赤血球数(RBC)463×10^4/μL, 血色素(ヘモグロビン)12.0 g/dL, ヘマトクリット(Ht)39.0%, C反応性タンパク質(CRP)2.76 mg/dL, 血清総タンパク質(TP)6.9 g/dL, アルブミン(Alb)2.9 g/dL。入院時の発熱はなし。

- 排泄：発汗ふつう。膀胱留置カテーテル挿入中で, 尿量は 1,200〜1,500 mL/日。便秘傾向で 3 日に 1 回下剤による排便を促している。

- 活動/運動：脈拍数は 65 回/分で, リズム正常。呼吸は失調様呼吸であるため経口挿管し, 人工呼吸器の設定はアシストコントロール, 酸素濃度 50%, 1回換気量 650 mL/回, 呼吸回数 12 回/分。酸素飽和度(SaO$_2$)98%, PaO$_2$ 100 mmHg, PaCO$_2$ 38 mmHg。痰（たん）は気管内吸引で白色痰が少量吸引される。自己喀痰はできない。血圧は 182/98 mmHg で左右差なし。運動器系の障害は四肢麻痺あり。MMT は四肢とも 1。ADL は全介助。

- 認知/知覚：意識は JCS でⅢ-200。意識障害のためコミュニケーションはとれない。誤嚥予防のため, 胃管カテーテルを挿入してドレナージしている。排液は茶色で 30〜50 mL/日程度あり。咳嗽反射は弱く, 嚥下反射は消失。

- 自己知覚/自己概念：入院に伴う患者の思いは, 意識障害があるため聴取できない。妻によると, 入院前は家族のため健康に働きたいと話していたという。

- 役割/関係：妻と息子 2 人には入院時に, 「現在は昏睡状態で呼吸も弱く, 人工呼吸器を装着した。MRI 上, 脳幹部を中心に広く梗塞像がみられる。急性期死亡の可能性もあり, たすかっても植物状態か脳死の可能性もある」と説明されている。妻は「人工呼吸器をつけてでもお父さんをたすけてほしい」と泣きながら医療従事者に訴えている。

- コーピングストレス：ケア提供者の妻の問題としては, 家庭の大黒柱である夫の入院により, 経済的な心配もある。また, いままで頼りにしていた夫の病気により「この先どうしたらよいのだろう」と, 自分や子どもの精神的な負担をうかがわせる発言がある。

✔チェックポイント

□ 入院時の身体所見や検査データなどから状況を把握し，予測される問題点を抽出する。

□ カテーテル類や各種医療機器の装着など，侵襲的処置による感染のリスクを想定し，予防策を講じる。

□ 重度の意識障害と運動麻痺から廃用症候群に陥る危険性があるため，適切にアセスメントし，予防策を講じる。

② 看護過程の展開

1 アセスメント

● 頭蓋内圧亢進による生命の危機

中脳，橋，延髄の3つをまとめて脳幹とよぶ。脳幹には，意識の覚醒をはかったり，運動系に作用したりする網様体賦活系がある。また，顔面の知覚や，運動・嚥下・呼吸・循環という生命に直結する中枢も狭い範囲に集中している。

K氏の脳幹には広範囲の障害がおきており，生命予後が危険な状態にあることが推測できる。脳浮腫の発生直後から2週間前後は，脳浮腫の増強や病巣の拡大を観察しなければいけない。このためには，頭蓋内圧亢進症状の把握が最も大切である。

● 侵襲的処置による感染の可能性

K氏には，経口挿管や，人工呼吸器，尿道留置カテーテル，中心静脈カテーテルなど，各種のカテーテルや医療機器が装着されている。このような機器の使用は，患者の生命維持に必要なものであると同時に，患者の生命をおびやかすものとなることもある。医療処置に関連する感染症としては，人工呼吸器関連肺炎(VAP)，カテーテル関連尿路感染(CAUTI)，カテーテル関連血流感染(CRBSI)，手術部位感染(SSI)などがある。これらに焦点をあてたさまざまなガイドラインが公表されており，医療関連感染を予防するために適切な実践が求められる。

K氏の場合，使用されている医療器具から，人工呼吸器関連肺炎，カテーテル関連尿路感染，カテーテル関連血流感染のリスクがあげられる。脳梗塞発生初期は栄養供給方法の変化により低栄養になりやすく，より感染をおこしやすい状態になる。意識障害や活動性の低下などから，患者自身では身体の保清を維持するのがむずかしいため，看護師の積極的な援助が必要である。

人工呼吸器関連▶
肺炎

　人工呼吸器を装着してから 48 時間以上を経て，新たに発生する肺炎を人工呼吸器関連肺炎（VAP）という。すべての医療関連感染の 15% が肺炎であり，尿路感染についで発生率が高い。この死亡率の高さからも，人工呼吸器関連肺炎に対する看護師による予防の重要性がわかる。

　人工呼吸器関連肺炎発生のリスク要因は，① 70 歳以上，② 気管挿管，③ 人工呼吸器装着，④ 意識レベルが低下，⑤ 慢性呼吸器疾患，⑥ 多量の誤嚥，⑦ 24 時間ごとの人工呼吸器の回路交換，⑧ 秋または冬の入院，⑨ ストレス性胃出血に対する薬物の予防的投与，⑩ 抗菌薬の投与，⑪ 経鼻胃管挿入，⑫ 気管支鏡などがあげられる。K 氏の場合，②③④⑧⑪ が該当する。

　人工呼吸器関連肺炎のおもな感染経路には，咽頭や胃の内容物の流入による場合と，汚染された器具や機材からの汚染エアロゾルの吸入による経路がある（▶図 7-1）。予防策としては，微生物の伝播防止と患者の感染リスクの改善があげられる。

カテーテル関連▶
尿路感染

　尿道留置カテーテルに関連して発症する感染症を，カテーテル関連尿路感染（CAUTI）とよぶ（▶図 7-2）。尿道留置カテーテルは，挿入から留置中の管理，抜去までを看護師が管理することが多い処置であるため，尿路感染予防は看護師の手技に影響される部分が多い。

　カテーテル関連尿路感染のリスク要因には，かえられないものとかえられるものがある。かえられないものには，女性であること，重篤な基礎疾患，高齢，会陰部への細菌定着などがあげられる。かえられるものには，カテーテルの使用適応，素材，留置期間，管理技術などがあり，介入はこれらについて行う。

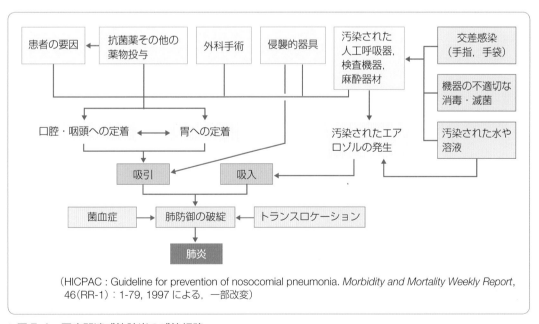

(HICPAC : Guideline for prevention of nosocomial pneumonia. *Morbidity and Mortality Weekly Report*, 46(RR-1) : 1-79, 1997 による，一部改変)

▶図 7-1　医療関連感染肺炎の感染経路

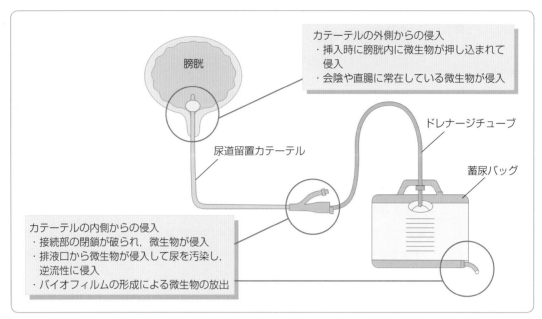

膀胱

カテーテルの外側からの侵入
・挿入時に膀胱内に微生物が押し込まれて侵入
・会陰や直腸に常在している微生物が侵入

ドレナージチューブ

尿道留置カテーテル

蓄尿バッグ

カテーテルの内側からの侵入
・接続部の閉鎖が破られ，微生物が侵入
・排液口から微生物が侵入して尿を汚染し，逆流性に侵入
・バイオフィルムの形成による微生物の放出

▶図 7-2　尿道カテーテル留置中のカテーテル関連尿路感染（CAUTI）の侵入経路

カテーテル関連▶
血流感染
　血管内留置カテーテルを使用する患者における菌血症または真菌血症をカテーテル関連血流感染（CRBSI）とよぶ（▶図 7-3）。血管内留置カテーテルは今日の医療において欠かせないものであるが，血流感染，すなわち菌血症や敗血症をおこすこともある。血流感染を予防するには，微生物の侵入経路を理解し，経路を遮断する対策を実践することが必要となる。

● 廃用症候群の可能性

　K氏は，脳幹梗塞によって運動に関する神経経路や覚醒に関する神経経路に障害があるため，重度の運動麻痺と意識障害が持続する可能性が高い。関節は，4日間固定されると自動的にも他動的にも動きがわるくなることが知られている。筋力も低下する。

　また，自力体動がなくなることで皮下組織への持続的な圧迫がかかりやすくなるため，褥瘡をおこしやすくなる。運動量や水分量の減少，自律神経障害などにより便秘や起立性低血圧も引きおこされる。意識障害や嚥下障害，呼吸筋の低下などにより肺炎などのリスクも生じる。下肢の筋肉を動かさないことにより深部静脈血栓症も引きおこされやすい。K氏に対する看護においては，これらの廃用症候群を予防する必要がある。

● 家族の不安

　K氏の家庭は妻と次男の3人家族で，妻は専業主婦であり，次男は大学生であるため，K氏が家計の担い手であった。夫や父親としての家庭内の役割もあ

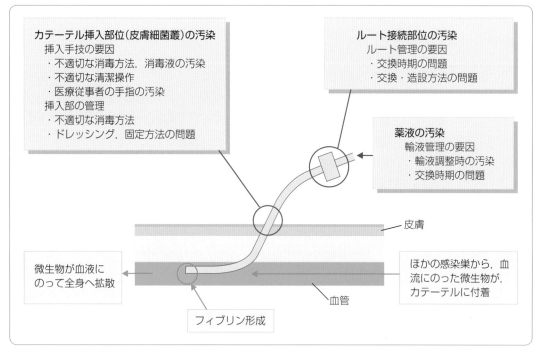

▶図 7-3　血管内留置カテーテルの汚染部位と要因

り，K 氏の突然の発病による家族の身体的・精神的・経済的な負担は大きいと考えられる。

2　看護問題の明確化

以上のアセスメントより，以下の看護問題が明らかになった。

#1 病巣の拡大や脳浮腫などにより，急激な状態悪化の可能性がある。

#2 人工呼吸器の使用，尿道留置カテーテルの挿入，中心静脈カテーテルの挿入など，侵襲的医療器具に関連した感染の可能性がある。セルフケア能力が低下していることにより感染のリスクが高くなる可能性がある。

#3 意識障害や四肢麻痺により，廃用症候群の発生の可能性がある。

#4 患者の突然の入院による家族の身体的・精神的・経済的な負担が考えられる。

3　看護目標と看護計画

ここでは **#2** に示した感染リスクに関する看護目標と看護計画を立案する。

#2 人工呼吸器の使用，尿道留置カテーテルの挿入，中心静脈カテーテルの挿入など，侵襲的医療器具に関連した感染の可能性がある。セルフケア能力が低下していることにより感染のリスクが高くなる可能性がある。

看護目標▶ (1) 人工呼吸器に関連した感染を予防する。

(2) 尿道留置カテーテルに関連した感染を予防する。

(3) 中心静脈カテーテルに関連した感染を予防する。

(4) 感染症を早期に発見し，意識障害や筋力低下に伴うセルフケアの低下による状態の悪化を予防する。

看護計画▶ (1) 人工呼吸器に関連した感染を予防する。

① 気道に挿入される器具を適切に管理する：気道に挿入される器具は，滅菌または高水準消毒されたものを用いるため，患者に使用される前に適切に処理されているか確認をする。滅菌されているものでも，パッケージが破損していたりする場合は，滅菌が破綻しており，患者に使用してはならない。異なる患者間で器具を利用する場合も，適切な処理をしてから行う。

② 人工呼吸器の回路を適切に取り扱う：人工呼吸器の回路は，患者の口腔や咽頭の細菌で汚染される。そのため，結露などに対処するときには手袋を着用して実施する。また，結露は汚染されているので，患者の気道へ流入しないよう留意する。ネブライザーには滅菌水を用い，溶液は無菌的にネブライザーへ入れる。加湿器についても，バブル型のものではレジオネラ属などの繁殖の予防のため滅菌水を利用する。

③ 気管内吸引は清潔操作で実施する：吸引カテーテルは，使い捨てとし，洗浄には滅菌水を使用するのが望ましい。閉鎖式のカテーテルと開放式のカテーテルの利用における感染率には差がないが，清潔操作を徹底する。

④ 口腔ケアの実施：口腔内の細菌の増殖は誤嚥性肺炎につながるため，口腔ケアを適切に行う。一般にポビドンヨード液が消毒薬として使用されることが多い。歯科衛生士がいる場合は連携して計画を立案する。

⑤ 挿管チューブの管理：気管への痰の流れ込みや挿管チューブの抜去を予防するため，カフ圧計を使用してカフ圧を確認する。カフに注入する空気の量はリークを生じない最小量とし，おおよそ $20\sim30\,\mathrm{cmH_2O}$ の範囲とする。

(2) 尿道留置カテーテルに関連した感染を予防する。

① 尿道留置カテーテルは適応のある人のみ使用する：尿道留置カテーテルは，尿路の閉塞，神経因性の尿閉，泌尿器・生殖器疾患の術後の治癒促進，重症患者の尿量把握の際などに用いられる。K 氏の場合は，尿閉の可能性があることから適応患者となる。また，カテーテルは不要になりしだいすみやかに抜去し，失禁ケアや自然排尿を促すケアへ移行することで，尿路感染のリスクを減少させる。

② 尿道留置カテーテルは清潔操作により挿入する：カテーテル挿入時は，訓練を受けた医療従事者が，十分な手洗い後に清潔操作により挿入する。

③ カテーテルの閉鎖性を維持する：カテーテルとドレナージチューブの接続を外すことで，微生物が膀胱内へ侵入する危険性があることが知られ

ている。そのため，カテーテルとドレナージチューブの接続部分は開放せず，閉鎖性を維持する管理を行う。不要な膀胱洗浄は行わず，尿の検体もサンプルポートから採取し，シャワー浴や入浴も閉鎖性を維持したまま行えるよう工夫する。

④ 交差感染を予防する：蓄尿バッグ内の尿を廃棄するとき，排出口が汚染されないように留意する。異なる患者間で同じ容器を使用しないように注意し，尿の廃棄時には患者ごとに手袋を交換するなどの交差感染予防を行い，病原菌の耐性菌伝播を予防する。

⑤ 尿の逆流防止：蓄尿バッグの尿が逆流しないよう，バッグやドレナージチューブは膀胱より低い位置に固定する。体位変換や患者移動のあとにはランニングチューブの屈曲や閉塞がないかを確認し，尿の逆流を防止する。

⑥ 皮膚や陰部の清潔保持：消毒薬や石けんを使用した陰部洗浄による尿路感染の予防効果は示されていないが，陰部の洗浄によって患者は爽快感をえられることが多く，1日1回実施されることが多い。

(3) 中心静脈カテーテルに関連した感染を予防する。

① 薬液取り扱い時の無菌手技の実施：注射薬の混合は，できるだけ薬剤科のクリーンベンチで行うことが望ましいが，病棟で行う場合は汚染区域と交差しない独立した場所で行う。注射台は作業前にアルコールなどで清拭消毒する。薬液を取り扱う前に，スタンダードプリコーションにのっとって手指消毒し，清潔な手袋を着用する。アルコール綿は，アルコール濃度を保持できるよう，できれば一包化してあるものを使用する。注射薬は無菌手技で混合する。高カロリー輸液は，混合してから24時間以内に投与終了する。

② カテーテル挿入時の介助：中心静脈カテーテルの挿入においては感染を防ぐためにマキシマルバリアプリコーション maximal barrier precautions（キャップ，マスク，滅菌ガウン，滅菌手袋，大きな滅菌ドレープを使用する）で行うので，実施にあたっては必要物品を準備して介助を行う。カテーテル挿入部位ごとの感染率は，鎖骨下静脈，内頸静脈，大腿静脈の順に低いとされており，挿入時に選択される順番もこの順となる（機械的合併症も考慮して部位は選択される）。カテーテル挿入部位を確認し，患者の体位を整える。また，皮膚表面の傷は細菌の定着をまねくため，カテーテル挿入部位やその周辺に傷がないか，皮膚の状態を確認する。挿入部の皮膚は，皮膚常在菌を減らすため清拭を実施する。

③ カテーテルの交換：中心静脈カテーテルの定期交換については，原則的に決まりはない。感染徴候（発赤，腫脹，疼痛，滲出液など）の有無を毎日観察し，感染徴候が確認される場合は，医師に報告する。

④ ドレッシング材の交換と消毒：ドレッシング材は，湿ったり，ゆるんだ

り，よごれたりしたときや，刺入部を視診する必要があるときに交換する。フィルム材を使用しており刺入部の観察が日常的に実施できる場合は 7 日ごとに交換し，ガーゼドレッシングを使用している場合は 48 時間ごとに交換する。カテーテル刺入部の消毒は，0.5％以上のクロルヘキシジングルコン酸塩エタノール消毒液や 10％ポビドンヨード液，70％アルコール液で行う。ポビドンヨード液を使用するときは，十分な効果を得るため 2 分以上待ってからドレッシング剤をはる。

⑤ 輸液ラインの管理：輸液ラインは，96 時間以上，7 日以内の間隔で交換する。ただし，血液や血液製剤，脂肪乳剤を投与した場合には，注入開始より 24 時間以内に交換する。

⑥ カテーテルの必要性のアセスメント：不要なカテーテルをすみやかに抜去することが，最大の感染予防である。カテーテル使用についてはつねに適応を検討し，不要なカテーテルは早期に抜去する。

(4) 感染症を早期に発見し，意識障害や筋力低下に伴うセルフケアの低下による状態の悪化を予防する。

① 皮膚や粘膜の観察：定期的な体位変換時や清拭の際に，皮膚の観察を行う。褥瘡の好発部位における発赤や水疱，びらん，壊死，潰瘍，膿瘍などの有無や大きさを観察する。

② 清拭や入浴による皮膚の保清：よごれや湿潤，汗や尿などにより皮膚の抵抗性が弱くなるため，皮膚の保清を実施する。実施の頻度については，皮膚のアセスメントを行い検討する。

③ 寝衣や寝具の選択：肌触りがよく吸湿性に富む素材で，ゆったりとしたものを選択し，皮膚との摩擦を減らす。また，しわや縫い目による圧迫も予防する。

④ 口腔内のケア：経口摂取ができないことから，唾液の分泌が減少し，自浄作用が低下する。ブラッシングや洗浄を行い，口腔内の乾燥を予防する。口腔ケアプランについては，歯科衛生士と連携して計画を立案する。

⑤ 眼のケア：開眼状態や角膜反射のない状況では，角膜の乾燥や傷を防ぐために，眼を保護する処置やケアを行う。

⑥ 爪の手入れ：爪がのびてくると，みずからの皮膚を傷つけてしまうことがある。爪はこまめに切り，手指を清潔にする。

4　実施と評価

前述の看護計画にそって介入を実施した結果，発熱や血圧低下などの問題は生じず，感染を示唆する検査値の異常もみとめられなかった。胸部 X 線からも肺炎を示す所見はみられなかった。

発症から 3 か月たった現在では急性期をのりきり，意識障害は残存しているものの人工呼吸器も離脱できている。中心静脈カテーテルからの高カロリー輸

液は, 胃瘻を増設して経管栄養に切りかえられた。尿道留置カテーテルの抜去
は試みられたが, 尿閉の改善がないため現在も留置中であり, 継続的な感染予
防が必要な状況である。

　K氏の家族は周囲とのかかわりを通して精神的に落ち着き, 社会資源や在宅
医療などの活用を検討し, 退院に向けて家族指導を積極的に受けている。

◉まとめ

　脳幹梗塞などにより, 人工呼吸器を使用し, 尿道留置カテーテルや中心静
脈カテーテルを挿入している患者では, 感染のリスクが非常に高い。このよ
うな患者は, 医療の進歩に伴って非常に増えている。医療が複雑になればな
るほど, 感染のリスクも増え, 対策も複雑となる。

　しかし, いつの時代も原理原則はかわらない。手洗いの重要性は100年
以上前に証明され, 現在も同じことが指摘されつづけている。感染予防とい
う視点からどのように看護を実践することができるのか, それは個々の看護
師にゆだねられる。ナイチンゲールは「真の看護が感染を問題にするとすれ
ば, それはただ感染を予防するということにおいてだけである」と述べてい
る。適切な感染予防を確実に実践することこそが, 看護師には求められてい
るのである。

● 巻末資料：日本の定期予防接種スケジュール

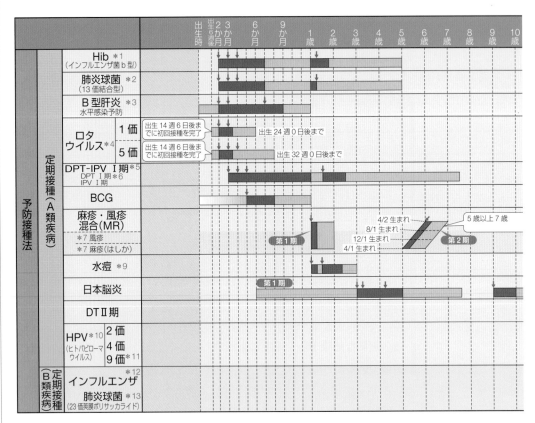

*1　2008 年 12 月 19 日から国内での接種開始。生後 2 か月以上 5 歳未満の間にある者に行うが，標準として
　　生後 2 か月以上 7 か月未満で接種を開始すること。接種方法は，通常，生後 12 か月に至るまでの間に 27
　　日以上の間隔で 3 回皮下接種（医師が必要と認めた場合には 20 日間隔で接種可能）。接種開始が生後 7 か
　　月以上 12 か月未満の場合は，通常，生後 12 か月に至るまでの間に 27 日以上の間隔で 2 回皮下接種（医師
　　が必要と認めた場合には 20 日間隔で接種可能）。初回接種から 7 か月以上あけて，1 回皮下接種（追加）。
　　接種開始が 1 歳以上 5 歳未満の場合，通常，1 回皮下接種。

*2　2013 年 11 月 1 日から 7 価結合型に替わって定期接種に導入。生後 2 か月以上 7 か月未満で開始し，27
　　日以上の間隔で 3 回接種。追加免疫は通常，生後 12～15 か月に 1 回接種の合計 4 回接種。接種もれ者には，
　　次のようなスケジュールで接種。接種開始が生後 7 か月以上 12 か月未満の場合：27 日以上の間隔で 2 回
　　接種したのち，60 日間以上あけてかつ 1 歳以降に 1 回追加接種。1 歳：60 日間以上の間隔で 2 回接種。2
　　歳以上 5 歳未満：1 回接種。

*3　2016 年 10 月 1 日から定期接種導入。母子感染予防は HB グロブリンと併用して定期接種ではなく健康保
　　険で受ける。

*4　「出生○週後」は，生まれた日を 0 日として計算する。初回接種は出生 14 週 6 日後までに行う。1 価で 2
　　回接種，5 価で 3 回接種のいずれかを選択。2020 年 10 月 1 日から，2020 年 8 月 1 日以降に生まれた児
　　を対象に定期接種導入。

*5　D：ジフテリア，P：百日咳，T：破傷風，IPV：不活化ポリオを表す。IPV は 2012 年 9 月 1 日から，
　　DPT-IPV 混合ワクチンは 2012 年 11 月 1 日から定期接種に導入。回数は 4 回接種だが，OPV（生ポリオワ
　　クチン）を 1 回接種している場合は，IPV をあと 3 回接種。OPV は 2012 年 9 月 1 日以降定期接種として
　　は使用できなくなった。DPT-IPV ワクチンは，生ポリオワクチン株であるセービン株を不活化した IPV を
　　混合した DPT-sIPV ワクチン。

（2023 年 10 月 1 日現在）

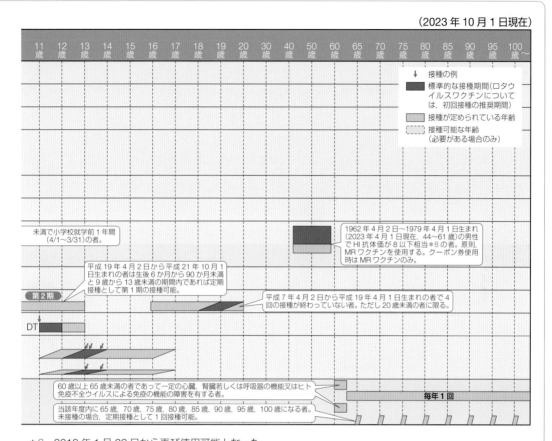

	11歳	12歳	13歳	14歳	15歳	16歳	17歳	18歳	19歳	20歳	30歳	40歳	50歳	60歳	65歳	70歳	75歳	80歳	85歳	90歳	95歳	100歳～

↓ 接種の例

■ 標準的な接種期間（ロタウイルスワクチンについては，初回接種の推奨期間）

▨ 接種が定められている年齢

▢ 接種可能な年齢（必要がある場合のみ）

未満で小学校就学前 1 年間（4/1〜3/31）の者。

1962 年 4 月 2 日〜1979 年 4 月 1 日生まれ（2023 年 4 月 1 日現在，44〜61 歳）の男性で HI 抗体価が 8 以下相当＊8 の者。原則，MR ワクチンを使用する。クーポン券使用時は MR ワクチンのみ。

平成 19 年 4 月 2 日から平成 21 年 10 月 1 日生まれの者は生後 6 か月から 90 か月未満と 9 歳から 13 歳未満の期間内であれば定期接種として第 1 期の接種可能。

第 2 期

平成 7 年 4 月 2 日から平成 19 年 4 月 1 日生まれの者で 4 回の接種が終わっていない者。ただし 20 歳未満の者に限る。

DT

60 歳以上 65 歳未満の者であって一定の心臓，腎臓若しくは呼吸器の機能又はヒト免疫不全ウイルスによる免疫の機能の障害を有する者。

毎年 1 回

当該年度内に 65 歳，70 歳，75 歳，80 歳，85 歳，90 歳，95 歳，100 歳になる者。未接種の場合，定期接種として 1 回接種可能。

＊6 2018 年 1 月 29 日から再び使用可能となった。

＊7 原則として MR ワクチンを接種。なお，同じ期内で麻疹ワクチンまたは風疹ワクチンのいずれか一方を受けた者，あるいは特に単抗原ワクチンの接種を希望する者は単抗原ワクチンの選択可能。

＊8 詳細は https://www.niid.go.jp/niid/images/idsc/disease/rubella/Rubella-Hltiter8_Ver4.pdf を参照。

＊9 2014 年 10 月 1 日から定期接種導入。3 か月以上（標準的には 6〜12 か月）の間隔をあけて 2 回接種。

＊10 基本的に同一のワクチンを規定の回数，筋肉内に接種。接種間隔・回数はワクチンによって異なる。なお，2020 年 12 月から 4 価ワクチンの対象に 9 歳以上の男性が加わったが，定期接種の対象は小学校 6 年生〜高校 1 年生相当年齢の女性のみ。平成 9 年度生まれ〜平成 18 年度生まれの女性で，過去に HPV ワクチンの接種を合計 3 回受けていない者は，令和 4 年 4 月〜令和 7 年 3 月の間，改めての接種機会あり。

＊11 9 歳以上の女性に，1 回 0.5 mL を合計 3 回，筋肉内注射。2 回目は初回接種の 2 か月後，3 回目は 6 か月後に接種。初回接種の 2 か月後及び 6 か月後に接種できない場合，2 回目接種は初回接種から少なくとも 1 か月以上，3 回目接種は 2 回目接種から少なくとも 3 か月以上の間隔をおいて接種する。9 歳以上 15 歳未満の女性は，初回接種から 6〜12 か月の間隔を置いた合計 2 回の接種とすることができる。

＊12 定期接種は毎年 1 回。

＊13 2014 年 10 月 1 日から定期接種導入。2019 年度は，年度内に 65・70・75・80・85・90・95・100 歳以上になる者，2020 年 4 月 1 日からは，年度内に 65・70・75・80・85・90・95・100 歳になる者であって，まだ未接種の者は定期接種として 1 回接種可能。

（国立感染症研究所：予防接種スケジュール〈https://www.niid.go.jp/niid/ja/schedule.html〉〈参照 2023-10-1〉による，一部改変）

索引

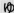